彩色增訂版

人體經穴地圖

経穴マップ ― イラストで学ぶ十四経穴・奇穴・耳穴・頭鍼

仿若火鳥的針灸醫學

── 第2版序文 ──

縱貫古今，傳承、傳統醫學的領域中，似乎沒有如針灸醫學般跨越時空和世界各國，和不同地區文明互相融合，且獲得諸多推崇的全人性健康照護方法了。

2006年10月，共有兩個組織，計有九個國家參與筑波國際會議中心舉辦的WHO經穴部位國際標準化的相關會議，針對361個穴位取得共識。2009年開始，《WHO／WPRO標準經穴部位》於各國陸續出刊，在日本也推出了《新版 經絡經穴概論》，作為針灸教育用的教科書。

針灸醫學就好比火鳥一般，飛越新的起跑線，在不同的時空展翅高飛，奠基於實證基礎之上不斷發展於教育、研究和臨床等。

第2版改以彩色圖解全面性地介紹WHO／WPRO的標準經穴部位。本書以古典14經脈經穴為縱軸，以現代醫學的體表解剖標記為橫軸來帶領讀者一覽WHO／WPRO的標準經穴部位。改訂版中則捨去了「經穴爭鳴」的專欄部分。

基於筆者對於日本文化的熱愛，新版書中仍和初版一樣，於各章節放置了東海道五十三次的作品。希望讀者能以日本橋為起點環遊各地，同時也能藉由經穴巡禮了解WHO／WPRO標準經穴部位之內容。在旅途之中，不妨輕鬆閱讀「經穴春秋」專欄，彷彿品嚐抹茶般稍作歇息，還能獲得經穴的由來等相關知識。

筆者進行經穴地圖改版的最初發想是來自於對讀者的感謝。2004年初版發行時，日文版不僅追加印刷了10次，還被翻譯成韓文版及台灣的中文版。筆者在對拙作受此愛戴而感到汗顏的同時，也非常感謝讀者直言的各種意見和鼓勵。

筆者生來性格怠慢且寫作速度緩慢，但有幸恩師森和老師不吝給予指導和鞭策；此外順帶一提私事，筆者在半夜寫作時，妻子丹紅的鼓勵和一杯溫暖的茶總是能讓我的寫作更加順遂。而在此筆者也要對醫齒藥出版社的竹內大氏先生不遺餘力的努力和辛勞致上最深的敬意和感謝。

2013年　早春

王　曉明

於日本豐洲

第1版序文

近年來醫學技術最先進的歐美國家也開始明示對傳統醫學以及互補、代替性醫療方法的關注，並舉國投入大量經費進行相關科學研究與醫療應用。

比如，美國國立衛生研究所（NIH）成立國立互補與代替醫療中心（National Center of Complementary and Alternative Medicine）委託哈佛大學、哥倫比亞大學與史丹佛大學等名校，正式展開該領域的研究。此外，該中心建議美國各醫科大學、大學醫學系與護理學系，開設互補及代替醫療課程與講座，目前已經有許多大學實施傳統醫學與互補、代替醫療教育。

日本互補與代替醫療的核心重點在於針灸醫學。針灸醫學是中國傳統醫學，已經有超過四千年的臨床應用實績。針灸醫學乃是以經絡、經穴學為基礎發展起來的，因此針灸理論與針灸治療的根基便是經絡與經穴學。

學生學習經絡與經穴學最常見的疑問包括「經絡與經穴真的存在嗎」、「經穴部位不好背，容易忘記」、「有沒有更容易的取穴方法」等等。

本書執筆目的在於，希望化解學生對於經絡與經穴學的各種疑問與苦惱，掌握經絡與經穴學的本質，建立臨床運用能力。

本書特徵則為**易解、有趣、輕鬆學習**。

易解：因為整本書以經絡、經穴圖表為核心，讀者能一目瞭然，掌管、理解經絡與經穴，背誦也非常方便。

本書不止提供傳統經穴圖，經穴與現代醫學的相關以及取穴技巧也都具體圖示。

有趣：針對經穴的由來、經穴部位以及取穴技巧等等，另設《經穴春秋》與《經穴爭鳴》兩個項目，詳細解說。因此，讀者可以了解經穴產生的文化背景、時代以及經穴的彼此關連性，用更寬闊的視野掌握經絡與經穴。

輕鬆學習：俗諺「喜歡才可能學會」，確實，做學問成功的前提在於產生好奇心而且喜歡，若能產生興趣而持續學習，可能不需很費力即可成為專家。

總之，本書根據「易解、有趣、輕鬆學習」的原則，希望藉由圖示學習的方法，協助讀者學會經絡與經穴學。

經絡與經穴是長期以來先人辛苦與睿智所留下的重要無形遺產，尊敬且盡可能了解經絡與經穴學相關古典理論，並以此作為基礎進行21世紀中西醫整合，堪稱是今日醫學界最重要之使命。

最後，本書能順利刊行，全賴日本醫齒藥出版社吉田邦男先生與竹內大先生的鼎力支持，以及辛苦協助編輯，在此致上最高謝意。

2004年3月
著　　者

目次

本書大綱

1. 經絡與經穴的基礎知識

第1章的內容除了經穴相關的基礎知識外，也詳細說明了判定經穴部位時使用的三種方法、解剖學標記、骨度法及同身寸法等。本章根據WHO／WPRO頒布的標準經穴部位判定法，以彩色解剖圖解呈現。

2. 十四經脈與其經穴

第2章依照古典十四經脈的氣血流注方向，將十四經脈分為任脈／督脈、手足太陰／陽明經脈、手足少陰／太陽經脈、手足厥陰／少陽經脈四個部分，並將各經穴部位和取穴技巧以彩色解剖圖解呈現，還加上各經脈的主治症狀。《經穴春秋》一欄則以淺顯易懂的方式說明經穴的由來等。

3. 身體各部位的經穴

若將第2章的古典十四經脈的經穴分布作為縱軸，就可在作為橫軸的第3章的身體各部位經穴找到其局部解剖位置。藉由本章的彩色解剖圖解，經穴之間的關係一目了然，讀者也能從體表和局部解剖學的角度來理解經穴和肌肉、血管及神經之間的相關性。

4. 關於要穴

第4章統整了對身體某些部位治療效果佳的經穴，以及具有特殊治療作用的要穴。在學習進度的安排上，建議在了解十四經脈與其經穴、身體各部位經穴與必要的解剖學知識之後，再研究要穴的重要性與其臨床意義。

5. 奇穴、耳穴、頭針

除了十四經脈與其經穴之外，第5、6章將簡單扼要地統整現代針灸臨床上常被使用的奇穴、耳穴和頭針等。

6. 其他

關於經穴和局部肌肉、神經、動脈之間的關聯，附表和索引的部分將詳列WHO／WPRO標準經穴、奇穴及解剖用語、其他一般用語，方便讀者學習。

主要參考文獻

国家中医薬管理局：経穴部位文献考と解剖（中国国家標準「経穴部位」の編集説明）。中国中医薬出版社，北京，1990年
日本経穴委員会：標準経穴学。医歯薬出版，東京，1995年
北京中医薬大学・他：中国鍼灸学概要。人民衛生出版社，北京，1979年
Hans Frick・他：内野滋雄・他訳：ヴォルフ人体解剖学アトラス第4版。西村書店，新潟市，2001年
越智淳三・訳：解剖学アトラス。文光堂，東京，2002年
相磯貞和・訳：ネッター解剖学図譜。丸善，東京，2001年
伊藤　隆：解剖学講義。南山堂，東京，2001年
WHO西太平洋地域事務局：第二次日本経穴委員会・監訳：WHO/WPRO標準経穴部位（日本語公式版）。医道の日本社，神奈川県，2009年
WHO西太平洋地域事務局：黃龍祥・監訳：WHO STANDARD ACUPUNCTURE POINT LOCATIONS IN THE WESTERN PACIFIC REGION（中国語英語対照）。人民衛生出版社，北京，2010年
教科書執筆小委員会：新版 経絡経穴概論。医道の日本社，神奈川県，2011年(第1版第3刷)

本書部分解剖圖係參考並修改上列文獻之內容而成，謹此致謝。

第1章

經穴的基礎

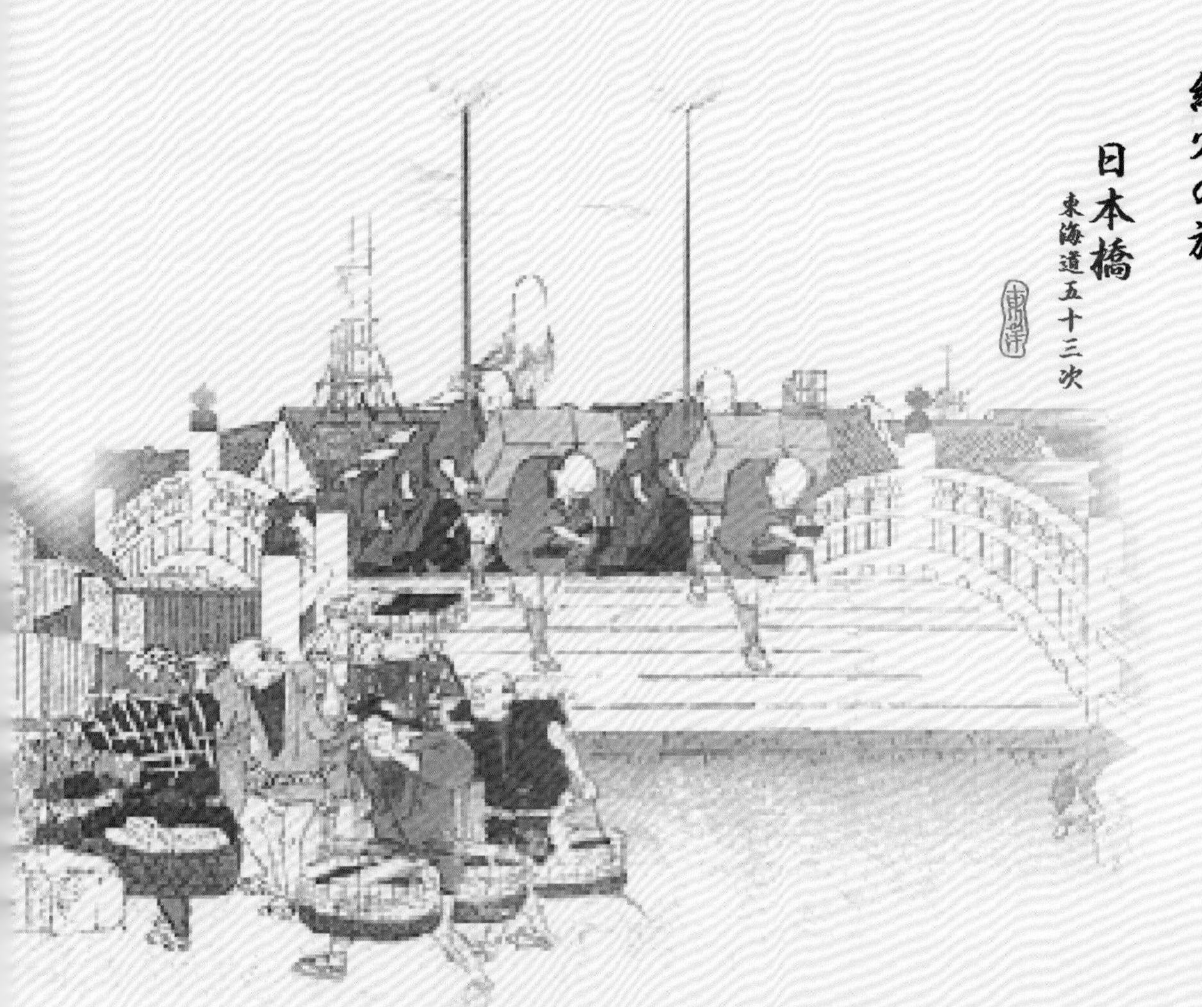

1—定義與分類、經穴的發現與確立

一 古代的定義

腧穴是一般所說的「**穴位**」的總稱，也稱為「**孔穴**」或「廣義的經穴」。

經穴屬於**十四經脈**（正經十二經脈、督脈、任脈），具有名稱和特定位置（即指屬於十四經脈的腧穴）。以WHO的標準來看，共有361穴。

以針灸臨床醫學的角度來看，**經穴**乃是人體生理機能與病理變化在體表某特定部位顯現的**敏感點**以及疾病診察**反應點**、針灸之**刺激點**。

生理反應　　　　正常的敏感點
　　　　　　體表 ⇒ 生病的異常點 ⇒ **經穴**
疾病變化　　　　診察的反應點
　　　　　　　　　　針灸的刺激點

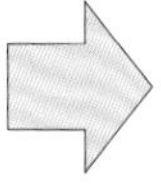

Q & A

Q1 何謂臟腑經絡？

A1 這裡所謂**臟腑經絡**，是東洋醫學的基本用語，比起現代醫學中解剖學上內臟器官的定義還要廣，最好以機能及病理的綜合概念來理解。

Q2 真的有所謂的經穴嗎？

A2 從現代醫學裡的組織學、解剖學的立場來看，經穴是什麼，還需要加以研究，但人體有如一小型宇宙，當生理機能有異常、或者病變時，就會對肌肉、骨膜、筋膜、肌腱及皮下組織等產生影響，因此可從特定部位的反應或表現觀察得知。東洋醫學中將體表某些特定的部位稱之為「經穴」，以作為疾病的檢查點和針灸的刺激點。

二 經穴的分類

經穴	1. 經穴（正穴）	此乃十二經脈、督脈、任脈所屬的腧穴，為**十四經穴**的略稱。一般所謂的**經穴**，多半指的是十四經穴。
	2. 奇穴	雖然有具體經穴名稱與明確部位，但不屬於十二經脈、督脈、任脈的穴位，稱為**奇穴**。
	3. 阿是穴	指「壓痛點」，也稱為天應穴。雖並無特定的名稱和部位，但和症狀關係密切，因此可作為治療點。

三 經穴的發現與確立

	經穴的發現	經穴名稱與部位的確立	分類、理論化與系統化
古代的中國醫學	古代中國原始醫書就已提到：「疼痛的部位可用石（砭石）按壓、磨擦」。	1 解剖學知識的累積。 2 人類生理機能與病理變化相關理解逐步深化。 3 反覆進行醫療**嘗試錯誤**與**修正**。 4 持續累積**治療經驗**。	1 形成陰陽五行等東洋思想（方法論）。 2 醫學理論完成系統化。 3 更進一步完成**臨床治療**經驗之進化。
針灸與經穴	疼痛的部份稱為治療點。 **部位**：不確定 **名稱**：無（阿是穴）。	詳細說明經穴的體表部位與治療作用。 **部位**：已經能夠確定。 **名稱**：分別完成命名。	**東洋思想**（中醫思想）：陰陽五行 **東洋醫學理論**（中醫理論）：氣血、臟象與經脈理論的成立。 針對經穴予以整理、分類，各自配屬相關經脈，完成系統化。

1. 何謂腧穴

2—名稱的由來與符號標記（1）

一 經穴名稱的由來

1. 古代解剖知識

例：比如手掌骨基底後端的經穴稱為「腕骨」，乳房下方的經穴稱為「乳根」，第7頸椎棘突起下方的經穴稱為「大椎」。

2. 古代天文知識

例：想像天文上的太陽、月亮、星星等，定出太陽、上星、日月、太白（北斗七星之一）等經穴名稱。

3. 古代地理知識

例：由山脈高低起伏與河川深淺大小得到靈感，定出山（承山）、陵（陽陵泉）、丘（丘墟）、谿（太谿）、谷（合谷）、溝（支溝）、澤（尺澤）、池（陽池）、泉（湧泉）、海（血海）等經穴名稱。

4. 動植物名稱

例：犢鼻（小牛鼻孔）、伏兔（兔子趴著的樣子）、鳩尾（鳥類尾部形狀）、攢竹（矮竹叢）、魚際（魚腹）等經穴名稱。

5. 古代建築物名稱

例：定出內關（城堡所設的關卡、城門）、天井（建築物天井）、紫宮（宮殿）、膻中（佛膻）、庫房、地倉、玉堂等經穴名稱。

6. 東洋醫學理論　（中醫理論）

例：根據五臟與五神之關係，定出心俞・神堂、肺俞・魄戶、肝俞・魂門、脾俞・意舍、腎俞・志室等經穴之名稱。

7. 臨床治療經驗

例：定出睛明・光明（治療眼病有效）、水分・水道（治療浮腫有效）、迎香（改善嗅感）等經穴名稱。

二 經穴名稱的由來與符號標記

經穴沿革

出典	單穴	雙穴	總穴	年代		
				西曆	日本	中國
黃帝內經	25	135	160	BC 400-AD 200	繩文－彌生	戰國－漢
明堂經	49	300	349	AD 256-260	彌生時代	漢代
甲乙經	49	300	349	AD 256-260	彌生時代	三國魏晉
千金方與千金翼方	49	300	349	AD 682	大和時代	唐代
銅人腧穴針灸圖經	51	303	354	AD 1026	平安時代	宋代
資生經	51	308	359	AD 1226	鎌倉時代	宋代
十四經發揮	51	303	354	AD 1341	南北朝時代	元代
針灸大成	51	308	359	AD 1601	江戶時代	明代
醫宗金鑑	52	308	360	AD 1742	江戶時代	清代
針灸逢源	52	309	361	AD 1817	江戶時代	清代
WHO的國際標準（草案）	52	309	361	AD 1989	現代	現代
日本經穴委員會標準經穴	52	309	361	AD 1989	現代	現代
現代中國國家標準經穴	52	309	361	AD 1991	現代	現代
東洋療法學校協會經穴教科書	51	303	354	AD 1991	現代	現代
WHO／WPRO標準經穴部位	52	309	361	AD 2008	現代	現代

2—經穴名稱的由來與標記

WHO／WPRO十四經脈與經穴的英文標記法

經脈名稱	英文標記	略語
肺　經	Lung Meridian	LU
大腸經	Large Intestine Meridian	LI
胃　經	Stomach Meridian	ST
脾　經	Spleen Meridian	SP
心　經	Heart Meridian	HT
小腸經	Small Intestine Meridian	SI
膀胱經	Bladder Meridian	BL
腎　經	Kidney Meridian	KI
心包經	Pericardium Meridian	PC
三焦經	Triple Energizer Meridian	TE
膽　經	Gallbladder Meridian	GB
肝　經	Liver Meridian	LR
督　脈	Governor Vessel	GV
任　脈	Conception Vessel	CV

- **WHO／WPRO標準經穴部位**：WHO／WPRO為世界衛生組織（WHO）西太平洋地區辦公室的略稱。1981年，WHO西太平洋地區辦公室為了促進針灸用語的國際標準化，而組成了研討委員會。1991年，WHO日內瓦本部正式發表針灸用語的國際標準化決議；「針灸用語國際標準化」改訂版則由WHO西太平洋地區辦公室出版，但此基準有¼的內容引發了疑義。
  2003年10月，WHO西太平洋地區辦公室舉辦了第一屆「經穴部位國際標準化相關之非正式提問諮詢會議」，中國、日本、韓國的專家們參加了此後11屆以上的會議並進行研討。2006年10月，於筑波國際會議中心舉辦了共2個組織、計有9個國家參加的**WHO經穴部位國際標準化正式會議，取得對361穴位置的共識**，並於2008年5月由WHO／WPRO頒布此決議。
- **日本經穴委員會與「標準經穴學」**[1]：1973年，11個針灸團體聚集開會而催生了**（第一次）日本經穴委員會**。1989年，日本經穴委員會匯集研究成果而出版了「標準經穴學」一書，但並未被日本的針灸教育機構採用作為教科書。2004年4月，針灸相關的5個團體組成**（第二次）日本經穴委員會**，並作為日本的代表參加了WHO／WPRO標準經穴部位會議。
- **中國經穴部位的國家標準**：1991年1月，中國國家技術監督局正式承認了中國國家中醫藥管理局所制定的「經穴部位標準」，頒布為中國經穴部位的國家標準。

[1]（第一次）日本經穴委員會，「標準經穴學」，東京，醫齒藥出版，1989。

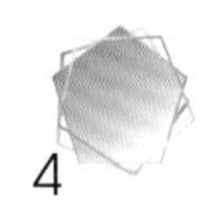

1. 何謂腧穴

3—經穴與陰陽、臟腑、經絡的關係

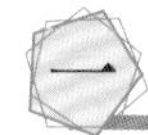

一 經穴與陰陽（五行）

陰陽五行理論乃是古代中國醫學進行理論化與體系化過程中不可或缺的方法論。

經穴則是從最初單純的壓痛點，進行系統整理，所得到的具體成果之一。

人體的陰陽分類

陰	陽
五（六）臟	六腑
胸腹部	背部
下（地）部	上（天）部
陰經	陽經
四肢內面（四肢前側）	四肢表面（四肢後側）

經穴配置圖

1 **361經穴**可大致分為陰經與陽經兩大類別，
2 有「**陽**」字的經穴位於背部、四肢後面；有「陰」字的經穴則位於胸部、腹部與四肢前面。

木、火、土、金、水稱為「五行」

五行說乃是由陰陽理論發展而來，能具體說明人體各部位的分類與關係。

五行之間相生與相剋關係

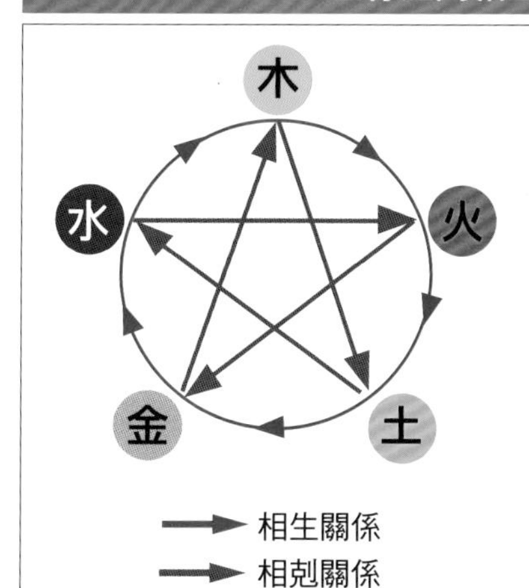

因為有五行說，經穴學才能更清楚說明經穴與經穴之間的關聯，以及治療作用之互補。
《難經・69難》中提到的「五俞穴補瀉法」即是利用五行的相生關係。

Q & A

Q1　**經絡及經穴要如何理解呢？**

A1　經絡及經穴所建立的體系是架構在東洋文化之上。從現代醫學的角度出發來理解經絡及經穴的概念則相當的重要，但最好能事先對東洋文化及其方法論的重點有所認識。這絕對不是一件困難的事，日常生活中我們總會不期然地會接觸到像**陰陽五行**這類的東洋醫學用語。例如，「最近看來沒什麼元氣喔！」這句日常問候語中就有源自於東洋醫學「元氣」的概念。

Q2　**經絡與神經要如何區分呢？**

A2　這點非常的困難。神經為日本人所造的詞。西醫初傳至東方，首先傳入日本，於是日人便將傳達身體情報的通路，稱之為「**神氣的經絡**」，而將血管等體內液體傳導的通路，稱之為「**脈的流注**」來認識理解。而中國古代醫學的**經脈**一詞，其實是分成「經」與「脈」兩者。於是有人將**經**解釋為**神經**，而**脈**解釋為**動脈**及**靜脈**。

於是，可以將經絡理解成為現代醫學中**神經等情報傳遞系統及血液等液體通路**的總合。
（通常**經穴**多位於具有神經纖維及血管的部位）

二 經穴與經絡、內臟（臟腑）理論

經穴與經絡、臟腑之關係

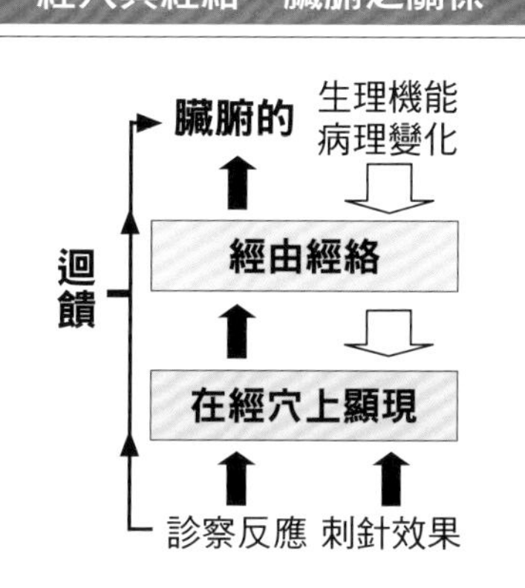

東洋醫學（中醫）的特徵在於**「天人合一」**與**「隨證治療」**，認為生命體乃是以氣血、**藏象**（特別是**五臟**）為核心而形成。

經絡的主要觀念是**「在體內屬於臟腑，在體表則與肢節（體骼、關節、肌肉與皮膚）交錯」**，因此，經穴能表現人體的生理機能與病理變化。至於哪些經穴群可以治療何種疾病，為何必須下這種經穴處方，這類問題都只有藏象理論提供明確說明。

總之，學習經穴不可死記，而應整體掌握**臟腑**、**經脈**、**絡脈**、**經穴**體系並加以理解。

1—經絡的分類

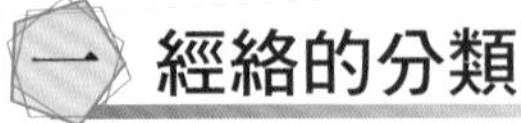

一 經絡的分類

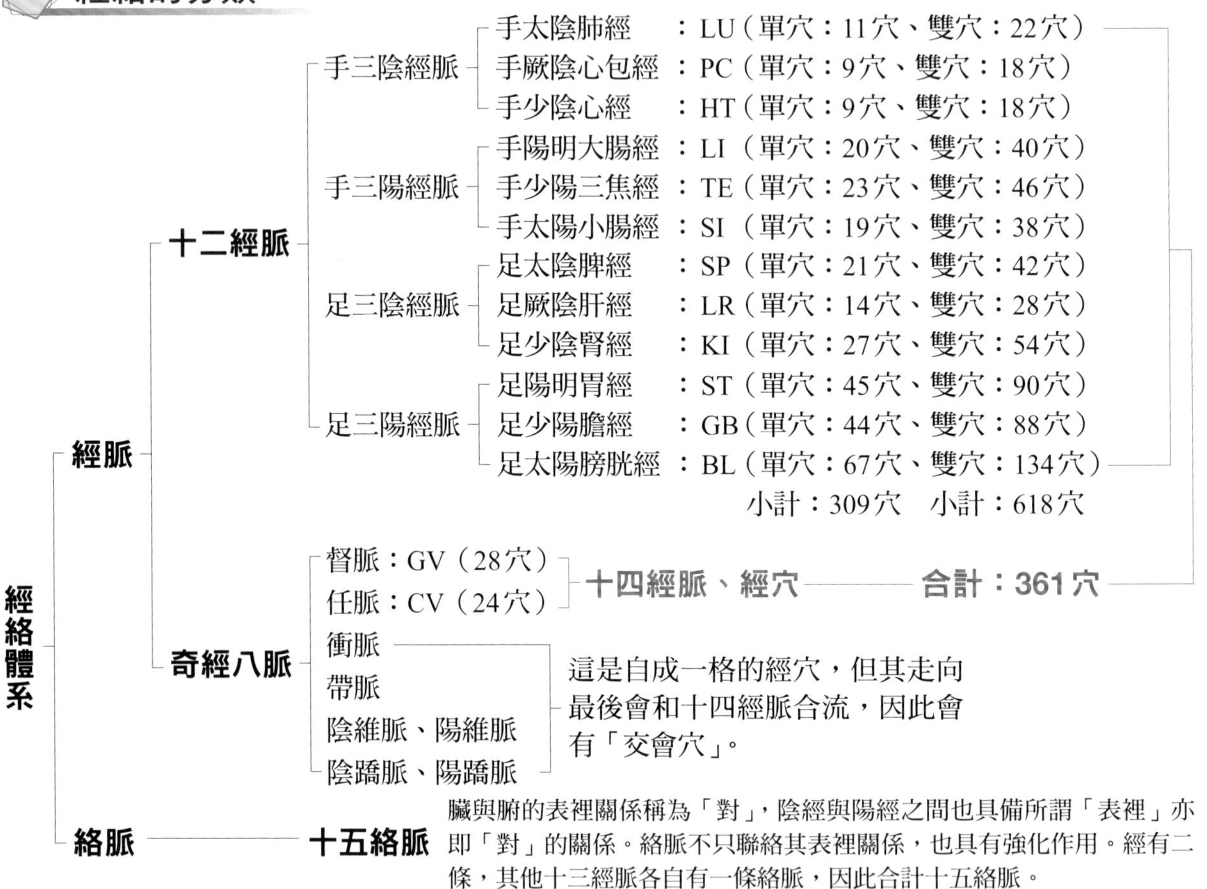

臟與腑的表裡關係稱為「對」，陰經與陽經之間也具備所謂「表裡」亦即「對」的關係。絡脈不只聯絡其表裡關係，也具有強化作用。經有二條，其他十三經脈各自有一條絡脈，因此合計十五絡脈。

※也包含與經脈、十二經脈有關的十二經別、十二經筋、十二經皮。
※絡脈之中包含孫絡與浮絡（小、細、淺的末梢絡脈）。

二 經脈與絡脈的區別以及絡屬關係

經脈與絡脈的區別

	經脈	絡脈
形態	●主幹 ●縱向行走 ●深層行走 ●經穴眾多	●經脈的分支 ●斜或橫向行走 ●行走表層 ●只有1絡穴
意義	針對人體訊息傳遞與氣血流注方向，也具有關鍵的功能與角色。	連絡具有表裡關係的陰經與陽經。

12經脈的「絡、屬」關係

	手的三陰經				足的三陰經		
	上肢前面				下肢內側面		
	橈側	中央	尺側		前面	中央	後面
對	太陰 肺	厥陰 心包	少陰 心	六經 六臟	太陰 脾	厥陰 肝	少陰 腎
	↕	↕	↕	↕	↕	↕	↕
	陽明 大腸	少陽 三焦	太陽 小腸	六經 六腑	陽明 胃	少陽 膽	太陽 膀胱
	橈側	中央	尺側		前面	外面	後面
	上肢後面				下肢前面、外面、後面		
	手的三陽經				足的三陽經		

※↔　陰經與陽經乃是根據臟與腑的「對」，相互連絡因而成為表裡的「對」。

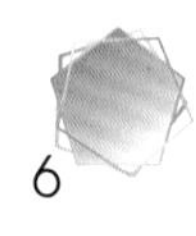

2. 經絡的分類與氣血流注

2—十二經脈（氣血）流注的方向與循環

十二經脈的氣血流注，從手太陰肺經到足厥陰肝經為一循環。

銜接方法：

① **手指尖與腳趾尖** 具有表裡關係的陰經與陽經相互銜接（例：肺經與大腸經具有表裡關係，在食指的地方銜接）。

② **顏面部** 手與足具有相同名稱的陽經銜接（例：手陽明大腸經與足陽明胃經同樣有陽明這個名稱，所以在鼻孔外側（鼻傍）銜接）。

③ **胸腹部** 手與足具有相同名稱的陰經交會銜接（按照從脾經到心經、從腎經到心包經，從肝經到肺經等順序相互銜接）。

一 十二經脈流注方向

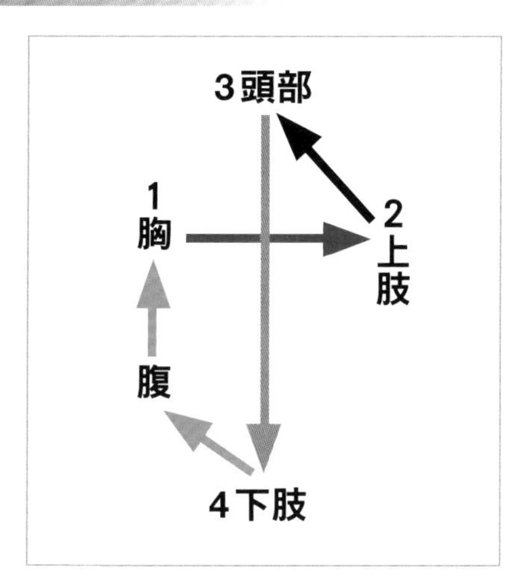

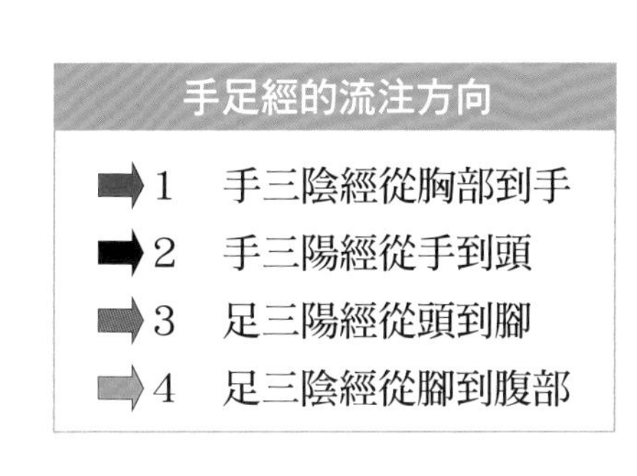

二 十二經脈相接的順序與部位

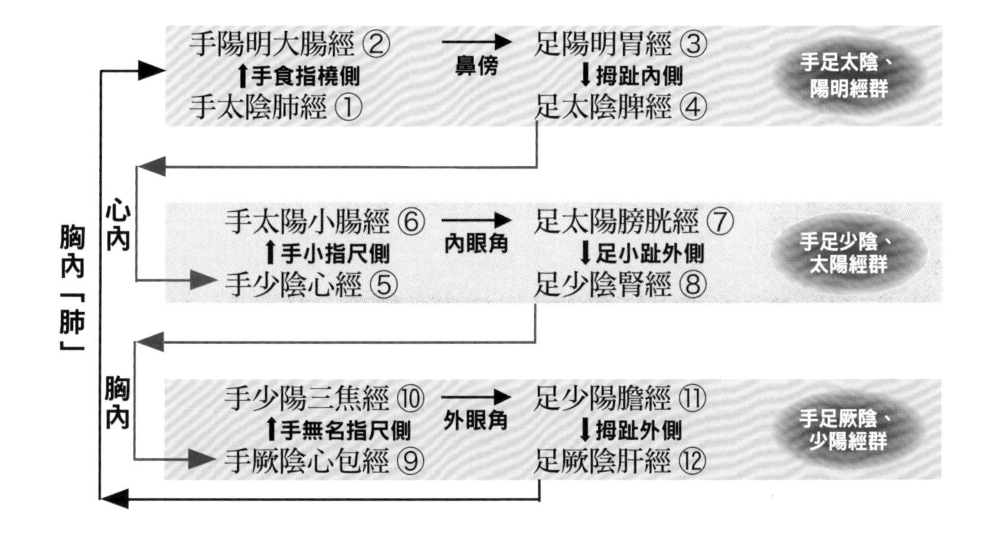

3—十二經脈間的銜接部位

一 十二經脈的體表配置

1. 四肢

手三陰經在上肢掌面，手太陰肺經在橈側，手厥陰心包經在中央，手少陰心經配置在尺側，**手三陽經與陰經**成「對」（表裡關係），因此配置在上肢手背面。

足三陰經位於下肢內側，足太陰脾經位於內側面，足厥陰肝經位於中央（這兩組經脈從小腿三陰交以下變成相反），足少陰腎經配置在內側後面。**足三陽經**則是足陽明胃經位於下肢正面，足少陽膽經位於外側面，足太陽膀胱經配置在背面。

2. 軀幹部

腹部方面從正面正中線開始，分別以任脈、腎經、胃經、脾經（就胸部而言，肺經位於脾經外側）的順序配置；軀幹側部則有肝經與膽經行走。

背部方面，從正中線開始，走督脈、膀胱經的第 1 支與第 2 支；小腸經則在肩胛骨一帶流注。

3. 頭部

胃經、膽.經、膀胱經、肝經分別分佈在前頭部、側頭部、後頭部與頭頂部。

二 十二經脈之間的銜接部位

1. 陽經彼此在顏面部的銜接部位

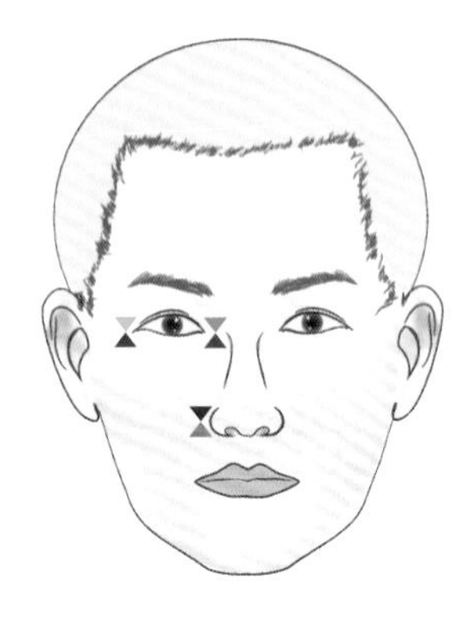

手與足的陽經在顏面銜接

- 鼻孔外側：手陽明經→足陽明經（迎香→承泣）
- 外眼角：手少陽經→足少陽經（耳門→瞳子髎）
- 內眼角：手太陽經→足太陽經（聽宮→睛明）

分為手**陽明經**與足**陽明經**，手**太陽經**與足**太陽經**，手**少陽經**與足**少陽經**等三組。手足相同經脈名的兩個陽經相互銜接（**相同名稱的陽經彼此相接**）。

順序一定是從手陽經流注到足陽經（**從手到足的接續法則**）。

2. 手陰經與陽經在手背部的銜接部位

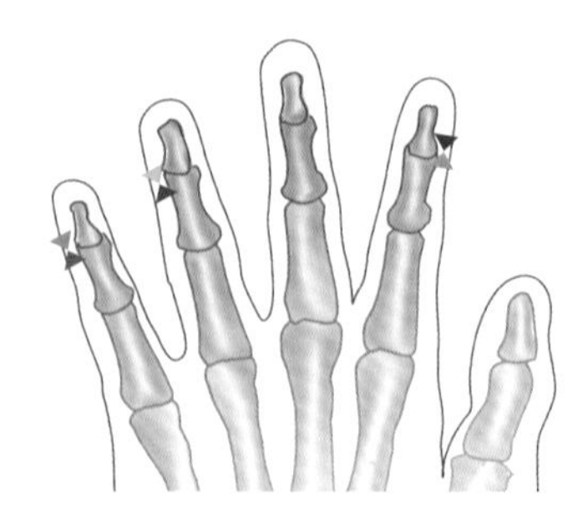

手陽經與陰經在手銜接

- 食指橈側：手太陰經→手陽明經（列缺→商陽）
- 無名指尺側：手厥陰經→手少陽經（內關→關衝）
- 小指尺側：手少陰經→手太陽經（通里→少澤）

太陰經與陽明經（肺與大腸）、少陰經與太陽經（心與小腸）、厥陰經與少陽經（心包與三焦）各自成對的陰經與陽經，經由絡脈（絡穴）而銜接（根據五行臟腑關係而成立的經脈表裡關係）。

一定是從陰經往陽經流注。

流注的方向，手陰經從胸部往手流注，手陽經從手往頭流注。

3. 足背部上足陰經和陽經的銜接部位

足陽經與陰經會和手陰經與陽經一樣，具有表裡關係而成「對」，並且相互銜接。

銜接順序與手的經脈相反，都從陽經往陰經流注。

手、足陰經在心中或胸中，按照足太陰經到手少陰經、足少陰經到手厥陰經、足厥陰經到手太陰經的順序銜接。

氣血流注從手太陰經脈開始，經由十二經脈而最後在手太陰經結束。

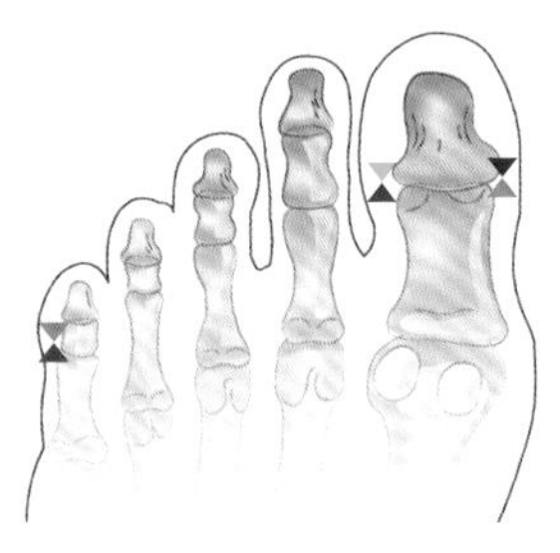

足陽經和陰經於足部銜接，手和足陰經則於胸口銜接

- 腳拇趾內側：足陽明經→足太陰經（豐隆→隱白）
- 腳拇趾外側：足少陽經→足厥陰經（光明→大敦）
- 腳小趾外側：足太陽經→足少陰經（飛揚→湧泉）

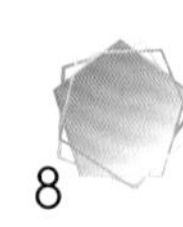

3. 取穴用的體表標記

1—頭　部

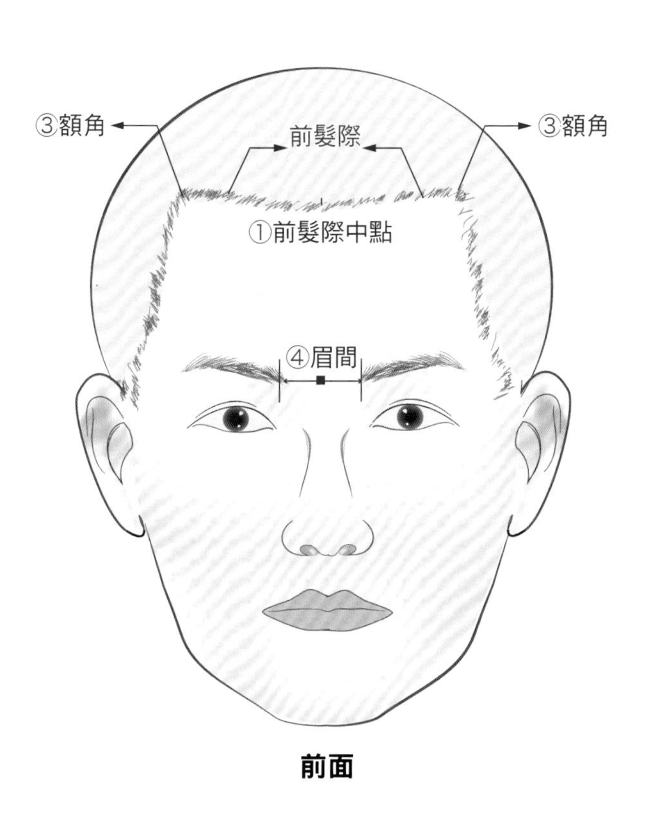

前面

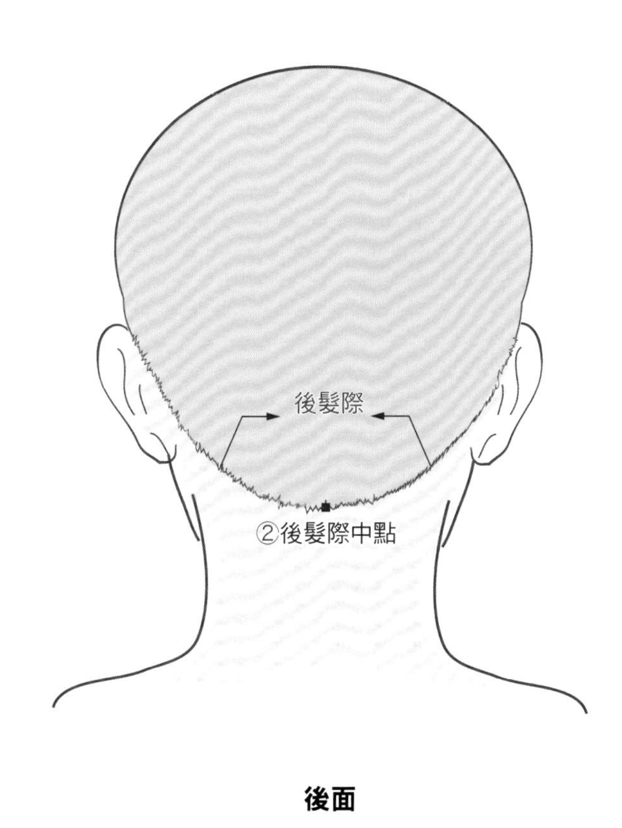

後面

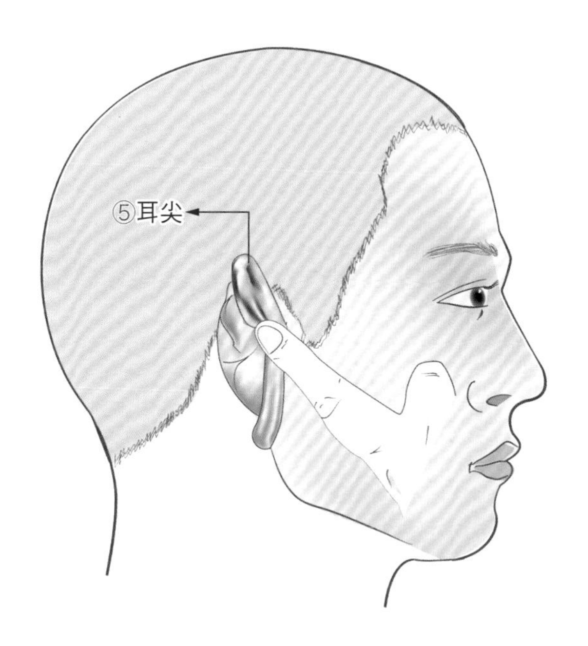

外側面

① 前髮際中點	髮際：頭髮生長的邊界。前髮際中點是指額頭髮線與前中線的交點。
② 後髮際中點	後髮際中點是指後頸部的髮線與後中線的交點。
③ 額角	前髮際往左右兩端大幅度彎曲所形成的角度（大約是在眼睛外側的正上方與髮線的交點）。
④ 眉間	兩眉間連結左右眉毛的水平線與前中線的交點。
⑤ 耳尖	將耳朵往前方折起的耳殼最高點。

2—上肢

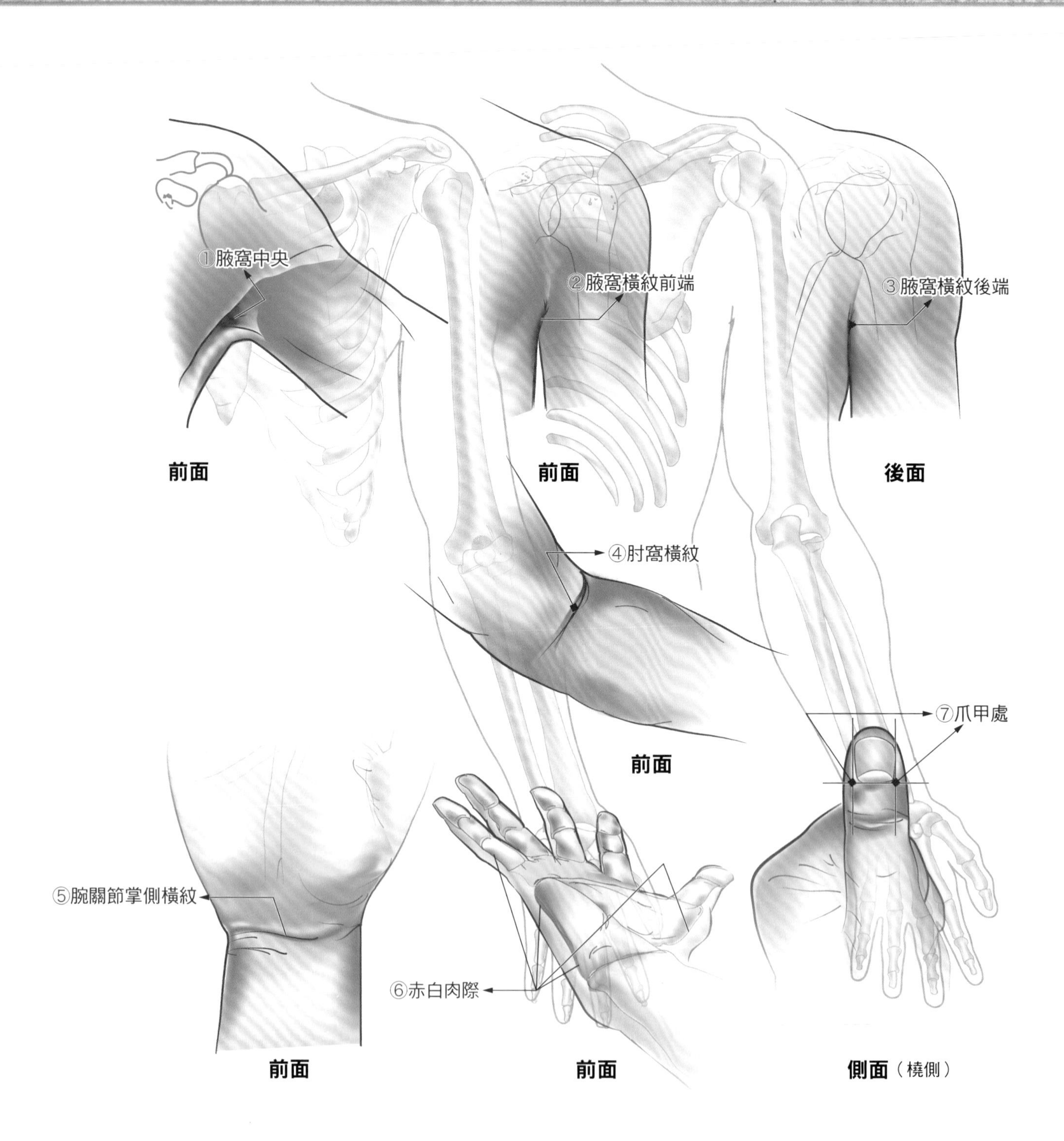

①	腋窩中央	肩關節下方上臂和胸廓之間形成的凹陷處稱為腋窩，其正中間即稱為腋窩中央。
②	腋窩橫紋前端	上肢自然下垂時，形成於前面腋窩的橫紋前端。
③	腋窩橫紋後端	上肢自然下垂時，形成於後面腋窩的橫紋後端。
④	肘窩橫紋	手肘彎曲90度時形成的橫紋。
⑤	腕關節掌側橫紋（腕關節背側橫紋）	腕關節掌屈時，尺骨和橈骨莖突的遠端連線上所形成的橫紋。若出現兩條以上橫紋，則取較靠近遠端的那條。（腕關節背屈時，尺骨和橈骨莖突遠端連線上所形成的橫紋。若出現兩條以上橫紋，則取較靠近遠端的那條。）
⑥	赤白肉際	手掌和手背皮膚的交界，或腳底和腳背皮膚的交界。可觀察到肌理和顏色有所變化。
⑦	爪甲角	手指指甲內側及外緣與指甲基底部分所成的角。

3. 取穴用的體表標記

3—下肢

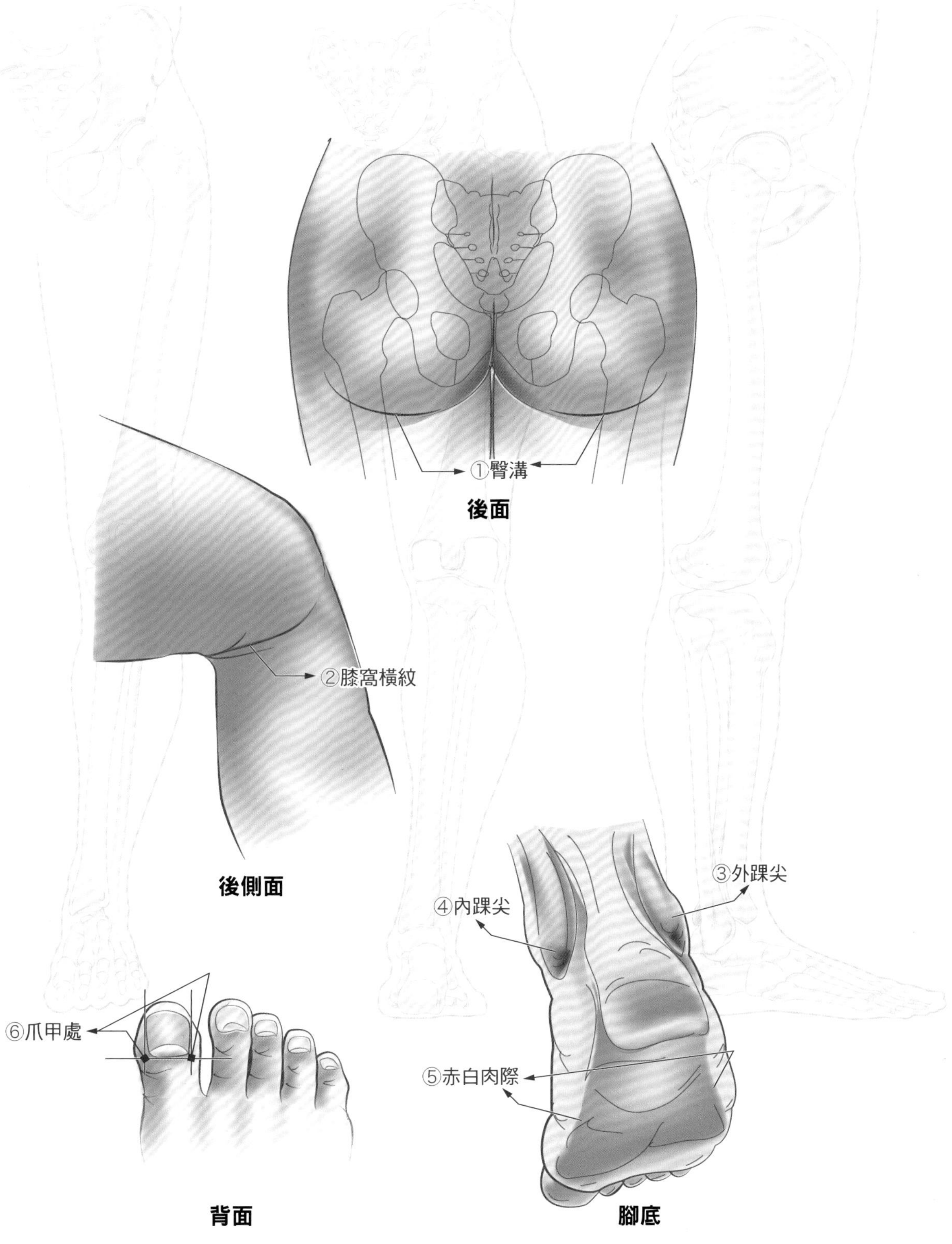

①	臀溝	臀部和大腿後側交界處形成的溝。
②	膝窩橫紋	位於下肢後側、膝關節上菱形的凹陷處稱為膝窩；膝蓋彎曲時會形成橫紋。
③	外踝尖	腓骨遠端較肥厚且向外突出的部分稱為外踝，體表所能觸得的最高點就稱為外踝尖。
④	內踝尖	脛骨遠端較肥厚且向內突出的部分稱為內踝，體表所能觸得的最高點就稱為內踝尖。
⑤	赤白肉際	請參考p. 10。
⑥	爪甲角	腳趾趾甲內側及外緣與趾甲基底部分所成的角。

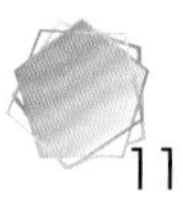

1—解剖學姿勢和方向

解剖學姿勢是指如下圖般身體直立、雙眼平視前方、下肢併攏、腳尖面向前方，且上肢的手掌面向前方的姿勢。在取特定經穴時，需要擺成**特殊的姿勢**，例如會陽的「膝胸位」和環跳的「側臥且髖關節彎曲」等。

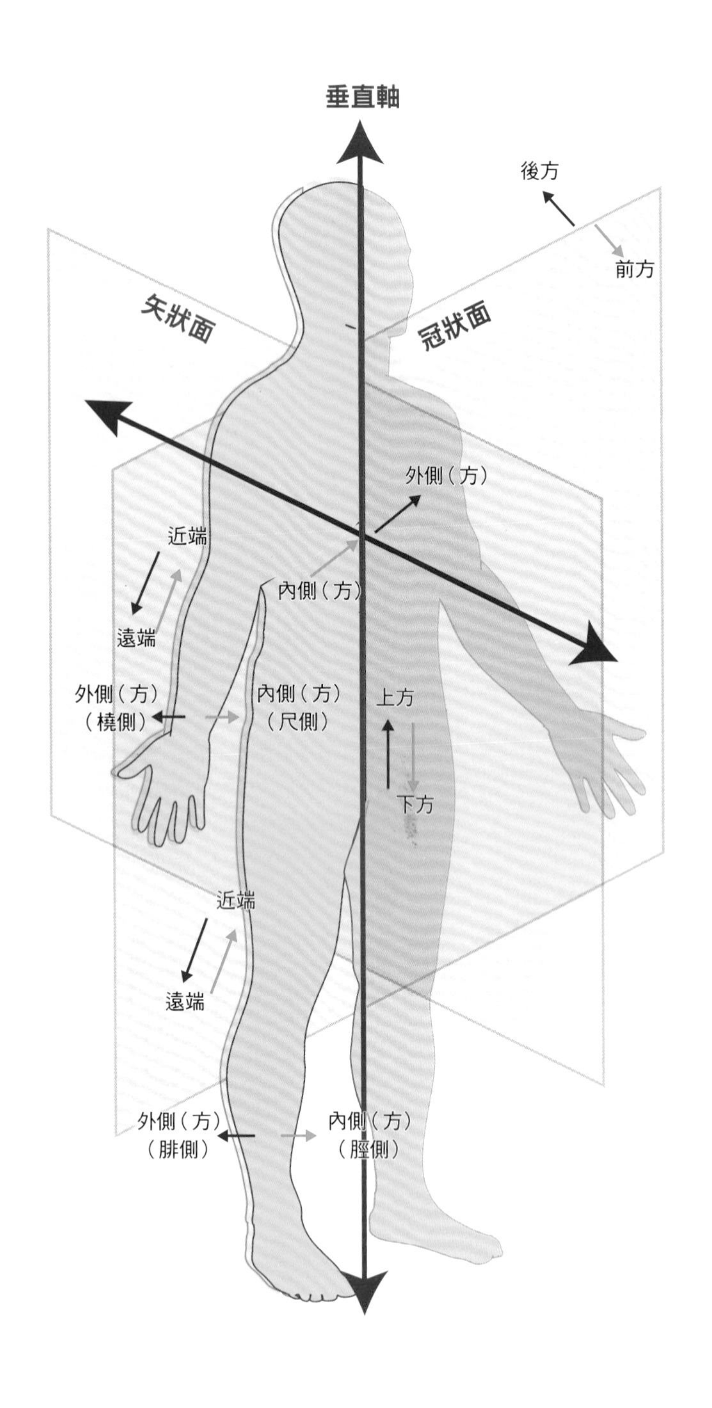

方向

1　內側（方）和外側（方）

靠近正中矢狀面的稱為**內側（方）**，遠離正中矢狀面的則稱為**外側（方）**。前臂可分為尺側和橈側，小腿則可分為脛側和腓側。

- **內側和外側**表示標示部位（範圍）中的「內・外」。
- **內方和外方**表示標示部位（範圍）外的「內・外」。
- **內緣和外緣**表示標示部位（範圍）的邊緣。

2　上方和下方

靠近上肢（頭部）的為**上方**，靠近下肢（腳）的則為**下方**。

上方和**下方**是用來標示經穴部位和其他經穴或解剖學指標的相對位置，表示垂直方向的**上**或**下**。

3　前方和後方

靠近腹部表面的為**前方**，靠近背部表面的則為**後方**。

4　近端和遠端

接近軀幹中心的為**近端**，遠離軀幹中心的為**遠端**。

4. 取穴用的解剖學指標

2—取穴用的體表分區

分區		界線
頭部	頭部	眼窩上緣、顴骨弓上端、外耳上端、頸部上端，以及枕外粗隆的連線
	臉部	眼窩上緣、顴骨弓上端、外耳上端、乳突尖端，以及下顎骨下端的連線
頸部	前頸部	上方：頭部和臉部的下方邊界線 下方：鎖骨 後方：斜方肌前緣
	後頸部	上方：頭部的下方邊界線 下方：第7頸椎棘突和肩峰的橫切線 前方：斜方肌前緣
背部	上背部	上方：第7頸椎棘突和肩峰的橫切線 左右：與腋窩橫紋後端相交的垂線 下方：第12胸椎棘突和第12肋骨端的橫切線
	肩胛部	體表解剖上並無明確分區，但基本上其範圍為肩胛骨背側面從第2到第7肋骨的區間。
	腰部	上方：第12胸椎棘突和第12肋骨端的橫切線 左右：與腋窩橫紋後端相交的垂線 下方：第5腰椎棘突和髂骨嵴的橫切線
	薦骨部	上方：第5腰椎棘突和髂骨嵴的橫切線 左右：薦骨外側端 下方：尾骨
胸部	前胸部	上方：鎖骨 下方：胸骨劍突接合處、肋骨弓及第11、12肋骨下端的橫切曲線 左右：與腋窩橫紋相交的垂線
	側胸部	上方：腋窩橫紋前端和腋窩橫紋後端的相交線 下方：肋骨弓和第11、12肋骨下端的連線 前方：與腋窩橫紋前端相交的垂線 後方：與腋窩橫紋後端相交的垂線
腹部	上腹部	上方：胸骨劍突接合處、肋骨弓及第11、12肋骨下端的橫切曲線 下方：橫切肚臍的水平線 左右：與腋窩橫紋前端相交的垂線
	下腹部	上方：橫切肚臍的水平線 下方：恥骨接合處的上緣 左右：鼠蹊部、與腋窩橫紋前端相交的垂線
	側腹部	上方：側胸部的下方邊界線 下方：髂骨嵴 前方：和腋窩橫紋前端相交的垂線 後方：和腋窩橫紋後端相交的垂線
	鼠蹊部	下腹部側邊。連結髂前上棘與恥骨結節的斜線所形成的分區
	臀部	即為屁股的部分。主要是由臀大肌和皮下脂肪組織所構成。
	臀溝	臀部和大腿後側之間的深溝，並非位於大腿肌肉下緣，而是皮下脂肪組織的下緣。
會陰部		會陰部是前方由恥骨結節、後方由尾骨、兩側由左右坐骨結節所包圍的菱形部分。男性會陰位於尿道和肛門之間，女性會陰則在陰道和肛門之間。
上肢部	肩周圍部	肩關節周圍
	腋窩部	腋窩周圍
	上臂部	上臂前側、後側、內側及外側
	肘部	手肘前側、後側、內側及外側
	前臂部	前臂前側、後側、內側及外側
	手部	手背、手掌及手指
下肢部	大腿部	大腿前側、後側、內側及外側
	膝部	膝蓋前側、後側、內側及外側
	小腿部	小腿前側、後側、內側及外側
	足部	腳背和腳底、腳內側及外側
	踝關節部	踝關節內側及外側
	腳趾部	腳趾

3—頭頸部

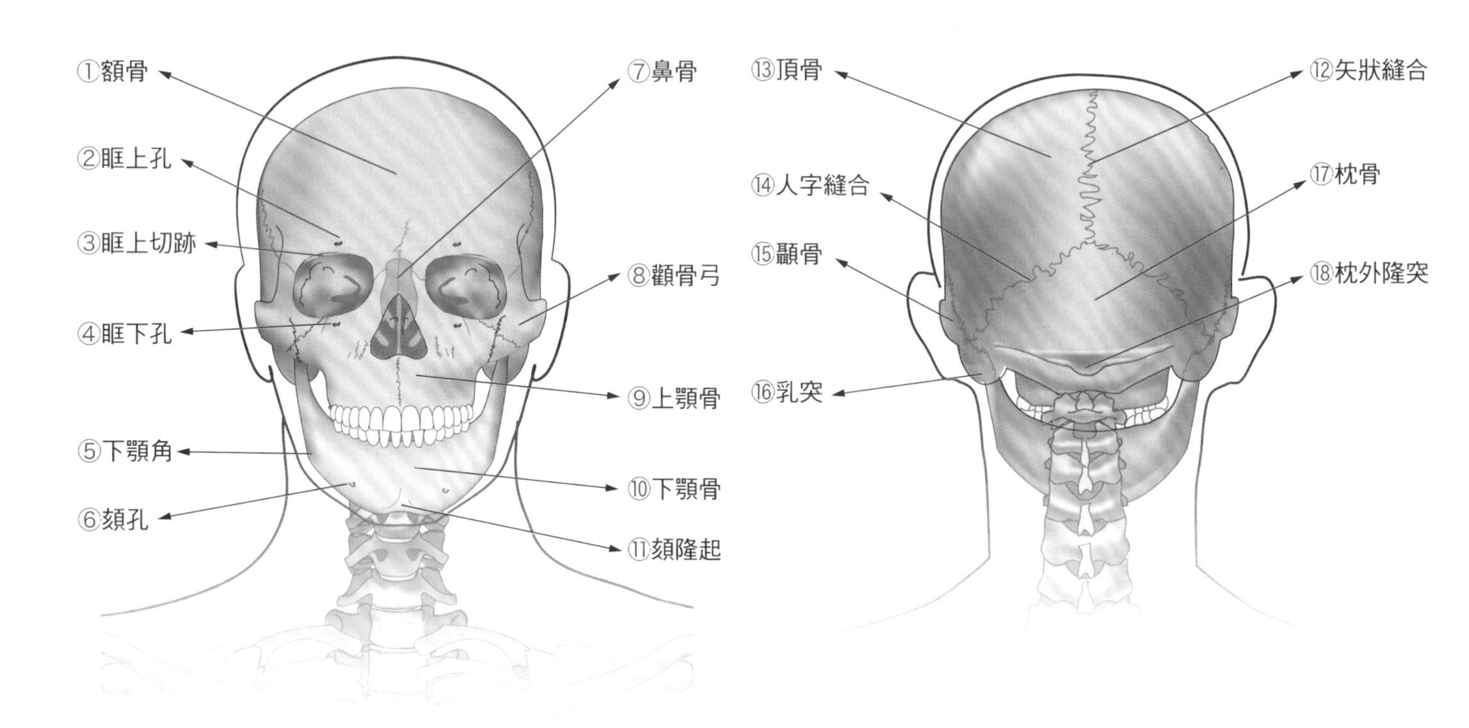

前面　　後面

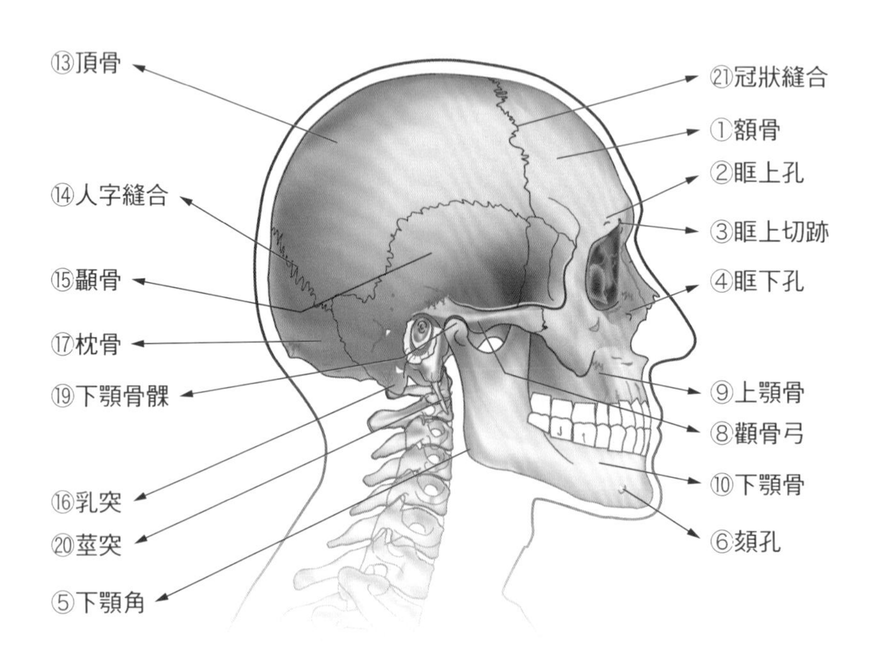

外側面

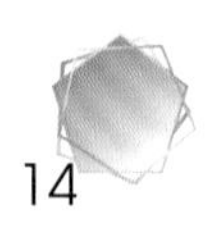

4. 取穴用的解剖學指標

4—軀幹部

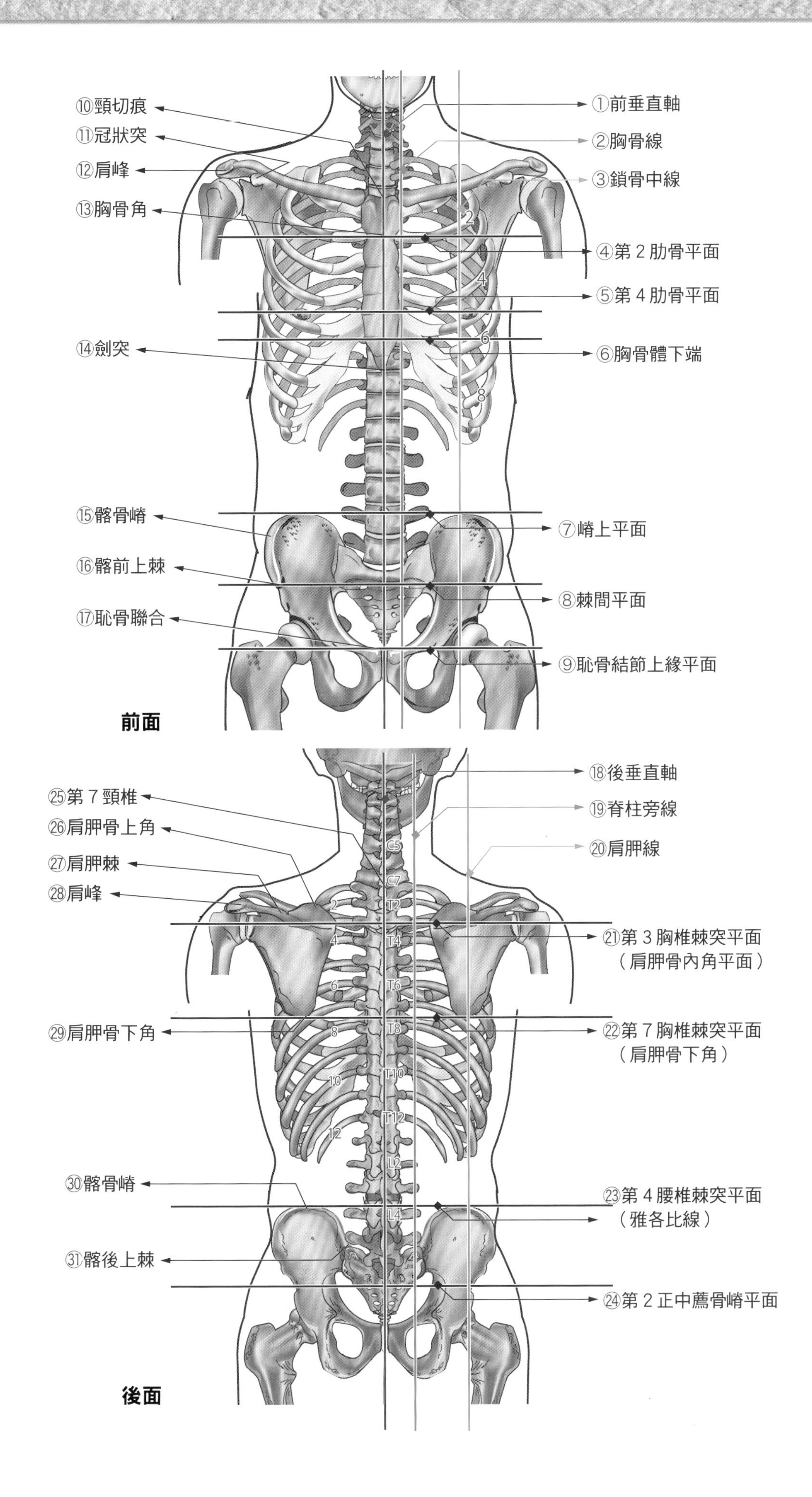

5—軀幹部・上肢

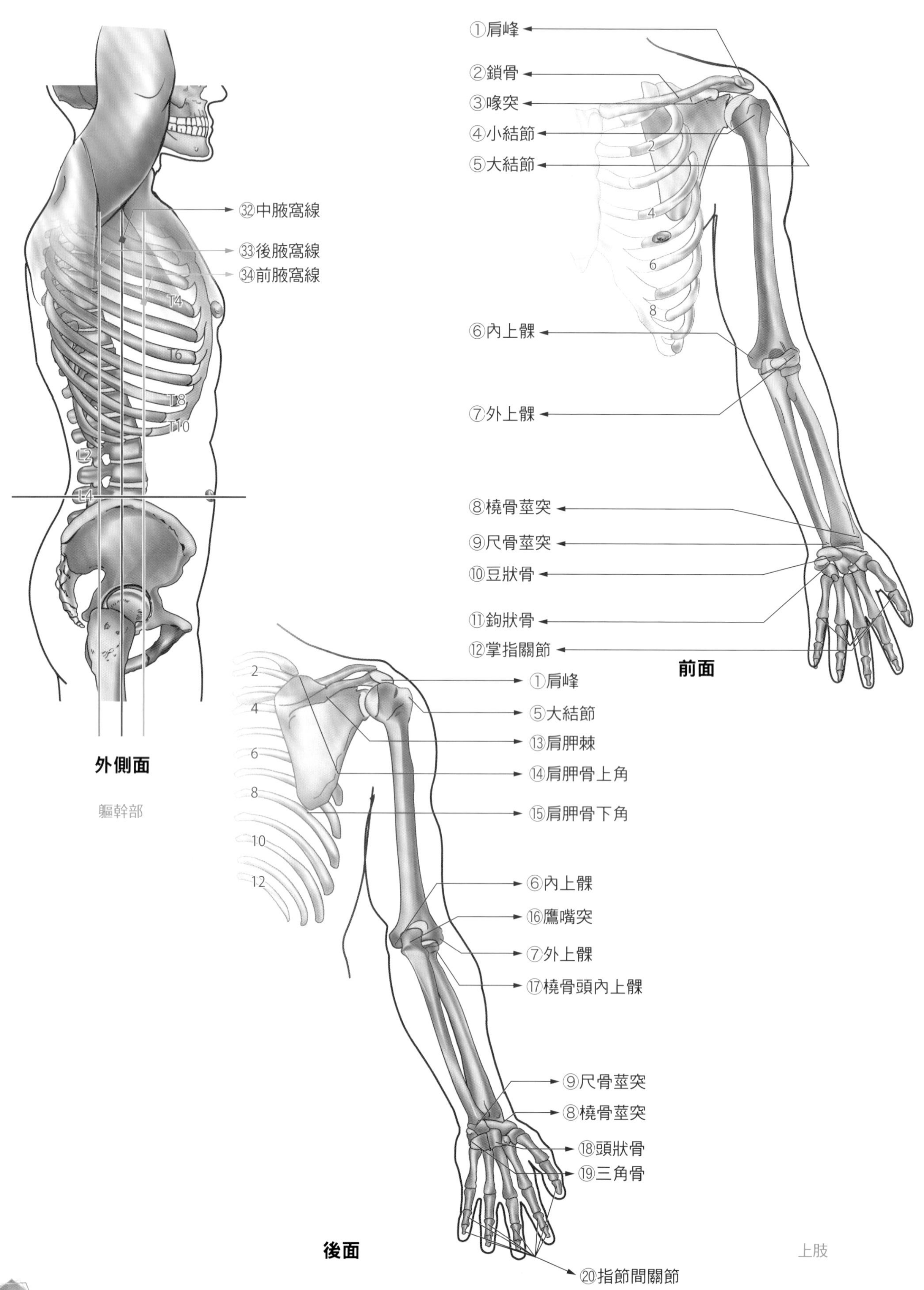

㉜中腋窩線
㉝後腋窩線
㉞前腋窩線
T4
T6
T8
T10
L2
L4
外側面
軀幹部
①肩峰
②鎖骨
③喙突
④小結節
⑤大結節
⑥內上髁
⑦外上髁
⑧橈骨莖突
⑨尺骨莖突
⑩豆狀骨
⑪鉤狀骨
⑫掌指關節
前面
①肩峰
⑤大結節
⑬肩胛棘
⑭肩胛骨上角
⑮肩胛骨下角
⑥內上髁
⑯鷹嘴突
⑦外上髁
⑰橈骨頭內上髁
⑨尺骨莖突
⑧橈骨莖突
⑱頭狀骨
⑲三角骨
⑳指節間關節
後面
上肢

4. 取穴用的解剖學指標

6—下肢

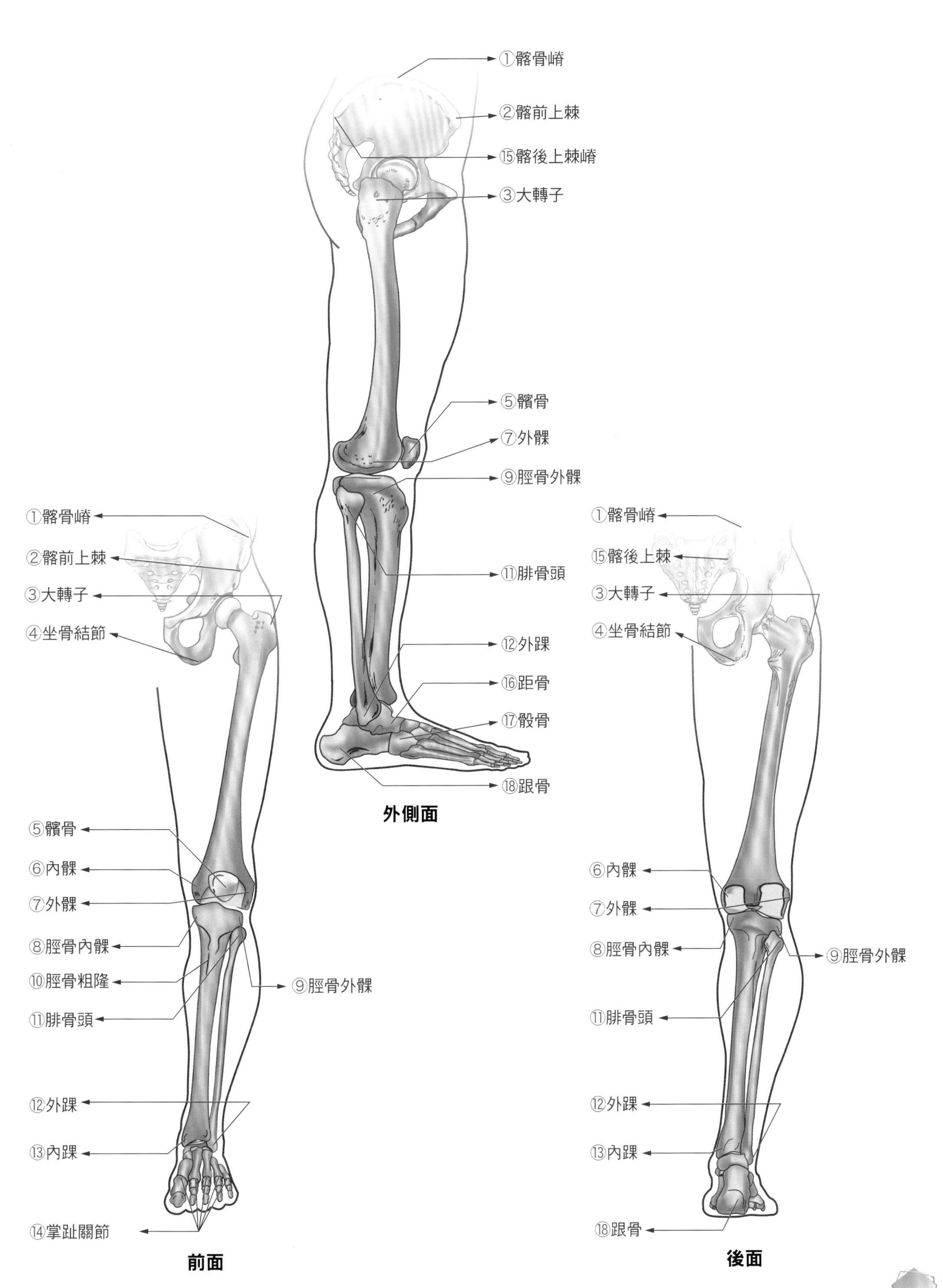

1—前 面

骨度是指以骨骼為基準，根據個人的寸度來判定具有個別差異的人體經穴位置。根據此骨度來決定經穴位置的方法稱為**骨度法**。

成人標準身高為**7尺5寸**，然後分配身體各部位的尺寸，成為基本的骨度法。

臨床取穴之際，可以不必在乎患者的體型或者高矮胖瘦，而應根據標準骨度法，將兩個關節之間的距離等分，彈性處理。

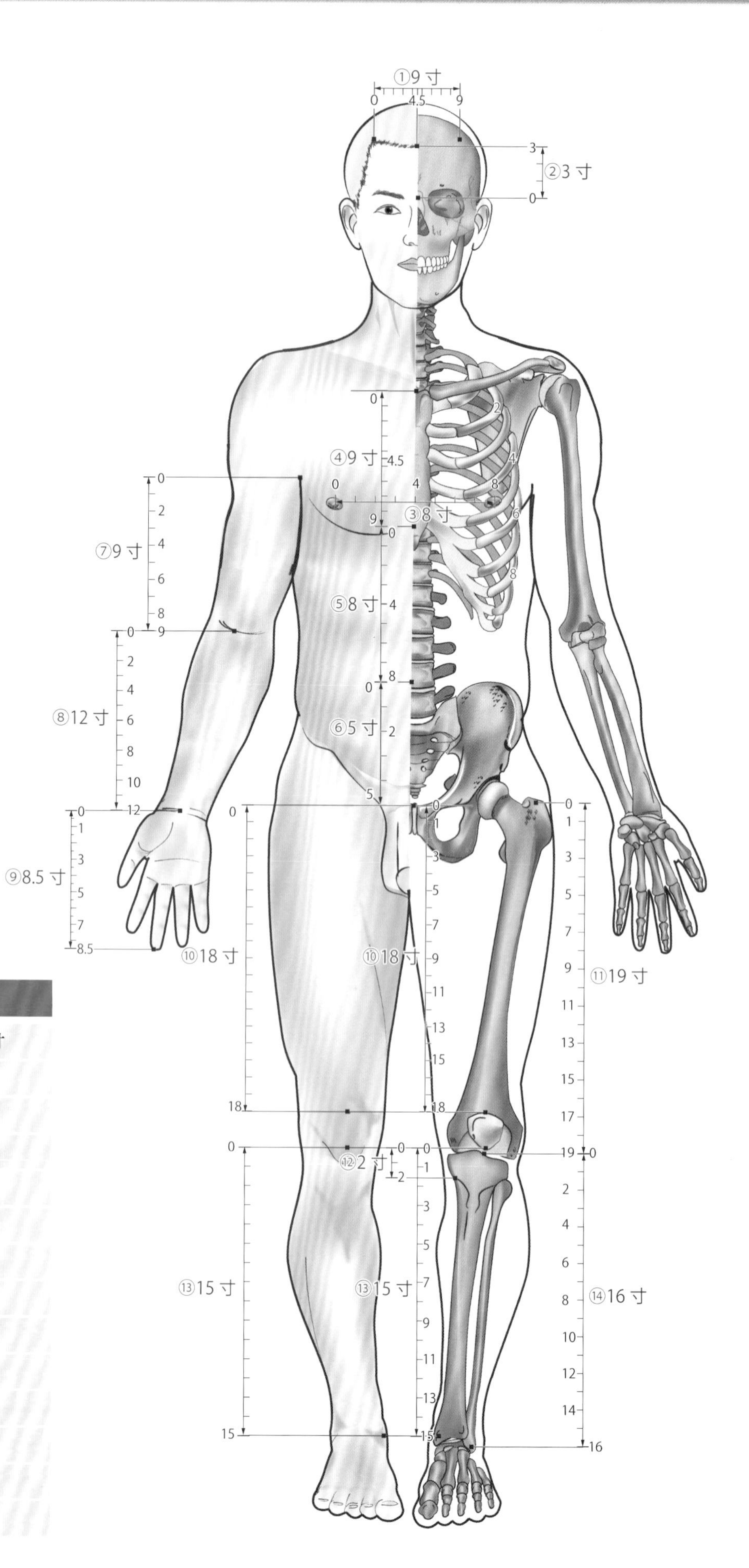

骨度法（1）	
①	左右前髮際額角之間（兩頭維穴之間）：9寸
②	眉間—前髮際中點：3寸
③	兩乳頭之間：8寸
④	頸切跡—胸骨下端：9寸
⑤	胸骨下端—肚臍中央：8寸
⑥	肚臍中央—恥骨聯合上際：5寸
⑦	腋窩橫紋—肘窩橫紋：9寸
⑧	肘窩橫紋—腕關節橫紋：12寸
⑨	手長：8.5寸
⑩	恥骨聯合上緣—髕骨上緣：18寸
⑪	大轉子頂點—膝窩：19寸
⑫	脛骨內髁下緣—髕骨尖：2寸
⑬	髕骨尖—內踝尖：15寸
⑭	膝窩—外踝尖：16寸

5. 骨度法、同身寸法

2—後面與頭顳部

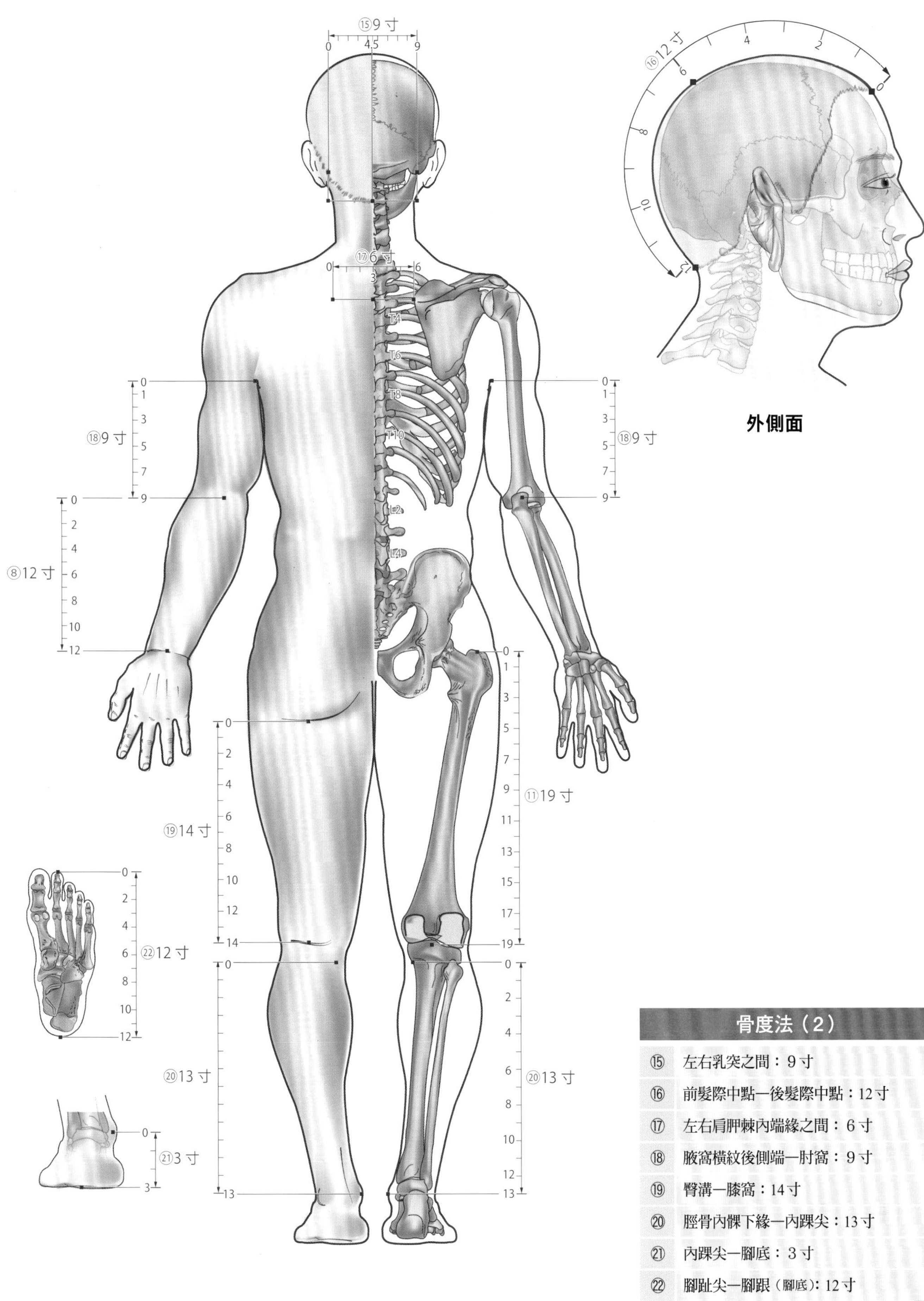

骨度法（2）	
⑮	左右乳突之間：9寸
⑯	前髮際中點—後髮際中點：12寸
⑰	左右肩胛棘內端緣之間：6寸
⑱	腋窩橫紋後側端—肘窩：9寸
⑲	臀溝—膝窩：14寸
⑳	脛骨內髁下緣—內踝尖：13寸
㉑	內踝尖—腳底：3寸
㉒	腳趾尖—腳跟（腳底）：12寸

3—同身寸法（指寸取穴法）

同身寸法又名**指寸取穴法**，乃臨床取穴的便利作法之一。實際操作時，雖然施術者是用自己的手指，但基本上仍以患者本人的手指寬度為取穴寸法的基準。

①一夫法：食指到小指併攏，取4指手指中節的部分合計寬度為「一夫」，也就是**3寸**。

②3指同身寸：食指到無名指併攏，取這3指手指的遠端指節的寬度，等於**2寸**。

③中指同身寸：拇指與中指接觸成圓環，中指內側所形成的兩橫紋寬度，視為**1寸**。

④拇指同身寸：拇指第1節的寬度視為**1寸**。

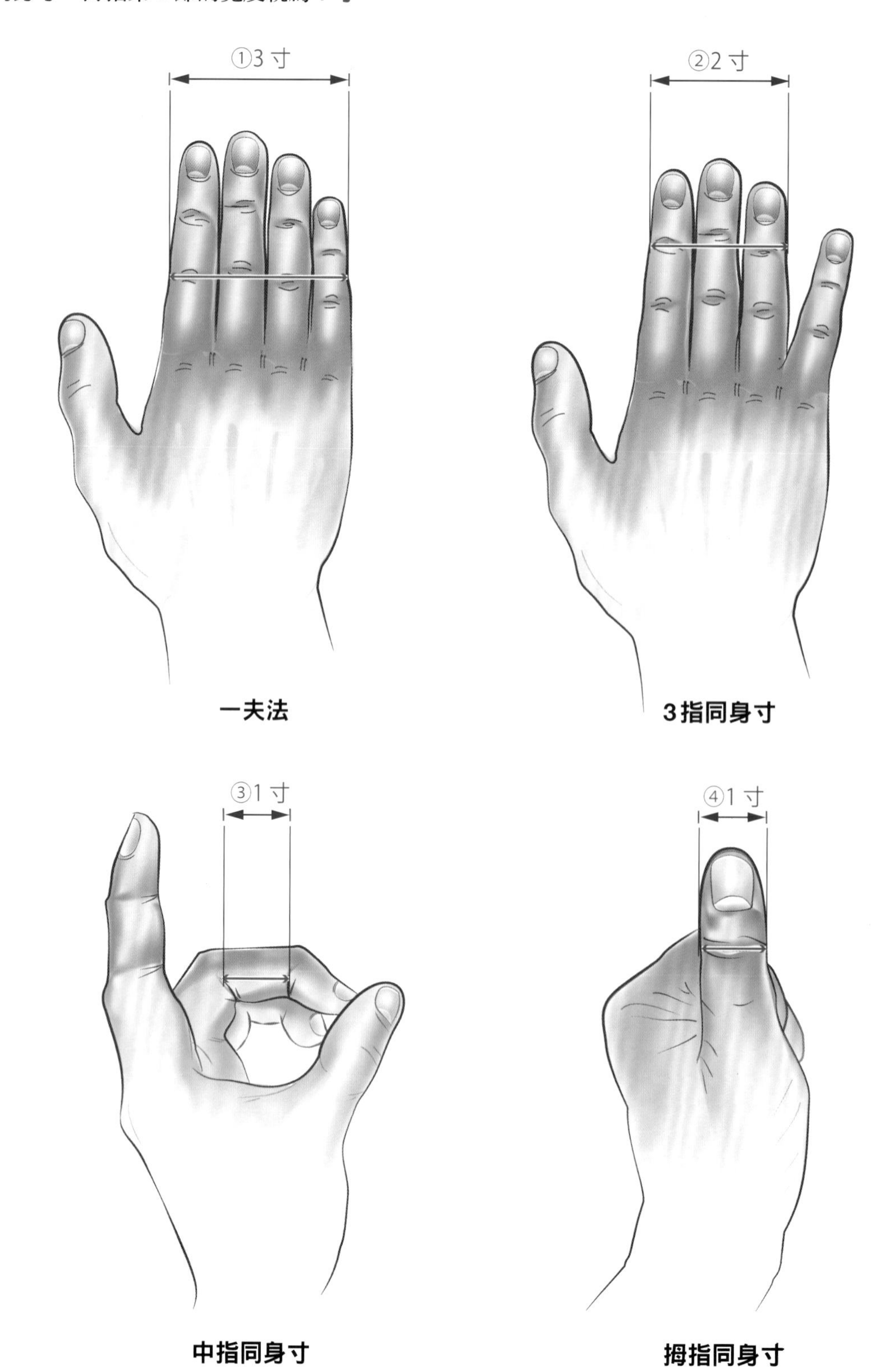

一夫法　**3指同身寸**

中指同身寸　**拇指同身寸**

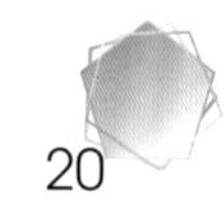

第2章

十四經脈的經穴

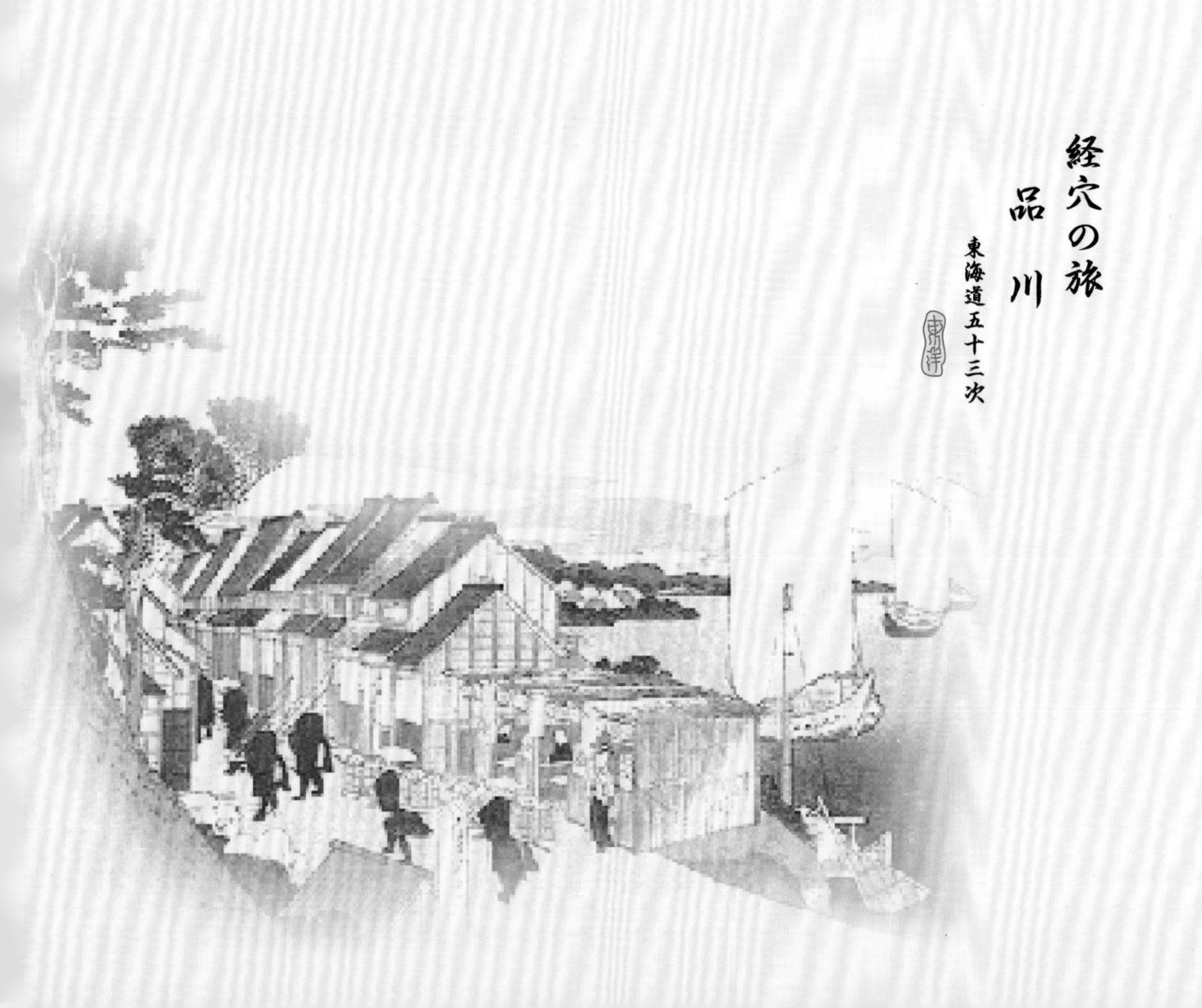

2-1

任脈、督脈

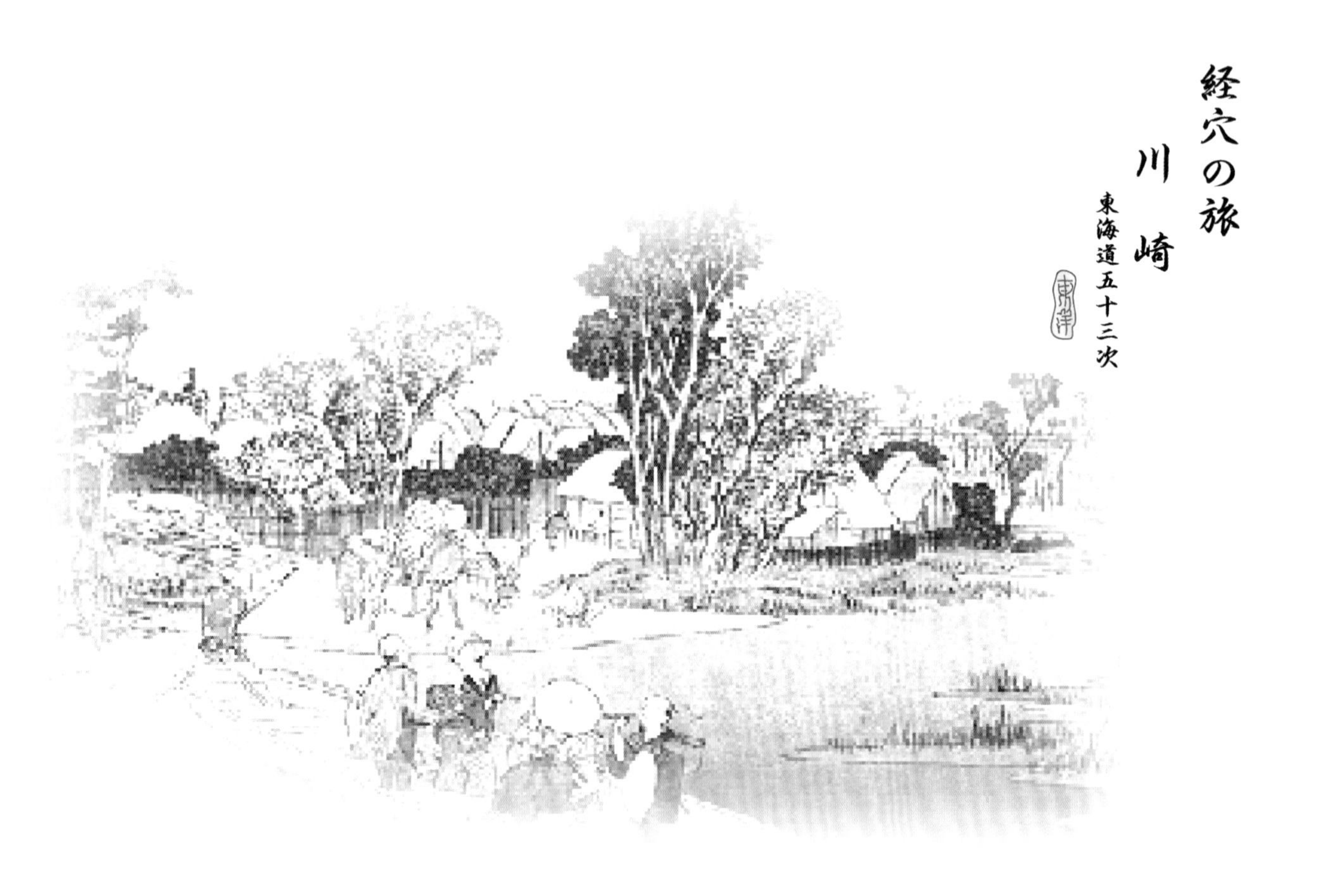

1. 任脈、督脈

1—任脈的流注（CV, 24穴）

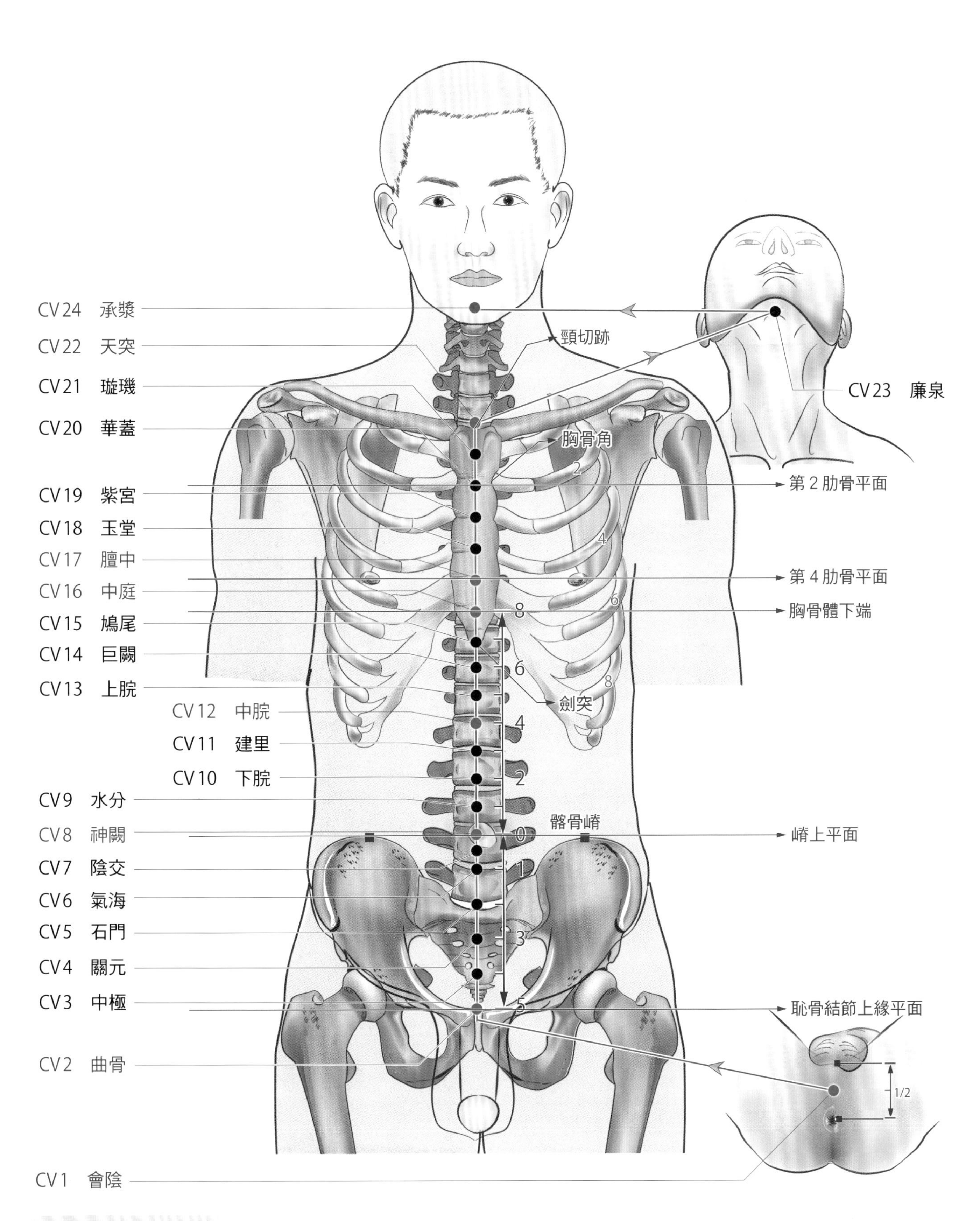

CV：Conception Vessel

2—任脈的經穴部位、取穴技巧（1）

經穴部位

一 會陰部（1穴）

CV1	會 陰	會陰部、男性為陰囊根部和肛門連線的中點，女性則為陰唇後聯合和肛門連線的中點。

二 腹部（14穴）

CV2	曲 骨	下腹部、前正中線上、恥骨聯合上緣。
CV3	中 極	（膀胱的募穴）下腹部、前正中線上、肚臍中央下方4寸處。
CV4	關 元	（小腸的募穴）下腹部、前正中線上、肚臍中央下方3寸處。
CV5	石 門	（三焦的募穴）下腹部、前正中線上、肚臍中央下方2寸處。
CV6	氣 海	下腹部、前正中線上、肚臍中央下方1寸5分處。
CV7	陰 交	下腹、前正中線上、肚臍中央下方1寸處。
CV8	神 闕	上腹部、肚臍中央。
CV9	水 分	上腹部、前正中線上、肚臍中央上方1寸處。
CV10	下 脘	上腹部、前正中線上、肚臍中央上方2寸處。
CV11	建 里	上腹部、前正中線上、肚臍中央上方3寸處。
CV12	中 脘	（胃的募穴、八會穴的腑會）上腹部、前正中線上、肚臍中央上方4寸處。
CV13	上 脘	上腹部、前正中線上、肚臍中央上方5寸處。
CV14	巨 闕	（心的募穴）上腹部、前正中線上、肚臍中央上方6寸處。
CV15	鳩 尾	（任脈的絡穴）上腹部、前正中線上、胸骨體下端下方1寸處。

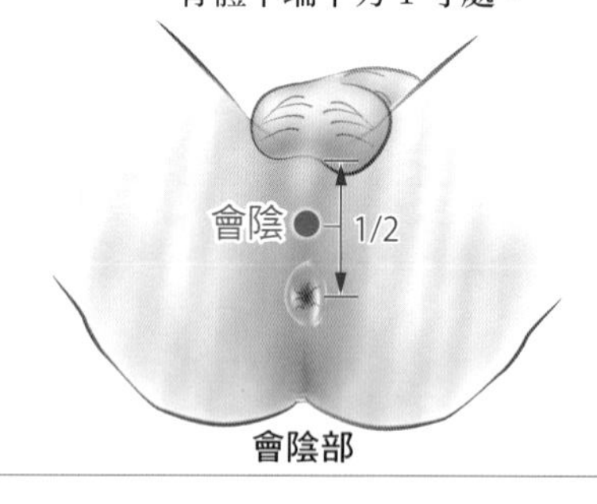

會陰部

取穴方法

① 在恥骨聯合上方取曲骨。

② 將兩髂骨嵴的最高點用水平線連結起來，與前正中線交會處，取神闕（肚臍中央）。將曲骨到神闕穴的距離定為5寸。

③ 胸骨劍狀突起（中庭）下方取鳩尾。

④ 將神闕到中庭穴的距離定為8寸，取其中點（神闕上方4寸處）為中脘。

⑤ 其他經穴則以曲骨、神闕、中脘、鳩尾為基準，於前正中線上取。

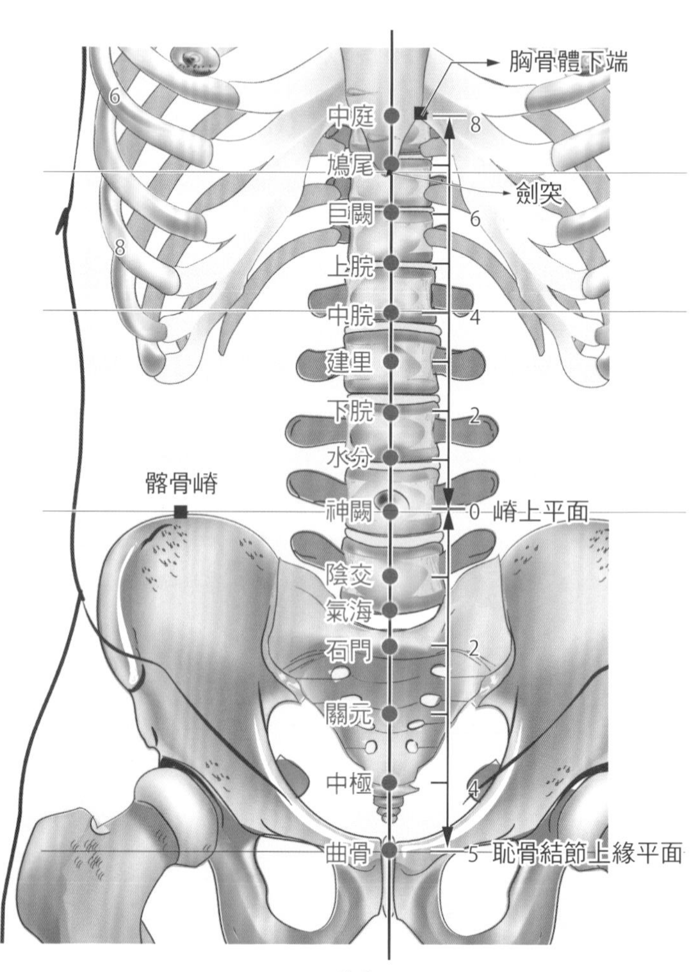

腹部（前面）

經穴春秋

曲骨 古代稱為「恥骨」。

關元 有元氣重要關卡意思。

石門 古代稱無月經、不孕症婦女為「石女」。孕婦不可針灸本穴，因此得名。又名丹田。

氣海 意思是元氣與腎精氣匯集處。

神闕 闕乃宮門，神指「生命」。胎兒透過臍帶從母體得到經血，形成神——生命體，本穴因此代表「神氣出入口」。

建里 意思是具有調節腸胃機能的作用。

中脘 古代中國稱胃為脘，而胃中央有「小彎部」，因此得名。

鳩尾 中國古代稱心窩為鳩尾，其劍狀突起形狀類似鳩尾，以此得名。

1. 任脈、督脈

2—任脈的經穴部位、取穴技巧（2）

經穴部位

三 胸部（6穴）

CV16 中　庭　前胸部、前正中線上、胸骨體下端中點。

CV17 膻　中　（心包的募穴、八會穴的氣會）前胸部、前正中線上、與第4肋間同高處。

CV18 玉　堂　前胸部、前正中線上、與第3肋間同高處。

CV19 紫　宮　前胸部、前正中線上、與第2肋間同高處。

CV20 華　蓋　前胸部、前正中線上、與第1肋間同高處。

CV21 璇　璣　前胸部、前正中線上、頸窩下方1寸處。

四 頭頸部（3穴）

CV22 天　突　前頸部、前正中線上、頸窩中央。

CV23 廉　泉　前頸部、前正中線上、喉頭隆起上方、舌骨上方凹陷處。

CV24 承　漿　顏面部、頦唇溝中央凹陷處。

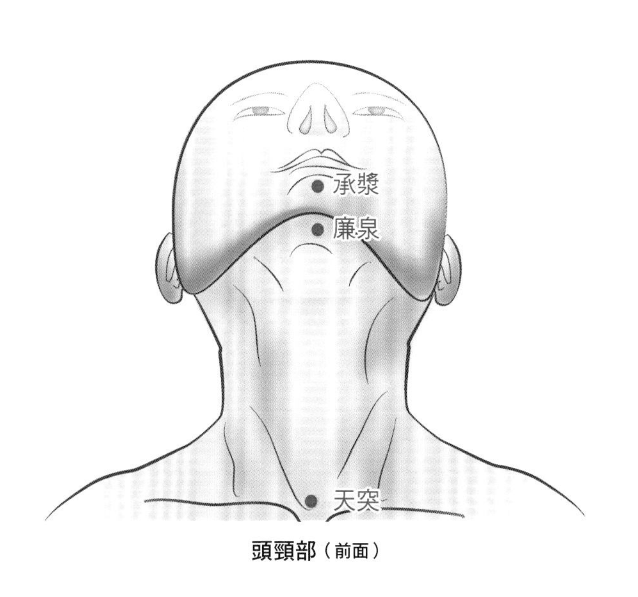

頭頸部（前面）

取穴方法

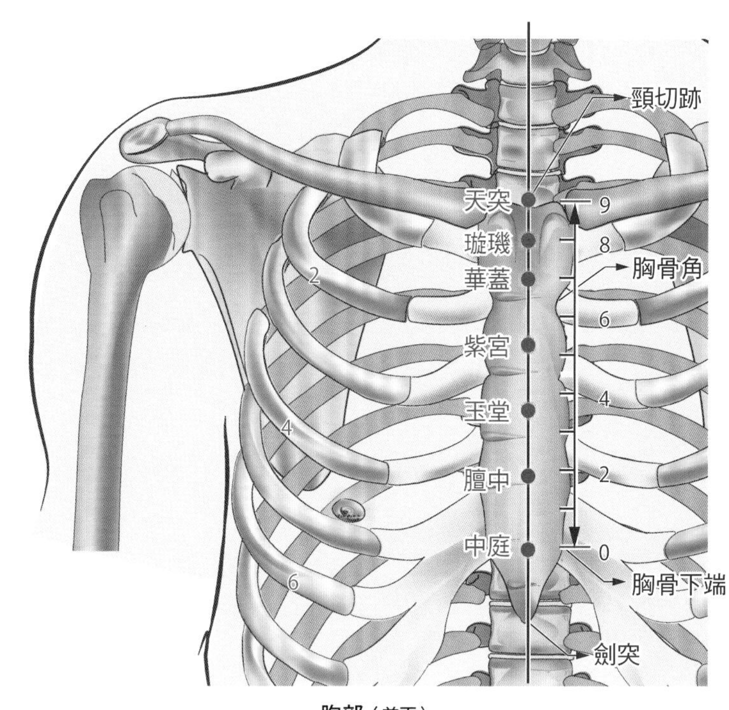

胸部（前面）

① 胸骨頸切跡凹陷處取天突。

② 在胸骨柄聯合（胸骨角）上面找到第2肋骨的位置，在其前中正線上取紫宮。

③ 根據第2肋骨的位置，確認第4、5肋骨的位置，在第4肋間、前正中線上取膻中。（用水平線將兩乳頭連結起來，與正中線交叉處，取之）。

④ 胸骨體下端中點處取中庭。

⑤ 其他經穴則以天突、膻中及中庭為基準，於前正中線上取之。

經穴春秋

膻中　古代稱胸部兩乳頭之間為膻。本穴因取其中央，故名膻中。別名上氣海。又稱為上丹田。

玉堂　玉堂乃帝王宮殿。「心」則是「君主之官」，本穴位於心臟的位置，被擬成帝王，因此得名。

紫宮　帝王的星座名。本穴位於心臟的位置而得名。

華蓋　肺乃五臟六腑之華蓋。本經穴可治肺病，以此得名。

天突　胸骨頸切跡往上突出，因其形狀得名。根據「天地人三才」思想，穴道有「天」字的，多半位於上焦（橫膈膜之上）。

廉泉　「廉」指簾子，「泉」指水湧。此乃將舌骨上的肌肉視為簾子，而本穴可促進舌下腺分泌，因此得名。

3 — 任脈經穴的主治

任脈被稱為「陰經之海」。具有整合諸陰經的作用。根據其流注，經穴主治為①泌尿、生殖系統諸症狀，②消化系統諸症狀，③胸部心肺疾病與頸部咽喉疾病、顏面下部感覺與運動障礙等三大類。其中，特別是下腹部的諸經穴，經常用來治療**泌尿與生殖系統、婦科疾病**；位於腹部的諸經穴，常用來治療**消化系統**疾病，請注意其差異。

部分任脈經穴具有強壯作用與鎮定安神作用。

經穴名稱	部位	主　治	特殊的主治	刺　法	備考
會　陰	會陰部	痔、排尿障礙、月經異常、子宮脫出、陽痿、陰莖痛、攝護腺疾病	溺水、窒息、失神	直刺0.5－1寸	
曲　骨	下腹部	排尿障礙、月經異常、子宮收縮不全、白帶、陽痿、遺精、早洩	手術後的排尿困難	直刺0.5－1寸	
中　極		頻尿、尿閉、尿漏、生理不順、不孕症、陽痿	手術後的排尿困難	直刺0.5－1寸	膀胱經的募穴
關　元		頻尿、尿閉、尿漏、生理不順、生理痛、不孕症、陽痿、下痢、腹痛、虛冷症、體力的恢復	養生、強壯作用	直刺0.5－1寸	小腸經的募穴
石　門		小便不利、生理不順、腎炎、水腫、下痢、腹痛、產後的體力恢復	避孕作用（古籍記載）	直刺0.5－1寸	三焦經的募穴
氣　海	腹部	肚臍一帶腹痛、下痢、生理不順、陽痿、早洩、水腫、自律神經失調症	氣喘的坐姿呼吸症	直刺0.5－1.5寸	
陰　交		肚臍一帶腹痛、下痢、生理不順、陽痿、早洩、水腫、自律神經失調症		直刺0.5－1寸	
神　闕		肚臍一帶腹痛、腸鳴、下痢、虛冷症、體力衰弱、水腫	養生、強壯作用	禁針、隔物灸	
水　分		腹脹、腸鳴、腹痛、反胃、胃腸炎		直刺0.5－1寸	
下　脘		食後腹脹、腸鳴、腹痛、反胃、胃腸炎		直刺0.8－1.5寸	
建　里	上腹部	各種胃腸症狀常用穴	胃腸的養生穴	直刺0.5－1寸	
中　脘		各種胃腸症狀常用穴。食後腹脹、胃痛、嘔吐、下痢、便秘、食物中毒、胃下垂等	憂鬱症、失眠症	直刺0.8－1.5寸	胃經的募穴
上　脘		食後腹脹、胃痛、嘔吐、反胃、噯氣、口臭、吐血、黃疸等	去痰、安眠作用	直刺0.5－1寸	
巨　闕		心下脹滿、食後腹脹、胃痛、嘔吐、反胃、噯氣、口臭、吐血、黃疸、橫膈膜痙攣	去痰、安眠作用	斜刺0.5－1寸	
鳩　尾		心下脹滿、心悸、支氣管炎、嘔吐、反胃、噯氣、口臭、橫膈膜痙攣、肋間神經痛等		斜刺0.5寸	絡穴
中　庭	胸部	胸脅苦滿、食道炎、嘔吐、反胃、噯氣、橫膈膜痙攣、肋間神經痛等		橫刺0.3－0.5寸	
膻　中		吐酸水、苦滿、心胸痛、心悸、咳嗽、氣喘、嘔吐、打嗝、乳腺炎、肋間神經痛等		橫刺0.3－0.5寸	心包經的募穴
玉　堂		咳嗽、氣喘、心胸苦滿、心胸痛、心悸、嘔吐		橫刺0.3－0.5寸	
紫　宮		咳嗽、氣喘、心胸苦滿、心胸痛、心悸、嘔吐		橫刺0.3－0.5寸	
華　蓋		咳嗽、氣喘、心胸痛、咽頭炎		橫刺0.3－0.5寸	
璇　璣		咽頭炎、扁桃腺炎、咳嗽、氣喘		橫刺0.3－0.5寸	
天　突	頸部	咳嗽、氣喘、咽頭炎、扁桃腺炎、聲音沙啞	止喘去痰的常用穴	0.2寸斜刺，直到胸骨柄內緣，針尖轉而朝下，沿著氣管前緣橫刺1寸	
廉　泉		舌炎、流口水、舌感覺與運 麻痺、失語症、咽頭炎、聲音沙啞		直刺0.5－1寸	
承　漿	顏面部	顏面神經麻痺、三叉神經的下頜神經痛、下齒痛、顏面浮腫、發音障礙		斜刺0.3－0.5寸	

注：陽痿即為勃起功能不全，意指男性性功能障礙。

1. 任脈、督脈

4—督脈的流注（GV, 28穴）

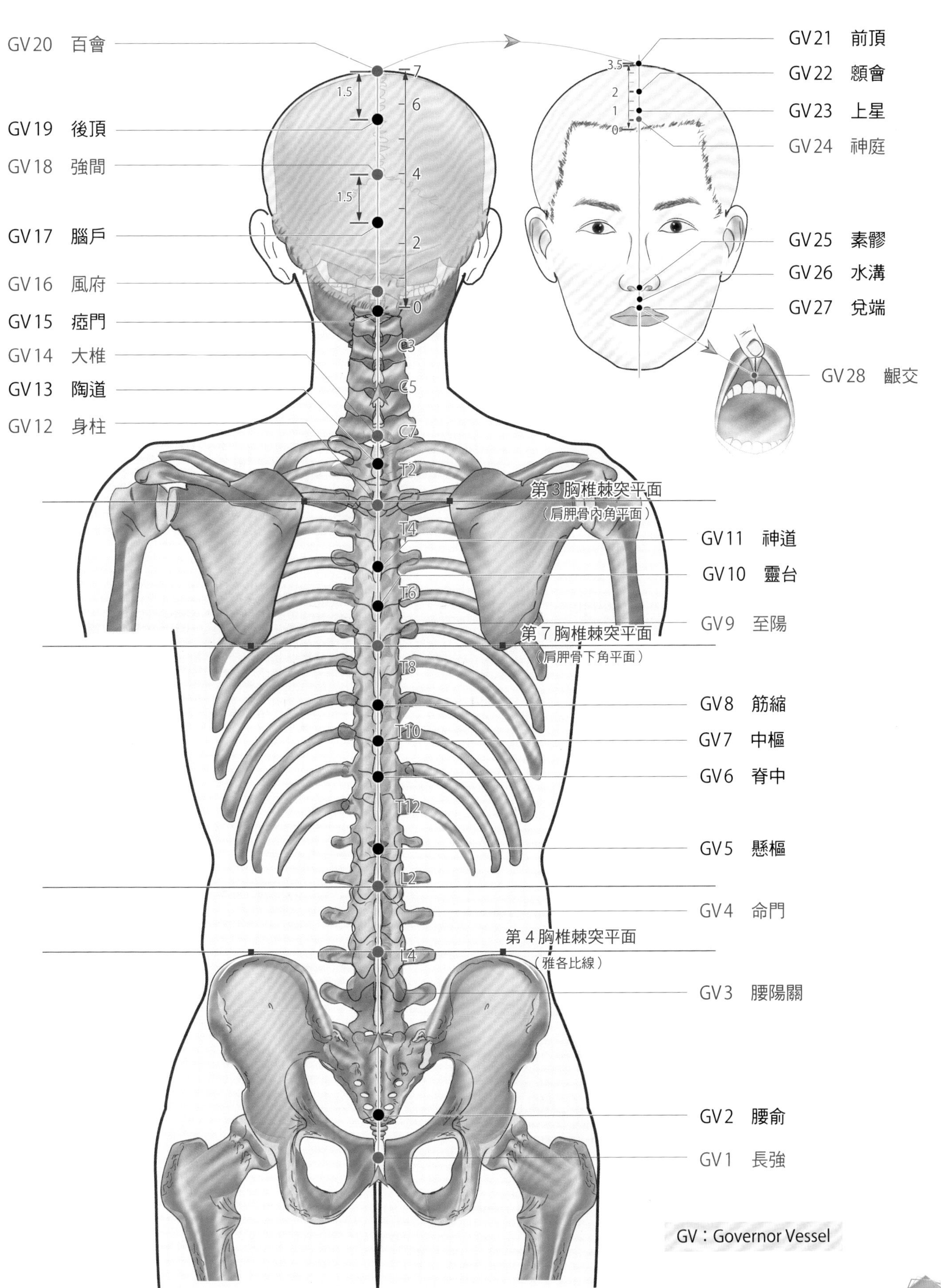

GV：Governor Vessel

5—督脈的經穴部位、取穴技巧（1）

經穴部位

一 仙骨部（2穴）

GV1	長　強	（督脈的絡穴）會陰部、尾骨下方、尾骨端和肛門的中央。
GV2	腰　俞	薦骨部、後正中線上、薦骨裂孔。

二 脊椎部（11穴）

GV3	腰陽關	腰部、後正中線上、第4腰椎棘突下方的凹陷處。
GV4	命　門	腰部、後正中線上、第2腰椎棘突下方的凹陷處。
GV5	懸　樞	腰部、後正中線上、第2腰椎棘突下方的凹陷處。
GV6	脊　中	上背部、後正中線上、第11胸椎棘突下方的凹陷處。
GV7	中　樞	上背部、後正中線上、第10胸椎棘突下方的凹陷處。
GV8	筋　縮	上背部、後正中線上、第9胸椎棘突下方的凹陷處。
GV9	至　陽	上背部、後正中線上、第7胸椎棘突下方的凹陷處。
GV10	靈　台	上背部、後正中線上、第6胸椎棘突下方的凹陷處。
GV11	神　道	上背部、後正中線上、第5胸椎棘突下方的凹陷處。
GV12	身　柱	上背部、後正中線上、第3胸椎棘突下方的凹陷處。
GV13	陶　道	上背部、後正中線上、第1胸椎棘突下方的凹陷處。

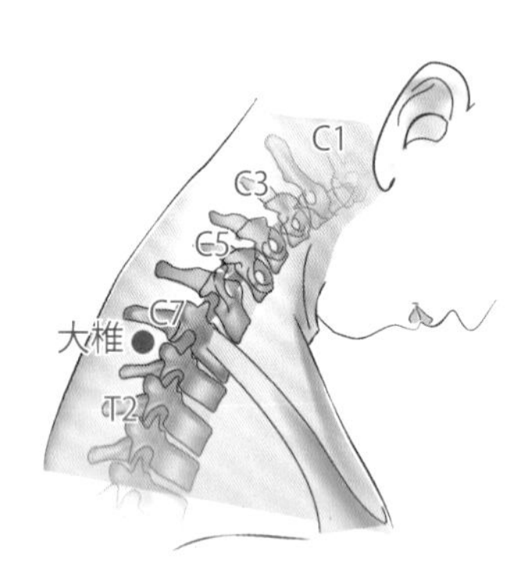

大椎穴：頭部前彎，拇指沿著頸椎棘突往下壓，來到隆起最高處的部位（C7棘突）終點，大椎穴就在旁邊。此時頭部往左右轉，會發現頸椎動，而胸椎不動。

取穴方法

① 先找到第7頸椎棘突，在其下方取大椎穴（C7乃是確認胸椎棘突的基準）。

② 用水平線將兩肩胛骨的下角連起來，此線與後正中線交叉處，便是第7胸椎棘突的高點，其下方取至陽穴。

③ 連結兩髂骨嵴最高點的水平線（稱為雅各比線），與後正中線交叉處便是第4腰椎棘突或第3、4腰椎棘突之間。第4腰椎棘突下方取腰陽關穴。

④ 經由③確定第2腰椎棘突位置之後，在其下方取命門穴。其他經穴以大椎、至陽、命門及腰陽關穴為基準，於後正中線上取之。

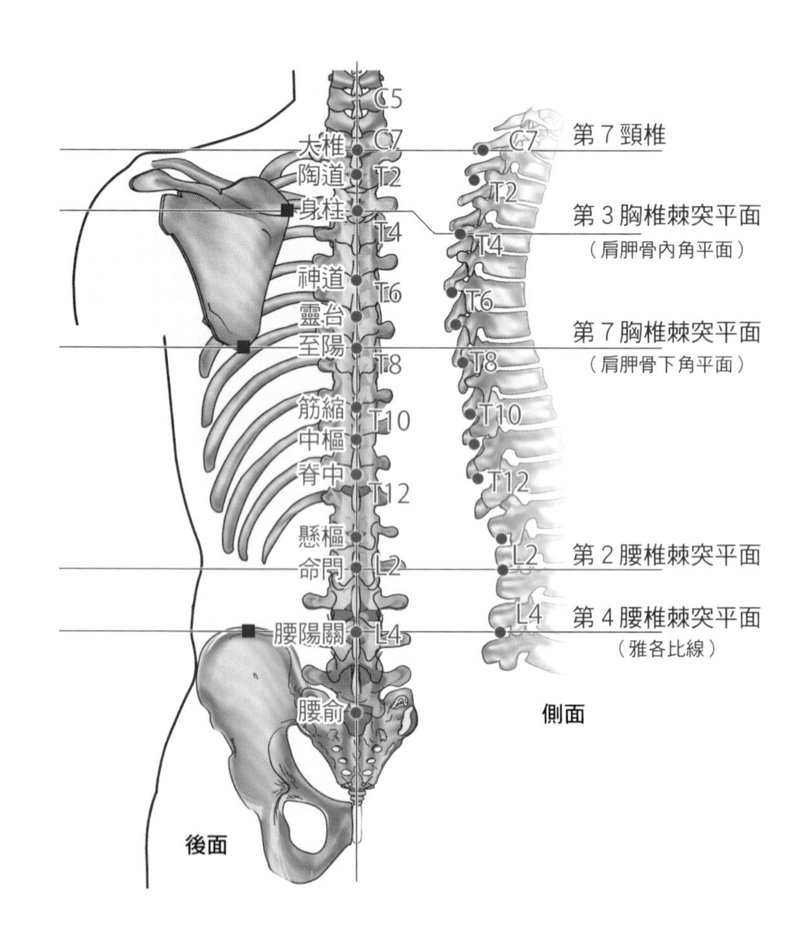

經穴春秋

腰陽關 相對於任脈的關元是「元氣之關口」，腰陽關則是陽氣之關口。

命門 兩腎之間稱為命門。腎之精氣乃生命根本所在，因此得名。

脊中 指位於脊椎中央。

筋縮 位置在肝俞旁邊下方，肝部多筋，因此得名。

至陽 「至」指最高境界。本穴位於橫膈膜水平位置上焦與中焦的境界，上焦屬陽，本穴之意思便是「陽至此結束」。

神道 指「神」與「靈」等精神活動。東洋醫學認為，心乃精神活動的根本動力，因此，這類與精神有關的穴道多半位於心臟附近或屬於心經。

陶道 陶道乃是燒窯做陶的火通路。本穴為解熱要穴，因此得名。

大椎 C7在現代稱為龍椎，古代稱為大椎。

5—督脈的經穴部位、取穴技巧（2）

經穴部位

二 頭頸部（15穴）

GV14	大　椎	後頸部、後正中線上、第7頸椎棘突下方的凹陷處。
GV15	瘂　門	後頸部、後正中線上、第2頸椎棘突上方的凹陷處。
GV16	風　府	後頸部、後正中線上、枕外粗隆正下方、左右斜方肌間的凹陷處。
GV17	腦　戶	頭部、枕外粗隆上方的凹陷處。
GV18	強　間	頭部、後正中線上、後髮際上方4寸處。
GV19	後　頂	頭部、後正中線上、後髮際上方5寸5分處。
GV20	百　會	頭部、前正中線上、前髮際後方5寸處。
GV21	前　頂	頭部、前正中線上、前髮際後方3寸5分處。
GV22	顖　會	頭部、前正中線上、前髮際後方2寸處。
GV23	上　星	頭部、前正中線上、前髮際後方1寸處。
GV24	神　庭	頭部、前正中線上、前髮際後方5分處。
GV25	素　髎	顏面部、鼻子尖端。
GV26	水　溝	顏面部、人中溝中點。**【其他說法】**顏面部、人中溝上方⅓處。
GV27	兌　端	顏面部、上唇結節上緣中點。
GV28	齦　交	顏面部、上牙齦、上唇繫帶的接合處。

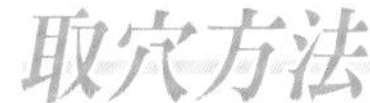

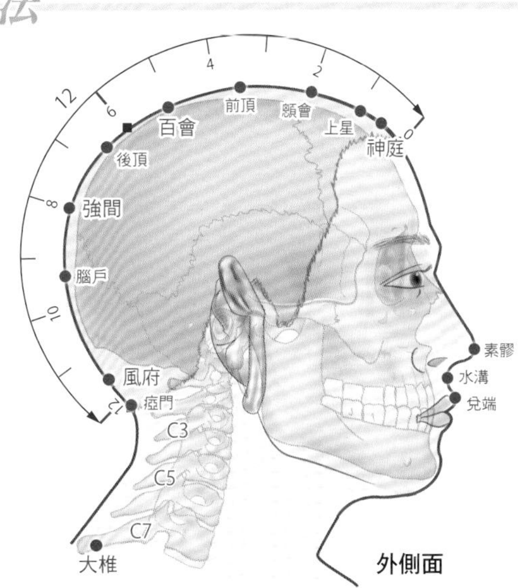

① 連結兩耳間上緣形成的線與正中線在頭頂交叉處，取百會穴（百會位於頭頂正中線上，連前髮際5寸，連後髮際7寸取之）。

② 確認枕外粗隆之後，沿後正中線往後髮際滑，來到盡頭的凹陷處，取風府。

③ 風府正下方5分，後髮際上方5分凹陷處，取瘂門。風府與顖會之終點處取強間。

④ 前正中線上、前髮際上5分（兩眉間之上3寸），取神庭（百會之前4寸5分）。

⑤ 前正中線上，百會之前3寸、前髮際上2寸，取顖會。其他經穴按氣血流注之順序，以風府、強間、百會、神庭為基準穴，頭部正中線上取之。

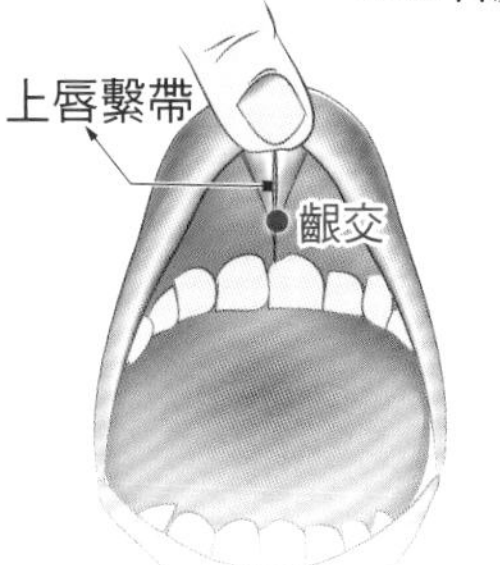

齦交穴

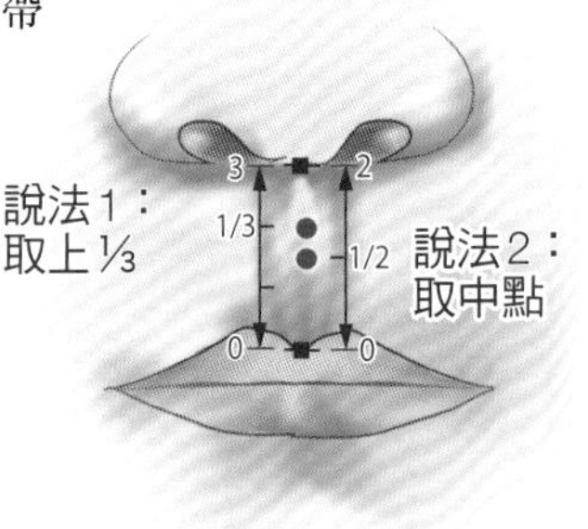

水溝位置的兩種說法

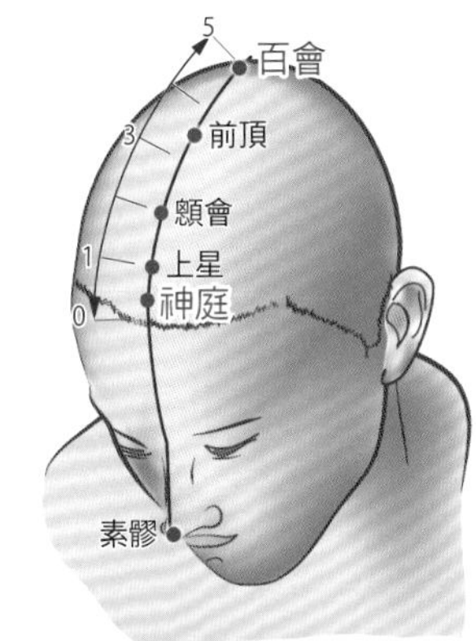

從頭頂看百會和神庭穴

經穴春秋

瘂門　治療失語等語言障礙的相關要穴，因此得名。

風府　此處乃「風」邪氣聚集處。意思是，風邪容易侵犯頭項部。

強間　「強」指堅硬，「間」指骨頭縫隙，此經穴位於頭枕部人字縫合處，因此得名。

百會　「百」指眾多經脈，「會」指氣血流注在此會集。本穴位於頭頂中央，乃頭部全部陽氣聚集處，因此得名。

顖會　古代稱「泉門」為「顖」。位於大泉門，因此命名。

神庭　東洋醫學認為腦乃是本神（精神活動）之府。若把「神」解釋成腦的機能，本穴位於額葉，負責主管精神活動。

6—督脈經穴的主治

督脈被稱為「陽經之海」，具有整合諸陽經的機能。其經穴作用主要是鼓舞生命體之陽氣。具體而言，督脈對於頭項部有**鎮靜**作用，對於上背部的**呼吸**與**循環**系統有調節作用，對於中背部的**消化系統**、**泌尿系統**與**腰椎疾病**，具有治療效果，也可改善腰薦部、**生殖系統**與**婦科相關**疾病。

部分經穴也具有**解熱作用**，相當特殊。

經穴名稱	部位	主治	特殊的主治	刺法	備考
長強	會陰部	痔、血便、遺精、早洩、排尿障礙、脫肛、陽痿		斜刺0.5-1寸	注意直腸之誤刺
腰俞	薦椎部	婦科疾病、虛冷症、遺精、早洩、排尿障礙、陽痿、慢性下痢、腰薦骨神經痛、性病		斜刺0.5-1寸	
腰陽關	腰椎部	腰腿痛、下肢麻痺、無力、坐骨神經痛、婦科疾病、遺精、早洩、陽痿		直刺0.5-1寸	
命門	腰椎部	慢腰痛、下肢麻痺、坐骨神經痛、婦科疾病、虛冷症、不孕症、胃下垂、遺精、早洩、陽痿	腎上腺賀爾蒙的調節養生強壯作用	直刺0.5-1寸	針灸常用穴
懸樞	腰椎部	腹脹、腸鳴、消化不良、慢性下痢、胃下垂、腰背痛		直刺0.5-1寸	
脊中	胸椎部	腹脹、腸鳴、慢性下痢、胃下垂、腰背痛		斜刺0.5-1寸	
中樞	胸椎部	腰背痛、胃痛、腹脹、食慾不振、黃疸、感冒	視神經的調節作用	斜刺0.5-1寸	
筋縮	胸椎部	腰背痛、胃痛、胃痙攣、膽囊炎、膽結石		斜刺0.5-1寸	
至陽	胸椎部	肋間神經痛、胃痛、胃痙攣、膽囊炎、膽結石		斜刺0.5-1寸	
靈台	胸椎部	咳嗽、氣喘		斜刺0.5-1寸	
神道	胸椎部	心悸、失眠、歇斯底里、失語症		斜刺0.5-1寸	
身柱	胸椎部	發燒、頭痛、失眠、心悸、咳嗽、氣喘、背肌痛	小兒的養生保健穴	斜刺0.5-1寸	
陶道	胸椎部	發燒、頭痛、感冒、咳嗽、氣喘、憂鬱症、背肌痛	解熱、降壓作用	斜刺0.5-1寸	
大椎	頸部	發燒、頭痛、感冒、背肌痛、憂鬱症、皮膚發疹	解熱、壯陽作用	斜刺0.5-1寸	
瘂門	頸部	頭枕痛、失語症、半側麻痺、流鼻血		斜刺0.5-1寸	注意延髓之誤刺
風府	頸部	頭枕痛、昏眩、失語症、聲帶麻痺、感冒		斜刺0.5-1寸	注意延髓之誤刺
腦戶	頭部	頭枕痛、頭重、昏眩、失聲、癲癇		橫刺0.5-1寸	
強間	頭部	頭枕痛、頭重、昏眩、癲癇		橫刺0.5-1寸	
後頂	頭部	頭枕痛、頭重、昏眩、癲癇、失眠		橫刺0.5-1寸	
百會	頭部	頭痛、昏眩、鼻塞、失語症、癲癇、失眠、高血壓、內臟下垂	具有鎮靜、降壓作用，對痔瘡有效	橫刺0.5-0.8寸	
前頂	頭部	頭痛、昏眩、鼻炎、失眠、高血壓		橫刺0.3-0.5寸	
顖會	頭部	頭痛、昏眩、鼻炎、失眠、高血壓		橫刺0.3-0.5寸	
上星	頭部	頭痛、昏眩、鼻眼疾病、失眠、高血壓		橫刺0.3-0.5寸	
神庭	頭部	頭痛、昏眩、鼻眼疾病、失眠、高血壓	頭痛的常用穴	橫刺0.3-0.5寸	
素髎	顏面部	鼻部的各種疾病		斜刺0.3-0.5寸	
水溝	顏面部	顏面神經麻痺、三叉神經痛、失神	急救的常用穴	上斜刺0.3-0.5寸	
兌端	顏面部	口唇炎、牙齦炎、口臭		斜刺0.2-0.3寸	
齦交	顏面部	口唇炎、牙齦炎、牙痛、口臭		斜刺0.2-0.3寸	

2-2

手足太陰、陽明經脈

経穴の旅
神奈川
東海道五十三次

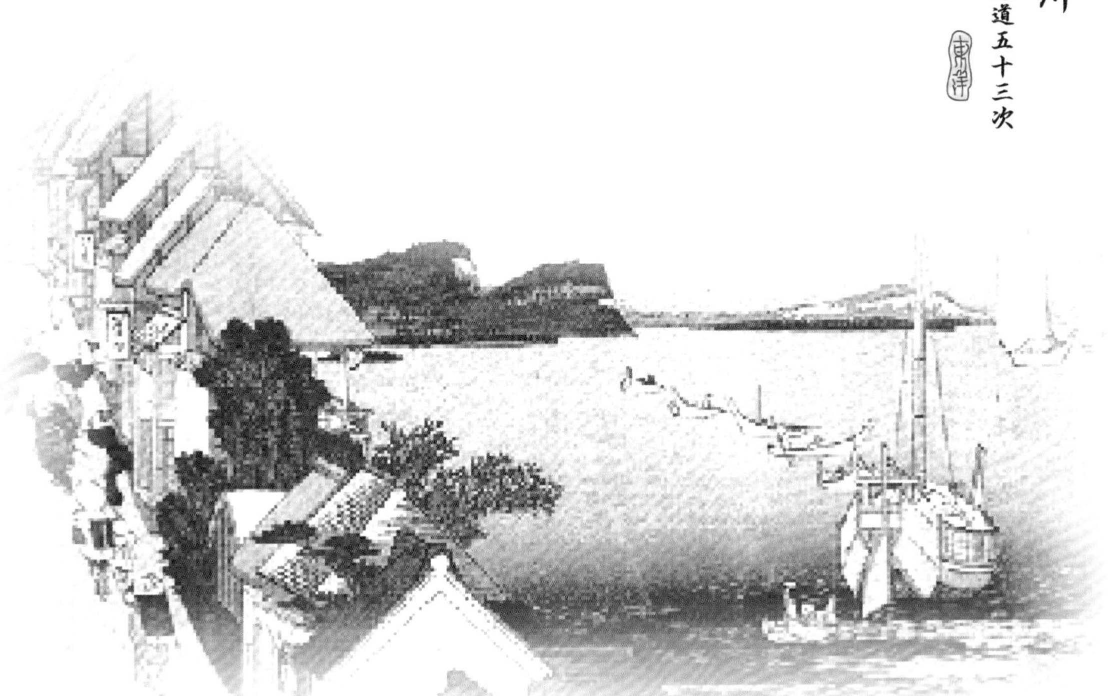

1 — 手太陰肺經的流注（LU, 11穴）

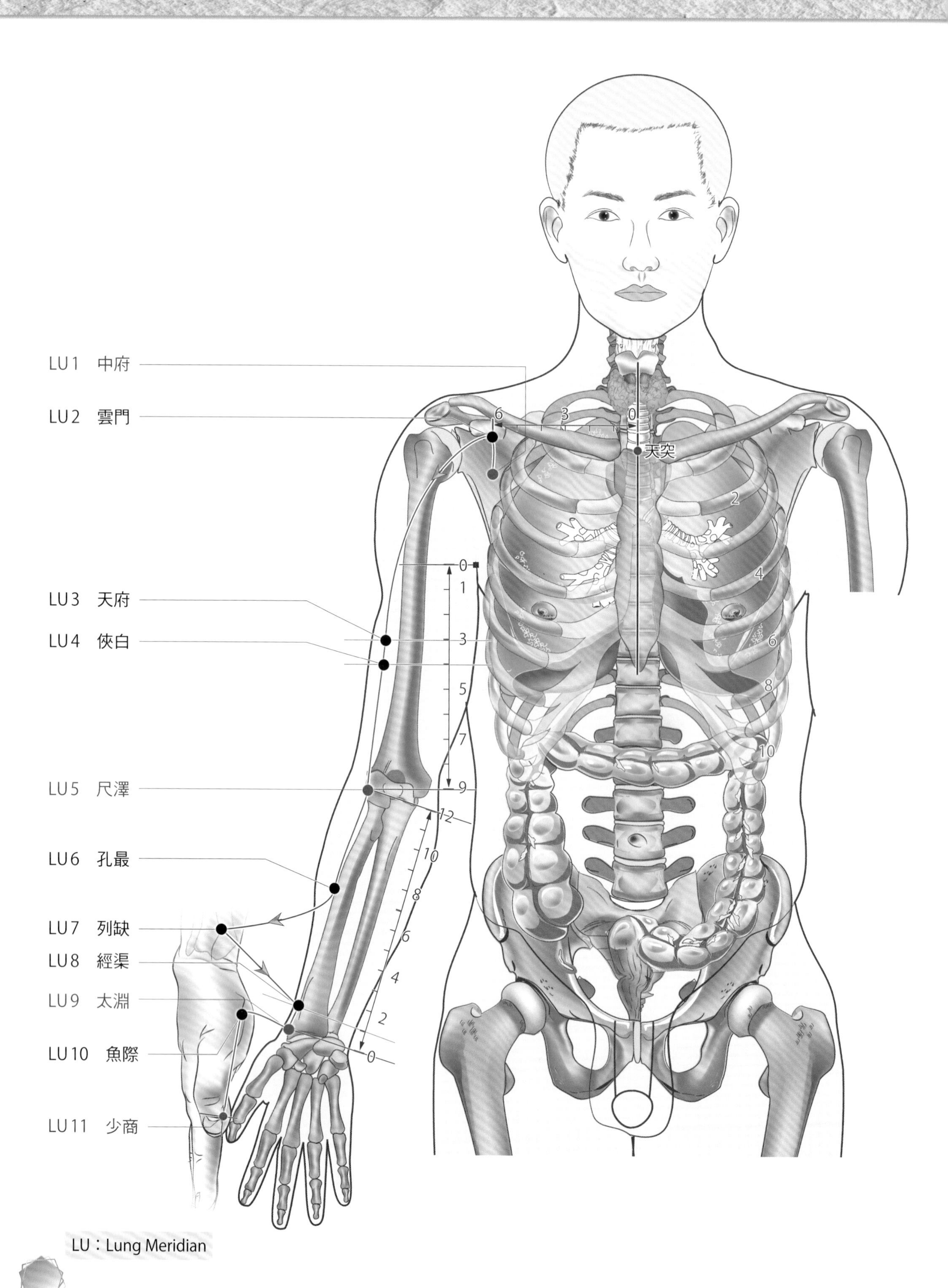

2. 手足太陰、陽明經脈

2—手太陰肺經的經穴部位、取穴技巧

經穴部位

一 胸部（2穴）

LU1 中 府 （肺的募穴）前胸部、與第1肋間同高處、鎖骨下窩外側、前正中線外側6寸處。

LU2 雲 門 前胸部、鎖骨下窩的凹陷處、喙突內側、前正中線外側6寸處。

二 上肢部（7穴）

LU3 天 府 上臂前外側、肱二頭肌外側緣、腋窩橫紋前端下方3寸處。

LU4 俠 白 上臂前外側、肱二頭肌外側緣、腋窩橫紋前端下方4寸處。

LU5 尺 澤 （肺經的合水穴）肘前部、肘窩橫紋上、肱二頭肌腱外側的凹陷處。

LU6 孔 最 （肺經的郄穴）前臂前外側、尺澤和太淵穴的連線上、腕關節掌側橫紋上方7寸處。

LU7 列 缺 （肺經的絡穴、四總穴、八脈交會穴）前臂橈側、外展拇長肌腱和伸拇短肌腱之間、腕關節掌側橫紋上方1寸5分處。

LU8 經 渠 （肺經的經金穴）前臂前外側、橈骨下端橈側最突出於外側的部分與橈動脈之間、腕關節掌側橫紋上方1寸處。

LU9 太 淵 （肺的原穴、肺經的俞土穴、八脈穴的脈會）腕關節前外側、橈骨莖突和舟狀骨之間、外展拇長肌腱的尺側凹陷處。

三 手部（2穴）

LU10 魚 際 （肺經的滎火穴）手掌、第一掌骨中點的橈側、赤白肉際。

LU11 少 商 （肺經的井木穴）大拇指、遠端指骨橈側、指甲角近端外側1分（指寸）處、指甲橈側緣垂線和指甲基底部水平線的交點。

經穴春秋→ p.34

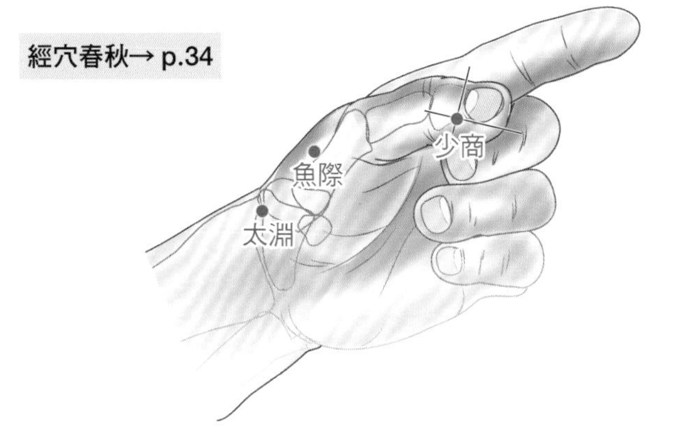

手掌面

取穴方法

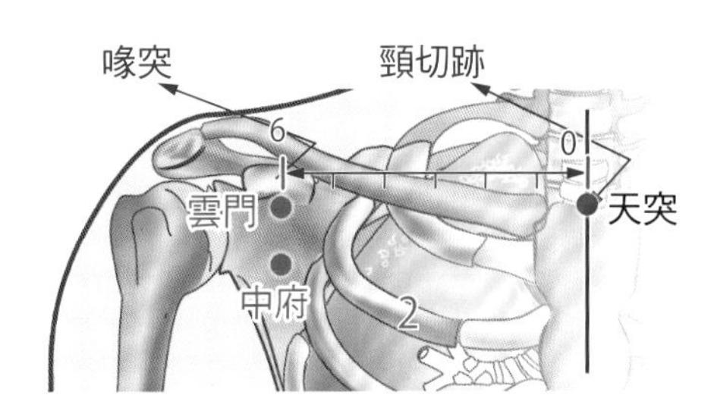

喙突和雲門穴

① 手指沿鎖骨內側邊緣往肩關節方向滑至凹陷處，取雲門（喙突內側邊緣，離正中線6寸取之）。
中府於其下1寸取之。

② 屈肘在肘窩橫紋上方，容易觸摸到肱二頭肌腱，在其橈側取尺澤。

俠白、天府在尺澤之上5、6寸，於肱二頭肌的橈側取之。

③ 手掌關節彎曲，確認其橫紋，橈側橈脈搏處取太淵。

從太淵往經渠的方向走1寸，取經渠，往上走7寸取孔最。

列缺的取穴方法為，雙手拇指與食指交叉，食指尖端觸摸到亦即橈骨莖突的橈側溝，取列缺。

魚際於大拇指掌骨中央取之。少商於拇指橈側指甲根部，角旁1分處取之。

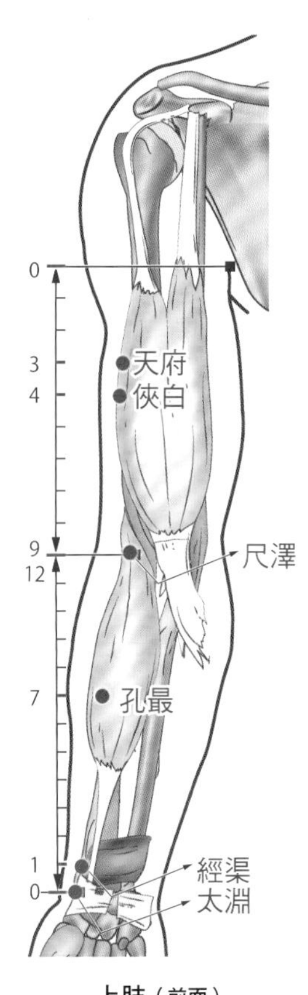

上肢（前面）

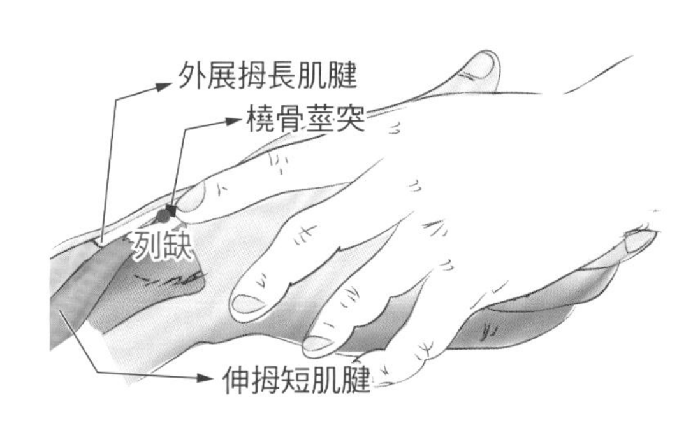

列缺取穴的簡便方法

3 — 手太陰肺經的經穴主治

手太陰肺經在體內屬於肺臟，與大腸之腑連結。來到體表之後，走胸、上肢正面的橈側而抵達拇指橈側。根據其流注，肺經經穴主要用來治療呼吸系統疾病、上肢正面橈側的感覺與運動障礙疾病。

傳統中醫認為「陰主內」，陰經之經穴多半用來治療臟腑疾病或用於虛症。

經穴名稱	部位	主治	特殊的主治	刺法	備考
中府	胸部	咳嗽、氣喘、胸部苦滿、疼痛、感冒、咽喉炎、頸肩神經障礙、胸廓出口症候群	乃肺經的募穴，為治療肺疾患常用穴	斜刺0.5-0.8寸	注意誤刺造成氣胸
雲門		咳嗽、氣喘、胸部苦滿、疼痛、感冒、咽喉炎、頸肩神經障礙、胸廓出口症候群		斜刺0.5-0.8寸	注意誤刺造成氣胸
天府	上臂部	上臂內側的感覺／運動障礙、咳嗽、氣喘、鼻血、咯血、吐血、急慢性鼻炎	止血作用	直刺0.5-1寸	
俠白		上臂內側的感覺／運動障礙、咳嗽、氣喘、鼻血、急慢性鼻炎、心胸痛		直刺0.5-1寸	
尺澤	前臂部	咳嗽、氣喘、胸部苦滿、感冒、潮熱、咽喉炎、橈神經障礙、肘關節障礙、漏尿	刺絡療法適用於心胸疾患	直刺0.5-1寸	乃合水穴，針對腎虛進行補法
孔最		發燒、無汗、咳嗽、氣喘、鼻血、咯血、失聲、感冒、咽喉炎、橈神經障礙	解熱發汗作用	直刺0.5-1寸	乃肺經之穴，適用於呼吸系統急症
列缺		頭項痛、牙痛、偏頭痛、落枕、顏面神經麻痺、鼻血、失聲、咽喉炎、橈神經障礙	四總穴之一，頭項部疾患的配穴	斜刺0.5-0.8寸	乃絡穴，常應用於切經之診察
經渠		咳嗽、氣喘、發燒、無汗、咽喉炎、胸背痛、手掌熱、橈神經的感覺障礙	解熱發汗作用	直刺0.2-0.3寸	經金穴
太淵		咳嗽、氣喘、發燒、無汗、咽喉炎、胸背痛、手掌熱、腕關節障礙、無脈症	八會穴之一，乃脈之交會	直刺0.2-0.3寸	乃俞土穴、原穴，常應用於切經之診察
魚際	手部	手掌發熱、咳嗽、氣喘、發燒、無汗、咽喉炎、拇指球肌的感覺／運動障礙	刺絡療法適用於解熱鎮靜	直刺0.5-0.8寸	火穴
少商		咽喉炎、扁桃腺炎、失聲、咳嗽、氣喘、失神	急救穴	直刺0.1-0.2寸	井木穴

經穴春秋

中府 「府」乃精氣聚集之地，肺經由中焦開始，氣由此處顯現體表。

雲門 「雲」指氣。肺以氣為主，氣由此始出。

俠白 五色之中肺屬白，「俠」亦是與「挾」相同，意思是雙臂挾著肺臟。

尺澤 「澤」乃水聚集處。有「澤」的經穴，多半位於血管較多部位。尺澤乃肺之水合穴，而且靠近橈動脈拍動部，因此得名。

孔最 宣散孔竅之氣最有效果的經穴而得名。孔最乃最能宣散肺氣的要穴。

列缺 肺經之絡穴。此乃肺經之「列」所分出，故有肺氣到「漸缺」之意。

太淵 位於腕關節前面的橈脈搏部，清楚顯示此處經脈氣血濃厚。

魚際 拇指球肌比喻成魚腹，本穴位於拇指球肌邊緣，因此得名。

2. 手足太陰、陽明經脈

4— 手陽明大腸經的流注（LI, 20穴）

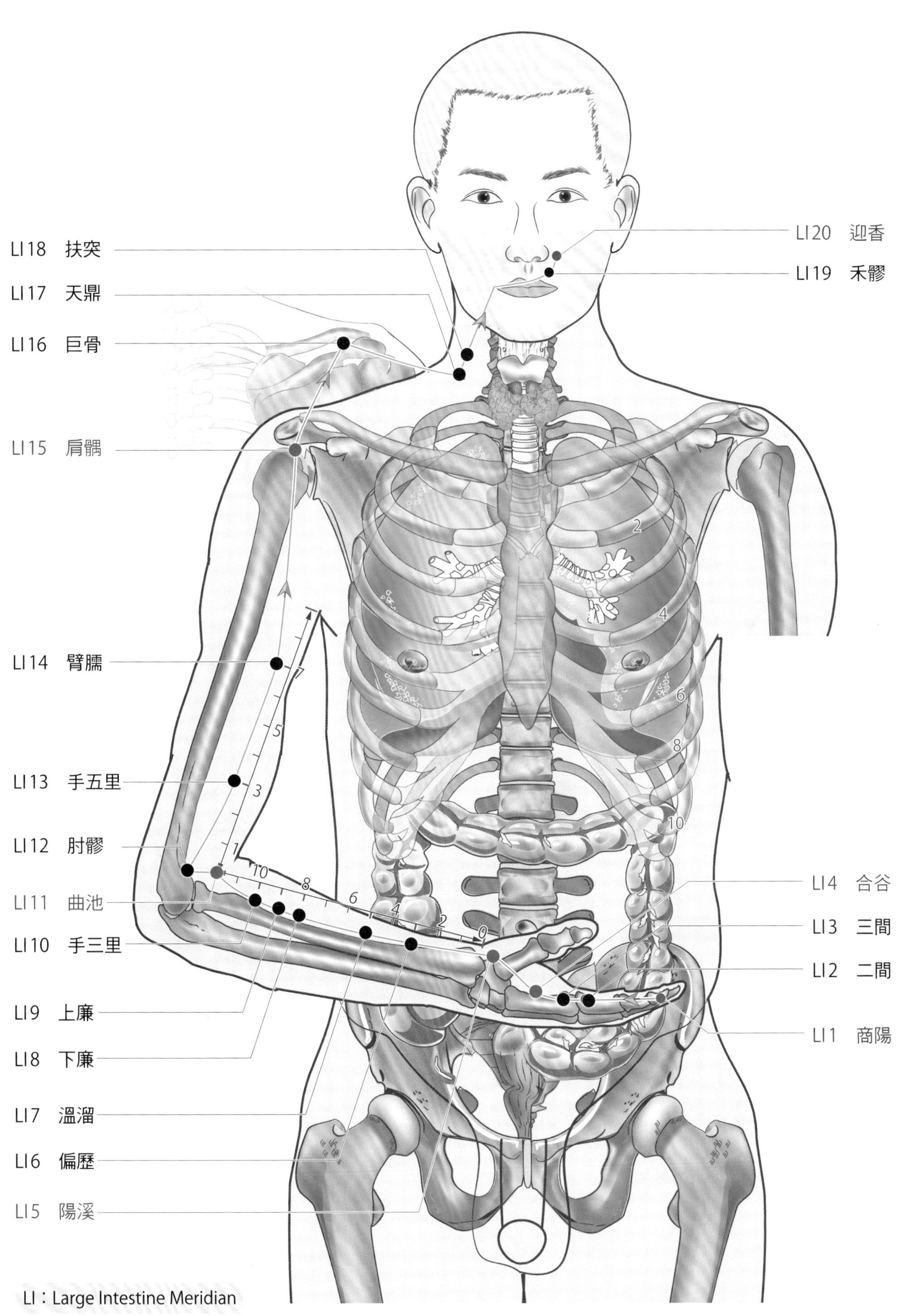

LI：Large Intestine Meridian

5—手陽明大腸經的經穴部位、取穴技巧（1）

經穴部位

一 手部（5穴）

LI1 商 陽 （大腸經的井金穴）食指、遠端指骨橈側、指甲角近端外側1分（指寸）處、指甲橈側垂線和指甲基底部水平線的交點。

LI2 二 間 （大腸經的滎水穴）食指、第2掌指關節橈側的遠端凹陷處、赤白肉際。

LI3 三 間 （大腸經的俞木穴）手背、第2掌指關節橈側近端凹陷處。

LI4 合 谷 （大腸的原穴、四總穴）手背、第2掌指關節中點的橈側。

LI5 陽 溪 （大腸經的經火穴）腕關節後外側、腕關節背側橫紋橈側、橈骨莖突遠端、橈骨小窩的凹陷處。

二 前臂部（6穴）

LI6 偏 歷 （大腸經的絡穴）前臂後外側、陽溪和曲池穴的連線上、腕關節背側橫紋上方3寸處。

LI7 溫 溜 （大腸經的郄穴）前臂後外側、陽溪和曲池穴的連線上、腕關節背側橫紋上方5寸處。

LI8 下 廉 前臂後外側、陽溪和曲池穴的連線上、肘窩橫紋下方4寸處。

LI9 上 廉 前臂後外側、陽溪和曲池穴的連線上、肘窩橫紋下方3寸處。

LI10 手三里 前臂後外側、陽溪和曲池穴的連線上、肘窩橫紋下方2寸處。

LI11 曲 池 （大腸經的合土穴）手肘外側、尺澤和肱骨外上髁連線的中點。

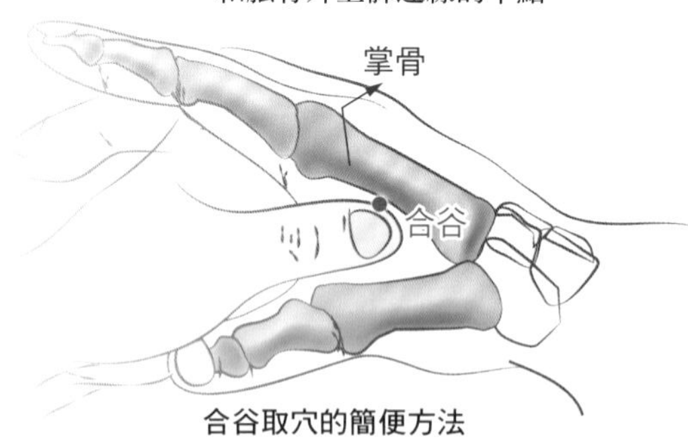

合谷取穴的簡便方法

取穴方法

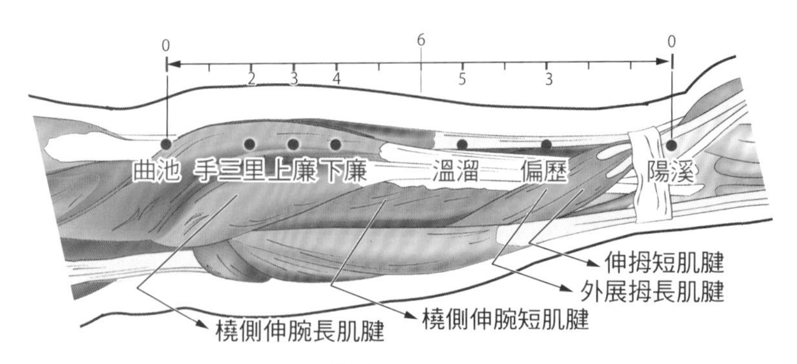

前臂（外側面）

橈骨小窩
陽溪
伸拇長肌腱
合谷
伸拇短肌腱

手背面（橈側）

① 輕輕握拳，第2中手指節關節橈側的前後赤白肉際分別取二間、三間。

② 拇指與食指打開，V字形手指稱為「虎口」。用另一隻手的拇指關節橫紋扣在虎口之上，拇指尖端觸及處取合谷。

③ 伸展拇指，長短拇指伸肌腱之間所形成的凹陷處，取陽溪。

④ 手肘彎曲，肘窩橫紋橈側端與肱骨外上髁之中點，取曲池。

⑤ 其他經穴在陽溪與曲池的連線上、前臂背部橈側，按照前述說明取穴。

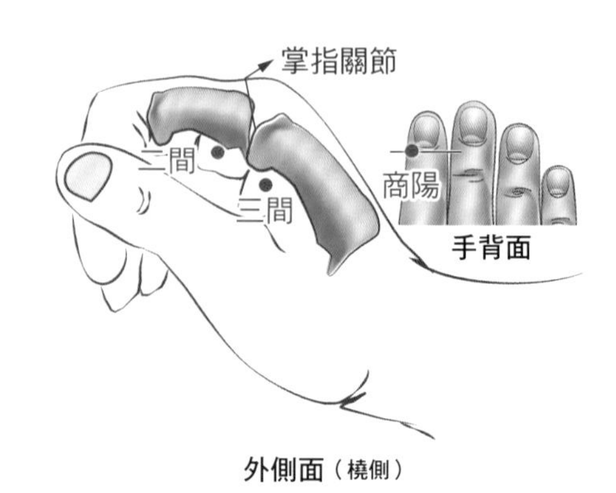

外側面（橈側）

經穴春秋

商陽 五臟與五音之中，「商」屬肺。大腸與肺有表裡關係，因此得名。

合谷 山與山之間稱為「谷」。拇指與食指打開，中間形成類似深谷的形狀，因此得名。

陽溪 「溪」乃山間小溪。經穴名有這個字的，通常位於淺血管或肌腱淺凹處。本穴所在的橈骨小窩看起來形狀與此類似，因此得名。

偏歷 斜方向稱為「偏」，通過稱為「歷」。偏歷乃大腸經絡穴，往肺經的方向走，因此得名。

下廉 上廉 「廉」指菱形角，但也有「簾」的意思。意思是，位於這兩經穴的肌肉，扮演類似簾子的角色。

手三里 一寸又稱一里。離肘三寸，故稱為手三里。

曲池 手肘彎曲之後，本穴部位形成的凹陷處較淺，看起來像「池」，因此得名。

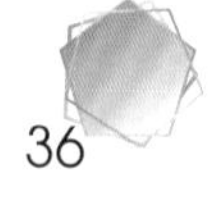

2. 手足太陰、陽明經脈

5 — 手陽明大腸經的經穴部位、取穴技巧（2）

經穴部位

三 上臂部（4穴）

LI12	肘　髎	手肘後外側、肱骨外上髁上緣、外髁上嵴前緣。
LI13	手五里	上臂外側、曲池和肩髃穴的連線上、肘窩橫紋上方3寸處。
LI14	臂　臑	上臂外側、三角肌前緣、曲池穴上方7寸處。
LI15	肩　髃	肩部周圍、肩峰外緣前端和肱骨大結節之間的凹陷處。

四 頭頸部（5穴）

LI16	巨　骨	肩部周圍、鎖骨肩峰端和肩胛棘之間的凹陷處。
LI17	天　鼎	前頸部、與環狀軟骨同高、胸鎖乳突肌後緣。
LI18	扶　突	前頸部、與甲狀軟骨上緣同高、胸鎖乳突肌前緣和後緣之間。
LI19	禾　髎	顏面部、與人中溝中點同高、鼻孔外緣下方。**【其他說法】**顏面部、與人中溝口⅓距離處同高、於鼻孔外緣取之。
LI20	迎　香	顏面部、鼻唇溝中、與鼻翼外緣中點同高。**【其他說法】**顏面部、鼻唇溝中、鼻翼下緣的高度。

取穴方法

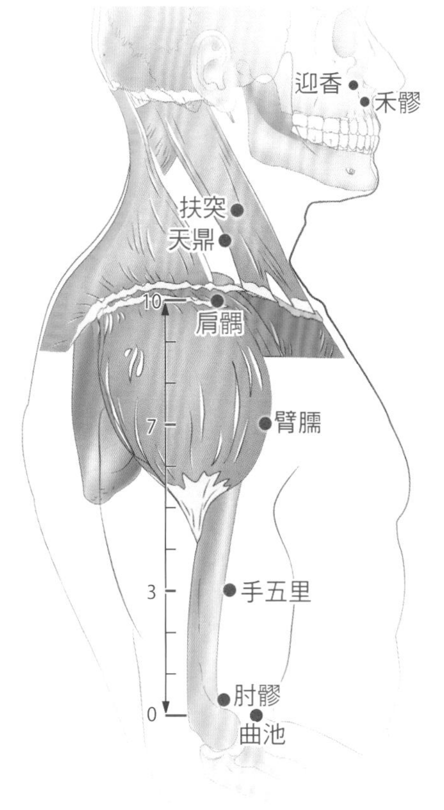

上臂（外側面）

① 確認曲池的位置之後，在其外上方的肱骨外側緣取肘髎。

② 上臂往外翻轉到水平位置，在所形成的兩個凹陷處前方取肩髃。

於曲池和肩髃的連線上、曲池上方3寸處取手五里、7寸處取臂臑。

鎖骨外側端與肩峰之間的凹陷處，取巨骨。

於喉頭隆起（甲狀軟骨）外側3寸、鎖骨乳頭肌之前、後緣中點處取扶突。缺盆與扶突之中點、鎖骨乳突肌之後緣（下方1寸）取天鼎。

鼻翼外側的中點、鼻唇溝之上取迎香。鼻孔外側正下方、與水溝水平處取禾髎。

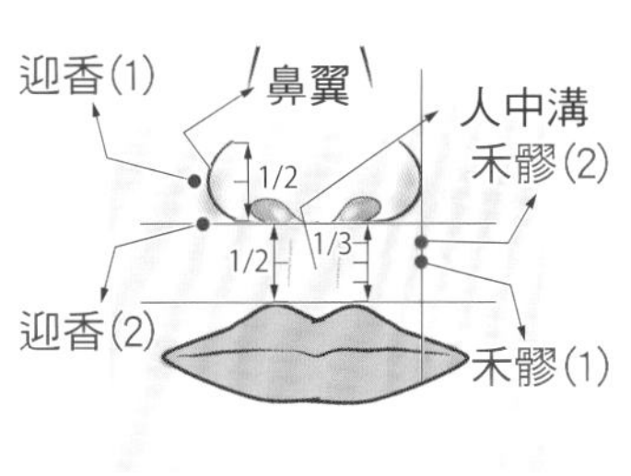

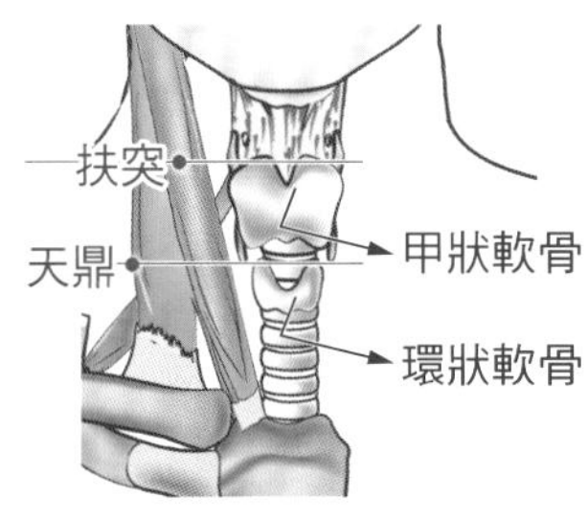

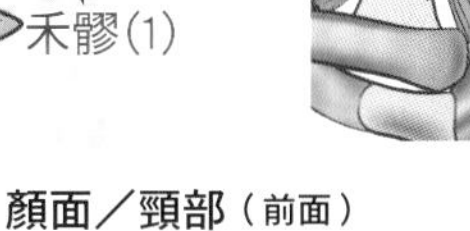

顏面／頸部（前面）

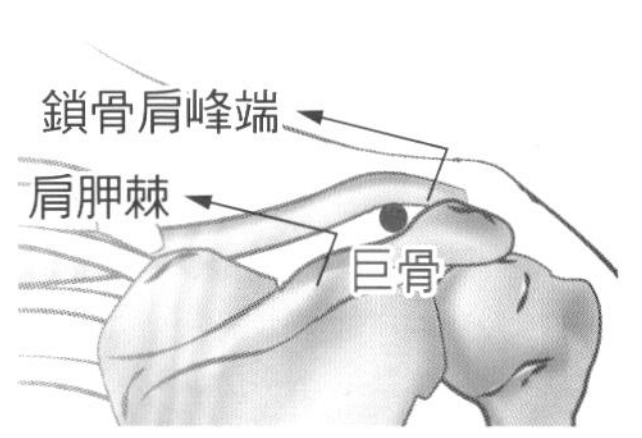

後面

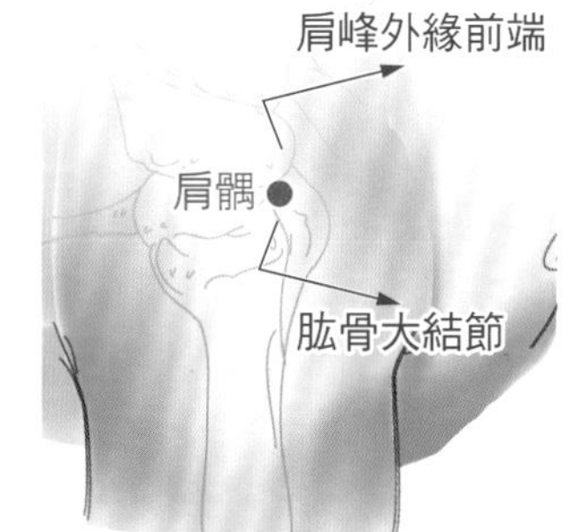

外側面

經穴春秋

肘髎　骨之縫隙稱為「髎」。本穴位於臂橈關節，因此得名。

臂臑　三角肌下端與上臂三頭肌之間稱為「臑」。

肩髃　肩胛骨肩峰端稱為「髃」。本穴位於肩峰外側與肱骨頭之間，因此得名。

巨骨　古代稱鎖骨為巨骨，本經穴位於鎖骨外側端下方，因此得名。

天鼎　「天」指上方，在此指頭部。「鼎」原本是擁有三足與二耳的銅器，雙手的陽明經由此往頭部方向走，配合督脈的大椎一起支撐頭部，看起來就像「鼎」。

扶突　有四指並列、「一扶」等於3寸之意。本穴位於喉結「突起」旁3寸，因此得名。

迎香　鼻乃嗅覺器官，本穴為治療鼻子疾病重要穴道。意思是可以「嗅到香味」。

6—手陽明大腸經的經穴主治

手陽明大腸經在體內屬於大腸之腑，連接肺臟。體表部分，本經穴走食指、上臂後面的橈側，抵達顏面鼻子旁邊。根據其流注，主要用來治療**顏面**、**鼻**、**齒與咽喉**疾病、**皮膚病**、**橈神經之感覺障礙**、**運動障礙**等等。

傳統中醫有「陽主外」之說，因此，陽經經穴比陰經經穴更常用來治療體表症狀（五官、皮膚、肌肉疾病）。大腸經的經穴在現代臨床醫學之中常用來治療①鼻、牙齒與皮膚疾病，以及②橈神經與其支配肌肉之疾病。

經穴名稱	部位	主 治	特殊的主治	刺 法	備考
商 陽	手 部	食指麻痺、咽喉炎、下齒痛、肩／缺盆痛、急性鼻炎、耳下腺炎、發燒、無汗、急胃腸炎	刺絡療法、解熱作用	直刺0.1-0.2寸	井金穴
二 間		食指麻痺、咽喉炎、下齒痛、鼻血、急性鼻炎、扁桃腺炎、發燒、無汗、急性胃腸炎	小兒解熱作用	直刺0.2-0.3寸	滎水穴
三 間		手指手背腫痛麻痺、咽喉炎、下齒痛、鼻血、急性鼻炎、扁桃腺炎、顏面神經麻痺、急性下痢	小兒解熱作用	直刺0.2-0.3寸	俞木穴
合 谷		顏面感覺運各種患疾、咽喉炎、半側麻痺、高血壓、蕁麻疹、發燒、橈神經障礙	乃四總穴之一，治療顏面各種疾病的常用穴道具有抗炎、鎮痛、降壓的作用	直刺0.5-0.8寸	原穴
陽 溪		橈神經障礙、腕關節障礙、咽喉炎、扁桃腺炎、牙痛、頭痛、目赤、小兒消化不良		直刺0.3-0.5寸	經火穴
偏 歷	前臂部	橈神經障礙、腕關節障礙、牙痛、鼻血、扁桃腺炎、前臂感覺運動障礙、五十肩、水腫		斜刺0.3-0.5寸	絡穴
溫 溜		橈神經障礙、腕關節障礙、頭痛、牙痛、鼻血、扁桃腺炎、前臂感覺運動障礙、五十肩	肛門疾病（痔瘡）也可使用	直刺0.5-0.8寸	郄穴
下 廉		橈神經障礙、前臂感覺運動障礙、頭痛、腹痛、下痢、腸鳴、消化不良		直刺0.5-0.8寸	
上 廉		橈神經障礙、前臂感覺運動障礙、頭痛、腹痛、下痢、腸鳴、消化不良		直刺0.5-0.8寸	
手三里		橈神經障礙、前臂感覺運動障礙、身麻痺、頸肩運動障礙、頭痛、腸炎		直刺0.5-0.8寸	
曲 池		頸肩肘關節障礙、橈神經障礙、高血壓、生理痛、咽喉炎、半側麻痺、蕁麻疹、發燒	具有降壓、抗炎、鎮痛作用改善過敏體質、調節生理不順	直刺0.8-1.2寸	合土穴
肘 髎	上臂部	肘關節與周圍軟部組織障礙、網球肘、半側麻痺		直刺0.5-0.8寸	
手五里		肘關節與周圍軟部組織障礙、網球肘、半側麻痺、咯血、頸部淋巴結腫脹		直刺0.5-0.8寸	
臂 臑		肘關節與周圍軟部組織障礙、五十肩、半側麻痺、頸部淋巴結腫脹		直刺0.5-1寸	
肩 髃		肘關節與周圍軟部組織障礙、五十肩、半側麻痺、頸部淋巴結腫脹	改善過敏體質	直刺0.5-0.8寸	
巨 骨	頸 部	肩膀酸痛、肩關節與周圍軟部組織障礙、五十肩		外斜刺0.5-0.8寸	注意誤刺造成氣胸
天 鼎		咽喉腫痛、失聲、舌骨下肌群麻痺、吞嚥障礙、落枕、扁桃腺炎、頸部淋巴結腫脹		直刺0.3-0.5寸	
扶 突		咽喉腫痛、失聲、吞嚥障礙、落枕、扁桃腺炎、頸部淋巴結腫脹、甲狀腺腫脹、氣喘		直刺0.5-0.8寸	
禾 髎	顏面部	鼻部各種疾病、顏面神經麻痺、三叉神經痛		直刺0.3-0.5寸	
迎 香		鼻之各種疾患、顏面神經麻痺、三叉神經痛		直刺0.3-0.5寸	

2. 手足太陰、陽明經脈

7—足陽明胃經的流注（ST, 45穴）（1）

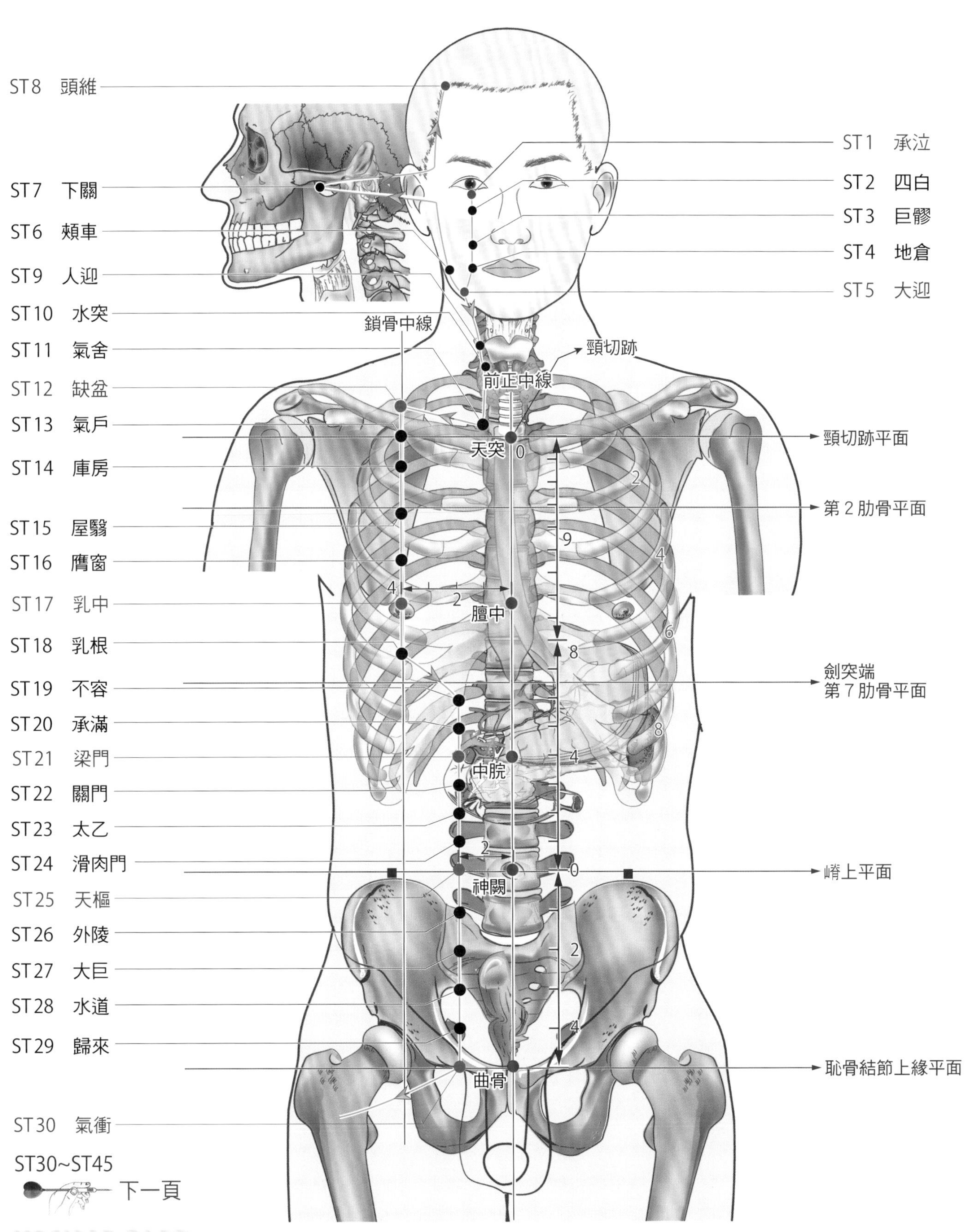

ST30~ST45 下一頁

ST：Stomach Meridian

7 — 足陽明胃經的流注（ST, 45 穴）(2)

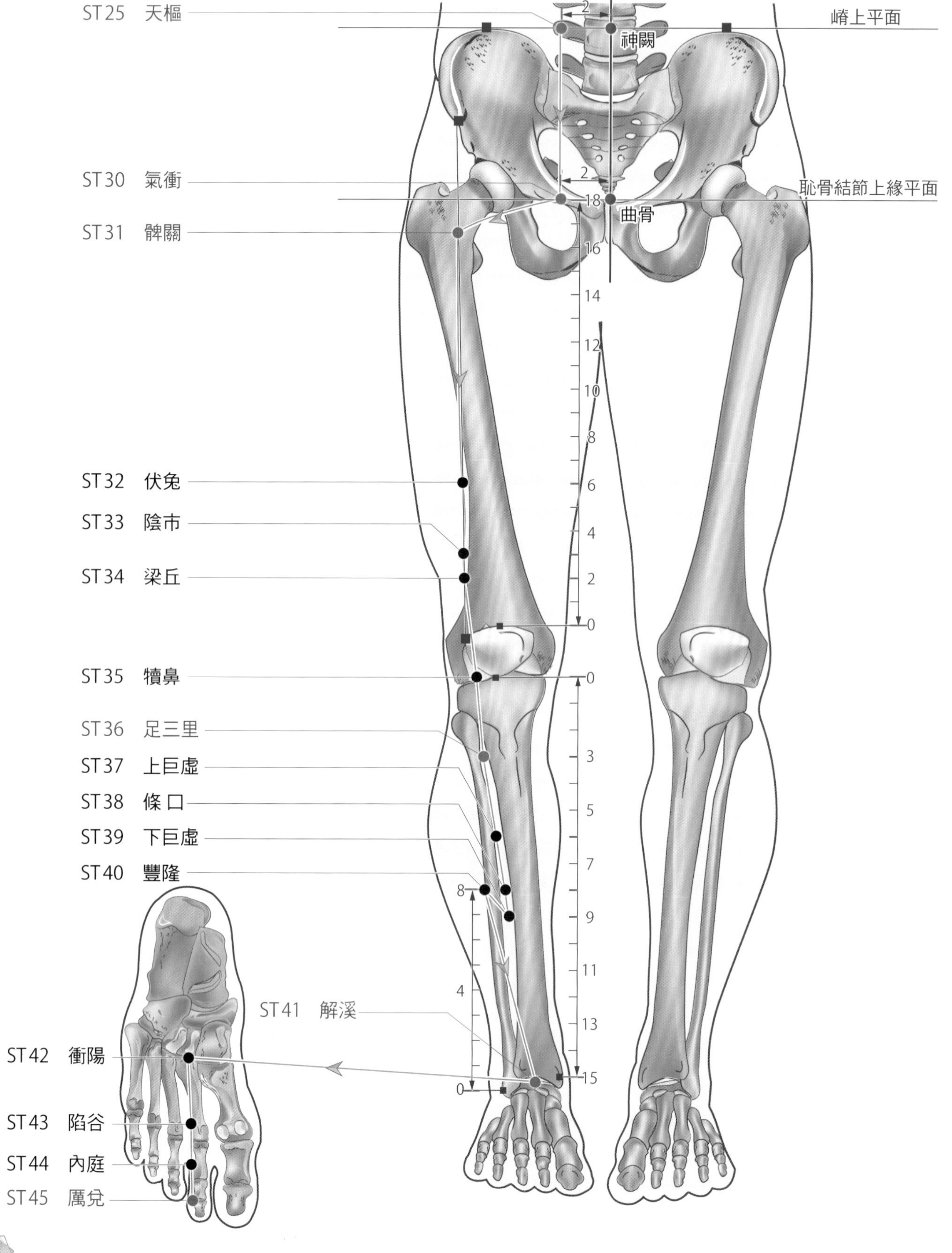

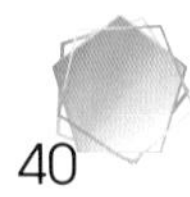

2. 手足太陰、陽明經脈

8—足陽明胃經的經穴部位、取穴技巧（1）

經穴部位

一 顏面、頸部（11穴）

ST1	承 泣	顏面、眼球和眼窩下緣之間、瞳孔線上。
ST2	四 白	顏面部、眶下孔處。
ST3	巨 髎	顏面、瞳孔線上、與鼻翼下緣同高處。
ST4	地 倉	顏面部、嘴角外側4分（指寸）處。
ST5	大 迎	顏面部、下頜角前方、嚼肌附著處的前方凹陷處、顏面動脈上。
ST6	頰 車	顏面部、下頜角前上方1個橫指（中指）處。
ST7	下 關	顏面部、顴骨弓下緣中點和下頜切跡之間的凹陷處。
ST8	頭 維	頭部、額角髮際正上方5分、前正中線外側4寸5分處。
ST9	人 迎	前頸部、與甲狀軟骨上緣同高、胸鎖乳突肌前緣、總頸動脈上。
ST10	水 突	前頸、與環狀軟骨同高、胸鎖乳突肌前緣。
ST11	氣 舍	前頸、鎖骨小窩的鎖骨胸骨端上方、胸鎖乳突肌的胸骨頭和鎖骨頭之間的凹陷處。

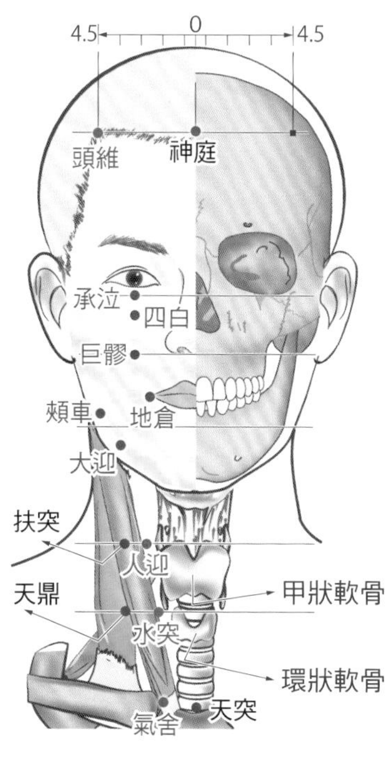

頭頸部（前面）

取穴方法

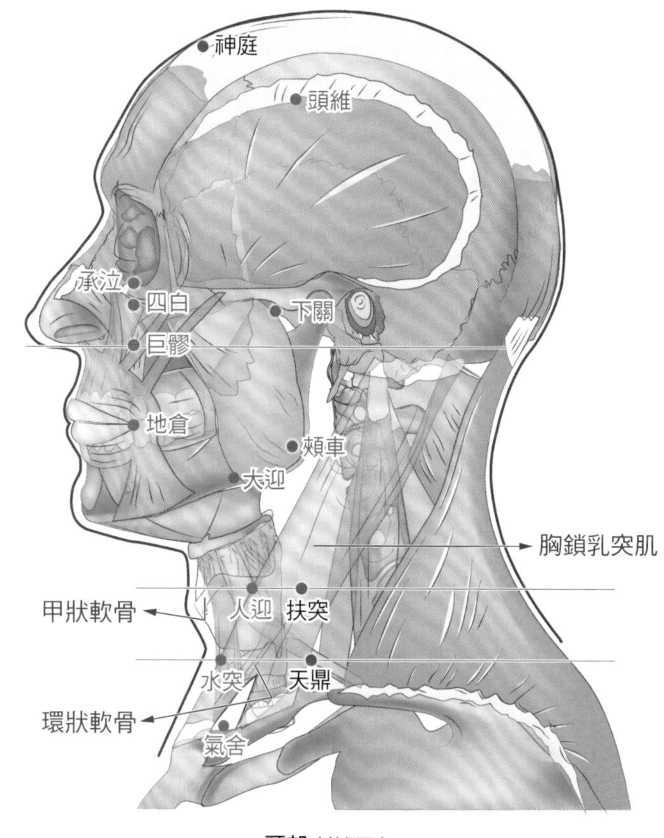

頭部（外側面）

① 眼窩下緣之中央取承泣。
② 承泣正下方、口角外側取地倉。四白、巨髎位於連結承泣與地倉的線上，眶下孔、鼻翼下緣高度取之。
③ 閉嘴、嘴唇盡量往後拉，下頜角前方會產生口肌隆起，其前緣的動脈拍動處取大迎；後緣取頰車。
④ 閉嘴、嘴唇盡量往後拉，側頭部額角也會產生側頭肌隆起，在其中央處取頭維。
⑤ 閉嘴，顴骨弓下緣、顳顎關節突起前方凹陷處取下關。
⑥ 喉頭隆起（甲狀軟骨）外1寸5分，胸鎖乳突肌前緣、總頸動脈拍動處取人迎。天突之外取1寸5分、鎖骨內側上緣取氣舍。人迎與氣舍之中點取水突。

經穴春秋

四白 四乃廣闊，白指清楚。位於眶下孔的眼穴，主要治療眼睛疾病。

地倉 有「地」的經穴多半位於下半身，但只有本穴為例外。胃乃收納食物之器官，與共同屬於五行之「土」，代表倉廩之官，因此得名。

頰車 古代將下頜骨稱之為「頰車骨」。

下關 「關」與關節之「關」相同，指以軸為中心而運。本穴道可治療下頜關節運傷害，因此得名。

頭維 「維」指「角」。本穴位於側頭部的額角，因此得名。

人迎 根據天地人三才理論，本部位可用來診斷「人氣」。現代醫學常用觸診這個部位了解總頸脈的搏狀況。人迎之「迎」，指「了解」脈拍狀況的意思。

氣舍 「舍」指「部位」。本穴靠近氣管，與支配氣的出入有關。

8—足陽明胃經的經穴部位、取穴技巧（2）

經穴部位

一 胸部（7穴）

ST12 缺　盆	前頸部、大鎖骨上窩、前正中線外側4寸、鎖骨上方的凹陷處。
ST13 氣　戶	前胸部、鎖骨下緣、前正中線外側4寸處。
ST14 庫　房	前胸部、第1肋間、前正中線外側4寸處。
ST15 屋　翳	前胸部、第2肋間、前正中線外側4寸處。
ST16 膺　窗	前胸部、第3肋間、前正中線外側4寸處。
ST17 乳　中	前胸部、乳頭中央。
ST18 乳　根	前胸部、第5肋間、前正中線外側4寸處。

二 腹部（12穴）

ST19 不　容	上腹部、肚臍中央上方6寸、前正中線外側2寸處。
ST20 承　滿	上腹部、肚臍中央上方5寸、前正中線外側2寸處。
ST21 梁　門	上腹部、肚臍中央上方4寸、前正中線外側2寸處。
ST22 關　門	上腹部、肚臍中央上方3寸、前正中線外側2寸處。
ST23 太　乙	上腹部、肚臍中央上方2寸、前正中線外側2寸處。
ST24 滑肉門	上腹部、肚臍中央上方1寸、前正中線外側2寸處。
ST25 天　樞	（大腸的募穴）上腹部、肚臍中央外側2寸處。
ST26 外　陵	下腹部、肚臍中央下方1寸、前正中線外側2寸處。
ST27 大　巨	下腹部、肚臍中央下方2寸、前正中線外側2寸處。
ST28 水　道	下腹部、肚臍中央下方3寸、前正中線外側2寸處。
ST29 歸　來	下腹部、肚臍中央下方4寸、前正中線外側2寸處。
ST30 氣　衝	鼠蹊部、與恥骨聯合上緣同高、前正中線外側2寸、股動脈拍動處。

取穴方法

① 連接鎖骨中點與髂前上棘的線稱為乳頭線（鎖骨中線）。這條線上鎖骨上窩的中央，取缺盆（正中線、任脈旁開4寸）。

乳頭線上第4肋間取乳中。

氣戶、庫房、屋翳、膺窗於第1～3肋間取之。乳根於第5肋間取之。

② 前正中線外2寸、巨闕的水平線取不容。中脘的水平線上取梁門。臍（神闕）水平線上取天樞。曲骨的水平線上取氣衝。

承滿位於不容之正下方1寸，關門、太乙與滑肉門分別位於梁門下方1.2、3寸。外陵、大巨、水道分別位於天樞正下方1、2、3寸處。氣衝上方1寸處取歸來。

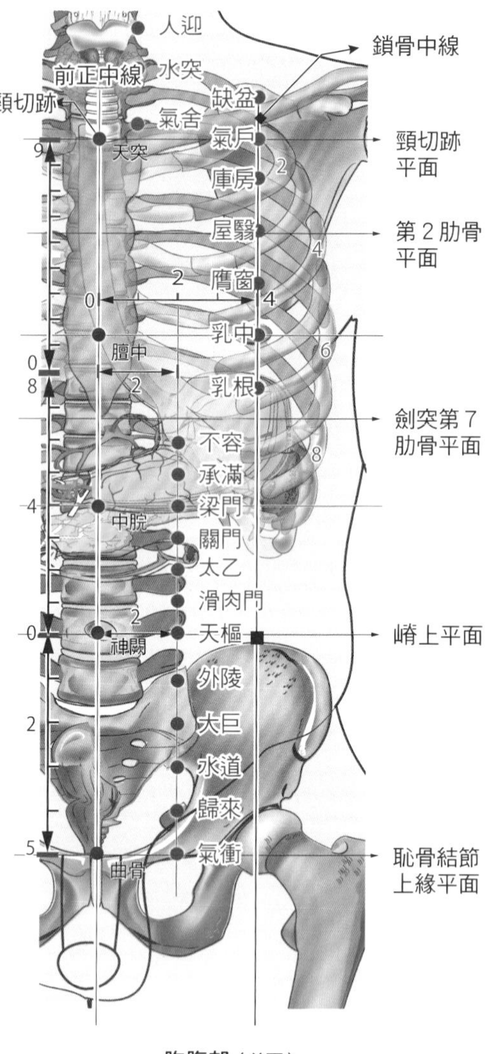

胸腹部（前面）

經穴春秋

缺盆　「缺盆」指「有缺口的碗」。鎖骨上窩的情況與此類似，因此得名。

膺窗　胸大肌所在的胸部位置稱為「膺」。

不容　位於胃的賁門，是胃部裝食物頂多到此為止。

梁門　噁心、想吐稱為「伏梁」。本穴道能有效治療反胃、消化不良與胃脹氣。

天樞　星星的名稱。人體乃是以這個「樞軸」為境界線，區分上半身與下半身。相對於前述「地倉」有個「地」字，在此則使用「天」。本穴主要作用在於促進脾之昇清與胃之降濁。命名為「天樞」，主要是強調此乃整脾健胃要穴。

歸來　本穴道對於治療婦女生理不順、不孕症相當有效。穴道名稱暗示婦女等丈夫歸來生育小孩。

氣衝　有「衝」的經穴，多半位於動脈拍動處。

2. 手足太陰、陽明經脈

8—足陽明胃經的經穴部位、取穴技巧（3）

經穴部位

四 下肢部（10穴）

ST31 髀　關 大腿前側、三條肌肉（股直肌、縫匠肌、闊筋膜張肌）近端處之間的凹陷處。

ST32 伏　兔 大腿前外側、髕骨底外端和髂前上棘的連線上、髕骨上方6寸處。

ST33 陰　市 大腿前外側、股直肌腱外側的髕骨底上方3寸處。

ST34 梁　丘 （胃經的郄穴）大腿前外側、股外側肌和股直肌外緣之間、髕骨底上方2寸處。

ST35 犢　鼻 膝蓋前側、髕骨韌帶外側的凹陷處。

ST36 足三里 （胃經的合土穴、四總穴、胃的下合穴）小腿前側、犢鼻和解溪穴的連線上、犢鼻下方3寸處。

ST37 上巨虛 （大腸的下合穴）小腿前側、犢鼻和解溪穴的連線上、犢鼻下方6寸處。

ST38 條　口 小腿前側、犢鼻和解溪穴的連線上、犢鼻下方8寸處。

ST39 下巨虛 （小腸的下合穴）小腿前側、犢鼻和解溪穴的連線上、犢鼻下方9寸處。

ST40 豐　隆 （胃經的絡穴）小腿前外側、脛前肌外緣、外踝尖上方8寸處。

五 足部（5穴）

ST41 解　溪 （胃經的經火穴）踝關節前側、中央的凹陷處、伸拇長肌腱和伸指長肌腱之間。

ST42 衝　陽 （胃的原穴）腳背、第2蹠骨底部和中間楔狀骨之間、足背動脈拍動處。

ST43 陷　谷 （胃經的俞木穴）腳背、第2和第3蹠骨底部之間、第2蹠趾關節的近端凹陷處。

ST44 內　庭 （胃經的滎水穴）腳背、第2和第3趾之間、腳蹼近端、赤白肉際。

ST45 厲　兌 （胃經的井金穴）足部第2趾、遠端趾骨外側、趾甲角近端外側1分（指寸）、趾甲外側緣垂線和趾甲基底部的水平線交點。

取穴方法

① 盤腿而坐，髂前上棘正下方可摸到隆起的縫匠肌，外側凹陷處取髀關。

② 膝蓋彎曲，髕骨韌帶外側與脛骨上端凹陷處取犢鼻。

髕骨外側上緣往髀關走2寸，取梁丘；走3寸取陰市；走6寸取伏兔。

③ 拱起腳背，踝關節前方可摸到前脛骨肌腱隆起，其外側凹陷處取解溪。

④ 由犢鼻往解溪走3寸，取足三里。（彎曲膝蓋，手指沿著脛骨前緣由下往上推，來到無法前進的地方便是脛骨粗面下緣，其外側凹陷處取足三里。）

足三里沿著脛骨前緣往解溪方向走3寸，取上巨虛；走5寸取條口；走6寸取下巨虛。

條口外側1寸離解溪外側8寸的位置，取豐隆。

⑤ 解溪往腳第2趾外側走，第2、3蹠骨底間取衝陽；第2腳趾掌指關節外側後方取陷谷；前方取內庭。

第2趾爪甲根部外側，角旁1分取厲兌。

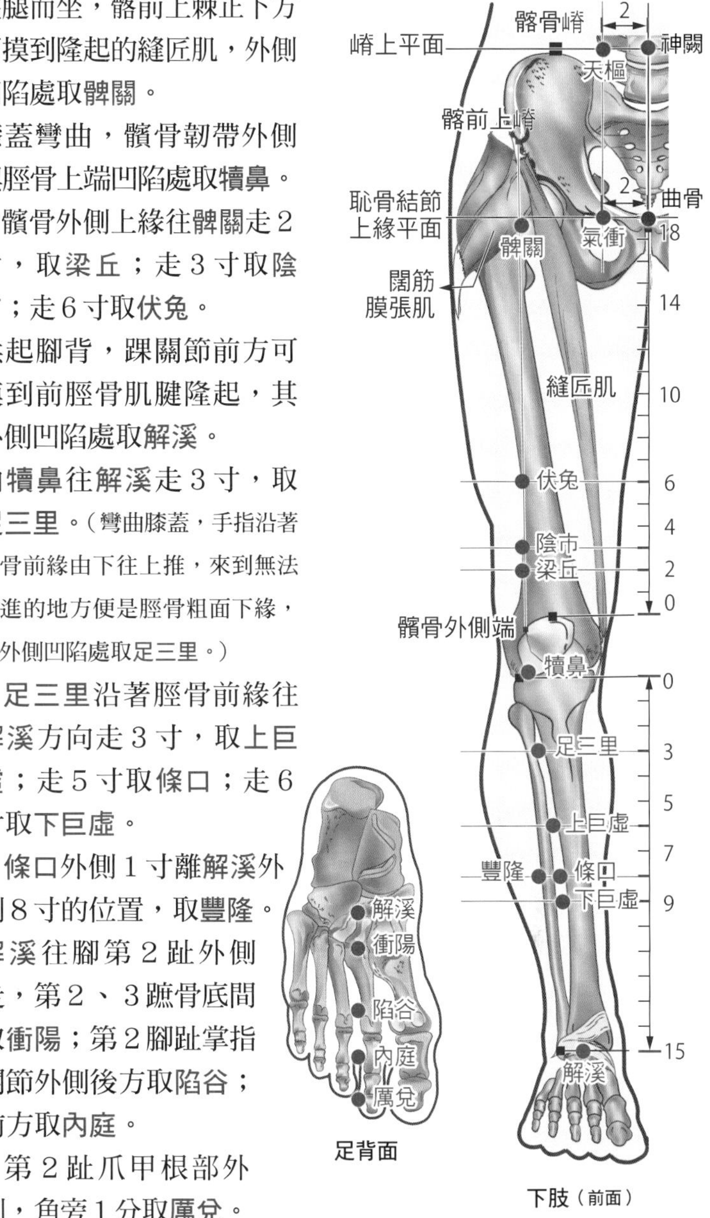

足背面

下肢（前面）

經穴春秋

髀關　「髀」指股骨上半部，關則是指關節。

伏兔　股直肌緊張時看起來像趴伏之兔，因此得名。

梁丘　有二說。其一指古代中國山東省地名。其二指小山丘背面。因為髕骨和附近肌肉形成的隆起看起來確實像山丘。梁丘位於隆起後方。

犢鼻　小牛稱為「犢」，此部位看起來像小牛之鼻，因此得名。

足三里　一里就是一寸。本穴道位於犢鼻下三寸處，因此得名。

上巨虛　強調脛骨與腓骨之間有巨大縫隙。

解溪　「解」就是關節的意思。較淺的肌腱凹陷或潛在血管部位，常出現「溪」這類穴道名稱。

衝陽　附近有足背動脈經過，因此這兩個字表現了陽氣搏動的活躍程度。

厲兌　易經之中「厲」指土；「兌」指口。

9 — 足陽明胃經的經穴主治（1）

足陽明胃經在體內屬於胃腑，與脾臟相連。體表方面走顏面（前頭部）、軀幹前面（胸腹部第3路線）、下肢外側前緣，抵達足部第2趾外側。根據其流注，常應用於治療**顏面（鼻、齒）**、**咽喉**疾病，以及**下肢正面外側**感覺／運動障礙與胃腸等消化系統疾病。

陽經多半流注體表外側與背部，但為何只有胃經走軀幹正面（胸腹），中醫認為原因在於胃與脾在五行之中都屬於「土」，可形成營血等人體營養素，堪稱是「**後天之本，氣血生化之源**」。就機能面而言確實具有「陰」的性質，因此其部分經脈走陰經流注部位。

經穴名稱	部位	主治	特殊的主治	刺法	備考
承泣	顏面頭額部	眼部諸疾患、顏面神經麻痺、三叉神經痛、眼肌痙攣、眼睛疲勞		眼窩下緣直刺0.3-0.7寸	注意避免誤刺眼球，易造成出血
四白		顏面神經麻痺、三叉神經痛、眼之諸疾患、顏面肌痙攣、眼睛疲勞、鼻炎、頭痛	膽囊疼痛之鎮痛	直刺0.2-0.3寸	
巨髎		顏面神經麻痺、三叉神經痛、顏面肌痙攣、鼻炎、牙痛		直刺0.3-0.6寸	
地倉		顏面神經麻痺、三叉神經痛、顏面肌痙攣、牙痛、嚼肌痙攣		直刺0.2寸 橫刺0.5-0.8寸	
大迎		顏面神經麻痺、三叉神經痛、嚼肌痙攣、耳下腺炎、牙痛		直刺0.3-0.5寸	
頰車		顏面神經麻痺、三叉神經痛、嚼肌痙攣、耳下腺炎、牙痛、下頜關節障礙	顏面神經麻痺時，到地倉為止，實施刺針	直刺0.3-0.5寸 橫刺0.5-0.8寸	
下關		下頜關節障礙、嚼肌痙攣、耳下腺炎、牙痛、顏面神經麻痺、三叉神經痛、耳鳴		直刺0.3-0.5寸	
頭維		頭痛、偏頭痛、暈眩、高血壓、眼之諸疾患、顏面神經麻痺、眼肌痙攣、脫毛症		橫刺0.5-0.8寸	
人迎	頸部	高血壓、低血壓、咽喉腫脹、甲狀腺疾病、氣喘、頸部淋巴結腫脹、吞嚥障礙、失聲	可降壓升壓，分別實施人迎洞刺	直刺0.2-0.5寸	注意不可誤刺頸動脈。若誤刺容易造成出血。
水突		咽喉腫脹、扁桃腺炎、甲狀腺疾病、氣喘、頸部淋巴腫脹	橫膈膜痙攣時用之	直刺0.5-0.8寸	
氣舍		咽喉腫脹、頸部痛、打嗝、落枕、支氣管炎、支氣管氣喘		直刺0.8-1.2寸	
缺盆	胸部	咳嗽、氣喘、胸部苦滿、咽喉腫脹、頸肩障礙、胸廓出口症候群、缺盆痛		直刺0.2-0.4寸	注意誤刺所造成的氣胸
氣戶		咳嗽、氣喘、胸部苦滿等的呼吸器官疾患以及肋間神經痛		直刺0.2-0.4寸	注意誤刺所造成的氣胸
庫房		咳嗽、氣喘、胸部苦滿等的呼吸器官疾患以及肋間神經痛		橫刺0.5-0.8寸	注意誤刺所造成的氣胸
屋翳		咳嗽、氣喘、胸部苦滿等的呼吸器官疾患、胸膜炎、肋間神經痛		橫刺0.5-0.8寸	注意誤刺所造成的氣胸
膺窗		咳嗽、氣喘、胸部苦滿等的呼吸器官疾患、胸膜炎、肋間神經痛		外斜刺0.5-0.8寸	注意誤刺所造成的氣胸
乳中				禁針灸	取穴的基準與標記
乳根		咳嗽、氣喘、胸部苦滿等的呼吸器官患疾、乳腺炎、催乳作用、心胸痛、肋間神經痛		斜刺0.5-0.8寸	
不容	上腹部	食慾不振、嘔吐、噁心、腹脹、腹痛等消化器官症狀、心下痛、胸背肋痛		直刺0.5-0.8寸	
承滿		腹脹、腹痛、嘔吐、噁心、腹脹、腹痛等消化器官症狀、心下痛、胸脇苦滿		直刺0.5-0.8寸	
梁門		腹脹、腹痛、腸鳴、下痢、便秘、嘔吐、噁心、食慾不振等消化器官症狀		直刺0.5-0.8寸	

2. 手足太陰、陽明經脈

9—足陽明胃經的經穴主治（2）

經穴名稱	部位	主 治	特殊的主治	刺 法	備考
關 門	腹部	腹脹、腹痛、腸鳴、下痢、便秘等消化器官症狀、水腫、遺尿		直刺0.8-1.5寸	
太 乙	腹部	腹脹、腹痛、腸鳴、下痢、便秘等消化器官症狀、水腫、遺尿	鎮靜安眠作用	直刺0.8-1.5寸	
滑肉門	腹部	腹脹、腹痛、腸鳴、下痢、便秘等消化器官症狀、水腫、遺尿		直刺0.8-1.5寸	
天 樞	腹部	下痢、腹脹、腹痛、腸鳴、便秘等消化器官症狀、生理不順生理痛、慢性闌尾炎	胃腸調節的常用穴	直刺0.8-1.5寸	大腸經的募穴
外 陵	腹部	腹脹、腹痛、腸鳴、下痢、便秘等消化器官症狀、生理不順生理痛、輸尿管結石		直刺0.8-1.5寸	
大 巨	下腹部	下腹脹痛、腸鳴、生理不順及生理痛、小便不利、輸尿管結石、生殖系統疾患、水腫		直刺0.8-1.5寸	
水 道	下腹部	下腹脹痛、腸鳴、生理不順及生理痛、小便不利、輸尿管結石、生殖系統疾患、水腫		直刺0.8-1.5寸	
歸 來	下腹部	下腹脹痛、腸鳴、生理不順及生理痛、小便不利、輸尿管結石、生殖系統疾患、不孕症		直刺0.8-1.5寸	
氣 衝	下腹部	下腹脹痛、腸鳴、生理不順及生理痛、小便不利、輸尿管結石、生殖系統疾患、不孕症		直刺0.8-1.5寸	
髀 關	大腿部	髖關節障礙、大腿痛、半側麻痺、膝關節及其周圍軟部組織的感覺及運動障礙		直刺0.8-1.5寸	
伏 兔	大腿部	大腿痛、半側麻痺、膝關節及其周圍軟部組織的感覺及運動障礙		直刺0.8-1.5寸	
陰 市	大腿部	大腿痛、半側麻痺、膝關節及其周圍軟部組織的感覺及運動障礙		直刺0.8-1.5寸	
梁 丘	大腿部	大腿痛、半側麻痺、膝關節及其周圍軟部組織的感覺運動障礙、急性腸胃炎、腹痛		直刺0.5-1寸	郄穴
犢 鼻	小腿部	膝關節及其周圍軟組織的感覺及運動障礙		斜刺0.5-1.5寸	
足三里	小腿部	消化系統的諸疾患、婦科疾病、高血壓、慢性疲勞、坐骨神經痛、半側麻痺、膝及小腿障礙	乃四總穴之一，為腹部諸疾患常用穴，具抗炎、鎮痛、降壓、養生保健作用	直刺0.5-1.5寸	合土穴
上巨虛	小腿部	下痢、腹脹、腹痛、腸鳴、便秘與消化系統症狀、膽囊結石痛、慢性闌尾炎		直刺0.5-1.5寸	
條 口	小腿部	小腿的感覺及運動障礙、膝關節障礙、半側麻痺、腹脹、腹痛、腸鳴、慢性闌尾炎	五十肩、肩關節障礙也可使用	直刺0.5-1寸	
下巨虛	小腿部	小腿的感覺及運動障礙、膝關節障礙、半側麻痺、腹脹、腹痛、腸鳴、下痢、慢性闌尾炎		直刺0.5-1寸	
豐 隆	小腿部	小腿的感覺及運動障礙、膝關節障礙、半側麻痺、腹脹、腹痛、腸鳴、下痢、頭痛、高血壓	止咳定喘去痰作用、降壓鎮靜作用	直刺0.5-1.5寸	絡穴
解 溪	足部	小腿的感覺及運動障礙、半側麻痺、踝關節障礙、頭痛、暈眩、腹脹、腹痛、腸鳴、下痢		直刺0.3-0.5寸	經火穴
衝 陽	足部	足軟無力、踝關節障礙、顏面神經麻痺、半側麻痺、雷諾症、牙痛		直刺0.2-0.3寸	原穴
陷 谷	足部	足軟無力、踝關節障礙、半側麻痺、雷諾症、牙痛、急慢性腸胃炎		直刺0.3-0.5寸	俞木穴
內 庭	足部	足軟無力、踝關節障礙、趾關節障礙、雷諾症、牙痛、鼻血、急慢性腸胃炎		直刺0.3-0.5寸	滎水穴
厲 兌	足部	足軟無力、踝關節障礙、趾關節障礙、雷諾症、牙痛、鼻血、急慢性腸胃炎	鎮靜、安眠作用	斜刺0.2-0.3寸	井金穴

10—足太陰脾經的流注（SP, 21穴）(1)

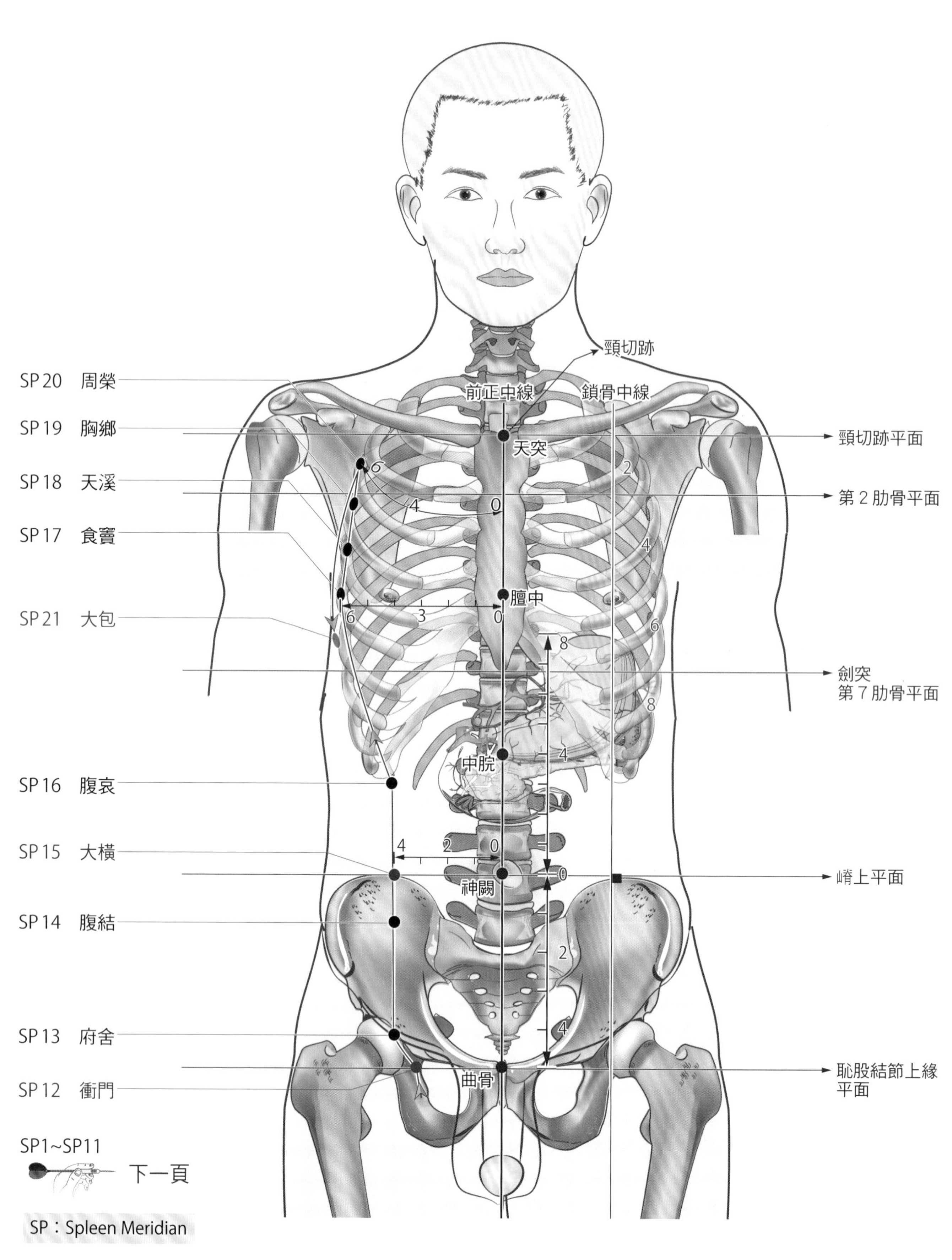

SP：Spleen Meridian

2. 手足太陰、陽明經脈

10—足太陰脾經的流注（SP, 21穴）(2)

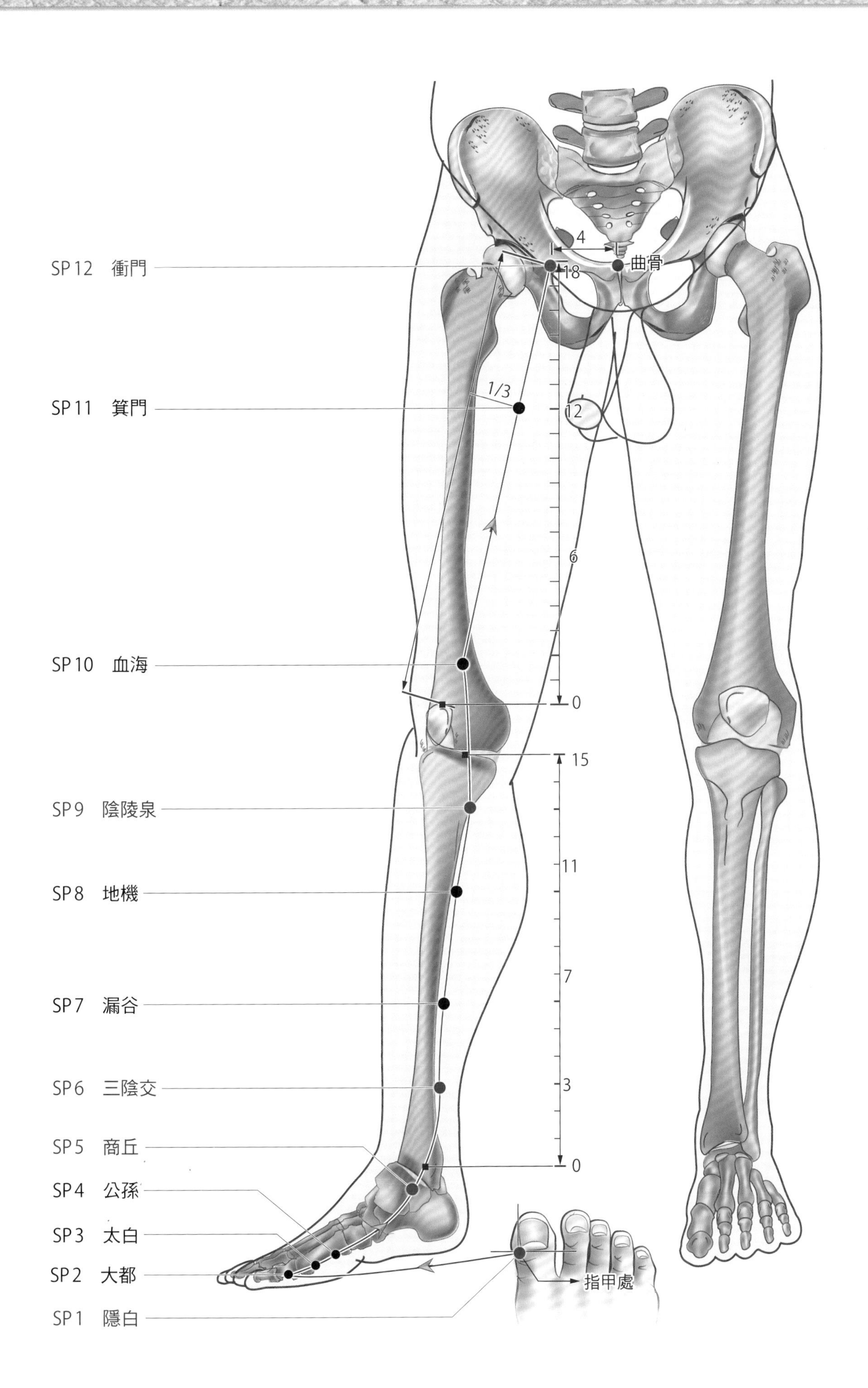

11 — 足太陰脾經的經穴部位、取穴技巧（1）

經穴部位

一 足部（5穴）

SP1 隱　白 （脾經的井木穴）第1腳趾、末端指骨內側、趾甲角近端內側1寸（指寸）處、趾甲內側緣垂線和趾甲基底部水平線的交點。

SP2 大　都 （脾經的滎火穴）第1腳趾、第1蹠趾關節遠端內側的凹陷處、赤白肉際。

SP3 太　白 （脾的原穴、脾經的俞土穴）腳內側、第1蹠趾關節近端的凹陷處、赤白肉際。

SP4 公　孫 （脾經的絡穴、八脈交會穴）腳內側、第1蹠骨底前下方、赤白肉際。

SP5 商　丘 （脾經的經金穴）腳內側、內踝前下方、舟狀骨粗面和內踝尖的中央凹陷處。

二 下肢部（6穴）

SP6 三陰交 小腿內側（脛側）、脛骨內緣後際、內踝尖上方3寸處。

SP7 漏　谷 小腿內側（脛側）、脛骨內緣後際、內踝尖上方6寸處。

SP8 地　機 （脾經的郄穴）小腿內側（脛側）、脛骨內緣後際、陰陵泉穴下方3寸處。

SP9 陰陵泉 （脾經的合水穴）小腿內側（脛側）、脛骨內髁下緣和脛骨內緣接點的凹陷處。

SP10 血　海 大腿前內側、股內側肌隆起處、髕骨內側端上方2寸處。

SP11 箕　門 大腿內側、髕骨底內端和衝門連線上、距離衝門⅓的距離、縫匠肌和內收長肌之間、股動脈拍動處。

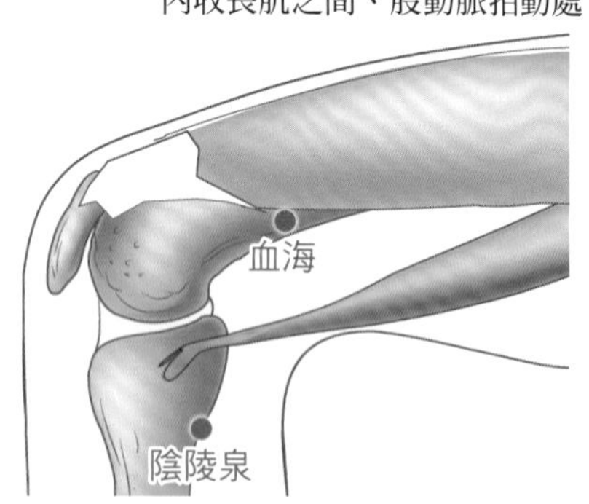

陰陵泉與血海穴（內側面）

取穴方法

① 內踝前下方凹陷處取商丘。

② 脛骨內踝前緣下方凹陷處取陰陵泉。

③ 屈膝可觸診縫匠肌，然後在膝蓋骨內側上緣上方2寸、股直肌隆起的內側取血海。往衝門的方向、血海上6寸、股直肌與縫匠肌之間，取箕門。

④ 內踝上3寸、脛骨內側緣取三陰交。踝上6寸、脛骨內側緣取漏谷。陰陵泉下方3寸處取地機。

⑤ 足部第1趾內側緣，爪甲根部角旁1分處取隱白。第1趾掌關節之前取大都。其後取太白，第1蹠骨底前下方凹陷處取公孫。

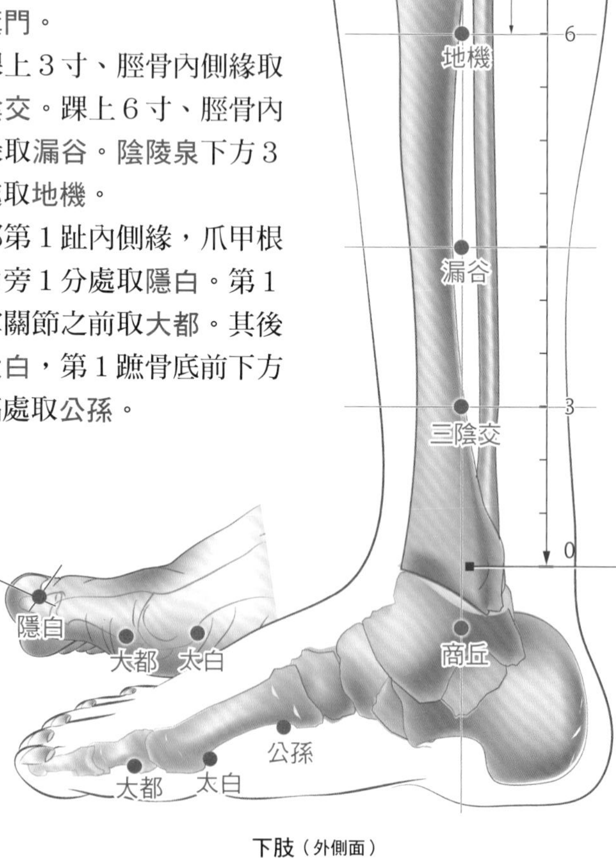

下肢（外側面）

經穴春秋

隱白 有二說。其一是根據五行，脾與肺乃母子關係，白為肺之色，根據其氣血流注，有肺氣隱藏於此的意思。其二，皮膚背面乃腹面之界處稱為「赤白肉際」；本穴位於第1趾內側，因此指隱藏的白肉部分。

太白 西方有星名「太白金星」，肺乃與此對應。脾土可產生肺金，因此得名。

公孫 「孫」在此指經之支。表本穴乃脾經之「絡穴」。

三陰交 足三陰經在此合流，因此得名。

陰陵泉 脛骨內踝稱為「陰陵」，有高高突起的意思。泉可產生濕邪，指本穴道可治療脾虛浮腫。

血海 中醫認為，女性以血為本，因此稱本穴為血之海。此乃治療婦科疾病之要穴，其重要性一目了然。

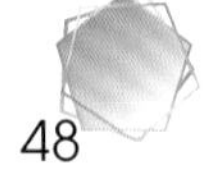

2. 手足太陰、陽明經脈

11—足太陰脾經的經穴部位、取穴技巧（2）

經穴部位

三 腹部（5穴）

SP12	衝　門	鼠蹊部、腹股溝、股動脈拍動處的外側。
SP13	府　舍	下腹部、肚臍中央下方4寸3分、前正中線外側4寸處。
SP14	腹　結	下腹部、肚臍中央下方1寸3分、前正中線外側4寸處。
SP15	大　橫	上腹部、肚臍中央外側4寸處。
SP16	腹　哀	上腹部、肚臍中央上方3寸、前正中線外側4寸處。

四 胸部（5穴）

SP17	食　竇	前胸部、第5肋間、前正中線外側6寸處。
SP18	天　溪	前胸部、第4肋間、前正中線外側6寸處。
SP19	胸　鄉	前胸部、第3肋間、前正中線外側6寸處。
SP20	周　榮	前胸部、第2肋間、前正中線外側6寸處。
SP21	大　包	（脾大絡的絡穴）側胸部、第6肋間、中腋窩線上。

取穴方法

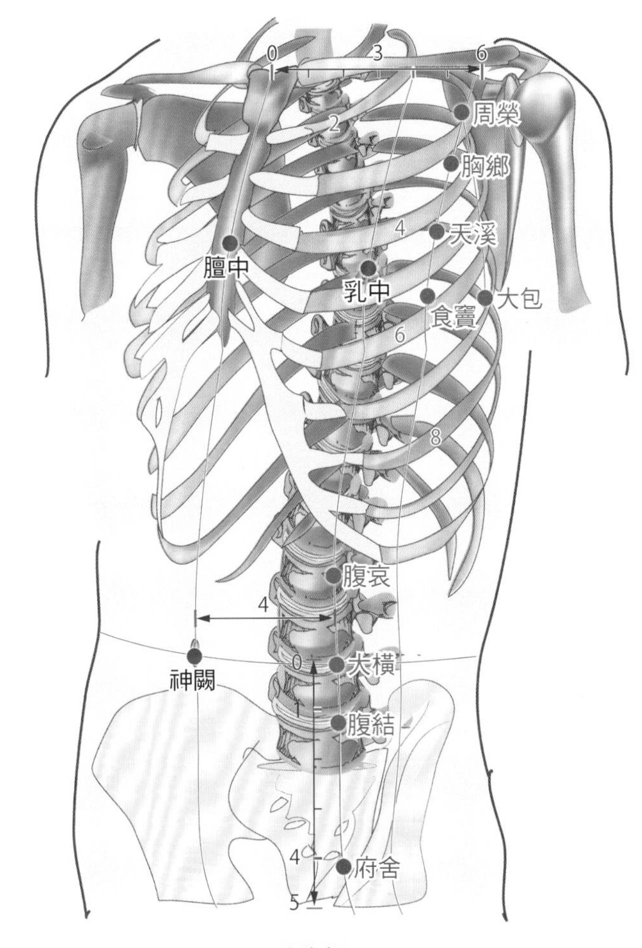

胸腹部（前面）

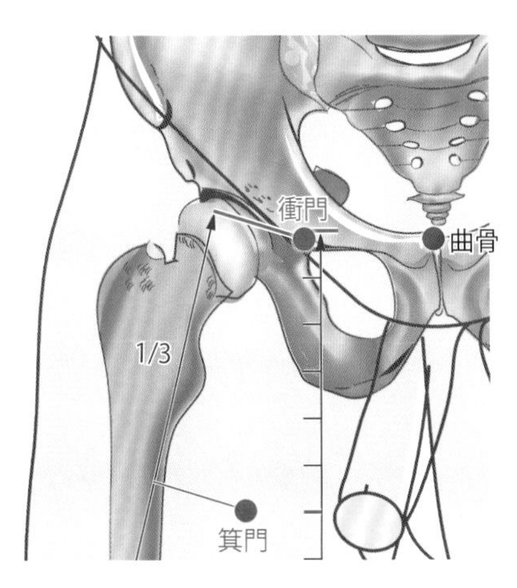

衝門與箕門穴（前面）

① 恥骨聯合之上找到曲骨，曲骨外側、府舍內下方、鼠蹊部股動脈拍動處的外側取衝門。

② 神闕外側4寸處取大橫。大橫正下方1寸3分處取腹結；4寸3分處取府舍。大橫正上方3寸處取腹哀。

③ 膻中外6寸（乳中之外2寸），第4肋間取天溪。食竇、胸鄉與周榮乃以天溪穴為基準，其上下肋間取之。

④ 高舉上臂，找到中腋窩線之後，於其線上第6肋間處取大包。

經穴春秋

衝門 清楚顯示此乃大腿動脈拍動處。

府舍 「府」通「腑」，「舍」指部位。此乃顯示，腹部有大小腸等六腑。

腹結 具有調節腹氣與「腸蠕動」的作用。可解除腹部脹滿。

大橫 與肚臍「神闕」橫向有一段距離，因此得名。

腹哀 痛苦而哀嚎稱為「哀鳴」，本穴道可治療腹痛、腹鳴等病痛，因此得名。

食竇 「竇」指空洞，此乃食道與胃交界處，飲食之物由此進入胃袋。

天溪 天指「上」，溪可聯想分泌乳汁的「淺川」。

周榮 「榮」與「營」意思相同，都指營養素。脾負責形成營養，因此得名。

大包 「包」有整合、總括的意思。本穴乃脾之大絡，具有整合各個經脈的意涵。

12—足太陰脾經的經穴主治

足大陰脾經在體內屬於脾臟，與胃腑相連。體表走下肢內側前緣、軀幹前側（胸腹部第四路線），抵達胸部側面的第6肋骨間。根據其流注，主要用來治療**下肢內側**的感覺與運動障礙以及**消化系統**、**營養吸收不良**與**慢性疲勞**、**婦科疾病**等等。

經穴名稱	部位	主治	特殊的主治	刺法	備考
隱白	足部	婦科諸症狀、慢性出血症狀、腹脹、下痢、神經衰弱、腳趾痛	鎮靜安神	斜刺0.1-0.3寸	井木穴
大都	足部	腳趾痛及腫脹、腹脹、腹痛、下痢、急慢腸胃炎、神經衰弱		直刺0.3-0.5寸	滎火穴
太白	足部	腳趾痛及腫脹、腹脹、腹痛、嘔吐、下痢、腸鳴、食慾不振、急慢性腸胃炎、神經衰弱		直刺0.3-0.5寸	原穴、俞土穴
公孫	足部	腳趾痛及腫脹、腹脹、腹痛、嘔吐、下痢、腸鳴、食慾不振、急慢性腸胃炎、神經衰弱		直刺0.5-0.8寸	絡穴
商丘	足部	踝關節痛及腫脹與周圍軟組織障礙、腓腸肌痙攣、腹脹、腹痛、嘔吐、腸鳴、食慾不振		直刺0.3-0.5寸	經金穴
三陰交	小腿部	婦科諸症狀、生殖系統障礙、慢性出血症狀、消化吸收不良障礙、神經衰弱	婦科疾病常用穴、高血壓、更年期症候群之配穴、改善過敏體質	直刺0.5-1寸	
漏谷	小腿部	膝與小腿感覺及運動障礙、慢性出血症狀、腹脹、下痢		直刺0.5-0.8寸	
地機	小腿部	膝與小腿感覺及運動障礙、婦科疾病、生殖系統障礙、腹脹、腹痛、下痢、腰痛		橫刺0.5-0.8寸	
陰陵泉	小腿部	膝與小腿感覺及運動障礙、婦科疾病、生殖系統障礙、腹脹、腹痛、下痢、腰痛	婦科疾病常用穴。更年期症候群的配穴。也可改善泌尿系統之症狀。	直刺0.5-0.8寸	郄穴
血海	大腿部	婦科諸症狀、慢性出血症狀、貧血、生殖系統障礙、膝關節運動障礙	改善過敏體質的常用穴	直刺0.8-1寸	合水穴
箕門	大腿部	大腿感覺及運動障礙、鼠蹊部淋巴結腫脹、生殖系統障礙		直刺0.3-0.5寸	
衝門	腹部	下腹痛、婦科疾病、生殖系統障礙、鼠蹊部淋巴結腫脹、慢性蟲垂炎、小便不利		直刺0.5-0.8寸	
府舍	腹部	便秘、下痢、腸鳴、下腹痛、婦科疾病、生殖系統障礙、鼠蹊部淋巴結腫脹、小便不利		直刺0.5-0.8寸	
腹結	腹部	便秘、下痢、腸鳴、腹痛		直刺0.8-1.5寸	
大橫	腹部	便秘、下痢、腸鳴、腹痛	便秘的常用穴（特別是左穴）	直刺0.8-1.5寸	
腹哀	腹部	食慾不振、腹痛、腸鳴、便秘、下痢		直刺0.5-0.8寸	
食竇	胸部	食慾不振、腹脹、腸鳴、胸部苦滿、肋間神經痛		斜刺0.5-0.8寸	注意誤刺造成氣胸
天溪	胸部	咳嗽、氣喘、胸部苦滿等的呼吸疾患、乳腺炎、心胸痛、肋間神經痛		斜刺0.5-0.8寸	注意誤刺造成氣胸
胸鄉	胸部	咳嗽、氣喘、胸部苦滿等呼吸疾患		斜刺0.5-0.8寸	注意誤刺造成氣胸
周榮	胸部	咳嗽、氣喘、胸部苦滿等呼吸系統疾病		斜刺0.5-0.8寸	注意誤刺造成氣胸
大包	胸部	咳嗽、氣喘、胸脅苦滿、倦怠無力	脾之大絡	斜刺0.5-0.8寸	注意誤刺造成氣胸

2-3

手足少陰、太陽經脈

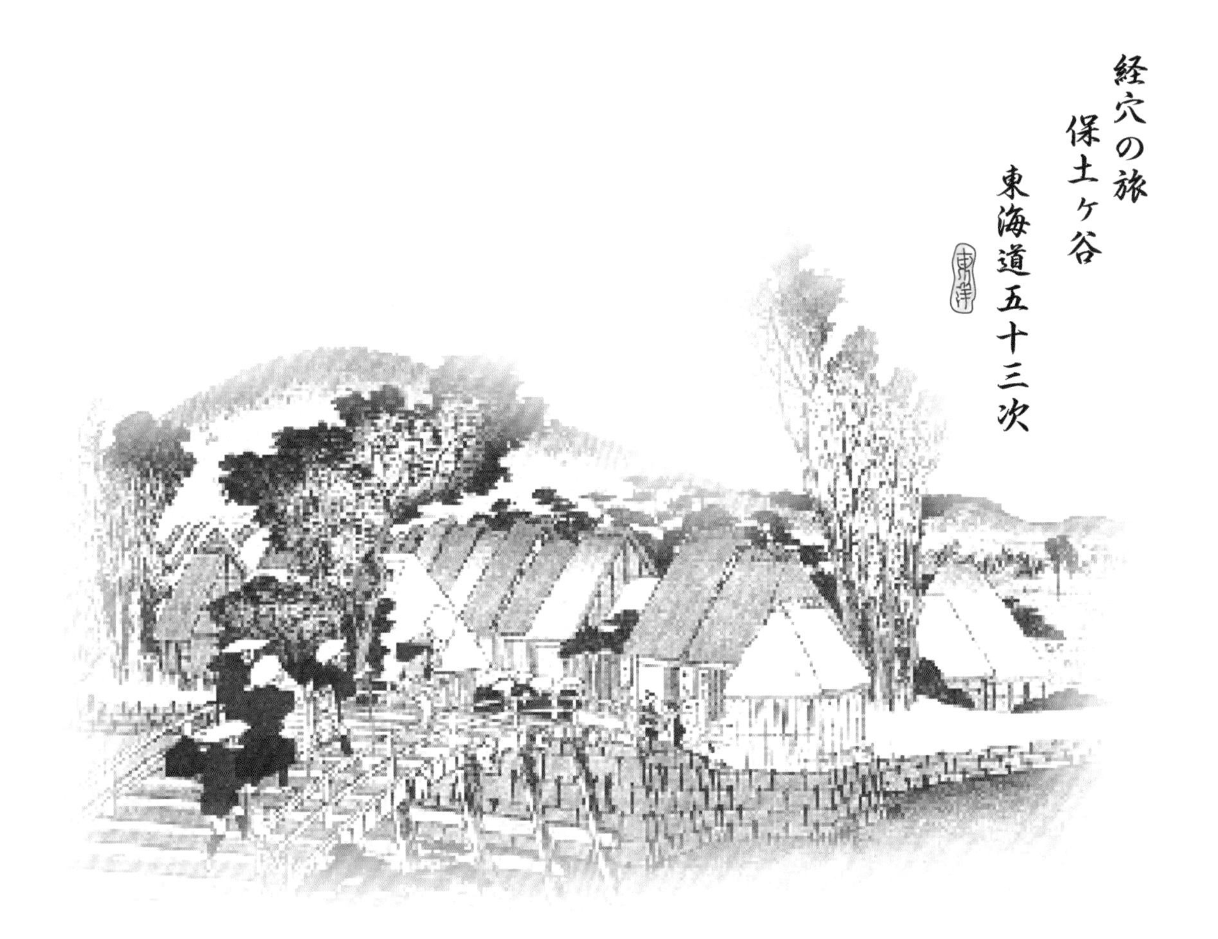

1—手少陰心經的流注（HT,9穴）

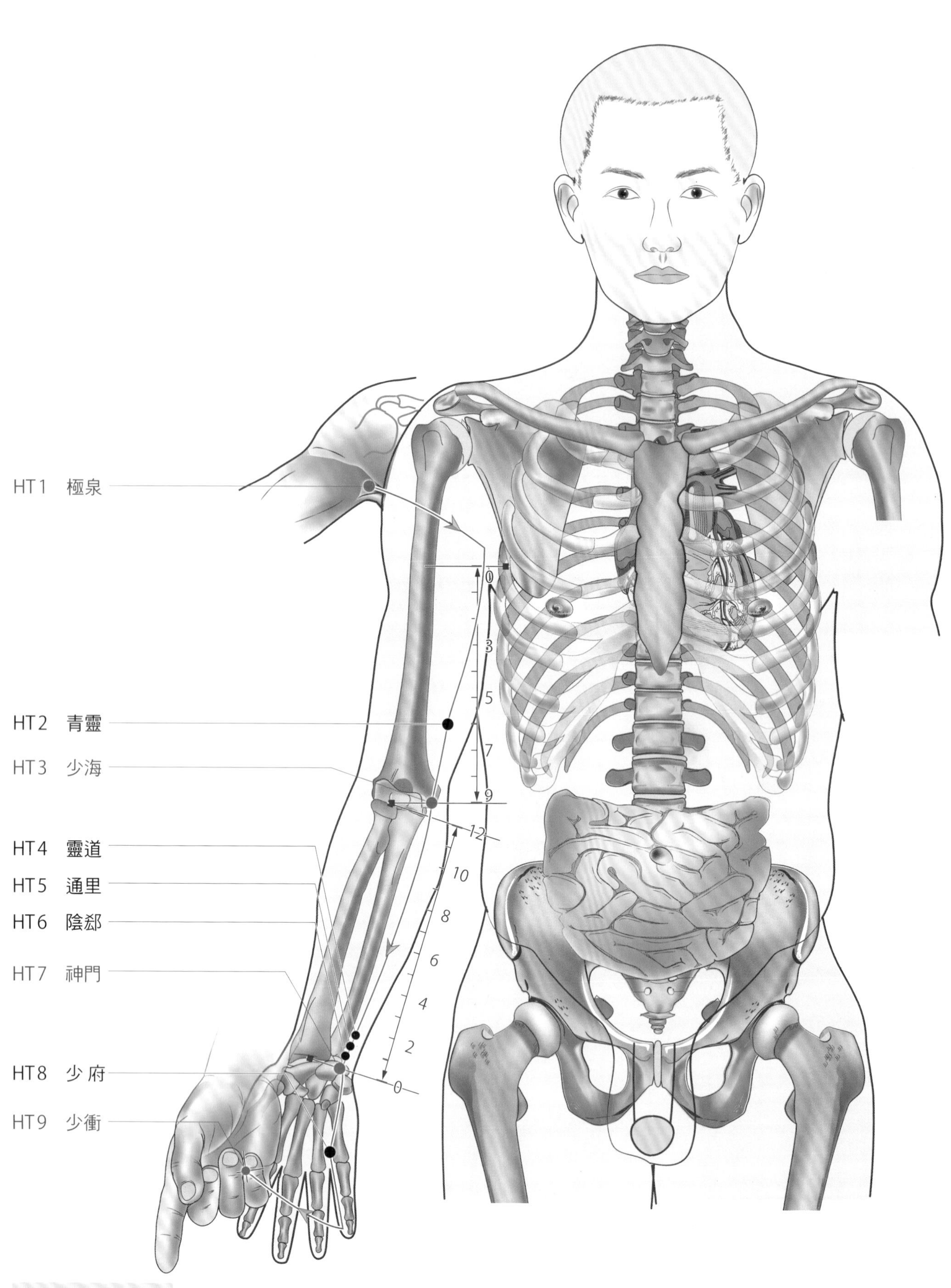

HT：Heart Meridian

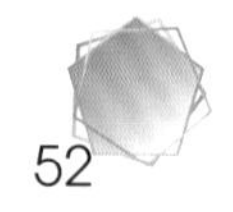

3. 手足少陰、太陽經脈

2─手少陰心經的經穴部位、取穴技巧

經穴部位

一 上肢部（7穴）

HT1 極 泉 腋窩、腋窩中央、腋窩動脈拍動處。

HT2 青 靈 上臂內側面、肱二頭肌內側緣、肘窩橫紋上方3寸處。

HT3 少 海 （心經的合水穴）手肘前內側、肱骨內上髁前緣、與肘窩橫紋同高處。

HT4 靈 道 （心經的經金穴）前臂前內側、尺側屈腕肌腱的橈側緣、腕關節掌側橫紋上方1寸5分處。

HT5 通 里 （心經的絡穴）前臂前內側、尺側屈腕肌腱的橈側緣、腕關節掌側橫紋上方1寸處。

HT6 陰 郄 （心經的郄穴）前臂前內側、尺側屈腕肌腱的橈側緣、腕關節掌側橫紋上方5分處。

HT7 神 門 （心經的原穴、心經的俞土穴）腕關節前內側、尺側屈腕肌腱的橈側緣、腕關節掌側橫紋上。

二 手部（2穴）

HT8 少 府 （心經的滎水穴）手掌、與第5掌指關節近端同高處、第4和第5掌骨之間。

HT9 少 衝 （心經的井木穴）小指、遠端指骨橈側、指甲角近端外側1分（指寸）處。指甲橈側緣垂腺和指甲基底部水平線的交點。

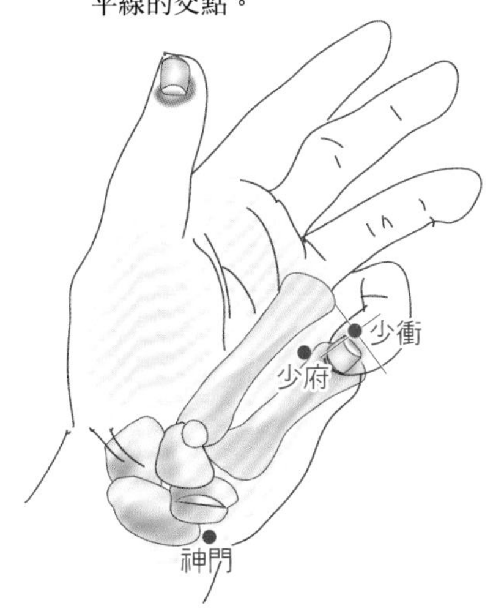

少府和少衝穴（手掌面）

取穴方法

① 上臂往外展，於腋窩之中央取極泉。

② 彎曲手肘，肘窩橫紋之尺側、肱骨內上髁內側取少海。

少海往極泉3寸（肱二頭肌內側緣）處取青靈。

③ 腕關節橫紋之尺側、豆狀骨與恥骨之間凹陷處取神門。

神門往少海5分取陰郄；1寸處取通里；1寸5分處取靈道。

④ 手掌的尺側、第4、5掌骨頭之間的凹陷處取少府；小指內側指甲角旁1分處取少衝。

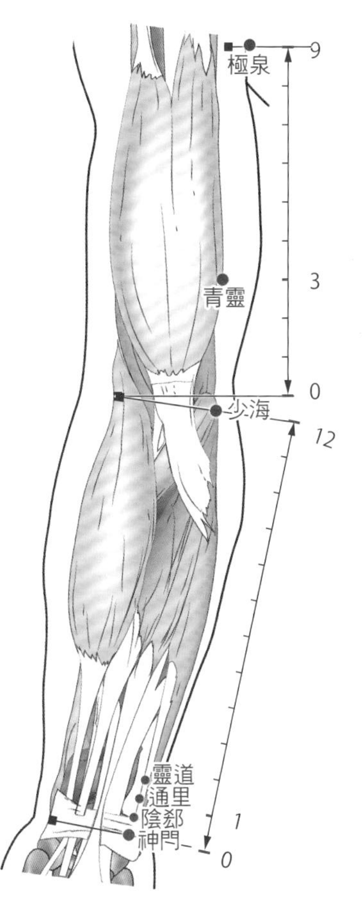

上肢（前面）

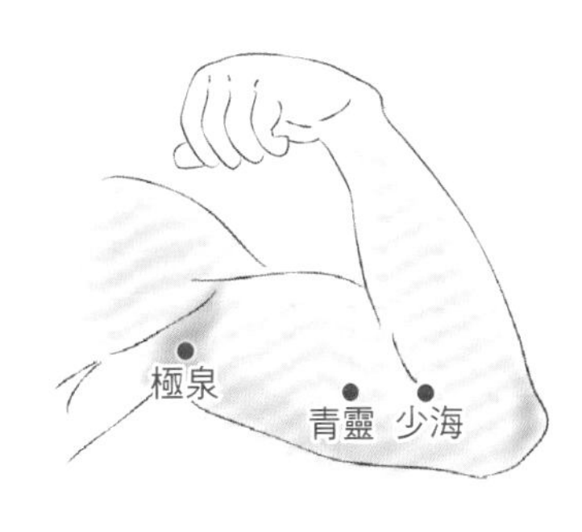

極泉、青靈和少海穴（內側面）

經穴春秋

極泉 頂點稱為「極」，「泉」則有氣血開始流動之意。心乃器官的君主，統領五臟六腑。本經穴乃心經起始穴，並且位於腋窩動脈處而得名。

青靈 有二說。其一，指心可藏神，主宰精神意志，稱為「神靈」。其二，痛症常見瘀青，本經穴對痛症有效因而得名。

少海 心經之氣血流注如河流匯入大海，匯集此水合穴上。

通里 此乃絡穴。心經由此往裡側跑與太陽經銜接。

陰郄 「陰」指前臂內側，「郄」指骨頭與肌肉間之空隙。

神門 古代中國認為，「神」指大腦的精神意識活動，具備「心」的功能。因此，思想、意志與心理等精神活動的穴道名稱中經常出現「心」這個字。神門乃心經原穴，指神氣的出入口。

3 — 手少陰心經的經穴主治

手少陰心經在體內屬於心臟，連結小腸之腑，體表走腋窩、上肢前面的尺側，抵達小指橈側。根據其流注，心經的經穴可用來治療**心臟**、**循環系統**、**腦精神意識**障礙、**上肢前面尺側**的感覺或運動障礙。

臨床方面治療心臟的實際疾病之際，以手厥陰心包經的經穴為主。欲調整精神活動等大腦功能或治療身心障礙時，通常使用手少心陰心經的經穴。

經穴名稱	部位	主治	特殊的主治	刺法	備考
極泉	上臂部	頸肩神經障礙、心胸痛、心悸、憂鬱症、頸、腋窩淋巴結腫脹、狐臭		直刺0.5-1寸	注意動脈之誤刺
青靈	上臂部	頸肩神經障礙、肩關節障礙、頭痛		直刺0.3-0.5寸	
少海	前臂部	肘關節內側感覺或運動障礙、心胸痛、頭痛、暈眩、精神疾病	鎮靜安神作用	直刺0.5-1寸	合水穴
靈道	前臂部	尺神經麻痺、心胸痛、心悸、失眠、心律不整、心臟疾病、構音障礙、歇斯底里、精神疾病	鎮靜安神作用	直刺0.3-0.5寸	經金穴
通里	前臂部	尺神經麻痺、心胸痛、心悸、失眠、心律不整、心臟疾病、構音障礙、歇斯底里、精神疾病		直刺0.3-0.5寸	絡穴
陰郄	前臂部	心胸痛、心悸、盜汗、心律不整、心臟疾病、發音障礙、歇斯底里、精神疾病、尺神經麻痺	自律神經調節作用、止血作用	直刺0.3-0.5寸	郄穴
神門	前臂部	心痛、心悸、失眠、手掌發熱、歇斯底里、精神疾病、構音障礙	鎮靜安神作用、自律神經調節作用	直刺0.3-0.5寸	原穴 俞土穴
少府	手部	手掌發熱、尺神經障礙、小指感覺或運動障礙、心痛、心悸、歇斯底里、精神疾病、構音障礙	外陰濕疹、搔癢與去濕止癢作用	直刺0.2-0.3寸	滎火穴
少衝	手部	尺神經障礙、小指感覺或運動障礙、心痛、心悸、歇斯底里、精神疾病、失神	急救穴、刺絡療法	斜刺0.1寸	井木穴

3. 手足少陰、太陽經脈

4—手太陽小腸經的流注（SI,19穴）

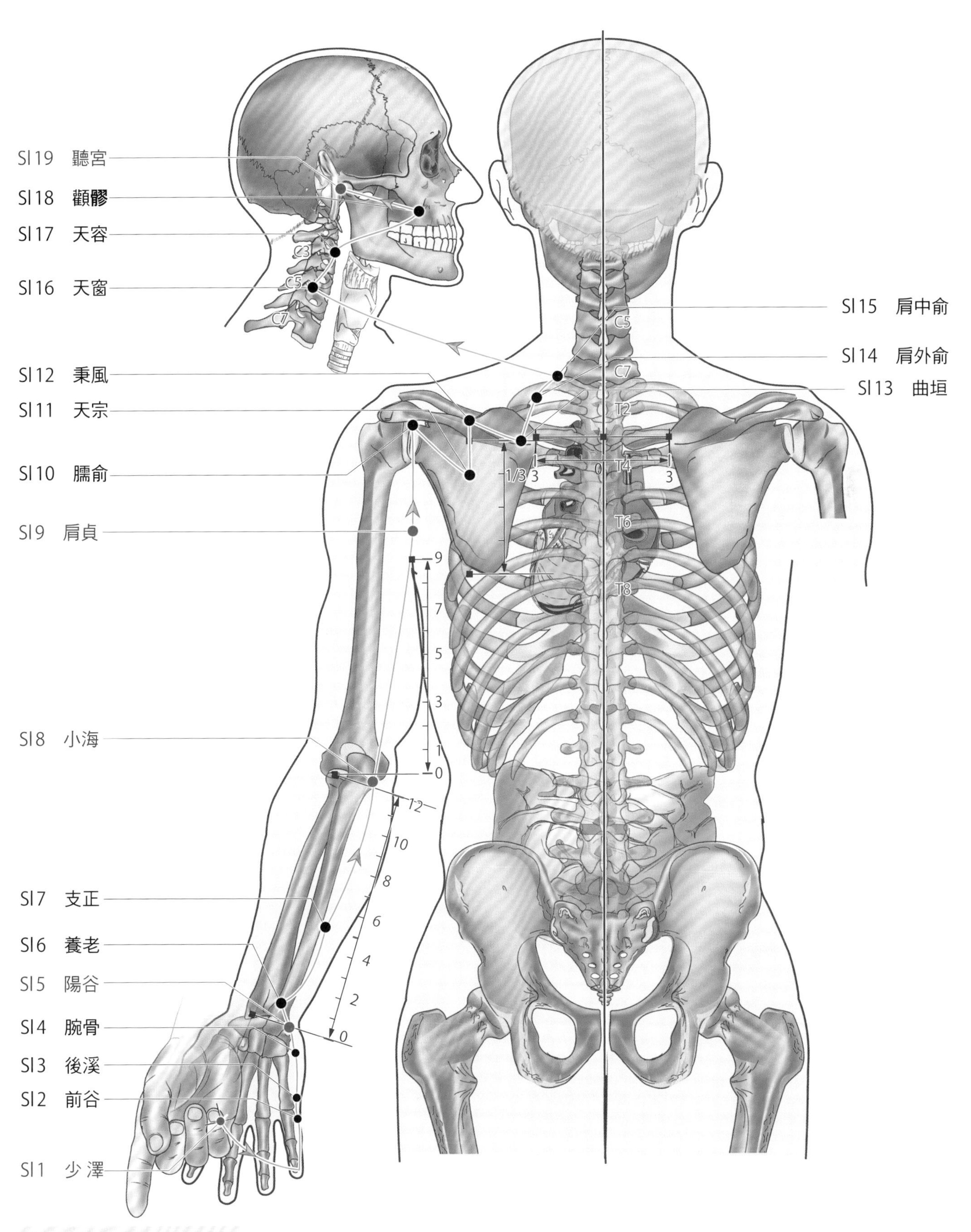

5 — 手太陽小腸經的經穴部位、取穴技巧（1）

經穴部位

一 手部（5穴）

SI1 少澤 （小腸經的井金穴）小指、遠端指骨尺側、指甲角近端內側 1 分（指寸）處。指甲角尺側緣垂線和指甲基底部水平線的交點。

SI2 前谷 （小腸經的滎水穴）小指、第 5 掌指關節尺側的遠端凹陷處、赤白肉際。

SI3 後溪 （小腸經的俞木穴、八脈交會穴）手背、第 5 掌指關節尺側的近端凹陷處、赤白肉際。

SI4 腕骨 （小腸的原穴）腕關節後內側、第 5 掌骨底部和三角骨之間的凹陷處、赤白肉際。

SI5 陽谷 （小腸經的經火穴）腕關節後內側、三角骨和尺骨莖突之間的凹陷處。

二 上肢部（5穴）

SI6 養老 （小腸經的郄穴）前臂後內側、尺骨頭橈側的凹陷處、腕關節背側橫紋上方 1 寸處。

SI7 支正 （小腸經的絡穴）前臂後內側、尺骨內緣和尺側屈腕肌之間、腕關節背側橫紋上方 5 寸處。

SI8 小海 （小腸經的合土穴）手肘後內側、鷹嘴突和肱骨內上髁之間的凹陷處。

SI9 肩貞 肩部周圍、肩關節後下方、腋窩橫紋後端上方 1 寸處。

SI10 臑俞 肩部周圍、腋窩橫紋後端上方、肩胛棘下方的凹陷處。

取穴方法

① 腕關節背面尺側找到尺骨莖突之後，往小指方向滑動，摸到的凹陷處即為陽谷。

② 屈曲手肘，由肱骨內上髁往尺骨鉤狀突起（鷹嘴突）滑動，找到尺神經溝，在此取小海。

③ 彎曲手肘，手指從陽谷開始斜斜地往手臂橈側上推，找到尺骨頭，然後按住尺骨頭，將前臂往外轉，手指就會自然往尺骨頭下緣橈側滑動，終點之後在該凹陷處取養老。陽谷往小海方向 5 寸，取支正。

④ 上臂內收，背部腋窩橫紋上 1 寸取肩貞。肩貞正上方、肩胛棘外端下際凹陷處取臑俞。

⑤ 小指尺側、指甲角旁 1 分處取少澤。

⑥ 稍微握拳，第 5 掌骨底與三角骨之間的凹陷處取腕骨穴。第 5 掌指關節近端取後溪，其遠端取前谷。

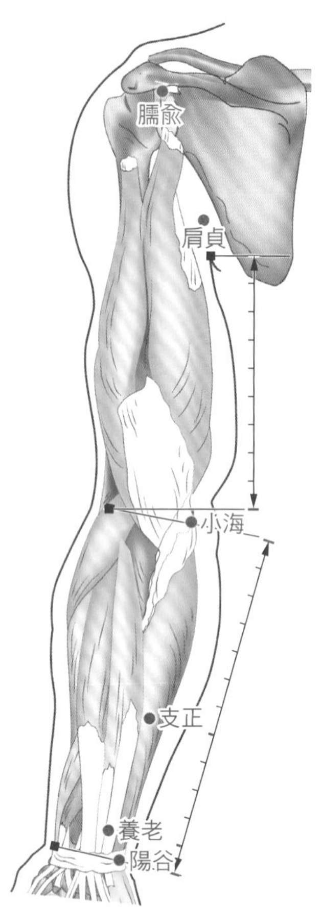

上肢帶、上肢（前面）

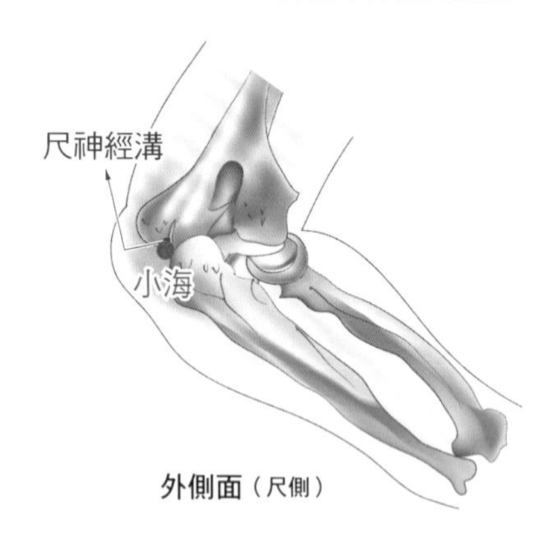

外側面（尺側）

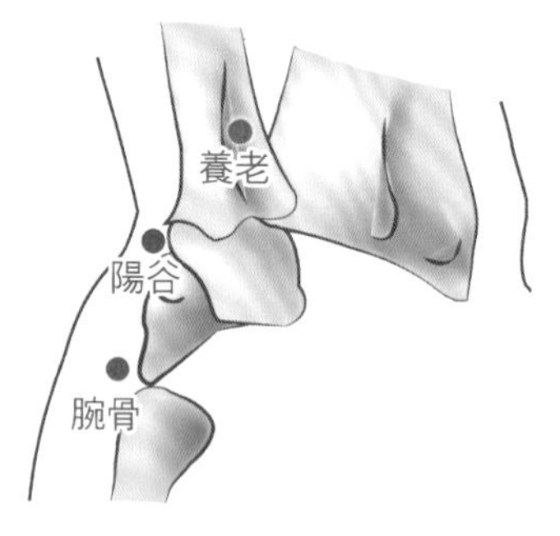

腕關節（後面）

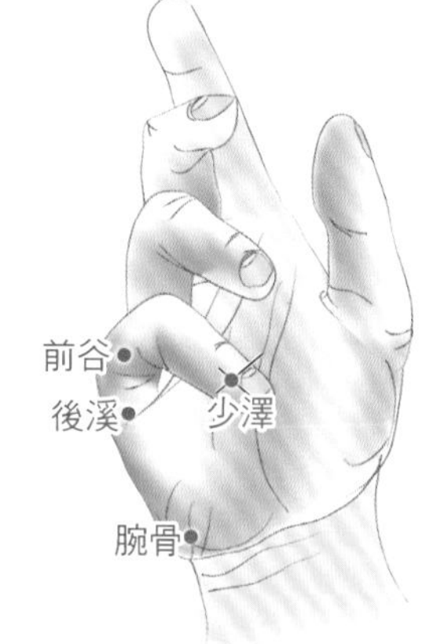

手掌面

經穴春秋

少澤 「少」意思與「小」接近。「澤」指可潤澤氣血流動的水。

前谷 中手指節關節遠端稱為「前」，肌肉之間的空隙比喻成山谷，握拳之後手指會在此形成類似山谷的形狀。

後溪 中手指節關節近端稱為「後」，本穴道將此處比喻為比「谷」稍淺的凹陷處，稱為「溪」（谿）。

陽谷 位於前臂外側深凹陷處，因此得名。

養老 乃養生針灸常用穴道，可防止老花眼、運動障礙等人體老化的徵兆，有促進健康的作用。

支正 「支」乃支，指絡脈。經脈稱為「正經」，支正則是絡穴，小腸由此分出絡脈。

小海 小腸經的氣血流注到合土穴，彷彿像河川匯流入海。

3. 手足少陰、太陽經脈

5— 手太陽小腸經的經穴部位、取穴技巧（2）

經穴部位

三 肩甲部（5穴）

SI11	天　宗	肩胛部、肩胛棘中點和肩胛骨下角連線上、離肩胛棘⅓距離的凹陷處。
SI12	秉　風	肩胛部、棘上窩、肩胛棘中點上方。
SI13	曲　垣	肩胛部、肩胛棘內側端上方的凹陷處。
SI14	肩外俞	上背部、與第1胸椎棘突下緣同高、後正中線外側3寸處。
SI15	肩中俞	上背部、與第7頸椎棘突下緣同高、後正中線外側2寸處。

四 頭頸部（4穴）

SI16	天　窗	前頸部、胸鎖乳突肌後緣、與甲狀軟骨上緣同高處。
SI17	天　容	前頸部、下頷角後方、胸鎖乳突肌前方凹陷處。
SI18	顴　髎	顏面部、外眼角正下方、顴骨下方的凹陷處。
SI19	聽　宮	顏面部、耳珠中央前緣和顳顎關節突起之間的凹陷處。

取穴方法

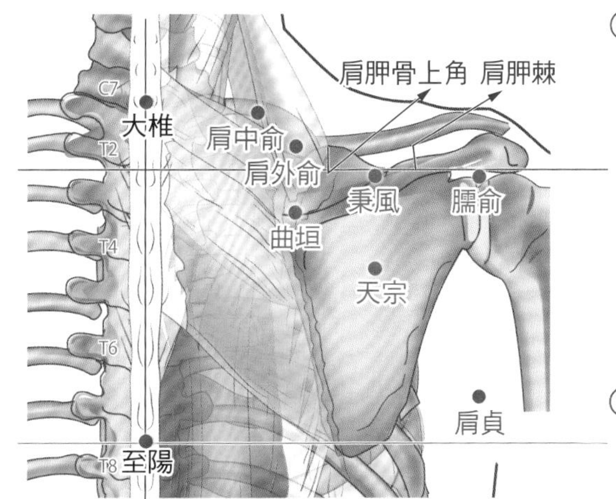

肩胛骨（後面）

① 找出肩胛棘中央，從此處往肩胛骨下角走⅓距離之凹陷處（棘下窩），取天宗。天宗正上方，肩胛棘中央上方凹陷處（棘上窩），取秉風。肩胛棘內側端上方凹陷部，取曲垣。

② 陶道外側3寸的肩外俞取之。大椎外側2寸的肩中俞取之。

③ 喉頭隆起（俗稱喉結）水平線上、胸鎖乳突肌後緣，取天窗。

④ 耳垂下方、下頷角後方、胸鎖乳突肌的前緣，取天容。

⑤ 外眼角正下方、顴骨下緣凹陷處，取顴髎。

嘴巴打開後，耳珠中央前方與顳顎關節突起後緣之間會出現一凹陷處，在此取聽宮。

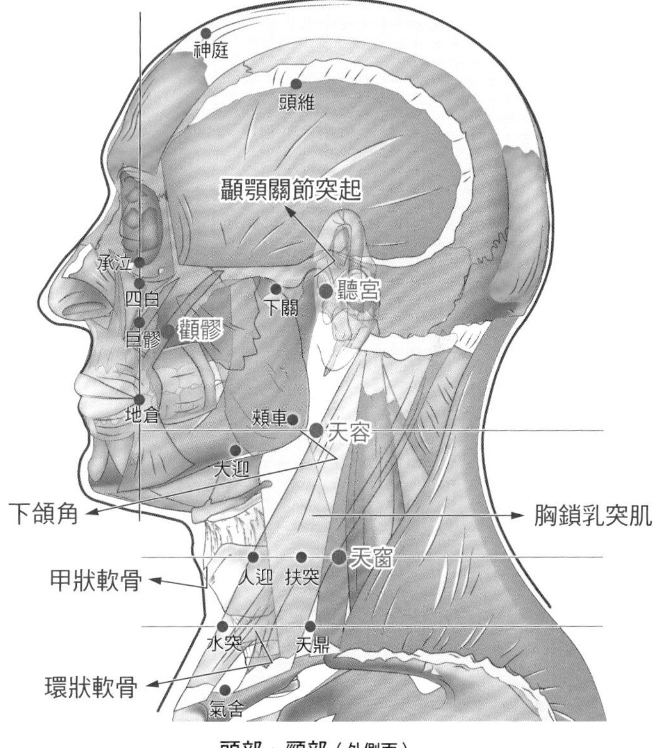

頭部、頸部（外側面）

經穴春秋

臑俞 古代上臂三角肌一帶稱為「臑」。

天宗 以橫膈膜為界，其上稱為「天」，也就是指上部的意思。「宗」指中心點，此處位於肩胛骨棘下窩中央，因此得名。

秉風 有二說。其一，指肩胛骨與附著在肩胛骨上的肌肉能像屏風一樣防止風邪入侵。其二，「秉」指「掌管」、「根據」，強調此乃治療風邪所導致的肩胛骨周圍肌肉痠痛的重要穴道。

曲垣 「垣」指牆壁，肩胛棘看起來像彎曲的牆壁，因此得名。

肩中俞 位於大椎與肩井中間，因此得名。

顴髎 「顴」指臉顴骨，「髎」指骨頭縫隙。

聽宮 「宮」乃五音之首，此乃治療耳鳴、重聽之要穴。

6—手太陽小腸經的經穴主治

手太陽小腸經在體內屬於小腸之腑，和心臟相連，於體表經過小指、上肢後面的尺側、肩胛骨至顏面部耳前。其流注可治療顏面、耳部、咽喉疾病，以及上肢後面尺側的感覺和運動障礙。

臨床上，小腸經的經穴可用來治療①耳部疾病、②尺神經及其支配之肌肉疾病。

經穴名稱	部位	主治	特殊的主治	刺法	備考
少澤	手部	小指麻痺、咽喉炎、耳鳴、頭痛、發燒、失神、乳汁不足	急救穴、刺絡療法、解熱作用	斜刺0.1寸	井金穴
前谷		尺神經麻痺、發燒、咽喉炎、扁桃腺炎、耳鳴、頭痛、乳腺炎	解熱作用	直刺0.2-0.3寸	滎水穴
後溪		頭痛、項痛、肩膀僵硬、尺神經麻痺、眼部疾病、腰痛、落枕、精神疾病、盜汗	鎮靜止痛作用	直刺0.5-0.8寸	俞木穴
腕骨		尺神經麻痺、腕關節障礙、半側麻痺、頭痛、發燒、無汗	解熱鎮靜安神作用	直刺0.3-0.5寸	原穴
陽谷		尺神經障礙、腕關節障礙、咽喉炎、扁桃腺炎、頭痛、耳鳴、牙痛、目赤、精神疾病	鎮靜止痛作用	直刺0.3-0.5寸	經火穴
養老	前臂部	頸臂障礙、閃到腰、腕關節障礙、落枕、頭痛、半側麻痺	鎮靜止痛作用	斜刺0.5-0.8寸	郄穴
支正		尺神經障礙、肘關節障礙、頭痛、肩膀僵硬、暈眩、耳鳴、精神疾病、發燒		直刺0.5-0.8寸	絡穴
小海	上臂部	尺神經障礙、肘關節障礙、頭痛、暈眩、耳鳴、精神疾病		斜刺0.5-0.8寸	合土穴
肩貞		肩關節障礙、頸臂障礙、肩胛痛、半側麻痺		直刺0.5-1寸	
臑俞		肩關節障礙、頸臂障礙、肩胛痛、半側麻痺		直刺0.5-1寸	
天宗	肩胛部	肩胛痛、肩膀僵硬、肩關節障礙、上肢外側的感覺運動障礙		直刺0.5-1寸	
秉風		肩膀僵硬、肩關節障礙、肩背痛		直刺0.5-0.8寸	
曲垣		肩膀僵硬、肩關節障礙、肩背痛		直刺0.5-0.8寸	
肩外俞		肩膀僵硬、項部僵直、肩背痛		斜刺0.3-0.6寸	注意誤刺所造成的氣胸
肩中俞		肩膀僵硬、項部僵直、肩背痛		直刺0.5-0.8寸	注意誤刺所造成的氣胸
天窗	頸部	頸項僵直、落枕、咽喉腫痛、粗嘎聲、舌骨下肌群麻痺、扁桃腺炎、頸部淋巴結腫脹、耳鳴		直刺0.3-0.5寸	
天容		頸項僵直、落枕、咽喉腫痛、粗嘎聲、舌骨下肌群麻痺、扁桃腺炎、頸部淋巴結腫脹、耳鳴		直刺0.5-0.8寸	
顴髎	顏面部	顏面神經麻痺、三叉神經痛、嚼肌痙攣、牙痛		直刺0.3-0.5寸	
聽宮		耳部諸疾病、顳顎關節障礙		直刺0.5-1寸	將嘴巴打開後刺入

3. 手足少陰、太陽經脈

7—足太陽膀胱經的流注（BL,67穴）(1)

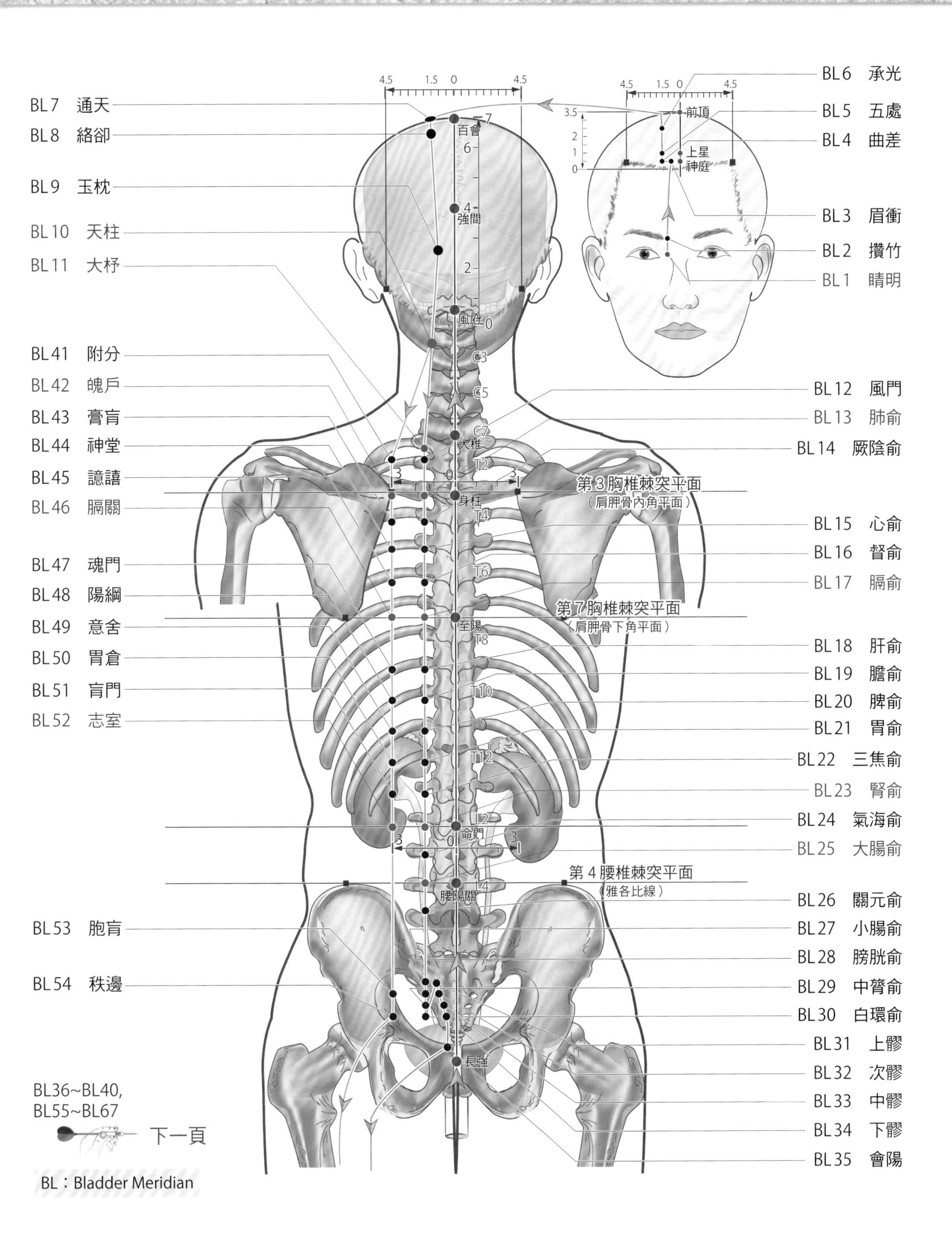

7—足太陽膀胱經的流注（BL,67穴）(2)

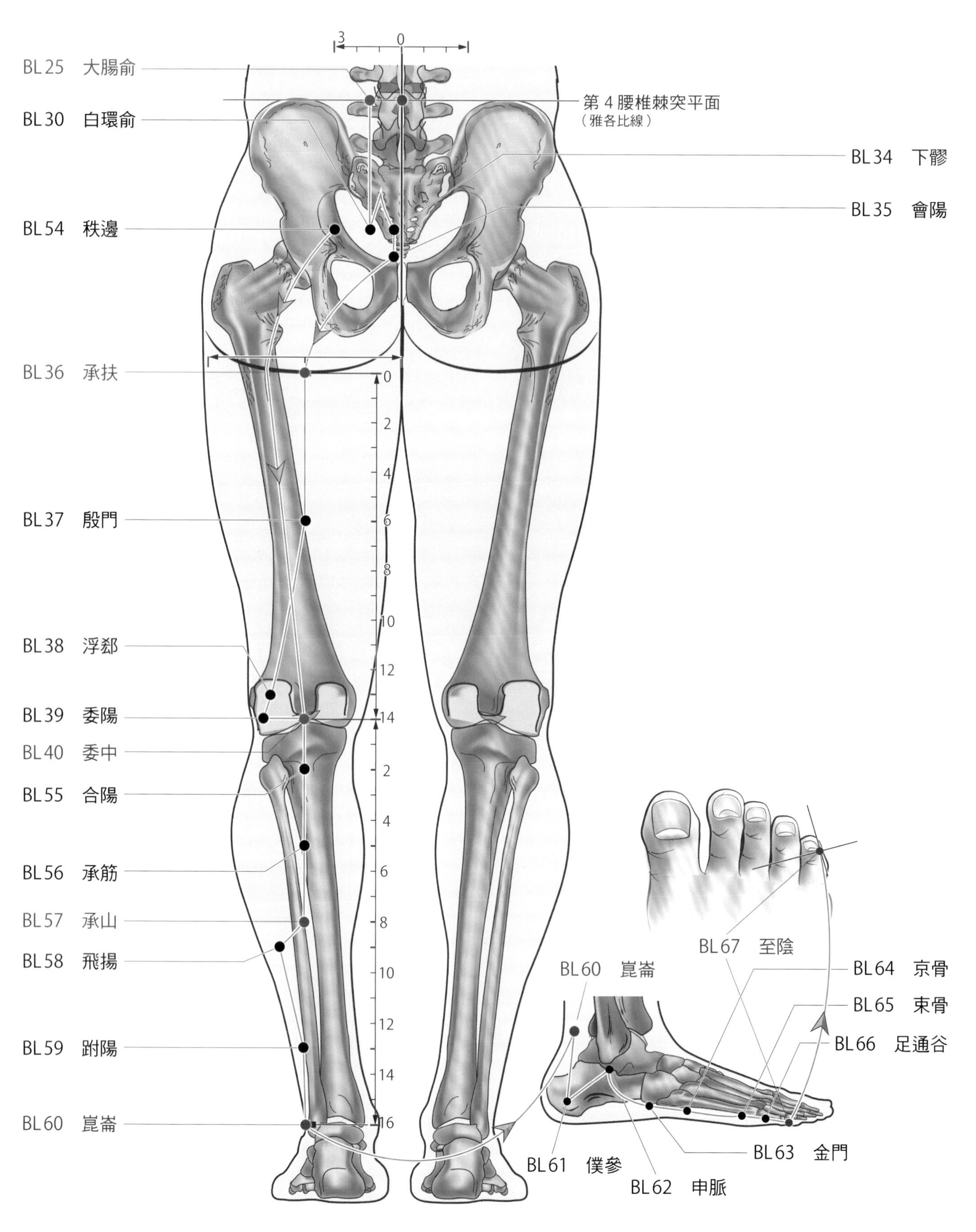

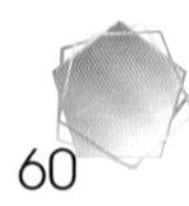

3. 手足少陰、太陽經脈

8—足太陽膀胱經的經穴部位、取穴技巧（1）

經穴部位

頭頸部（10穴）

BL1	睛　明	顏面部、內眼角內上方和眼窩內側壁之間的凹陷處。
BL2	攢　竹	頭部、眉毛內側端的凹陷處。
BL3	眉　衝	頭部、額切跡上方、前髮際後方5分處。
BL4	曲　差	頭部、前髮際後方5分、前正中線外側1寸5分處。
BL5	五　處	頭部、前髮際後方1寸、前正中線外側1寸5分處。
BL6	承　光	頭部、前髮際後方2寸5分、前正中線外側1寸5分處。
BL7	通　天	頭部、前髮際後方4寸、前正中線外側1寸5分處。
BL8	絡　卻	頭部、前髮際後方5寸5分、後正中線外側1寸5分處。
BL9	玉　枕	頭部、與枕外隆起上緣同高、後正中線外側1寸3分處。
BL10	天　柱	後頸部、與第2頸椎棘突上緣同高、斜方肌外緣的凹陷處。

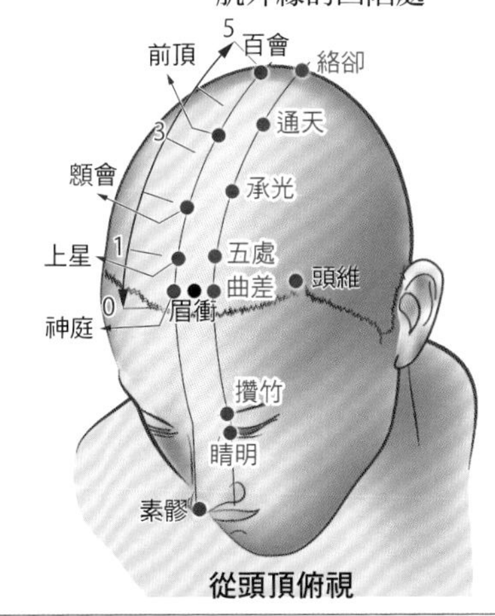

從頭頂俯視

取穴方法

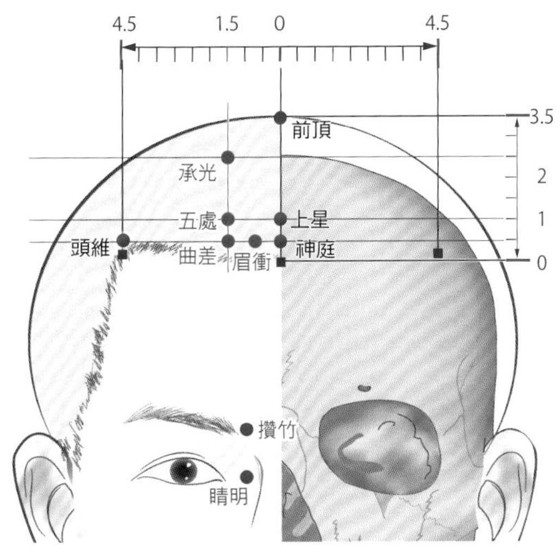

頭部（前面）

① 眼睛閉起，於眼窩內側上緣（內眼角與眉毛內側端之間）取睛明。睛明正上方，眉毛內側端取攢竹。攢竹正上方，入髮際5分處取眉衝。

② 前正中線上，入髮際5分處取神庭，其外側1寸5分處取曲差。曲差正上方5分處取五處。

③ 五處之正上方1寸5分處取承光，承光正上方1寸5分處取通天。頭枕部通天的對側，天柱正上方1寸5分處取絡卻。

④ 確認枕外粗隆位置後方，沿著後正中線往下壓，來到無法前進的凹陷處取瘂門。其外1寸3分、斜方肌外緣的凹陷處取天柱。天柱正上方，腦戶外側1寸3分處取玉枕。

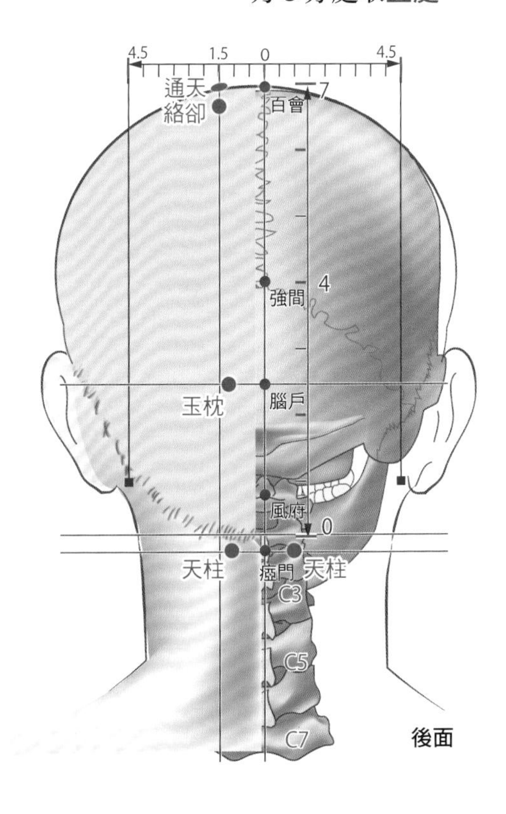

後面

經穴春秋

睛明　「睛」指眼睛，「明」指視力改善。此乃治療眼疾的重要穴道。

攢竹　「攢」指群聚。意思是，眉毛像竹林般在此聚集。

曲差　意思是從睛明到此，並非一直線，而是走彎曲路線。

五處　距離曲差5分，也是膀胱經的第5個經穴。

承光　經穴的名稱意義是「承受光明」，意思是本穴道有助於改善視力，治療眼疾。

通天　「天」指上、「頭頂」。「通」則是指到達。換言之，膀胱經的經氣在此抵達頭部。

絡卻　「絡」在此意思是與腦有所聯繫。「卻」則是指經穴再度來到體表。

玉枕　「玉」代表珍貴、貴重的意思。「枕」則是背臥位頭枕部隆起的比喻。

天柱　古代將頸椎稱為「天柱骨」。意思是頸椎乃支撐「天」（頭）的「柱」。

8—足太陽膀胱經的經穴部位、取穴技巧(2)

經穴部位

背部第 1 支(25穴)

BL11 大 杼 (八會穴的骨會)上背部、與第 1 胸椎棘突下緣同高、後正中線外側 1 寸 5 分處。

BL12 風 門 上背部、與第 2 胸椎棘突同高、後正中線外側 1 寸 5 分處。

BL13 肺 俞 (肺的背部俞穴)上背部、與第 3 胸椎棘突下緣同高、後正中線外側 1 寸 5 分處。

BL14 厥陰俞 (心包的背部俞穴)上背部、與第 4 胸椎棘突下緣同高、後正中線外側 1 寸 5 分處。

BL15 心 俞 (心的背部俞穴)上背部、與第 5 胸椎棘突下緣同高、後正中線外側 1 寸 5 分處。

BL16 督 俞 上背部、與第 6 胸椎棘突下緣同高、後正中線外側 1 寸 5 分處。

BL17 膈 俞 (八會穴的血會)上背部、與第 7 胸椎棘突下緣同高、後正中線外側 1 寸 5 分處。

BL18 肝 俞 (肝的骨背部俞穴)上背部、與第 9 胸椎棘突下緣同高、後正中線外側 1 寸 5 分處。

BL19 膽 俞 (膽的骨背部俞穴)上背部、與第10胸椎棘突下緣同高、後正中線外側 1 寸 5 分處。

BL20 脾 俞 (脾的骨背部俞穴)上背部、與第11胸椎棘突下緣同高、後正中線外側 1 寸 5 分處。

BL21 胃 俞 (胃的骨背部俞穴)上背部、與第12胸椎棘突下緣同高、後正中線外側 1 寸 5 分處。

BL22 三焦俞 (三焦的骨背部俞穴)上背部、與第 1 腰椎棘突下緣同高、後正中線外側 1 寸 5 分處。

BL23 腎 俞 (腎的骨背部俞穴)上背部、與第 2 腰椎棘突下緣同高、後正中線外側 1 寸 5 分處。

BL24 氣海俞 腰部、與第 3 腰椎棘突下緣同高處、後正中線外側 1 寸 5 分處。

BL25 大腸俞 (大腸的背部俞穴)腰部、與第 4 腰椎棘突下緣同高處、後正中線外側 1 寸 5 分處。

BL26 關元俞 腰部、與第 5 腰椎棘突下緣同高處、後正中線外側 1 寸 5 分處。

BL27 小腸俞 (小腸的背部俞穴)薦骨部、與第 1 薦後孔同高處、薦正中嵴外側 1 寸 5 分處。

BL28 膀胱俞 (膀胱的背部俞穴)薦骨部、與第 2 薦後孔同高處、薦正中嵴外側 1 寸 5 分處。

BL29 中膂俞 薦骨部、與第 3 薦後孔同高處、薦正中嵴外側 1 寸 5 分處。

BL30 白環俞 薦骨部、與第 4 薦後孔同高處、薦正中嵴外側 1 寸 5 分處。

BL31 上 髎 薦骨部、第 1 薦後孔。

BL32 次 髎 薦骨部、第 2 薦後孔。

BL33 中 髎 薦骨部、第 3 薦後孔。

BL34 下 髎 薦骨部、第 4 薦後孔。

BL35 會 陽 臀部、尾骨下端外側 5 分處。

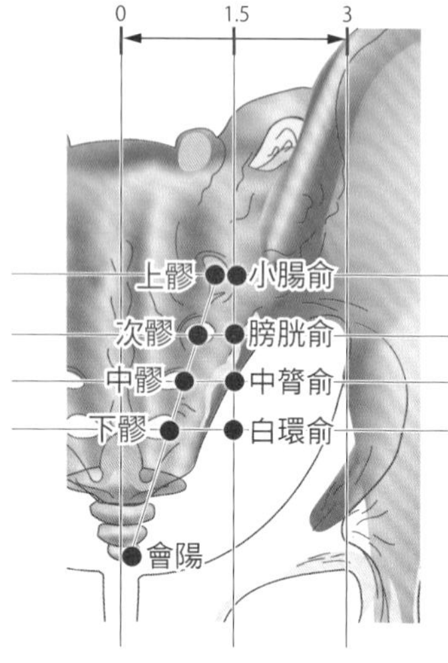

後面

取穴方法

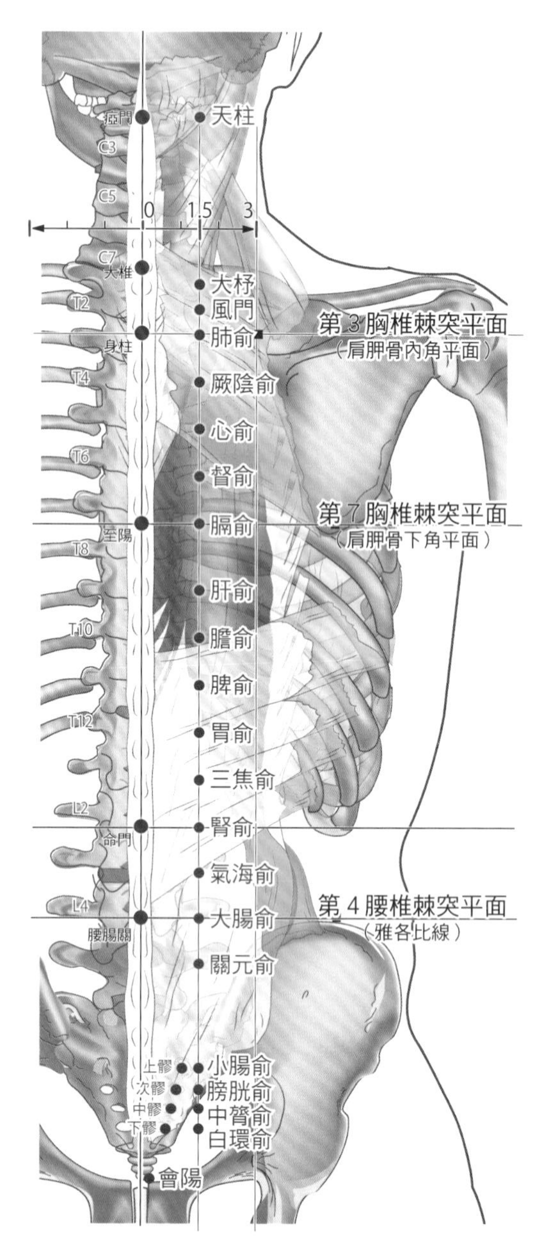

背部(後面)

後正中線旁開1.5寸可找到膀胱經第一支。

① 找到第 7 頸椎(大椎)之後,其下方第 1 胸椎棘突(陶道)外1.5寸處取大杼。

② 後正中線與左右肩胛骨下角連線之交叉點,便是第 7 胸椎棘突(至陽),其外1.5寸處取膈俞。

③ 雅各比線(第 4 腰椎棘突)上找到腰陽關之後,其外1.5寸取大腸俞。

④ 以雅各比線為基準,在其上方找到第 2 腰椎棘突旁的命門,再於其外1.5寸處取腎俞。

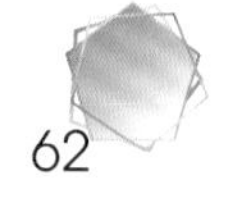

3. 手足少陰、太陽經脈

8 — 足太陽膀胱經的經穴部位、取穴技巧(3)

經穴部位

二 背部第2支(14穴)

BL41 附分　上背部、與第2胸椎棘突下緣同高、後正中線外側3寸處。
BL42 魄戶　上背部、與第3胸椎棘突下緣同高、後正中線外側3寸處。
BL43 膏肓　上背部、與第4胸椎棘突下緣同高、後正中線外側3寸處。
BL44 神堂　上背部、與第5胸椎棘突下緣同高、後正中線外側3寸處。
BL45 譩譆　上背部、與第6胸椎棘突下緣同高、後正中線外側3寸處。
BL46 膈關　上背部、與第7胸椎棘突下緣同高、後正中線外側3寸處。
BL47 魂門　上背部、與第9胸椎棘突下緣同高、後正中線外側3寸處。
BL48 陽綱　上背部、與第10胸椎棘突下緣同高、後正中線外側3寸處。
BL49 意舍　上背部、與第11胸椎棘突下緣同高、後正中線外側3寸處。
BL50 胃倉　上背部、與第12胸椎棘突下緣同高、後正中線外側3寸處。
BL51 肓門　腰部、與第1腰椎棘突下緣同高、後正中線外側3寸處。
BL52 志室　腰部、與第2腰椎棘突下緣同高、後正中線外側3寸處。
BL53 胞肓　臀部、與第2薦後孔同高、薦正中嵴外側3寸處。
BL54 秩邊　臀部、與第4薦後孔同高、薦正中嵴外側3寸處。

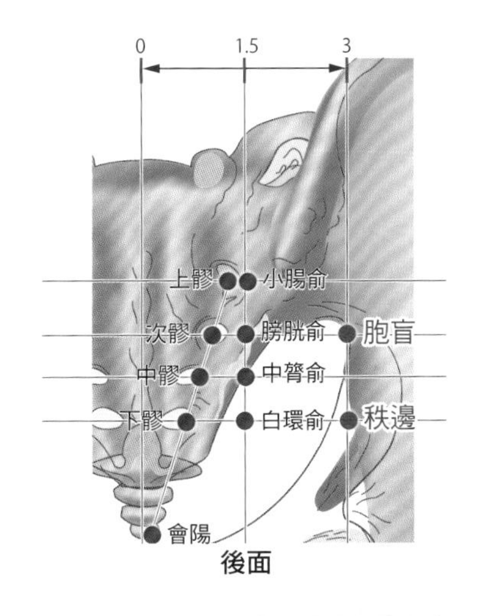

後面

五臟與五神之關係	
T3	身柱－肺俞－魄戶※
T5	神道－心俞－神堂
T9	筋縮－肝俞－魂門
T11	脊中－脾俞－意舍
L2	命門－腎俞－志室

※戶、堂、門、舍、室係指「場所」

後薦骨孔與4髎穴之關係
第1後薦骨孔：上髎－小腸俞
第2後薦骨孔：次髎－膀胱俞－胞肓
第3後薦骨孔：中髎－中膂俞
第4後薦骨孔：下髎－白環俞－秩邊
尾骶骨下端：長強－會陽

取穴方法

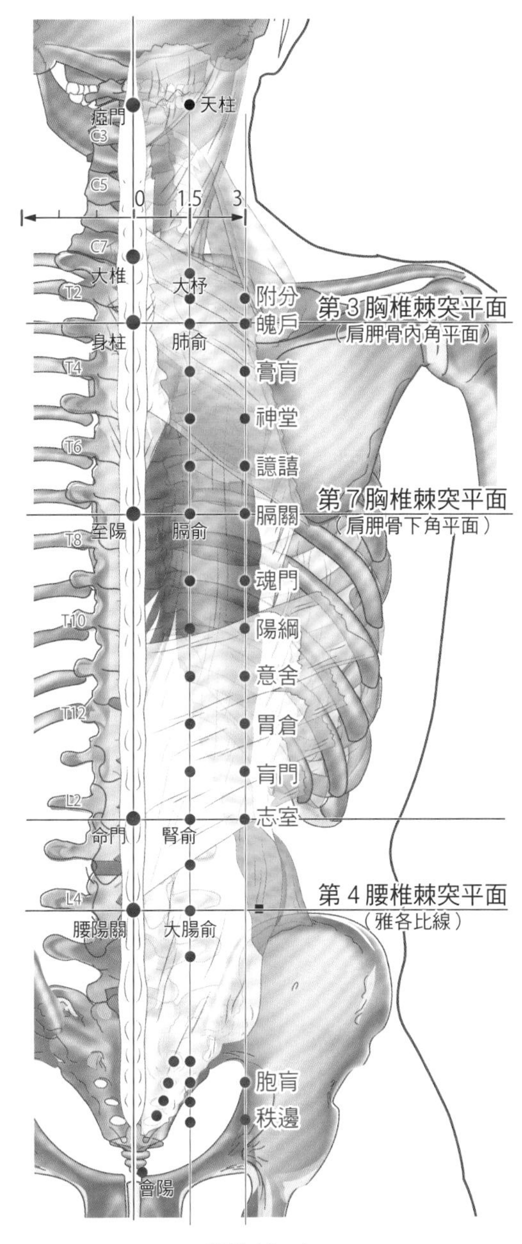

背部(後面)

後正中線(督脈)外側3寸處取膀胱經的第2支。

① 左右肩胛棘內側端的連線上、第3胸椎棘突的外側3寸處取魄戶。
② 於後正中線上、與左右肩胛骨下角連線交叉處確認第7胸椎棘突(至陽)的位置,再於其外側3寸處取膈關。
③ 在第2腰椎棘突下緣的外側1.5寸處取腎俞,3寸處取志室。

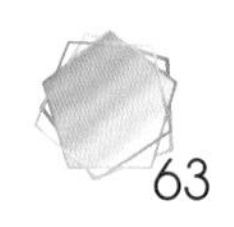

8 — 足太陽膀胱經的經穴部位、取穴技巧（4）

經穴部位

四 下肢部（10穴）

BL36	承扶	臀部、臀溝的中點。
BL37	殷門	大腿後側、股二頭肌和半腱肌之間、臀溝下方6寸處。
BL38	浮郄	膝蓋後側、股二頭肌腱內緣、膝窩橫紋上方1寸處。
BL39	委陽	（三焦的下合穴）膝蓋後外側、股二頭肌腱內緣、膝窩橫紋上。
BL40	委中	（膀胱經的合土穴、四總穴、膀胱的下合穴）膝蓋後側、膝窩橫紋中點。
BL55	合陽	小腿後側、腓腸肌外側頭和內側頭之間、膝窩橫紋下方2寸處。
BL56	承筋	小腿後側、腓腸肌兩肌腹之間、膝窩橫紋下方5寸處。
BL57	承山	小腿後側、腓腸肌肌腹和阿基里斯腱的交接處。
BL58	飛揚	（膀胱經的絡穴）小腿後外側、腓腸肌外側頭下緣和阿基里斯腱之間、崑崙穴上方7寸處。
BL59	跗陽	（陽蹻脈的郄穴）小腿後外側、腓骨和阿基里斯腱之間、崑崙穴上方3寸處。

五 足部（8穴）

BL60	崑崙	（膀胱經的經火穴）踝關節後外側、外踝尖和阿基里斯腱之間的凹陷處。
BL61	僕參	足部外側、崑崙穴的下方。跟骨外側、赤白肉際。
BL62	申脈	（八脈交會穴）足部外側、外踝尖正下方、外踝下緣和跟骨之間的凹陷處。
BL63	金門	（膀胱經的郄穴）腳背、外踝前緣遠端、第5蹠骨粗面後方、骰骨下凹陷處。
BL64	京骨	（膀胱的原穴）足部外側、第5蹠骨粗面的遠端、赤白肉際。
BL65	束骨	（膀胱經的俞木穴）足部外側、第5蹠骨粗面的近端凹陷處、赤白肉際。
BL66	足通谷	（膀胱經的滎水穴）足部第5趾、第5蹠趾關節遠端外側凹陷處、赤白肉際。
BL67	至陰	（膀胱經的井金穴）足部第5趾、遠端趾骨外側、趾甲角近端外側1分（指寸）處、趾甲外側緣垂線和趾甲基底部水平線的交點。

取穴方法

① 面朝下趴臥可見臀部與大腿之間的臀溝，其中央取承扶。

② 膝窩中央取委中。承扶與委中之中間取殷門。委中外側、股二頭肌腱內側取委陽。委陽上方1寸處取浮郄。

③ 觸診、確認外踝頂點與阿基里斯腱位置，兩者之間取崑崙。

④ 約在小腿後方的中央，當腳底屈時，腓腹筋下緣可見的「人」字形，在其筋溝上取承山。

合陽位於委中正下方2寸處。合陽與承山的中間取承筋。

崑崙正上方7寸處、3寸處分別取飛揚、跗陽。

⑤ 崑崙正下方取僕參。外踝正下方凹陷處取申脈。骰骨後下緣取金門。第5蹠骨粗面前下緣取京骨。

⑥ 第5蹠趾關節近端取束骨；遠端取足通谷。第5趾趾甲根外側角旁1分處許取至陰。

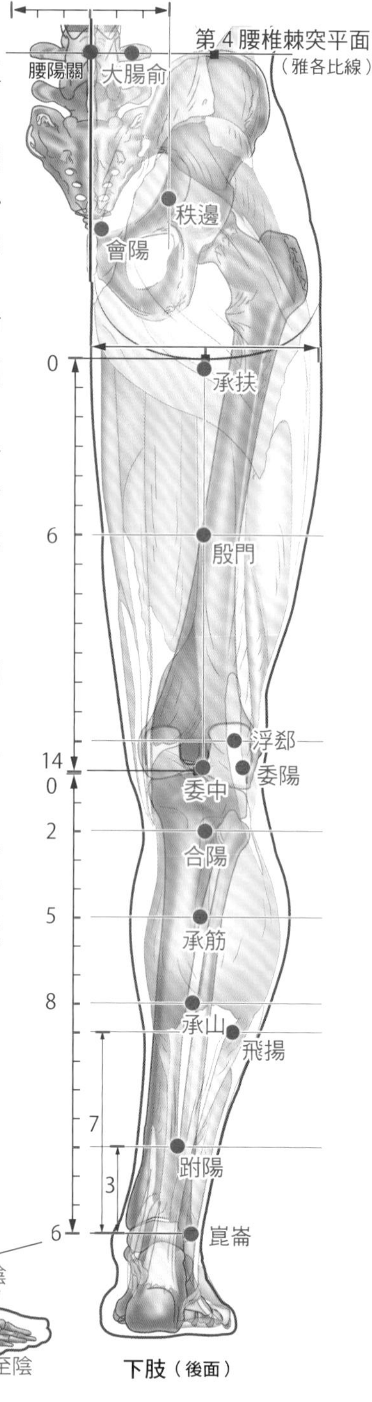

下肢（後面）

崑崙
申脈
僕參
金門
京骨
束骨
至陰
足通谷

足（外側面）

經穴春秋

承扶　「扶」有支撐的意思。本穴道位於大腿臀部交界，因此有支撐體重的意思。

殷門　「殷」有深、紅、中央等意思，令人聯想到大腿肌肉。本穴道位於承扶與委中的中央，因此得名。

委陽　「陽」指外側。本穴道位於委中外側，因此而得名。

委中　「委」乃女子彎腰撿拾禾穗的樣子。四總穴之中，委中是治療脊柱、腰部疾病的重要穴道。

合陽　足太陽膀胱經的第1、2分支在此匯流，因此得名。

承山　比喻小腿支撐人體的負重就像支撐著山一般，因此得名。

飛揚　本穴道屬於絡穴。膀胱經在此分出一條絡脈，有往腎經飛去的意思。

崑崙　「崑崙」乃中國名山，為外踝隆起與阿基里斯腱之比喻，代表此乃運動相關的重要穴道。

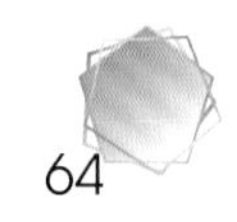

3. 手足少陰、太陽經脈

9 — 足太陽膀胱經的經穴主治（1）

足太陽膀胱經在體內屬膀胱之腑，與腎脾等臟器連接。體表走內眼角、額部、頭頂、頭枕部、軀幹後面（在脊柱左右分出第一支、第二支）、下肢後側，來到足部第5趾外側。根據其流注，主要用來治療**眼睛、頭枕部、背肌、腰部疾病，坐骨神經痛、下肢屈肌**之感覺／運動障礙與**泌尿、生殖系統**疾病。

經穴名稱	部位	主　治	特殊的主治	刺　法	備考
睛　明	顏面部	眼部諸疾病、眼肌痙攣	眼部疾病常用穴	以手按壓保護眼球，沿眼窩之鼻骨0.3-0.5寸	注意眼球誤刺出血
攢　竹		顏面神經麻痺、三叉神經痛、眼部諸疾病、眼肌痙攣、鼻炎、頭痛	腰痛也可用	橫刺0.3-0.5寸	
眉　衝	頭頸部	頭痛、暈眩、鼻塞、眼痛		橫刺0.3-0.5寸	
曲　差		頭痛、暈眩、顏面神經麻痺、三叉神經痛		橫刺0.3-0.5寸	
五　處		頭痛、暈眩、眼痛		橫刺0.3-0.5寸	
承　光		頭痛、暈眩、眼痛、感冒、鼻部疾病		橫刺0.3-0.5寸	
通　天		頭痛、暈眩、三叉神經痛、嚼肌痙攣		橫刺0.3-0.5寸	
絡　卻		頭枕痛、脖子僵硬、暈眩、耳鳴、嚼肌痙攣		橫刺0.3-0.5寸	
玉　枕		頭枕痛、脖子僵硬、肩膀痠痛		橫刺0.3-0.5寸	
天　柱		頭枕痛、脖子僵硬、肩膀痠痛、落枕		直刺0.5-1寸	
大　杼	胸　部	感冒、頸椎病、頭枕痛、脖子僵硬、肩膀痠痛		斜刺0.5-0.8寸	八會穴之骨會穴
風　門		感冒、發燒、惡風、脖子僵硬、肩膀痠痛、過敏	體表防御之機能	斜刺0.5-0.8寸	
肺　俞		呼吸系統疾病、感冒、過敏、盜汗		斜刺0.5-0.8寸	肺之俞穴
厥陰俞		胸部苦滿、心胸痛、神經衰弱、肋間神經痛		斜刺0.5-0.8寸	心包之俞穴
心　俞		心臟疾病、失眠、神經衰弱、肋間神經痛	鎮靜安神之作用	斜刺0.5-0.8寸	心之俞穴
督　俞		心胸痛、腹痛、橫膈肌痙攣、過敏		斜刺0.5-0.8寸	
膈　俞		嘔吐、打嗝、橫膈肌痙攣、吐血、盜汗	改善過敏體質、血液疾病之配穴	斜刺0.5-0.8寸	八會穴之血會穴
肝　俞		背肌痛、眼疾、肝疾、婦科疾病、神經衰弱	自律神經調節之作用	斜刺0.5-0.8寸	肝之俞穴
膽　俞		膽囊疾病、胸脅痛、口苦、潮熱		斜刺0.5-0.8寸	膽之俞穴
脾　俞		腹脹、腹痛、嘔吐、噁心、食慾不振等消化系統疾病、倦怠感、貧血、胰臟的疾病		直刺0.5-0.8寸	脾之俞穴
胃　俞		胃腸疾病、胸脅痛、胰臟的疾病		直刺0.5-0.8寸	胃之俞穴
三焦俞	腰　部	腹脹、腹痛、腸鳴、下痢、小便不利、水腫		直刺0.5-1寸	三焦之俞穴
腎　俞		腰膝軟弱、腰痛、泌尿系統疾病、生殖系統疾病、慢性下痢、發冷、婦科疾病	生殖系統疾病、婦科疾病、發冷之常用穴	直刺0.8-1寸	腎之俞穴
氣海俞		腰痛、發寒、婦科疾病、下肢感覺與運動障礙	發冷之常用穴	直刺0.8-1寸	
大腸俞		腰痛、坐骨神經痛、腹脹、腸鳴、下痢、便秘	痔瘡也可使用	直刺0.8-1寸	大腸之俞穴
關元俞		腰痛、腹脹、腸鳴、下痢、便秘、漏尿、婦科疾病	發冷之常用穴	直刺0.8-1寸	
小腸俞	薦骨部	下腹痛、下痢、小便不利、漏尿、婦科疾病		直刺0.8-1寸	小腸之俞穴
膀胱俞		下腹痛、泌尿系統疾病、下痢、便秘、婦科疾病	痔瘡也可使用	直刺0.8-1寸	膀胱之俞穴
中膂俞		生殖系統疾病、婦科疾病、腰薦骨神經叢之障礙		直刺0.8-1寸	
白環俞		生殖系統疾病、婦科疾病、腰薦骨神經叢之障礙		直刺0.8-1寸	
上　髎 次　髎 中　髎 下　髎		稱為「四髎穴」。常用來治療薦骨神經叢之障礙，調節薦骨副交感神經。例：①S形結腸以下腸機能的調整：下痢、便秘、痔瘡。②膀胱機能的調整：小便不利、漏尿。③生理不順、帶下病、生理痛等的婦科疾病。④陽痿、早漏、遺精等生殖系統疾病。		斜刺0.8-1寸	
會　陽		痔瘡、下痢、便秘、血便、陽痿、帶下病		斜刺0.8-1寸	

9—足太陽膀胱經的經穴主治（2）

經穴名稱	部位	主　治	特殊的主治	刺　法	備考
承扶	大腿部	腰痛、坐骨神經痛、半側麻痺、痔瘡	坐骨神經痛常用穴	直刺1.5-2.5寸	
殷門	大腿部	坐骨神經痛、半側麻痺	坐骨神經痛常用穴	直刺1.5-2.5寸	
浮郄	大腿部	下肢後面的感覺、運動障礙、半側麻痺	總腓骨神經障礙常用穴	直刺0.5-1寸	
委陽	大腿部	腰背的諸障礙、下肢的感覺、運動障礙、腹痛	三焦經的下合穴，也可用來改善泌尿系統障礙	直刺0.5-1寸	
委中	大腿部	腰痛、小腿的感覺、運動障礙、半側麻痺、腹痛	四總穴之一，腰背諸症狀常用穴，刺絡。	直刺0.5-1寸	合土穴
附分	胸部	肩膀痠痛、脖子僵硬		斜刺0.5-0.8寸	
魄戶	胸部	呼吸系統疾病、感冒、肩膀痠痛		斜刺0.5-0.8寸	
膏肓	胸部	呼吸系統疾病、感冒、慢性虛弱的疾病、盜汗		斜刺0.5-0.8寸	
神堂	胸部	胸脅苦滿、心胸痛、神經衰弱、肋間神經痛		斜刺0.5-0.8寸	
譩譆	胸部	胸脅苦滿、心胸痛、神經衰弱、肋間神經痛寸		斜刺0.5-0.8寸	
膈關	胸部	胸脅苦滿、心胸痛、橫膈肌痙攣、肋間神經痛		斜刺0.5-0.8寸	
魂門	胸部	背部痛、胸脅苦滿、自律神經失調、腹痛下痢	自律神經調節作用	斜刺0.5-0.8寸	
陽綱	胸部	膽囊疾病、胸脅痛、口苦、腹痛、腸鳴、下痢		斜刺0.5-0.8寸	
意舍	胸部	腹脹、腹痛、嘔吐、噁心、食慾不振等消化系統之症狀、倦怠感、慢性貧血、胰臟疾病		斜刺0.5-0.8寸	
胃倉	胸部	胃腸疾病、胸脅痛、胰臟疾病		斜刺0.5-0.8寸	
肓門	腰部	腰痛、腹痛、婦科疾病、下肢感覺／運動障礙		直刺0.8-1寸	
志室	腰部	泌尿、生殖系統疾病、婦科疾病、腰痛	生殖系統、婦科疾病、發冷、養生的常用穴	直刺0.8-1寸	
胞肓	薦骨部	腹脹、腹痛、腸鳴、下痢、小便不利		直刺0.8-1.5寸	
秩邊	薦骨部	生殖系統疾病、婦科疾病、腰薦神經障礙		直刺1-1.5寸	
合陽	小腿部	小腿的感覺、運動障礙		直刺1-1.5寸	
承筋	小腿部	腓長肌的感覺、運動障礙、坐骨神經痛		直刺0.5-1寸	
承山	小腿部	腓長肌的感覺、運動障礙、坐骨神經痛		直刺0.5-1寸	
飛揚	小腿部	腓長肌的感覺、運動障礙、頭枕部痛、暈眩		直刺0.5-1寸	絡穴
跗陽	小腿部	頭枕部痛、小腿痛、外踝腫痛		直刺0.5-1寸	
崑崙	足部	頭枕部痛、阿基里斯腱障礙、跟骨痛	高血壓也可使用	直刺0.5寸	經火穴
僕參	足部	跟骨痛、外踝腫痛、小腿痛		直刺0.3-0.5寸	
申脈	足部	頭枕部痛、失眠、暈眩、腰痛	鎮靜安神作用	直刺0.2-0.3寸	
金門	足部	腰痛、外踝腫痛、小腿痛	鎮靜安神作用	直刺0.3-0.5寸	郄穴
京骨	足部	頭枕部痛、腰腿痛		直刺0.3-0.5寸	原穴
束骨	足部	頭枕部痛、腰背、下肢後面痛		直刺0.3-0.5寸	俞木穴
足通谷	足部	頭枕部痛、暈眩、鼻血		直刺0.2-0.3寸	滎水穴
至陰	足部	頭痛、暈眩、鼻血、難產		斜刺0.1寸	井金穴

3. 手足少陰、太陽經脈

10 — 足少陰腎經的流注（KI, 27穴）(1)

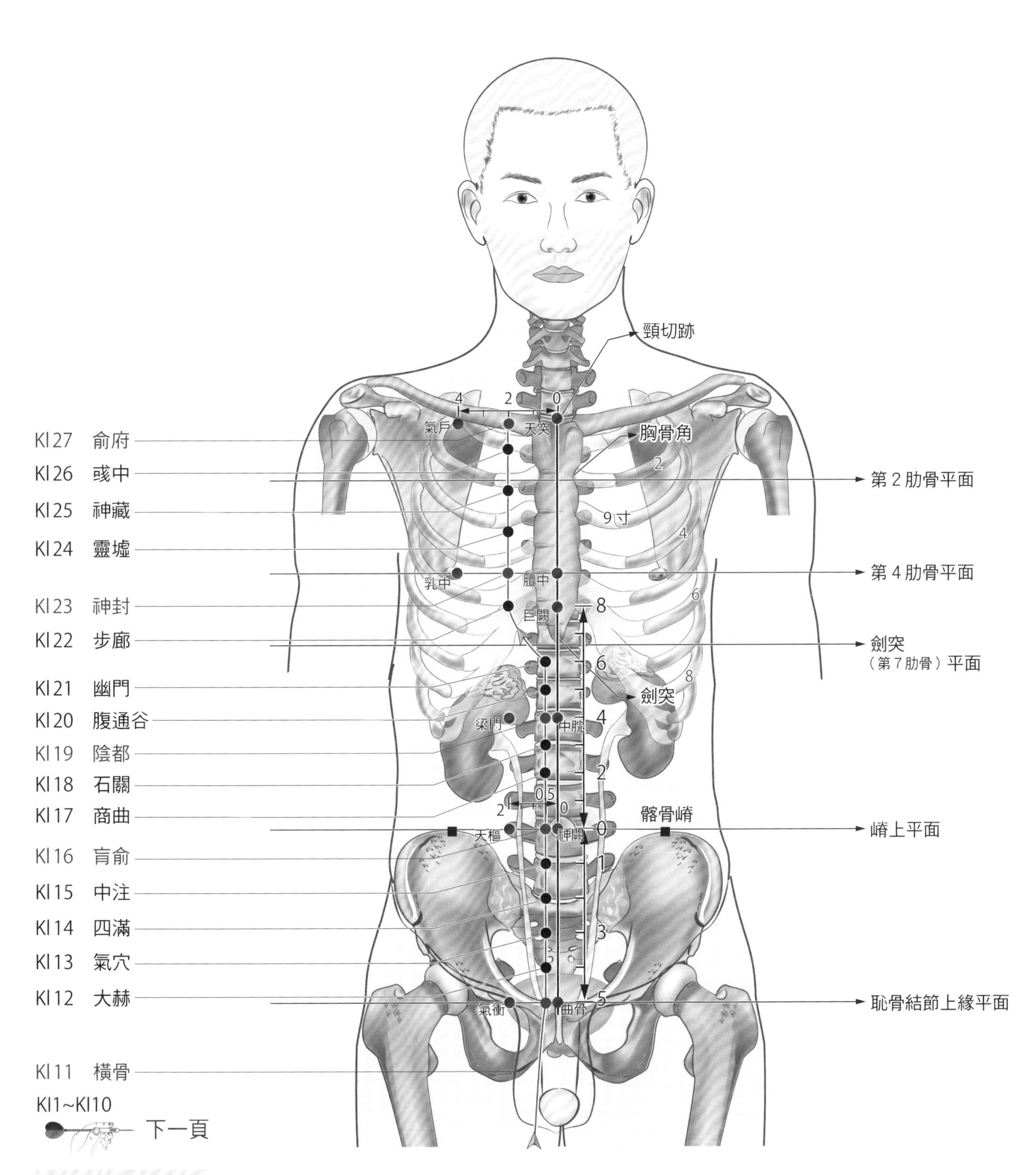

KI：Kidney Meridian

10—足少陰腎經的流注（KI, 27穴）(2)

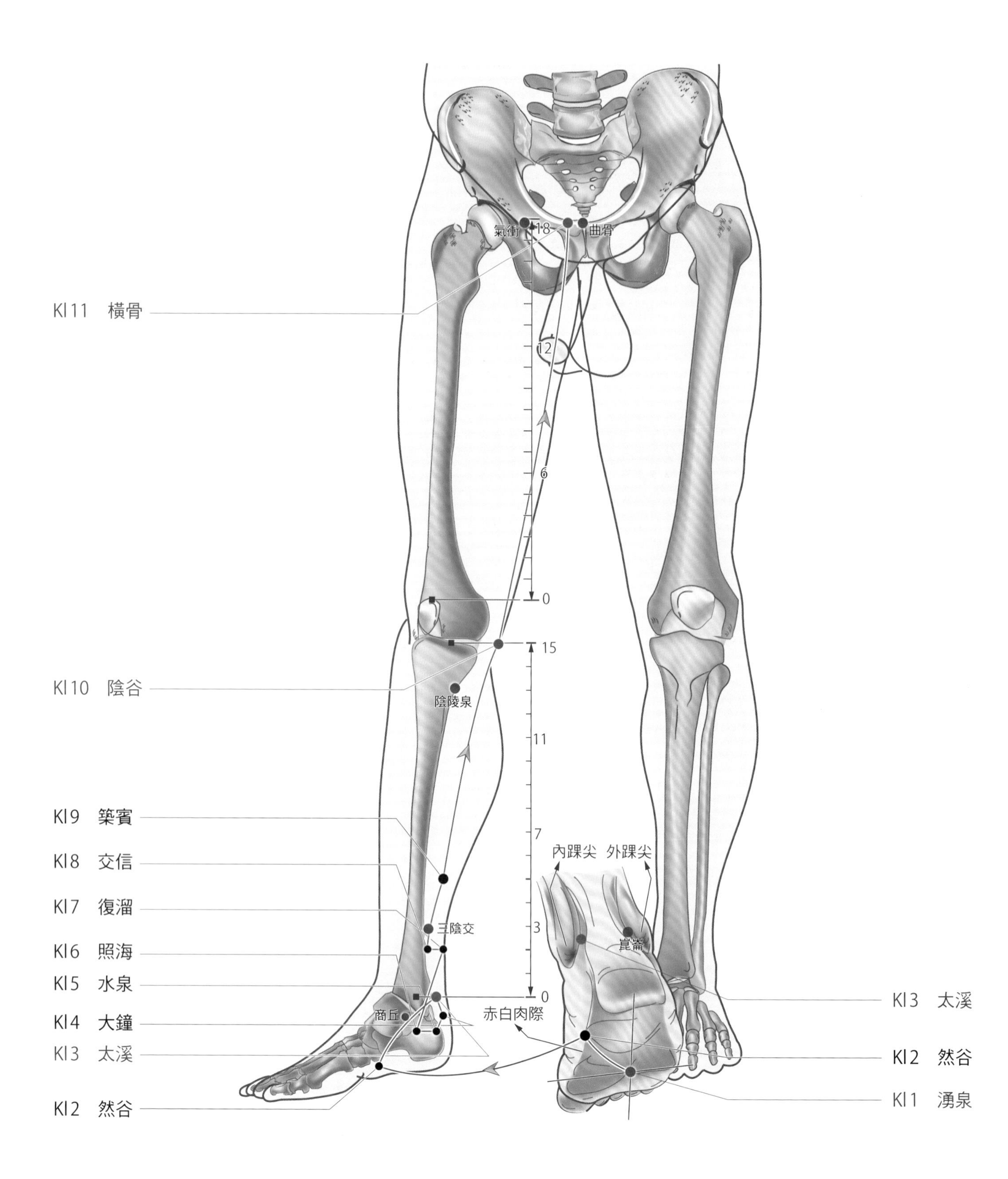

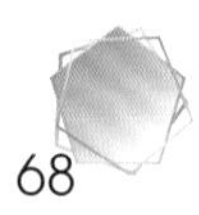

3. 手足少陰、太陽經脈

11—足少陰腎經的經穴部位、取穴技巧（1）

經穴部位

一 足部（6穴）

KI1 湧 泉 （腎經的井木穴）腳底、腳趾彎曲時，腳底最凹陷處。

KI2 然 谷 （腎經的滎火穴）腳內側、舟狀骨粗面下方、赤白肉際。

KI3 太 溪 （腎的原穴、腎經的俞土穴）踝關節後內側、內踝尖和阿基里斯腱之間的凹陷處。

KI4 大 鐘 （腎經的絡穴）腳內側、內踝後下方、跟骨上方、阿基里斯腱附著處內側前方的凹陷處。

KI5 水 泉 （腎經的郄穴）腳內側、太溪穴下方1寸、跟骨粗隆前方的凹陷處。

KI6 照 海 （八脈交會穴）腳內側、內踝尖下方1寸、內踝下方的凹陷處。

二 下肢部（4穴）

KI7 復 溜 （腎經的經金穴）小腿後內側、阿基里斯腱前緣、內踝尖上方2寸處。

KI8 交 信 （陰蹻脈的郄穴）小腿內側、脛骨內緣後方的凹陷處、內踝尖上方2寸處。

KI9 築 賓 （陰維脈的郄穴）小腿後內側、比目魚肌和阿基里斯腱之間、內踝尖上方5寸處。

KI10 陰 谷 （腎經的合水穴）膝蓋後內側、半腱肌腱外緣、膝窩橫紋上。

取穴方法

① 腳掌往下壓，腳底中央前方⅓處所形成「人」字樣凹陷處，取湧泉。

② 內踝與阿基里斯腱之間取太溪。太溪後下方5分處取大鐘，正下方1寸處取水泉。

③ 確認內踝前下方的商丘之後，在其後方、內踝正下方1寸處的凹陷處取照海。

④ 膝蓋彎曲30度左右，在膝窩內側找到兩條肌腱，兩者之間取陰谷。

⑤ 於太溪與陰谷的連線上、太溪上方2寸處取復溜；5寸處取築賓。

復溜與脛骨內側緣之間取交信。

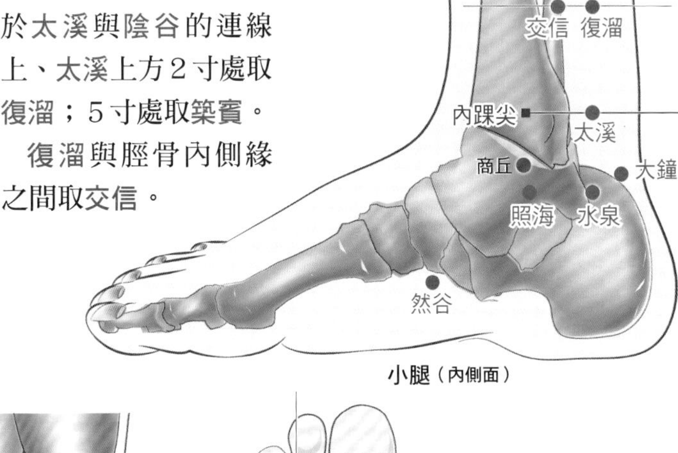

小腿（內側面）

陰谷穴（後面）

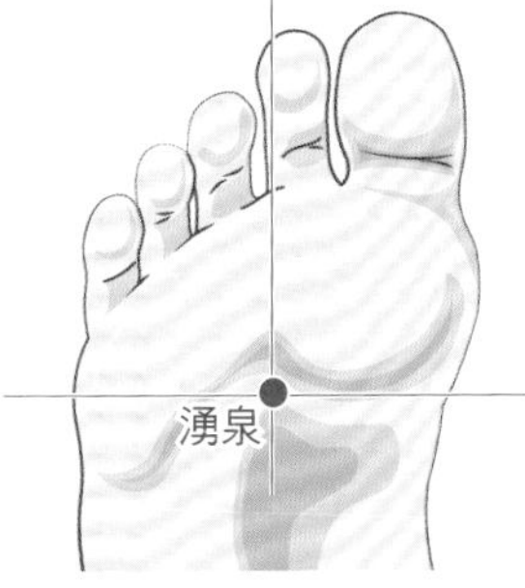

腳底中線與湧泉穴

經穴春秋

湧泉 為足少陰腎經的井穴，係形容氣血如泉，在此湧出。

然谷 腳的舟狀骨稱為「然骨」，於其粗面下方的凹陷處取之，因此而得名。

大鐘 跟骨的形狀有如大鐘，因此得名。

照海 奇經八脈的陰蹻脈由此開始，來到內眼角與陽蹻脈合流。可治療眼疾，讓眼睛有如陽光照射海面那樣光明，因此得名。

復溜 意思是再度流進。腎經之流注由太溪往大鐘、水泉一路下降，來到照海轉折之後再度上行。

交信 有二說。其一是腎經由此產生支，和脾經的三陰交合流。「信」有伸展的意思。其二，古代稱女性生理周期為「月信」，此乃治療生理不順的重要穴道，因此而得名。

築賓 有建設「迎賓館」以等待來賓光臨的意思，表示奇經八脈的陰維脈在此合流。

11—足少陰腎經的經穴部位、取穴技巧（2）

經穴部位

（三）腹部（11穴）

KI11	橫　骨	下腹部、肚臍中央下方5寸、前正中線外側5分處。
KI12	大　赫	下腹部、肚臍中央下方4寸、前正中線外側5分處。
KI13	氣　穴	下腹部、肚臍中央下方3寸、前正中線外側5分處。
KI14	四　滿	下腹部、肚臍中央下方2寸、前正中線外側5分處。
KI15	中　注	下腹部、肚臍中央下方1寸、前正中線外側5分處。
KI16	肓　俞	上腹部、肚臍中央外側5分處。
KI17	商　曲	上腹部、肚臍中央上方2寸、前正中線外側5分處。
KI18	石　關	上腹部、肚臍中央上方3寸、前正中線外側5分處。
KI19	陰　都	上腹部、肚臍中央上方4寸、前正中線外側5分處。
KI20	腹通谷	上腹部、肚臍中央上方5寸、前正中線外側5分處。
KI21	幽　門	上腹部、肚臍中央上方6寸、前正中線外側5分處。

（四）胸部（6穴）

KI22	步　廊	前胸部、第5肋間、前正中線外側2寸處。
KI23	神　封	前胸部、第4肋間、前正中線外側2寸處。
KI24	靈　墟	前胸部、第3肋間、前正中線外側2寸處。
KI25	神　藏	前胸部、第2肋間、前正中線外側2寸處。
KI26	彧　中	前胸部、第1肋間、前正中線外側2寸處。
KI27	俞　府	前胸部、鎖骨下緣、前正中線外側2寸處。

取穴方法

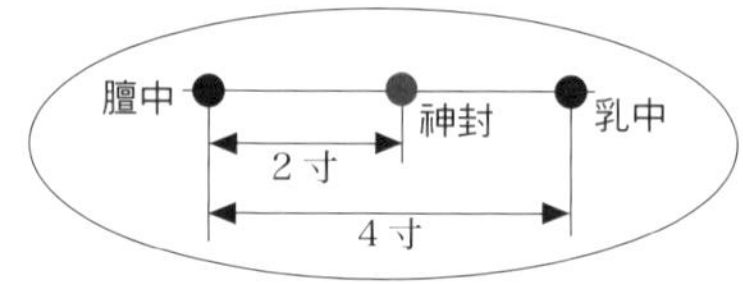

位於第4肋間的膻中、神封、乳中穴

① 於膻中、神闕與曲骨的連線（任脈、前正中線）上，神闕（肚臍）外側5分處取肓俞。

任於任脈外側5分、肓俞下1、2、3、4寸處分別取中注、四滿、氣穴、大赫。

肓俞上方2、3、4、5、6寸處分別取商曲、石關、陰都、腹通谷、幽門。

② 曲骨外側5分、肓俞下5寸處取橫骨。

③ 膻中外側2寸、第4肋間處取神封。

神封正下方、第5肋間處取步廊。其正上方、第3肋間處取靈墟；第2肋間取神藏；第1肋間處取彧中。

④ 璇璣外側2寸、鎖骨下緣取俞府。

胸腹部（前面）

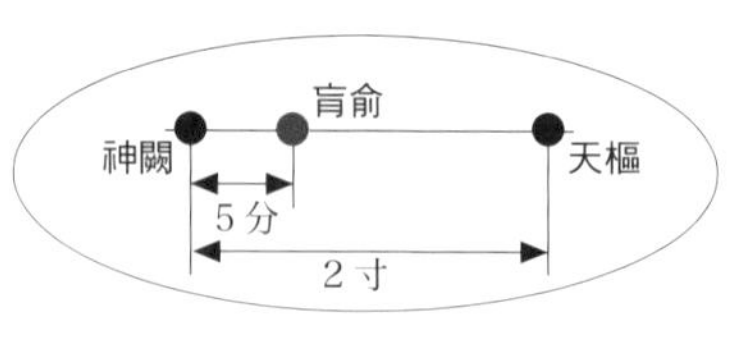

位於肚臍水平線上的神闕、肓俞、天樞穴

經穴春秋

橫骨　古代稱恥骨為橫骨。

大赫　「赫」意為非常巨大。此處乃腎經與奇經八脈衝脈匯流、陰氣大量聚集之處，也就是子宮的部位。

肓俞　「膏」與「肓」乃古代疾病名稱，以橫膈膜為界，上為膏，下為肓。膀胱經的膏肓俞位於第4胸椎。肓門與胞肓位於腰椎與薦骨。

商曲　五行與五音之中「商」代表金，屬於肺之音。大腸與肺有表裡關係，因此屬金。因此處為橫結腸所在的位置，也有彎曲與腸鳴的意味。

石關　石頭給人的印象是硬梆梆。本穴道可治療腹部脹滿、便秘、腹痛與瘀血導致的不孕症，因此得名。

神封　心臟投影在體表的部位，從第2肋間到第4肋間為止。心可藏神，因此使用「神」與「靈」等用語。古人對於人體的觀察十分仔細。

3. 手足少陰、太陽經脈

12 — 足少陰腎經的經穴主治

足少陰腎經在體內屬腎臟，與膀胱之腑連接。體表走腳底、下肢內側、軀幹前面（胸腹部第二路徑），抵達鎖骨下緣。根據其流注，可用來治療**腳底**、**下肢內側**的感覺運動障礙與**泌尿生殖系統**、**內分泌系統**、**婦科疾病**。

經穴名稱	部位	主治	特殊的主治	刺法	備考
湧泉	足部	腳趾痛、半側麻痺、腓腸肌痙攣、頭痛、失眠、高血壓、神經衰弱、失神、中暑	急救穴 鎮靜安神作用	斜刺0.1-0.3寸	井木穴
然谷		腳趾痛、婦科疾病、泌尿生殖系統障礙、半側麻痺、腳發冷	婦科疾病常用穴	直刺0.3-0.5寸	滎火穴
太溪		腳趾痛、半側麻痺、泌尿、生殖系統障礙、婦科疾病	婦科疾病常用穴	直刺0.3-0.5寸	原穴、俞土穴
大鐘		內踝腫痛、踝關節障礙、跟骨痛、泌尿生殖系統障礙、婦科疾病、水腫、神經衰弱	婦科疾病常用穴	直刺0.3-0.5寸	絡穴
水泉		跟骨痛、婦科疾病、泌尿生殖系統障礙		直刺0.3-0.5寸	郄穴
照海		踝關節障礙、婦科疾病、泌尿生殖系統障礙、失眠、神經衰弱	婦科疾病常用穴，高血壓、更年期症候群的配穴，可改善過敏體質。	直刺0.5-0.8寸	
復溜	小腿部	婦科疾病、泌尿、生殖系統障礙、盜汗、小腿內側的感覺運動障礙、發冷	婦科疾病常用穴	直刺0.5-1寸	經金穴
交信		婦科疾病、泌尿生殖系統障礙、盜汗、慢性下痢、發冷、小腿內側的感覺運動障礙	婦科疾病、生理不順的常用穴	直刺0.5-1寸	
築賓		小腿內側的感覺運動障礙		直刺0.5-1寸	
陰谷		膝窩內側的感覺運動障礙、膝蓋發冷、婦科疾病、泌尿生殖系統障礙		直刺0.8-1寸	合水穴
橫骨	腹部	婦科疾病、泌尿生殖系統障礙、下腹痛		直刺0.8-1.5寸	
大赫		下腹痛、婦科疾病、泌尿生殖系統障礙、下痢		直刺0.8-1.5寸	
氣穴		下腹痛、婦科疾病、泌尿生殖系統障礙、下痢		直刺0.8-1.5寸	
四滿		下腹痛、婦科疾病、泌尿生殖系統障礙、下痢		直刺0.8-1.5寸	
中注		婦科疾病、便秘、下痢、腸鳴、腹痛		直刺0.8-1.5寸	
肓俞		腹痛、腸鳴、便秘、下痢、婦科疾病		直刺0.8-1.5寸	
商曲		腹痛、腸鳴、便秘、下痢、婦科疾病		直刺0.5-0.8寸	
石關		嘔吐、腹痛、腸鳴、便秘、下痢、不孕症		直刺0.5-0.8寸	
陰都		腹痛、腹脹、腸鳴、便秘、下痢、不孕症		直刺0.5-0.8寸	
腹通谷		嘔吐、腹痛、腹脹、腸鳴、消化不良		直刺0.5-0.8寸	
幽門		嘔吐、腹痛、腹脹、腸鳴、消化不良		斜刺0.5-0.8寸	
步廊	胸部	咳嗽、氣喘		橫刺0.5-0.8寸	注意誤刺所造成的氣胸
神封		咳嗽、氣喘、胸脅苦滿		橫刺0.5-0.8寸	注意誤刺所造成的氣胸
靈墟		咳嗽、氣喘、胸脅苦滿		橫刺0.5-0.8寸	注意誤刺所造成的氣胸
神藏		咳嗽、氣喘、胸脅苦滿、心胸痛		橫刺0.5-0.8寸	注意誤刺所造成的氣胸
彧中		咳嗽、氣喘、胸脅苦滿		橫刺0.5-0.8寸	注意誤刺所造成的氣胸
俞府		咳嗽、氣喘、胸脅苦滿		橫刺0.5-0.8寸	注意誤刺所造成的氣胸

2-4

手足厥陰、少陽經脈

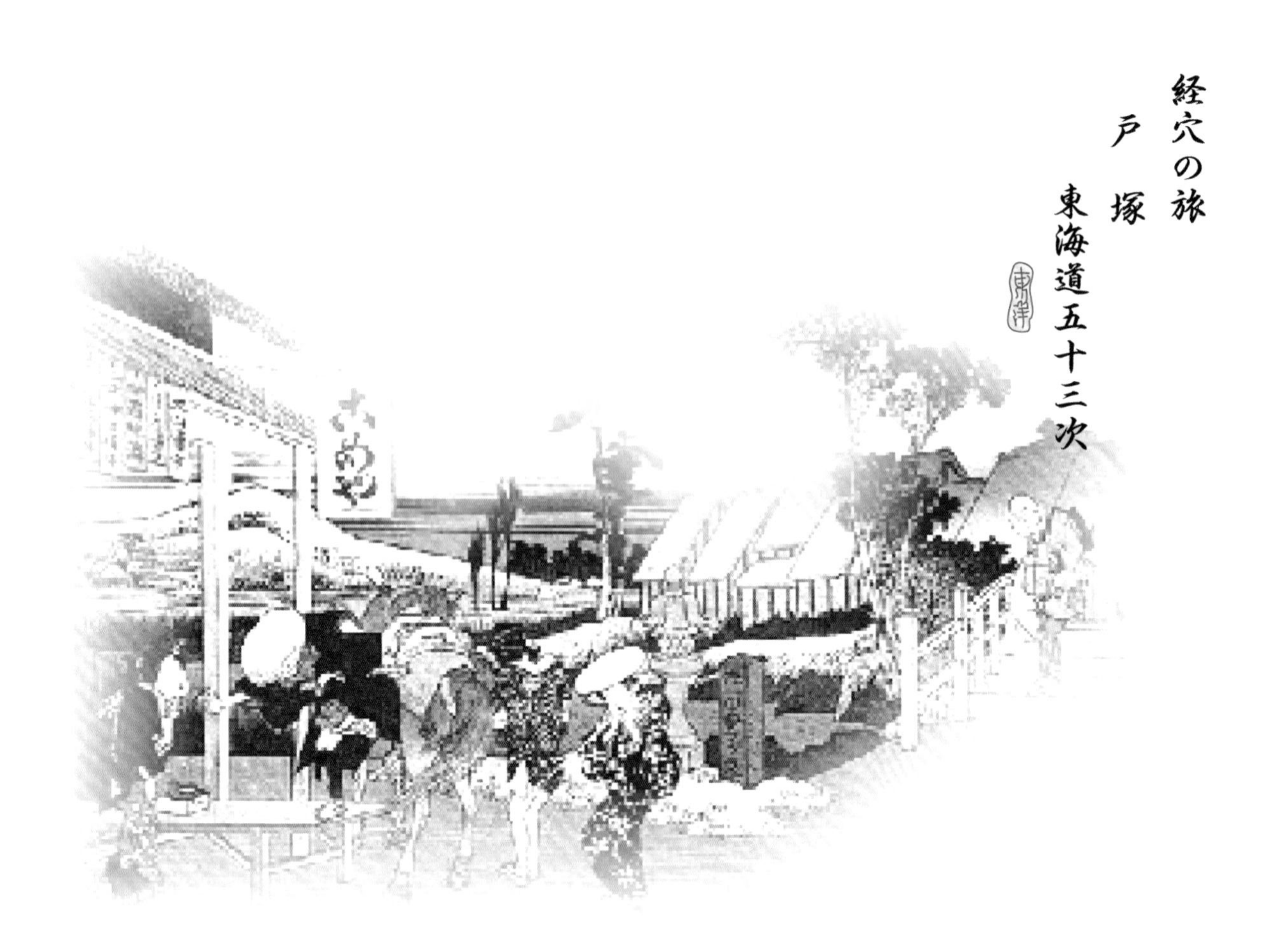

4. 手足厥陰、少陽經脈

1—手厥陰心包經的流注（PC,9穴）

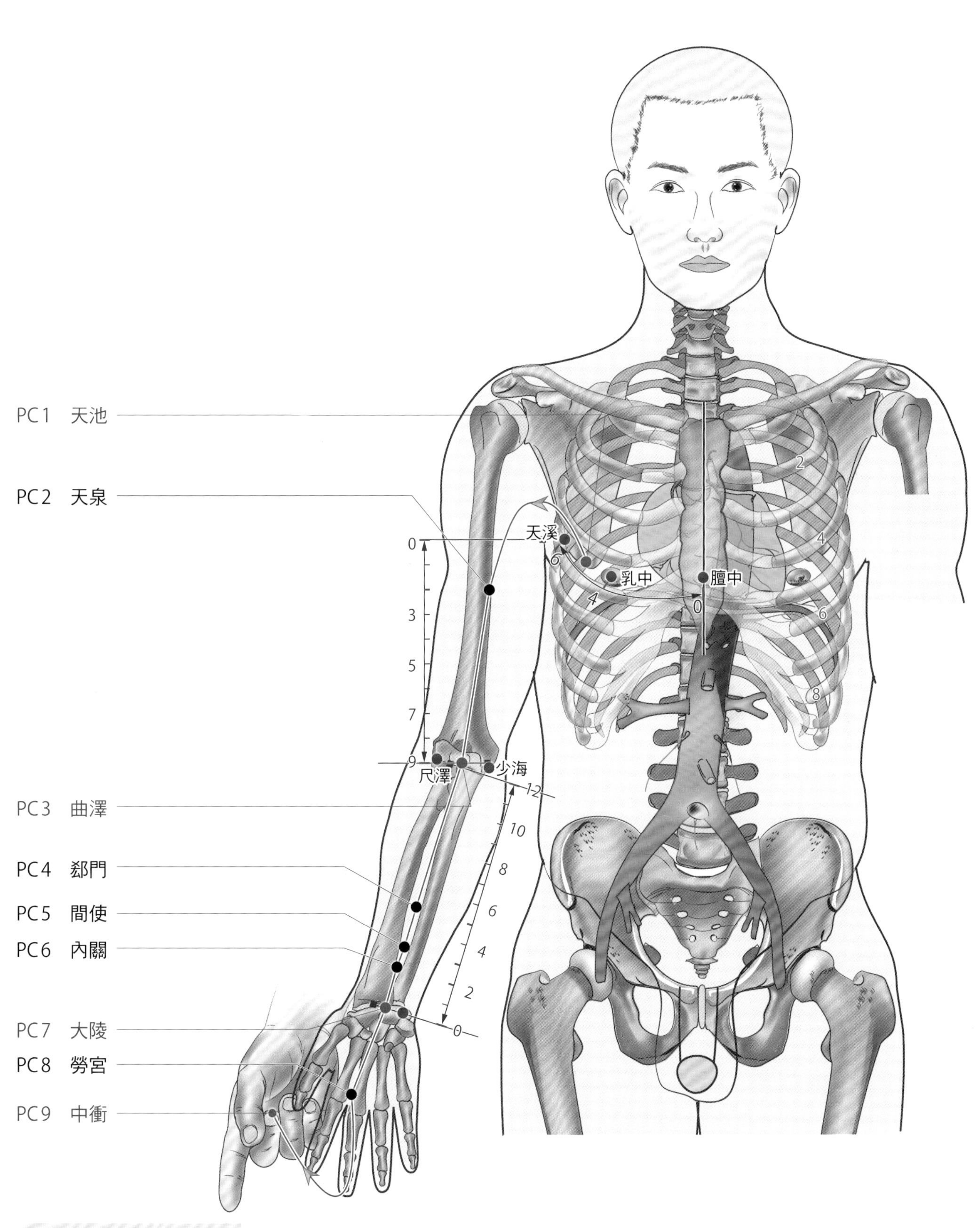

PC：Pericardium Meridian

2—手厥陰心包經的經穴部位、取穴技巧

經穴部位

一 胸部（1穴）

PC1 天 池 前胸部、第4肋間、前正中線外側5寸處。

二 上肢部（6穴）

PC2 天 泉 上臂前側、肱二頭肌長頭和短頭之間、腋窩橫紋下方2寸處。

PC3 曲 澤 （心包經的合水穴）手肘前面、肘窩橫紋上、肱二頭肌腱內側的凹陷處。

PC4 郄 門 （心包經的郄穴）前臂前側、掌長肌腱和橈側屈腕肌腱之間、腕關節掌側橫紋上方5寸處。

PC5 間 使 （心包經的經金穴）前臂前側、掌長肌腱和橈側屈腕肌腱之間、腕關節掌側橫紋上方3寸處。

PC6 內 關 （心包經的絡穴、八脈交會穴）前臂前側、掌長肌腱和橈側屈腕肌腱之間、腕關節掌側橫紋上方2寸處。

PC7 大 陵 （心包的原穴、心包經的俞土穴）腕關節前側、掌長肌腱和橈側屈腕肌腱之間、腕關節掌側橫紋上。

三 手部（2穴）

PC8 勞 宮 （心包經的滎火穴）手掌、第2和第3掌骨間、掌指關節近端凹陷處。**【其他說法】**手掌、第3和第4掌骨間、掌指關節近端凹陷處。

PC9 中 衝 （心包經的井木穴）中指、中指尖端中央。**【其他說法】**中指、遠端指骨橈側、離指甲角近端外側1分（指寸）處、指甲橈側緣垂線和指甲基底部水平線的交點。

經穴春秋→ p.75

取穴方法

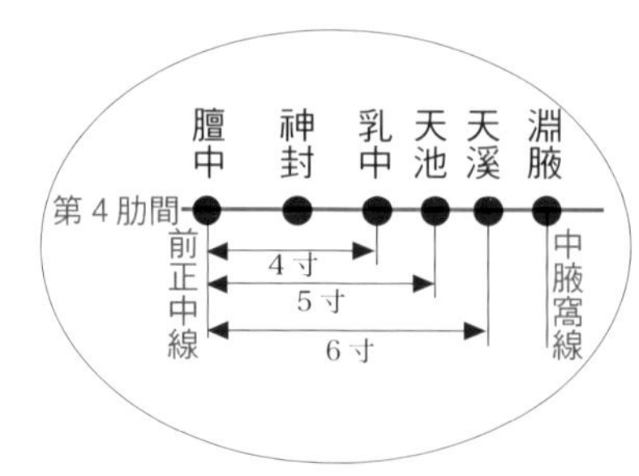

位於第4肋間的各經穴

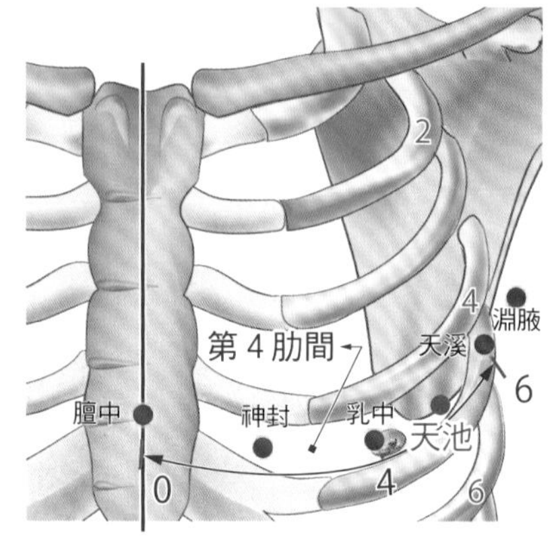

前面

如上圖所示，確認位於第4肋間各經穴的相對相置後，在其中的乳中穴外側1寸處取天池。

① 手肘彎曲，肘窩橫紋上可觸摸到肱二頭肌，其橈側取尺澤；尺側取曲澤。

② 彎曲腕關節，在太淵與神門的中央觸摸到橈側屈腕肌與掌長肌，兩者之間取大陵。

③ 曲澤正上方7寸處取天泉。大陵往曲澤2、3、5寸處分別取內關、間使、郄門。

④ 手掌橫紋的第2、3掌骨之間、掌指關節的近端凹陷處取勞宮。於中指尖端的中央取中衝。

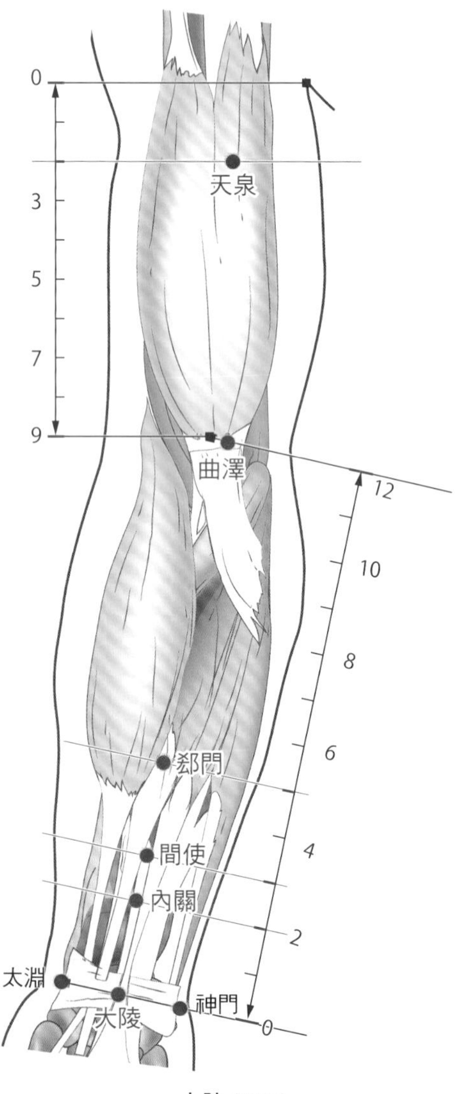

上肢（前面）

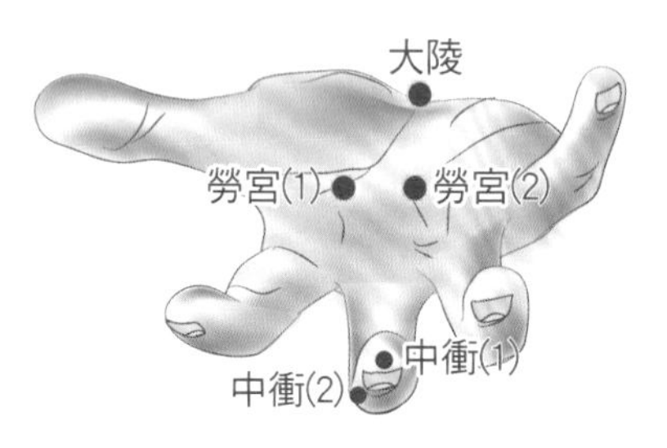

勞宮與中衝穴位置的兩種說法

4. 手足厥陰、少陽經脈

3—手厥陰心包經的經穴主治

手厥陰心包經在體內屬心包之臟，與三焦之腑連接。體表走胸、腋窩、上肢前面中央，而抵達中指。根據其流注可用來治療**心臟及循環系統**、**精神意識**之障礙（精神官能症）、**上肢前面**，特別是**正中神經**及其支配的肌肉感覺、運動障礙。

臨床上也常用來治療心臟實質性的疾病。

經穴名稱	部位	主治	特殊的主治	刺法	備考
天池	胸部	心胸痛、心悸、咳嗽、氣喘、胸脅苦滿		橫刺0.5-0.8寸	注意誤刺所造成的氣胸
天泉	上臂部	心胸痛、心悸、胸脅苦滿、上臂痛		直刺0.5-0.8寸	
曲澤	前臂部	心胸痛、心悸、胃痛、嘔吐、肘關節運動障礙、正中神經麻痺	刺絡療法也可使用	直刺0.8-1寸	合水穴
郄門	前臂部	正中神經麻痺、心胸痛、心悸、喀血、吐血、心臟疾病、發音障礙、歇斯底里、精神疾病	鎮靜止痛安神作用	直刺0.5-1寸	郄穴
間使	前臂部	正中神經麻痺、心胸痛、心悸、失眠、心律不整、心臟疾病、歇斯底里、精神疾病	鎮靜止痛安神作用	直刺0.3-0.5寸	經金穴
內關	前臂部	心胸痛、心悸、盜汗、心律不整、心臟疾病、發音障礙、胃痛、嘔吐、歇斯底里、精神疾病	自律神經調節作用 降壓作用	直刺0.5-1寸	絡穴
大陵	前臂部	腕關節障礙、手掌熱、心痛、心悸、失眠、歇斯底里、胃痛、嘔吐、精神疾病	鎮靜安神作用 自律神經調節作用	直刺0.3-0.5寸	原穴 俞土穴
勞宮	手部	手掌熱、正中神經障礙、手的感覺運動障礙、心痛、心悸、口臭、歇斯底里、精神疾病	外陰濕疹、搔癢症	直刺0.2-0.3寸	滎火穴
中衝	手部	正中神經障礙、手的感覺運動障礙、心痛、心悸、歇斯底里、精神疾病、失神、中暑	急救穴、刺絡療法	斜刺0.1寸	井木穴

經穴春秋

天池 此「池」有兩種意思，其一指心臟，另一指像池塘般儲存的乳汁。

天泉 氣血流注，如泉由上往下流。

曲澤 「曲」代表彎曲手肘。澤代表肘部的關節與肌肉由氣血加以潤澤。

郄門 屬郄穴，清楚表現橈骨與尺骨間的骨頭縫隙。

間使 「間」指骨頭縫隙，「使」指承受命令而達成任務。心包乃使臣之官，負責保護心臟，協助心臟發揮作用。

內關 屬絡穴。在此代表相對於外關，位於內側的重要穴道關口。

大陵 將月狀骨的隆起比喻成巨大丘陵。

勞宮 「宮」代表手掌中央；「勞」代表勤勞。握拳時中指碰觸到的手掌橫紋部位，就是勞宮。

中衝 意指位於中指動脈的搏動處。

4—手少陽三焦經的流注（TE, 23穴）

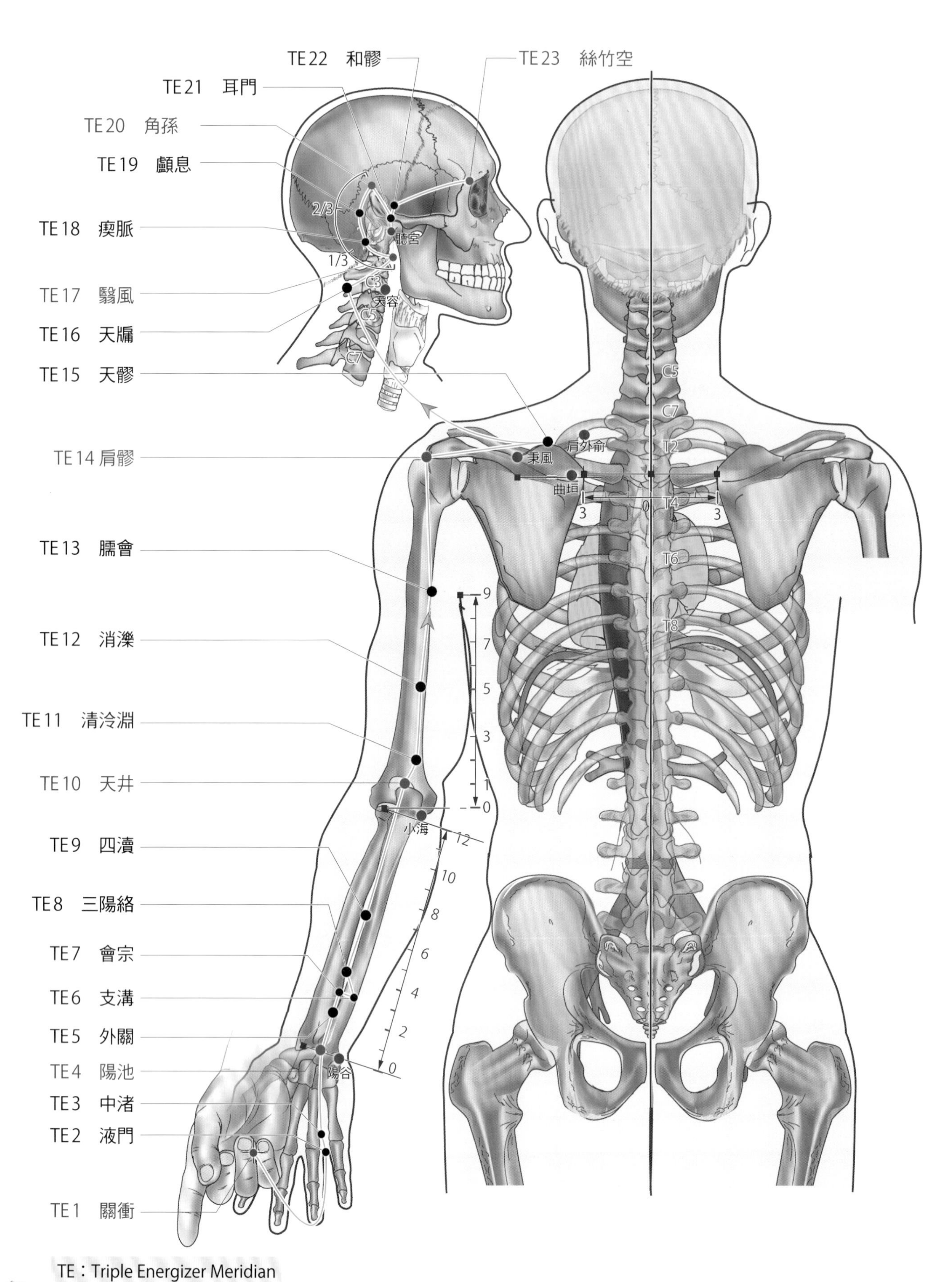

TE：Triple Energizer Meridian

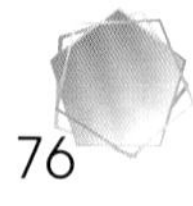

4. 手足厥陰、少陽經脈

5—手少陽三焦經的經穴部位、取穴技巧（1）

經穴部位

一 手部（4穴）

TE1 關衝（三焦經的井金穴）無名指、遠端指骨尺側、指甲角近端內側1分（指寸）處、指甲角尺側緣垂直線和指甲角基底部水平線的交點。

TE2 液門（三焦經的滎水穴）手背、無名指和小指之間、手蹼近端凹陷處、赤白肉際。

TE3 中渚（三焦經的俞木穴）手背、第四和第5掌骨間、第四掌指關節近端的凹陷處。

TE4 陽池（三焦經的原穴）腕關節後面、總指伸肌腱尺側的凹陷處、腕關節背側橫紋上。

二 上肢部（10穴）

TE5 外關（三焦經的絡穴、八脈交會穴）前臂後側、橈骨和尺骨間的中點、腕關節背側橫紋上方2寸處。

TE6 支溝（三焦經的經火穴）前臂後側、橈骨和尺骨間的中點、腕關節背側橫紋上方3寸處。

TE7 會宗（三焦經的郄穴）前臂後側、尺骨橈側緣、腕關節背側橫紋上方3寸處。

TE8 三陽絡 前臂後側、橈骨和尺骨間的中點、腕關節背側橫紋上方4寸處。

TE9 四瀆 前臂後側、橈骨和尺骨間的中點、腕關節背側橫紋下方5寸處。

TE10 天井（三焦經的合土穴）手肘後側、鷹嘴突上方1寸的凹陷處。

TE11 清冷淵 上臂後側、鷹嘴突和肩峰角的連線上、鷹嘴突上方2寸處。

TE12 消濼 上臂後側、鷹嘴突和肩峰角的連線上、鷹嘴突上方5寸處。

TE13 臑會 上臂後側、三角肌後下緣、肩峰角下方3寸處。

TE14 肩髎 肩部周圍、肩峰角和肱骨大結節之間的凹陷處。

經穴春秋→ p.79

取穴方法

① 腕關節背部橫紋中央、屈指淺肌與外展小指肌之間凹陷處取陽池。（手指張開、手背彎曲之後，食指、中指與無名指前後運動便可找到屈指淺肌。移動小指則可找到外展小指肌）。

② 手肘彎曲，鷹嘴突上方凹陷處取天井。

③ 陽池與天井的連線上（橈、尺骨之間），陽池上2、3、4寸處分別取外關、支溝、三陽絡。
支溝的尺側、尺骨橈側緣取會宗。鷹嘴突下5寸，橈、尺骨之間取四瀆。

④ 肩膀往外翻到水平位置，肩峰附近會形成兩個凹陷處，其前方的凹陷處可找到肩髃；後方凹陷處則取肩髎。
天井與肩髎的連線上1寸處取清冷淵。
臑會位於臂臑外側，三角肌後下緣、肩髎下方3寸處取之。
消濼於清冷淵與臑會之中央取之。

⑤ 握拳，確認第4、5掌指關節，其前方凹陷處取腋門；後方凹陷處（第4、5掌骨頭下緣）取中渚。無名指指甲根部尺側、離角部1分處取關衝。

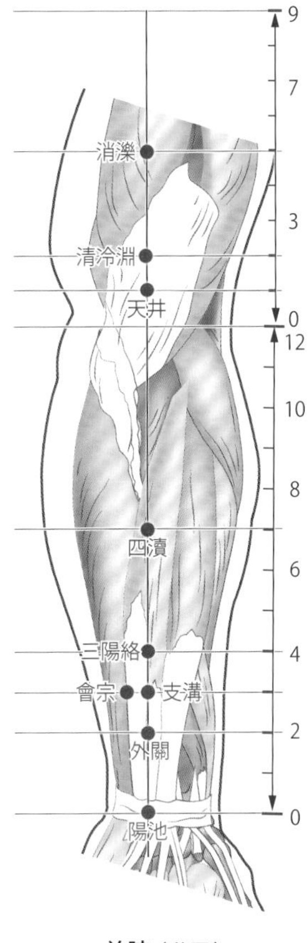

前腕（後面）

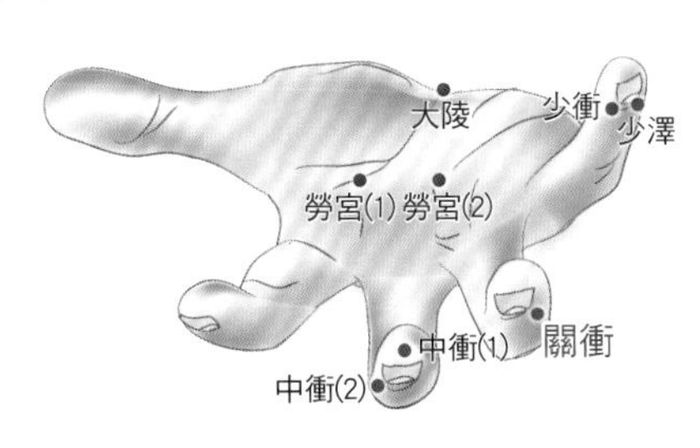

關衝穴（手掌面）

手背面

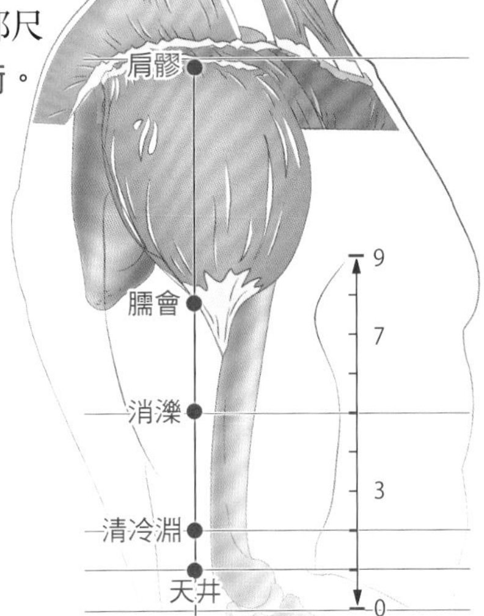

上臂（外側面）

5 — 手少陽三焦經的經穴部位、取穴技巧（2）

經穴部位

三 肩胛、頸部（3穴）

TE15	天　髎	肩胛部、肩胛骨上角上方的凹陷處。
TE16	天　牖	前頸部、與下頷角同高、胸鎖乳突肌後方的凹陷處。
TE17	翳　風	前頸部、耳垂後方、乳突下端前方的凹陷處。

四 頭部（6穴）

TE18	瘈　脈	頭部、乳突中央、連結翳風和角孫穴的曲線（沿著耳朵輪廓）上、離翳風⅓的距離。
TE19	顱　息	頭部、乳突中央、連結翳風和角孫穴的曲線（沿著耳朵輪廓）上、離翳風⅔的距離。
TE20	角　孫	頭部、耳尖附近。
TE21	耳　門	顏面部、耳珠上切跡和顳顎關節突起之間的凹陷處。
TE22	和　髎	頭部、鬢角後方、耳廓根部前方、顳淺動脈後方。
TE23	絲竹空	頭部、眉毛外側端的凹陷處。

取穴方法

① 大椎與肩峰的中央取肩井。肩胛棘內端上緣找到曲垣之後，在這兩經穴的中央取天髎。

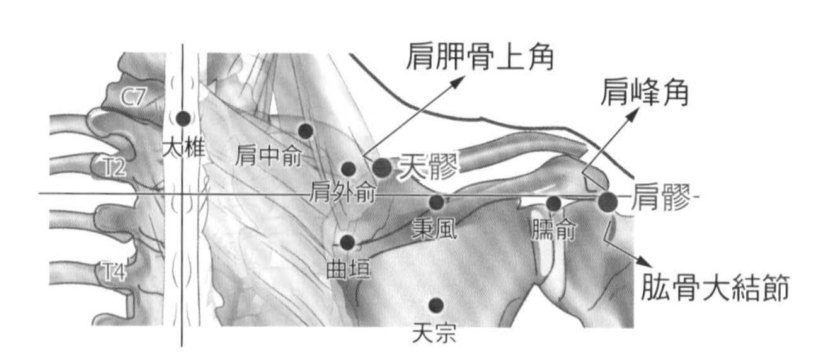

肩胛骨（後面）

② 由下頷角往耳垂後方上推，來到乳突與下頷角之間終點，其凹陷處取翳風。

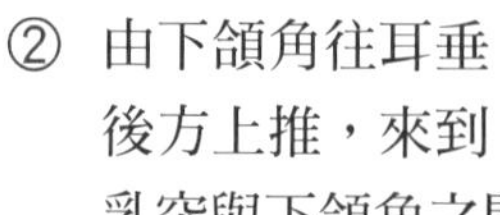

③ 將耳廓往前折，耳尖接近髮際線處取角孫穴。將角孫和翳風的間距三等分，其下方⅓處取瘈脈，其上方⅓處取顱息。

④ 張開嘴巴、耳珠前中央處取聽宮，其上方凹陷處取耳門。耳門上方、後髮際線的顳淺動脈拍動處取和髎。眉毛外側端的凹陷處取絲竹空。

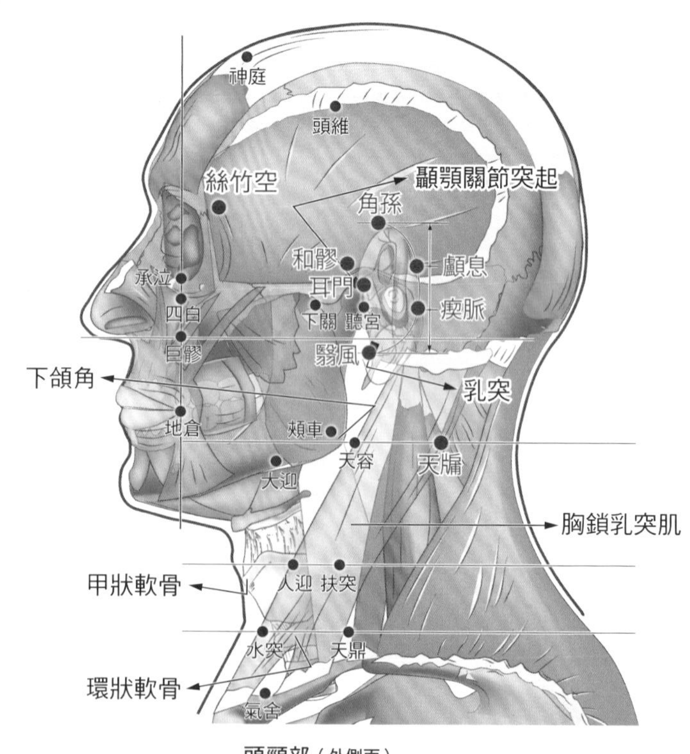

頭頸部（外側面）

經穴春秋

天髎：「髎」指肩胛骨上角的縫隙。

天牖：「牖」指窗子。本穴道可治療頭竅「五官」疾病，因此得名。

翳風：「翳」乃羽毛扇子，在此是耳朵的比喻。此乃防範風邪入侵、治療耳疾的重要穴道，因此而得名。

瘈脈：「瘈」乃雞足，耳後血脈形狀與此類似，因此得名。

顱息：「顱」指頭。「息」指氣喘。本穴道可治療頭痛、發燒、氣喘，因此得名。

角孫：「角」指在此耳上角；「孫」意指小血管「孫絡」。

耳門：位於耳朵的前方，因此得名。

和髎：「和」指調和。意思是本穴道可調整聽力。

絲竹空：「絲竹」乃眉毛之比喻（如細竹）。本穴可治療眼疾、偏頭痛與牙痛。

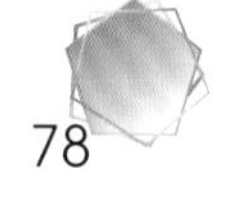

4. 手足厥陰、少陽經脈

6—手少陽三焦經的經穴主治

手少陽三焦經在體內屬三焦之腑，與心包之臟相連。體表走無名指、上肢後方的中央，經由肩、頸部、側頭部來到顏面的外眼角。根據其流注，可用來治療**顏面**、**耳**、**目**疾病、**肩關節**、**上肢伸肌**的感覺與運動障礙。

中醫傳統有「少陽之治療以半表半裡為主」說法，認為手足的少陽經經穴可治療**側頭部與軀幹側部**疾病症狀。

經穴名稱	部位	主治	特殊的主治	刺法	備考
關衝	手部	尺神經麻痺、偏頭痛、耳鳴、目赤、咽喉炎、發燒、中暑、失神	刺絡療法、解熱作用	斜刺0.1寸	井金穴
液門	手部	尺神經麻痺、手麻痺、偏頭痛、頸肩障礙、耳鳴、目赤、咽喉炎		直刺0.3-0.5寸	滎水穴
中渚	手部	手指手背腫痛／麻痺、耳鳴、目赤、咽喉炎、扁桃腺炎	腰閃到也可使用	直刺0.3-0.5寸	俞木穴
陽池	手部	眼疾、耳鳴、腕關節動作障礙、頸肩障礙		直刺0.3-0.5寸	原穴
外關	前臂部	腕關節動作障礙、頸肩障礙、頭痛、目赤、耳鳴	八總穴之一，與陽維脈相通	直刺0.5-1寸	絡穴
支溝	前臂部	耳鳴、發音障礙、胸脅苦滿、前臂伸肌的感覺／運動障礙、便秘、發燒	解熱作用	直刺0.5-1寸	經火穴
會宗	前臂部	耳鳴、前臂伸肌的感覺／運動障礙		直刺0.5-1寸	郄穴
三陽絡	前臂部	耳鳴、牙痛、發音障礙、前臂伸肌的感覺／運動障礙、便秘、發燒		直刺0.5-1寸	
四瀆	前臂部	耳鳴、牙痛、發音障礙、前臂伸肌的感覺／運動障礙、便秘、發燒		直刺0.5-1寸	
天井	上臂部	偏頭痛、耳鳴、胸脅苦滿、肘關節障礙、上肢痛		直刺0.5-1寸	合土穴
清冷淵	上臂部	偏頭痛、上臂痛		直刺0.5-1寸	
消濼	上臂部	頭痛、頸部僵硬、上臂痛、肩背痛		直刺0.5-1寸	
臑會	上臂部	頭痛、頸部僵硬、上臂痛、肩背痛		直刺0.5-1寸	
肩髎	上臂部	肩關節及周圍軟部組織障礙、五十肩、半側麻痺、頸部淋巴結腫脹		直刺0.5-1寸	
天髎	肩胛部	肩膀痠痛、肩背痛、頸部僵硬		直刺0.3-0.5寸	注意誤刺造成的氣胸
天牖	肩胛部	肩膀痠痛、肩關節及周圍軟部組織障礙		直刺0.5-1寸	
翳風	頸部	顏面神經麻痺、聽覺神經障礙、顳顎關節障礙、牙痛、落枕、頸部僵硬、半側麻痺	顏面、聽覺神經障礙常用穴	直刺0.5-1寸	
瘈脈	頭顱部	偏頭痛、耳鳴	刺絡療法也可使用	橫刺0.3-0.5寸	
顱息	頭顱部	偏頭痛、耳鳴		橫刺0.3-0.5寸	
角孫	頭顱部	偏頭痛、耳鳴、眼疾、牙痛		橫刺0.3-0.5寸	
耳門	顏面部	耳鳴、牙痛		直刺0.5-1寸	
和髎	顏面部	耳鳴、偏頭痛、牙痛		斜刺0.3-0.5寸	
絲竹空	顏面部	眼疾、偏頭痛、牙痛		橫刺0.3-0.5寸	

經穴春秋

液門 三焦乃水液代謝之通路，因此有所謂「三焦者決瀆之官，水道由此而出」說法。位於三焦經的經穴多半使用「液」、「渚」、「溝」、「渚」等令人聯想到水流的字眼。

陽池 腕關節背部屬陽，彎曲腕關節時中央出現的凹陷處，看起來像池塘。

外關 此乃絡穴，位於與內關相對的背側面，因此而得名。

三陽絡 手的三陽經在此合流。

天井 「井」指水井，「天」指上方，本穴道居高臨下、俯瞰鷹嘴窩，因此得名。

清冷淵 「清冷」指寒冷，「淵」指深深的凹陷。本穴道專治寒症，因此得名。

消濼 「消」指消除，「濼」指小處積水。三焦經的流注通過井與淵之後來到這此淺處。

肩髎 「髎」指肩關節的縫隙。

經穴部位 → P77

7—足少陽膽經的流注（GB,44穴）(1)

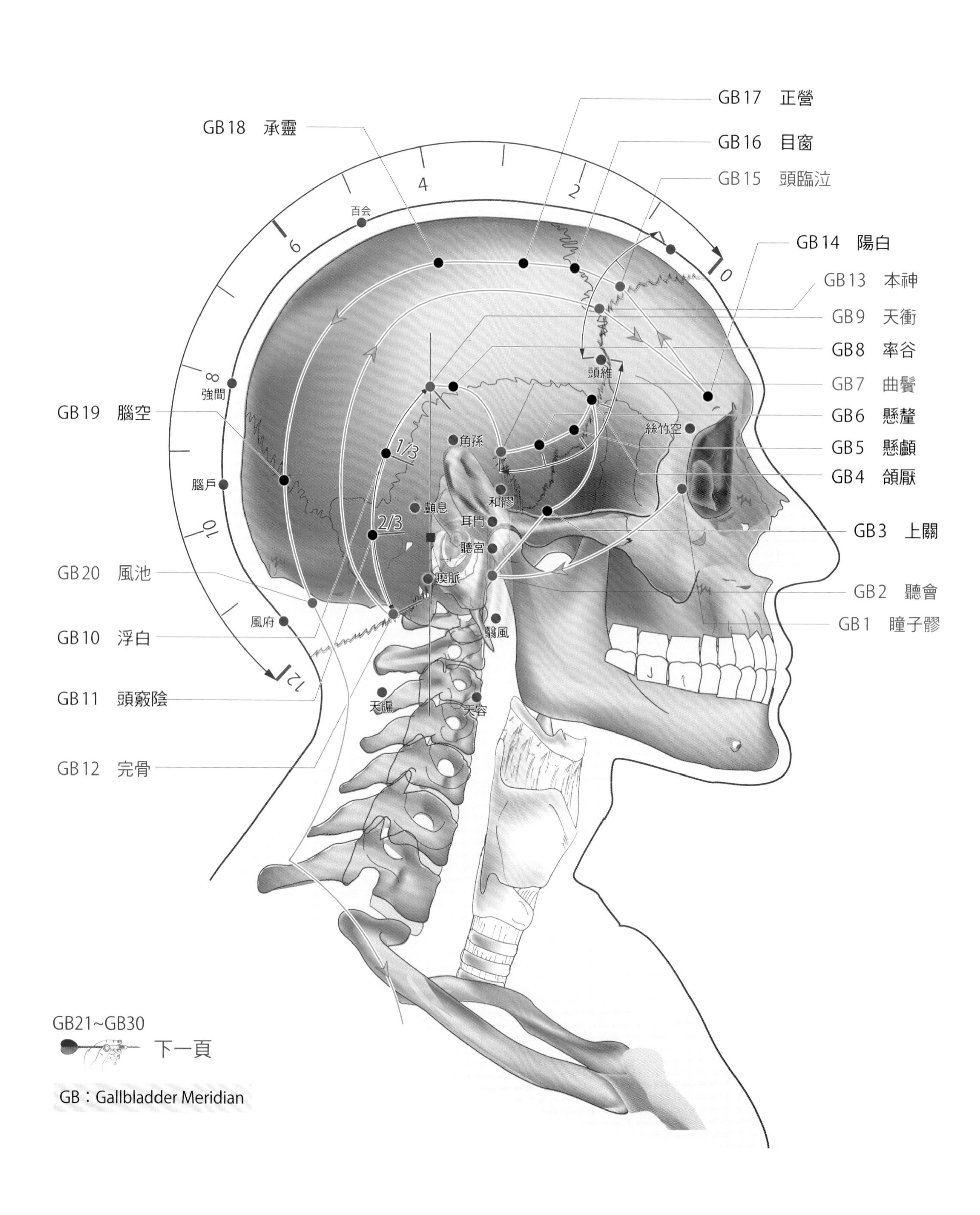

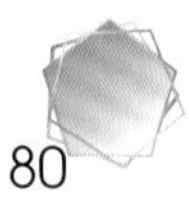

4. 手足厥陰、少陽經脈

7—足少陽膽經的流注（GB, 44穴）(2)

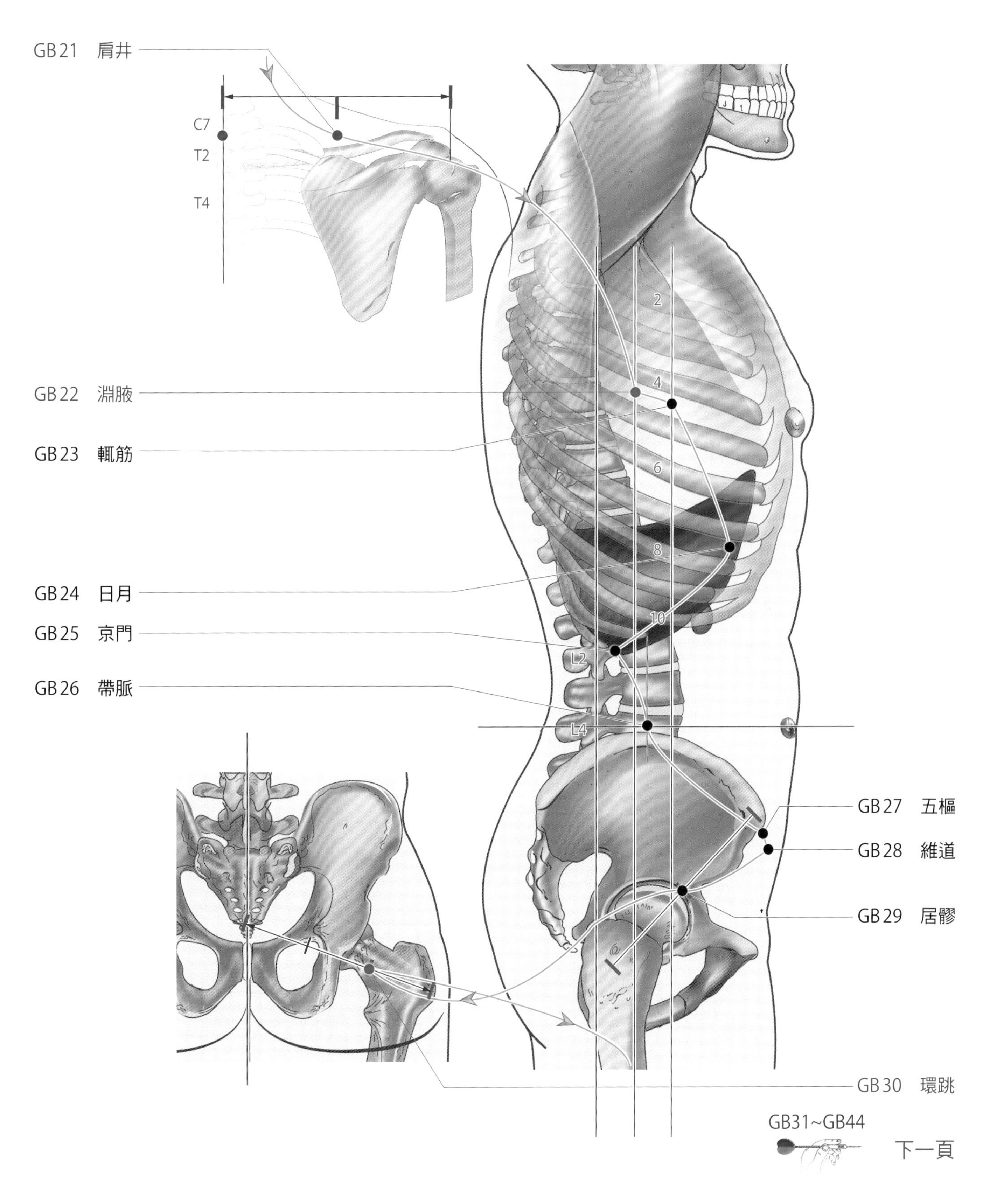

7— 足少陽膽經的流注（GB, 44穴）（3）

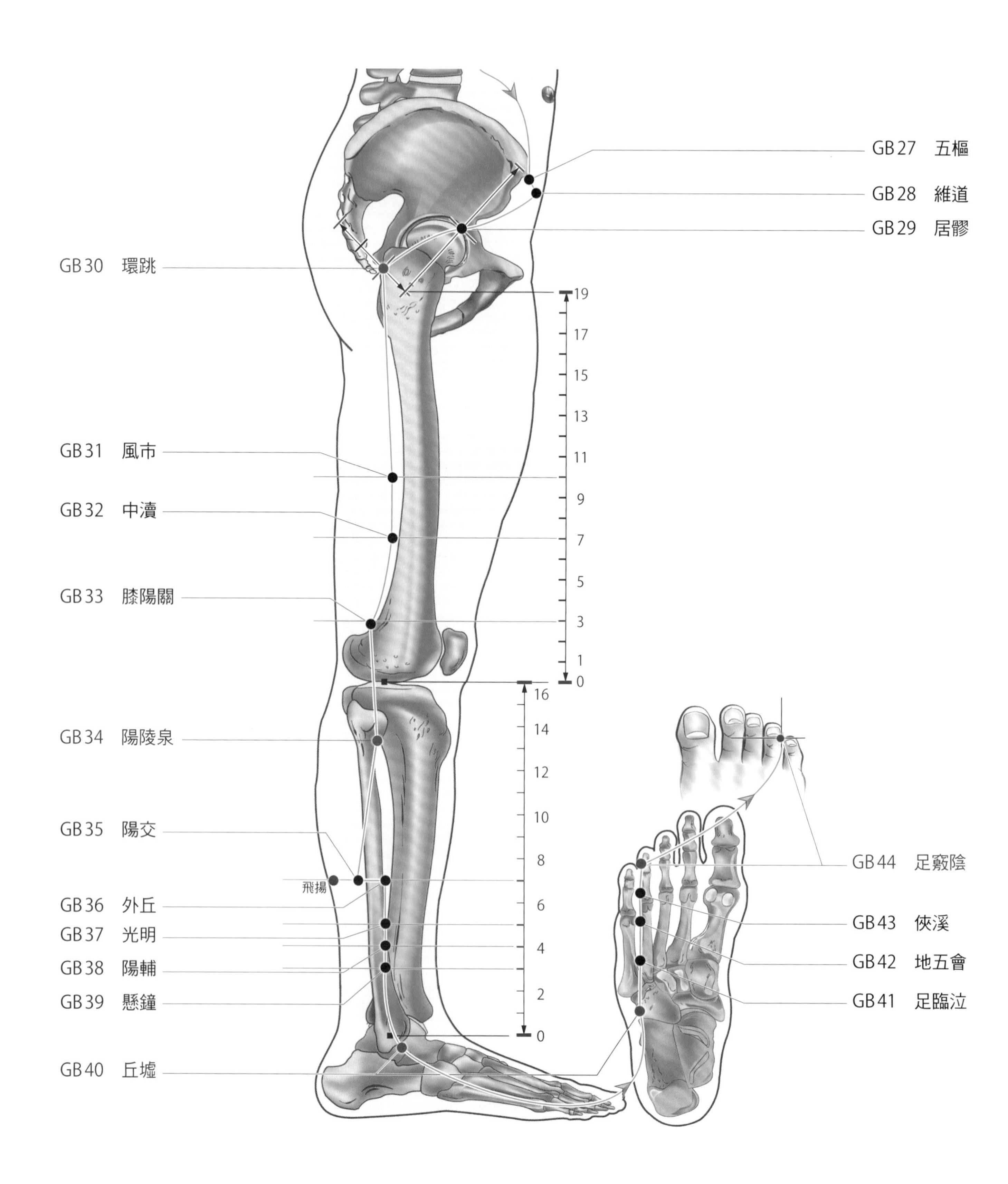

4. 手足厥陰、少陽經脈

8—足少陽膽經的經穴部位、取穴技巧（1）

經穴部位

一 頭部（20穴）

GB1	瞳子髎	頭部、外眼角外側5分的凹陷處。
GB2	聽　會	顏面部、珠間切跡和顳顎關節突起之間的凹陷處。
GB3	上　關	（別名：客主人）頭部、顴骨弓中央上緣的凹陷處。
GB4	頷　厭	頭部、連結頭維和曲鬢穴的曲線上、離頭維¼距離處。
GB5	懸　顱	頭部、連結頭維和曲鬢穴的曲線中點。
GB6	懸　釐	頭部、連結頭維和曲鬢穴的曲線上、離頭維¾距離處。
GB7	曲　鬢	頭部、鬢角後緣垂線和耳尖水平線交點。
GB8	率　谷	頭部、耳尖正上方、髮際線上方1寸5分處。
GB9	天　衝	頭部、耳廓根部後緣的正上方、髮際線正上方2寸處。
GB10	浮　白	頭部、乳突後上方、連結天衝和完骨穴（沿著耳朵輪廓）的曲線上、離天衝⅓距離處。
GB11	頭竅陰	頭部、乳突後上方、連結天衝和完骨穴（沿著耳朵輪廓）的曲線上、離天衝⅔距離處。
GB12	完　骨	前頸部、乳突後下方的凹陷處。
GB13	本　神	頭部、前髮際線後方5分、正中線外側3寸處。
GB14	陽　白	頭部、眉毛上方1寸處、瞳孔正上方。
GB15	頭臨泣	頭部、入前髮際線5分處、瞳孔正上方。
GB16	目　窗	頭部、入前髮際線1寸5分處、瞳孔正上方。
GB17	正　營	頭部、入前髮際線2寸5分處、瞳孔正上方。
GB18	承　靈	頭部、入前髮際線4寸處、瞳孔正上方。
GB19	腦　空	頭部、和枕外隆起上緣同高處、風池穴正上方。
GB20	風　池	前頸部、後枕骨下方、胸鎖乳突肌和斜方肌起點之間的凹陷處。

取穴方法

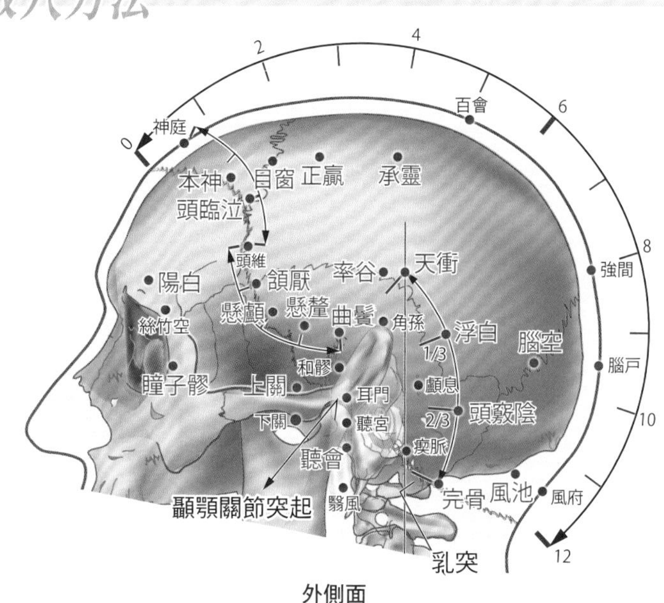

外側面

① 瞳子髎於絲竹空下方、於外眼角外側（眼窩外緣）取之。張口時，在耳珠前、聽宮下方的凹陷處取聽會。上關又名客主人，於下關正上方、顴骨弓上緣取之。

② 確認頭維的位置之後，從耳尖拉過來一條水平線，並從耳珠前緣拉出一條垂線，兩者交會點取曲鬢。頭維與曲鬢之間拉一條曲線，四等分之後分別取頷厭、懸顱、懸釐。

③ 角孫上方1寸5分處取率谷，乳突後下方凹陷處取完骨。耳殼根部後緣正上方、髮際線上方2寸處取天衝。將天衝和完骨之間連成的曲線分為三等分，從天衝開始依序取浮白、頭竅陰。

④ 神庭與頭維的連線上、頭維內側1寸5分處取本神；頭部、眉毛上方1寸處、瞳孔正上方處取陽白。

⑤ 陽白正上方、入髮際5分處取頭臨泣。目窗、正營、承靈都在正中線外2寸處，分別於距離頭臨泣1、2、3寸5分處取之。

⑥ 低頭，由枕外粗隆沿正中線往下壓，來到凹陷處找到瘂門，旁隔一條肌肉的凹陷處（斜方肌外側）取風池。於風池上方2寸，腦戶外2寸處取腦空。

經穴春秋

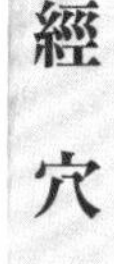

瞳子髎　「髎」指骨骼縫隙，本穴道位於眼窩外緣的凹陷處。

聽會　可強化聽力機能。

上關　相對於下關，本穴道位於顴骨弓上方。

頷厭　「頷」指下頷骨。「厭」指相合。意指下頷骨活動，造成此處肌肉配合收縮。

曲鬢　耳前之髮稱為「鬢」。

率谷　「率」意思是「沿著」，「谷」代表側頭骨在此處縫合，沿著耳後髮際線可在此找到三個側頭骨縫合部位。

完骨　側頭骨的乳突古代稱為「完骨」。

本神　腦乃元神之府，因此而得名。

腦空　與督脈的腦戶都位於頭枕部，易於記憶。

風池　位於頭枕部淺凹陷處，因此用「池」做比喻，強調風邪容易從此處侵入腦中。

8—足少陽膽經的經穴部位、取穴技巧（2）

經穴部位

体幹部（10穴）

GB21 肩　井　後頸部、第7頸椎棘突和肩峰外緣連線的中點。

GB22 淵　腋　側胸部、第4肋間、中腋窩線上。

GB23 輒　筋　側胸部、第4肋間、中腋窩線前方1寸處。

GB24 日　月　（膽的募穴）前胸部、第7肋間、前正中線外側4寸處。

GB25 京　門　（腎的募穴）側腹部、第12肋骨端下緣。

GB26 帶　脈　側腹部、第11肋骨端下方、與肚臍中央同高處。

GB27 五　樞　下腹部、肚臍中央下方3寸處、髂前上棘內方。

GB28 維　道　下腹部、髂前上棘內下方5分處。

GB29 居　髎　臀部、髂前上棘和大轉子頂點之間的中點。

GB30 環　跳　臀部、大轉子頂點和薦骨裂孔的連線上、離大轉子頂點⅓距離處。**【其他說法】**大腿部、大轉子頂點和髂前上棘之間、離大轉子頂點⅓距離處。

經穴春秋→ p.87

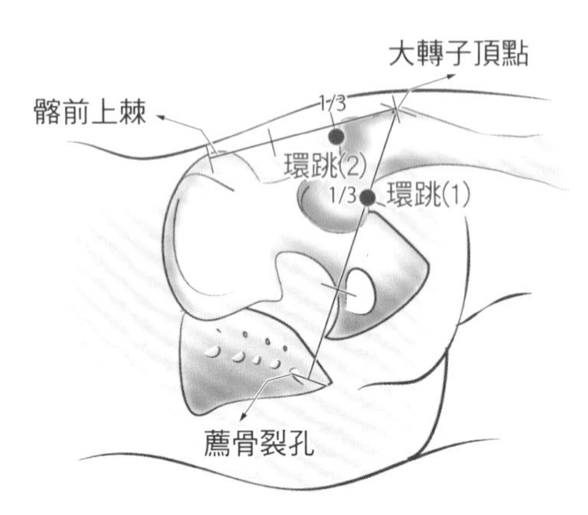

環跳的2種說法

取穴方法

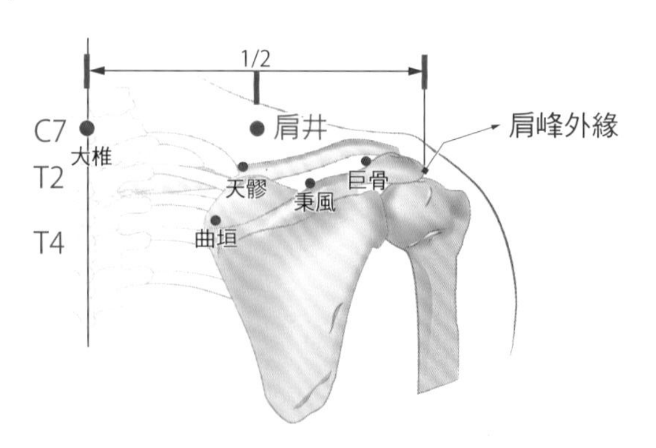

肩胛骨（後面）

① C7（大椎）與肩峰連線之中點，取肩井。

② 腋窩中央與髂骨嵴最高點的連線稱為中腋窩線。其線上第4肋間處取淵腋。輒筋在淵腋前下方1寸處，在第4肋間取穴。乳中正下方、第7肋間處取日月。淵腋正下方、第12肋間前緣取京門。
淵腋正下方、肚臍的水平延長線上取帶脈。

③ 找到髂前上棘之後，於其前緣取五樞。五樞前下方5分處取維道。

④ 將五樞與大轉子的最高點連線二等分，中點取居髎。

⑤ 在側臥位下深深彎曲大腿，並將大轉子最高點與薦骨裂孔的連線三等分，在外側⅓的凹陷處取環跳。

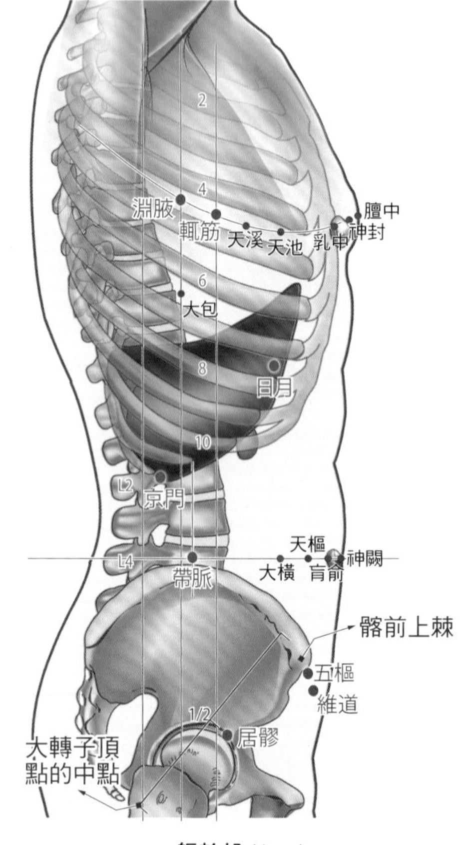

軀幹部（側面）

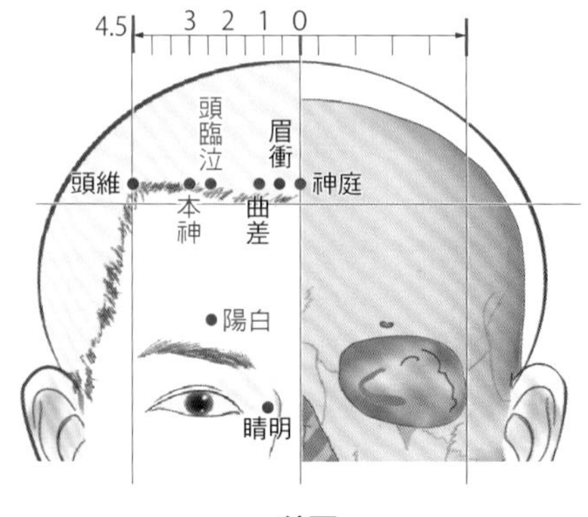

前面

4. 手足厥陰、少陽經脈

8 — 足少陽膽經的經穴部位、取穴技巧（3）

經穴部位

三 下肢部（9穴）

GB31 風　市　大腿外側、站直並使手臂垂下，手掌碰到大腿時，中指指尖附近碰到的腸脛韌帶後方凹陷處。

GB32 中　瀆　大腿外側、腸脛韌帶後方、膝窩橫紋上方7寸處。

GB33 膝陽關　膝外側、股二頭肌腱與腸脛韌帶之間的凹陷處、股骨外上髁的後上緣。

GB34 陽陵泉　（膽經的合土穴、八會穴的筋會、膽的下合穴）小腿外側、腓骨頭前下方的凹陷處。

GB35 陽　交　（陽維脈的郄穴）小腿外側、腓骨後方、外踝尖上方7寸處。

GB36 外　丘　（膽經的郄穴）小腿外側、腓骨前方、外踝尖上方7寸處。

GB37 光　明　（膽經的絡穴）小腿外側、腓骨前方、外踝尖上方5寸處。

GB38 陽　輔　（膽經的經火穴）小腿外側、腓骨前方、外踝尖上方4寸處。

GB39 懸　鐘　（別名：絕骨、八會穴的髓會）小腿外側、腓骨前方、外踝尖上方3寸處。

四 足部（5穴）

GB40 丘　墟　（膽的原穴）踝關節前外側、伸趾長肌腱外側的凹陷處、外踝尖前下方。

GB41 足臨泣　（膽經的俞木穴、八脈交會穴）腳背、第4和第5蹠骨之間、第5蹠指關節近端的凹陷處。

GB42 地五會　腳背、第4和第5蹠骨之間、第4蹠指關節近端的凹陷處。

GB43 俠　溪　（膽經的滎水穴）腳背、第4和第5趾之間、腳蹼近端、赤白肉際。

GB44 足竅陰　（膽經的井金穴）第4腳趾、遠端趾骨外側、趾甲角近端外側1分（指寸）處、趾甲外側緣垂線和趾甲基底部水平線的交點。

取穴方法

① 腓骨小頭前下緣取陽陵泉。

大腿外側中線上、膝窩橫紋上方10寸處取風市。臨床上常讓患者直立、雙手自然下垂，患者中指碰到的大腿外側便是風市。

風市下方3寸、膝窩橫紋上方7寸處取中瀆。膝陽關則於股骨外上髁後上緣處取之。

② 外踝前下方凹陷處取丘墟。

外踝往陽陵泉7寸、腓骨後緣取陽交。

腓骨前緣、外踝往陽陵泉7寸、5寸、4寸、3寸處分別取外丘、光明、陽輔、懸鐘（絕骨）。

③ 第4、5蹠骨底之間取足臨泣。第4蹠趾關節前後和外側分別取俠溪、地五會。第4趾趾甲根部、外側角旁1分處取足竅陰。

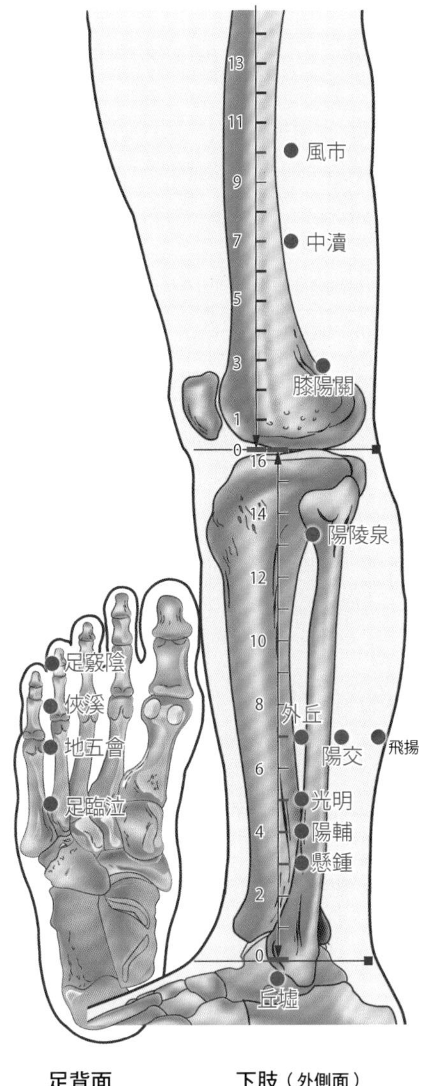

足背面　　下肢（外側面）

經穴春秋

風市　此乃風邪容易侵入身體的部位。可治療下肢麻痺、半身不遂等中風症狀，因此得名。

中瀆　將腸脛韌帶與股二頭肌之間形成的溝比喻為狹小的排水通道「瀆」，因此得名。

陽陵泉　「陽」指外側，「陵」則指腓骨頭。想像其前下方凹陷處為「泉」。

陽交　此乃足少陽與陽維脈交會穴，因此得名。

外丘　此部位的肌肉像「丘」那樣隆起，因此得名。

光明　此乃絡穴，與肝經相連。肝開竅於目，可治療肝膽之火所導致的眼疾，因此得名。

陽輔　古代稱腓骨為「外輔骨」，因此得名。

懸鐘　古代孩童喜歡在此處綁上看起來像鐘的小鈴噹，因此得名。

丘墟　巨大的山丘稱為「墟」。在此為外踝的比喻。

足竅陰　頭竅陰與足竅陰、頭臨泣與足臨泣，各自上下呼應。

9—足少陽膽經的經穴主治（1）

足少陽膽經在體內屬膽之腑，與肝臟相連。體表走顏面、側頭部、軀幹側面、下肢外側後緣，直到第 4 腳趾外側。根據其流注，可用來治療**側頭部、目、耳疾病、胸脅部**（**軀幹側面**）、下肢外側感覺／運動障礙與**膽囊**疾病。

傳統中醫稱足少陽經為「治療時以半表半裡為主」，常用來治療**頭顳部、軀幹側部**的症狀。

經穴名稱	部位	主治	特殊的主治	刺法	備考
瞳子髎	顏面部	眼部諸疾病、頭痛		橫刺0.3-0.5寸	
聽會		耳部疾病、牙痛、顏面神經麻痺		直刺0.5-1寸	往開口刺入
上關		顏面神經麻痺、三叉神經痛、顏面肌痙攣、鼻炎、牙痛、頭痛	三叉神經痛常用穴	直刺0.3-0.6寸	
頷厭	頭顳部	偏頭痛、暈眩、耳鳴		橫刺0.3-0.5寸	
懸顱		偏頭痛、暈眩、耳鳴、目赤、腫脹		橫刺0.5-0.8寸	
懸釐		偏頭痛、暈眩、耳鳴、目赤、腫脹		橫刺0.5-0.8寸	
曲鬢		頭痛、牙痛、顳顎關節障礙、發音障礙		橫刺0.5-1寸	
率谷		偏頭痛、暈眩、耳鳴、眼睛發紅／腫脹	治療偏頭痛的常用穴	橫刺0.5-0.8寸	
天衝		頭痛、牙痛、精神疾病		橫刺0.5-0.8寸	
浮白		頭痛、暈眩、耳鳴		橫刺0.5-0.8寸	
頭竅陰		頭痛、暈眩、耳鳴		橫刺0.5-0.8寸	
完骨		頭痛、頸部肌肉痛、顏面神經麻痺、肩膀痠痛	顏面神經麻痺常用穴	斜刺0.5-0.8寸	
本神		偏頭痛、暈眩、失眠、精神疾病	鎮靜安神作用	橫刺0.5-0.8寸	
陽白		頭痛、眼部疾病、三叉神經痛、顏面神經麻痺		橫刺0.3-0.5寸	
頭臨泣		頭痛、眼部疾病、鼻部疾病		橫刺0.3-0.5寸	
目窗		頭痛、眼部疾病、鼻部疾病		橫刺0.3-0.5寸	
正營		頭痛、暈眩、牙痛		橫刺0.3-0.5寸	
承靈		頭痛、暈眩、鼻部疾病		橫刺0.3-0.5寸	
腦空		頭痛、暈眩、頸部肌肉痛、精神疾病		橫刺0.3-0.5寸	
風池		頭痛、暈眩、眼與鼻部疾病、耳鳴、頸部肌肉痛、感冒、發燒、半側麻痺、肩膀痠痛、背部痛	體表防禦作用	向鼻尖方向直刺0.5-0.8寸	注意誤刺延髓
肩井	軀幹的側部	頭枕部痛、頸肩障礙、肩膀痠痛、背部痛	肩膀痠痛常用穴	直刺0.5-0.8寸	注意誤刺造成的氣胸
淵腋		胸脅苦滿、肋間神經痛		斜刺0.3-0.5寸	注意誤刺造成的氣胸
輒筋		胸脅苦滿、肋間神經痛		斜刺0.3-0.5寸	注意誤刺造成的氣胸
日月		胸脅苦滿、肋間神經痛、嘔吐、打嗝、黃疸		斜刺0.3-0.5寸	
京門		小便不順、水腫、肋間痛、腹脹、腸鳴、下痢	腎經的募穴	直刺0.3-0.5寸	注意腎臟之誤刺
帶脈		婦人病、帶狀疱疹、腹痛、腰肋痛、疝氣		直刺0.5-1寸	
五樞		婦人病、帶狀疱疹、腹痛、腰肋痛、疝氣		直刺0.5-1寸	
維道		婦人病、帶狀疱疹、腹痛、腰肋痛、疝氣		直刺0.5-1寸	
居髎		腰腿痛、半側麻痺		直刺0.5-1寸	
環跳		坐骨神經痛、臀痛、半側麻痺、下肢感覺與運動障礙		直刺2-3寸	
風市	大腿部	半側麻痺、下肢感覺與運動障礙	改善過敏體質	直刺1.2寸	
中瀆		半側麻痺、下肢感覺與運動障礙		直刺1-1.5寸	
膝陽關		膝關節障礙、小腿感覺與運動障礙		直刺0.5-1寸	
陽陵泉	小腿部	半側麻痺、膝關節障礙、小腿感覺與運動障礙	八會穴的筋會	直刺1-1.5寸	合土穴
陽交		半側麻痺、膝痛、小腿軟弱無力、胸脅苦滿		直刺1-1.5寸	

4. 手足厥陰、少陽經脈

9—足少陽膽經的經穴主治（2）

經穴名稱	部位	主 治	特殊的主治	刺 法	備考
外 丘	小腿部	頸部肌肉痛、胸脅苦滿、小腿外側痛		直刺1-1.5寸	郄穴
光 明		膝痛、小腿的感覺與運動障礙、眼部疾病		直刺1-1.5寸	絡穴
陽 輔		偏頭痛、眼部疾病、半側麻痺、小腿外側痛		直刺0.8-1寸	經火穴
懸 鐘		半側麻痺、小腿外側痛、胸脅苦滿	八會穴的髓會	直刺0.8-1寸	
丘 墟	足 部	頸項痛、小腿軟弱無力、外踝腫脹／疼痛		直刺0.5-0.8寸	原穴
足臨泣		腳背痛、眼部疾病、暈眩		直刺0.3-0.5寸	俞木穴
地五會		腳背痛、頭痛、目赤、耳鳴、暈眩		直刺0.3、-0.5寸	
俠 溪		腳背痛、頭痛、目赤、耳鳴、暈眩		直刺0.3、-0.5寸	滎水穴
足竅陰		偏頭痛、目赤、耳鳴、暈眩、失眠、發燒		斜刺0.1寸	井金穴

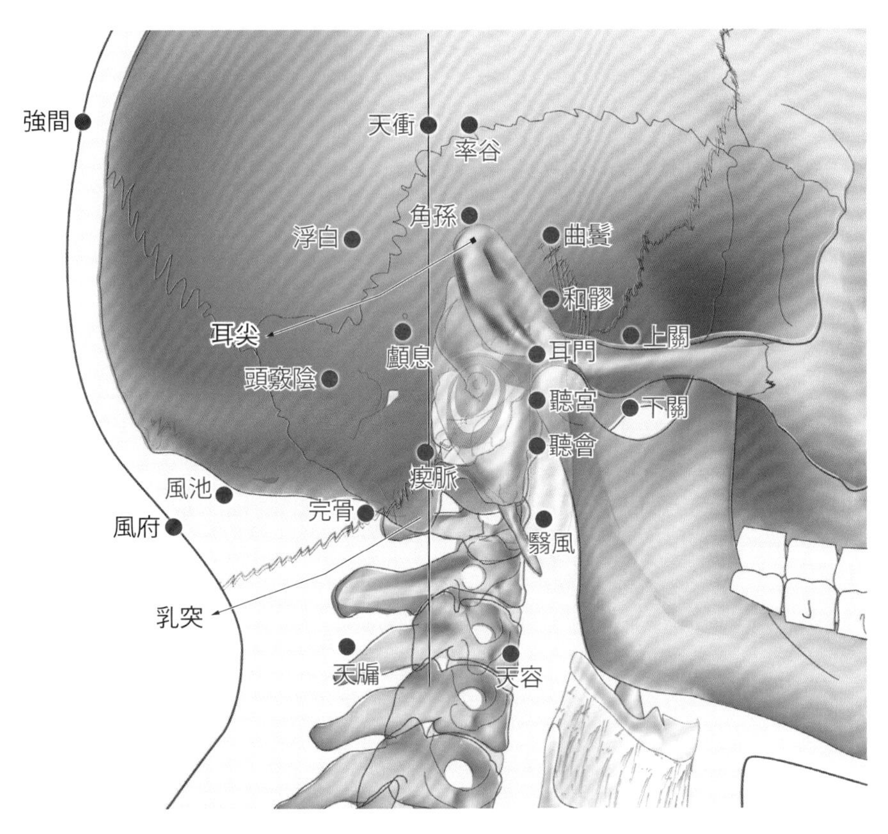

耳部周邊（外側面）

經穴春秋

肩井 由肩上俯瞰凹盆，感覺像從地面往井中看。

淵腋 代表此處深深隱藏在腋窩下方。

輒筋 「輒」指馬車等兩側之板（扶手）。在此是側胸部肋骨弓的比喻。

日月 日、月合起來就是「明」。此乃膽之募穴，字面充分表現其特徵。膽乃中正之官，決斷由此而出。

京門 此乃腎之募穴。「京」意為首府，表示本穴道之重要性。

帶脈 足少陽經與奇經八脈的帶脈在此匯流，因此得名。本穴道可治療婦女白帶等疾病。

五樞 膽經的京門、帶脈、五樞、維道、居 等五經穴之中，本穴道位於中央，故名。

居髎 「居」指蹲著，意指蹲著的姿勢容易取穴。

環跳 顯示髖關節乃是與「跳」等動作有關的「軸心」。

經穴部位→P84

10—足厥陰肝經的流注（LR, 14穴）(1)

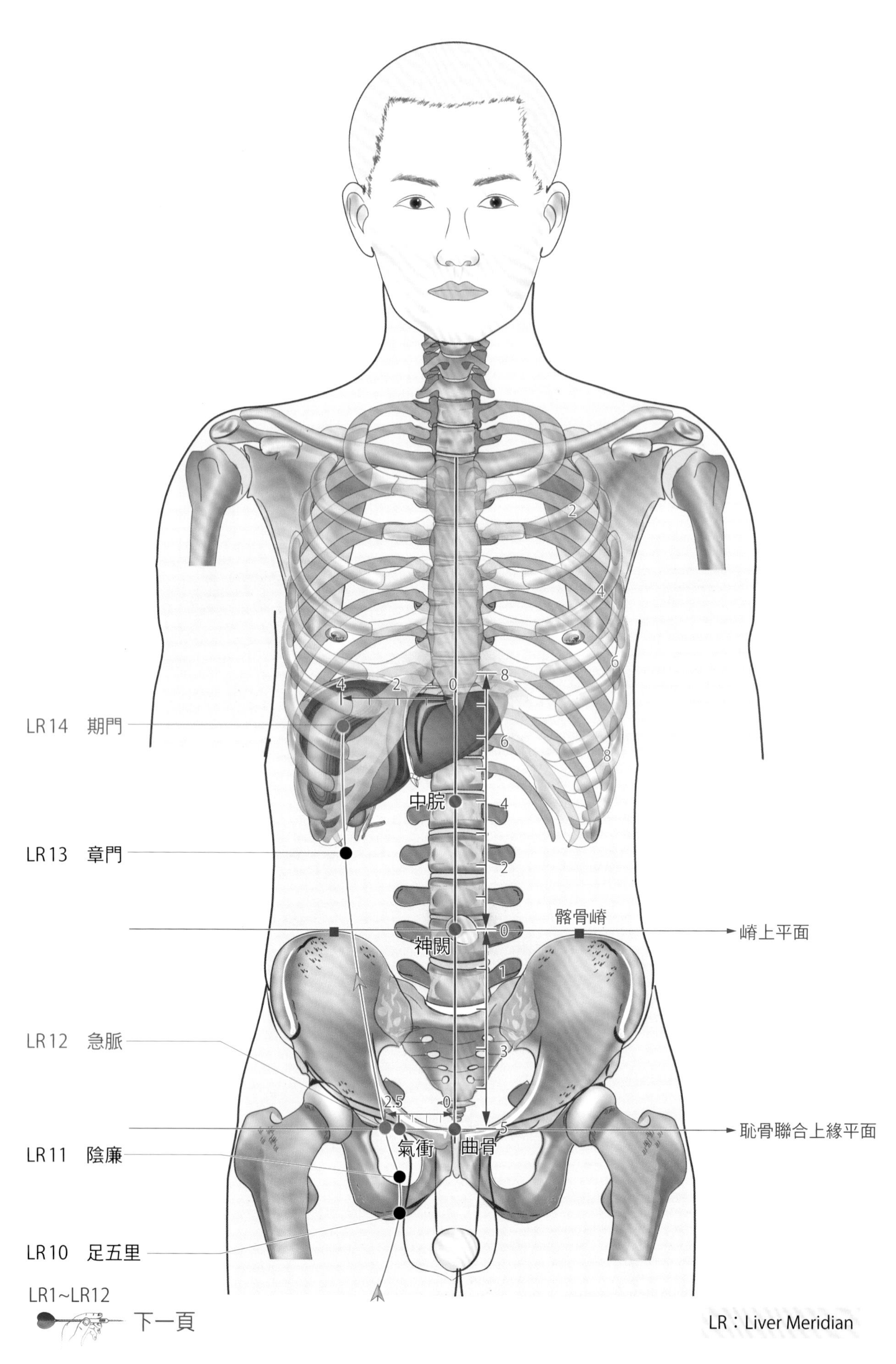

LR1~LR12 下一頁

LR：Liver Meridian

4. 手足厥陰、少陽經脈

10—足厥陰肝經的流注（LR,14穴）(2)

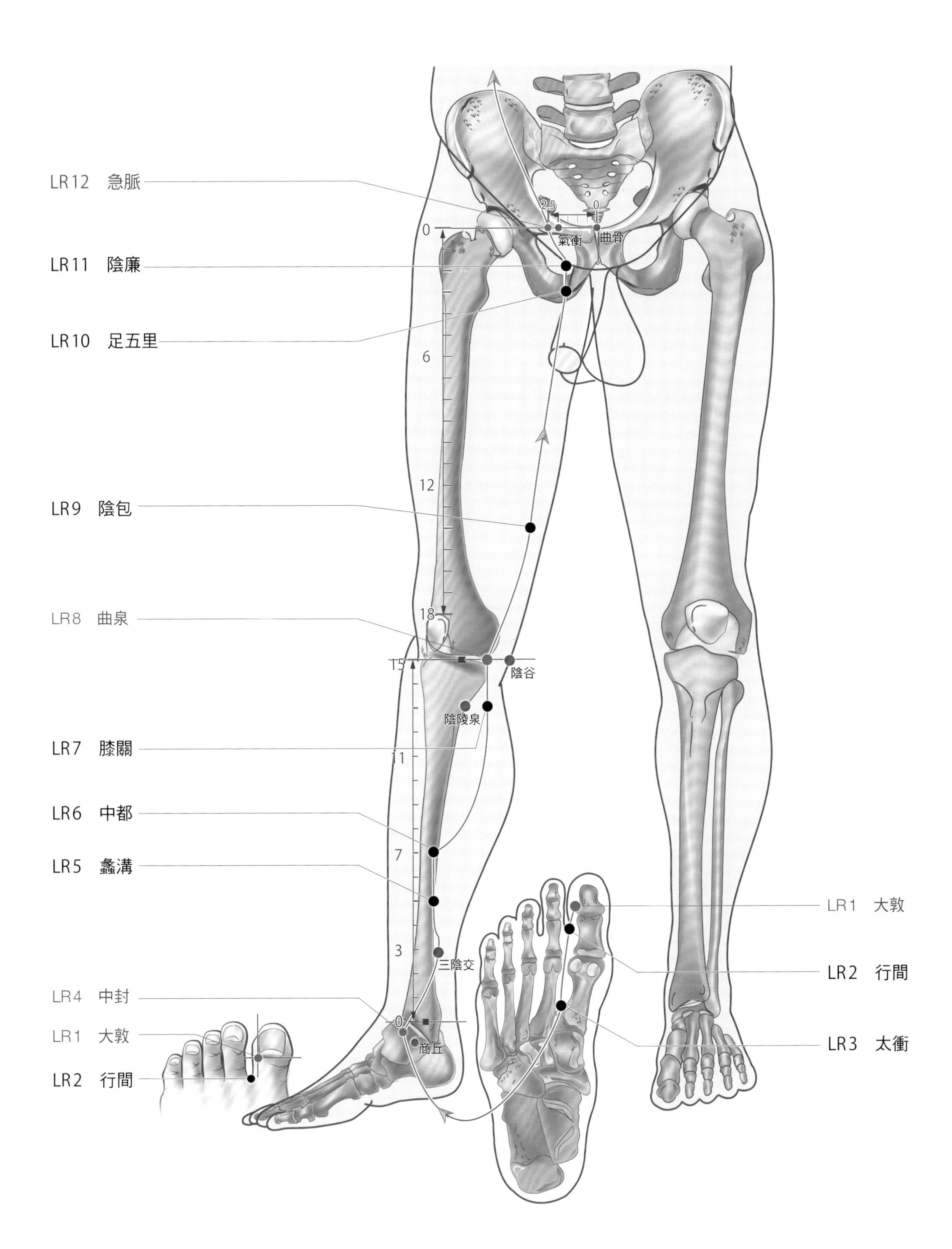

11 — 足厥陰肝經的經穴部位、取穴技巧

經穴部位

一 足部（4穴）

LR1 大 敦 （**肝經的井木穴**）第1腳趾、遠端趾骨外側、趾甲角近端外側1分（指寸）處、趾甲外側垂線和趾甲基底部水平線的交點。

LR2 行 間 （**肝經的滎火穴**）腳背、第1和第2趾之間、腳蹼近端、赤白肉際。

LR3 太 衝 （**肝經的原穴、肝經的俞土穴**）腳背、第1和第2蹠骨之間、蹠骨底接合處遠端的凹陷處、足背動脈拍動處。

LR4 中 封 （**肝經的經金穴**）踝關節前內側、脛骨前肌腱內側的凹陷處、內踝尖前方。

二 下肢部（8穴）

LR5 蠡 溝 （**肝經的絡穴**）小腿前內側、脛骨內側面中央、內踝尖上方5寸處。

LR6 中 都 （**肝經的郄穴**）小腿前內側、脛骨內側面中央、內踝尖上方7寸處。

LR7 膝 關 小腿脛骨面、脛骨內髁下方、陰陵泉後方1寸處。

LR8 曲 泉 （**肝經的合水穴**）膝內側、半腱／半膜肌腱內側的凹陷處、膝窩橫紋內側端。

LR9 陰 包 大腿內側、股薄肌和縫匠肌之間、髕骨底上方4寸處。

LR10 足五里 大腿內側、氣衝穴下方3寸處、動脈拍動處。

LR11 陰 廉 大腿內側、氣衝穴下方2寸處。

LR12 急 脈 鼠蹊部、與恥骨聯合上緣同高處、前正中線外側2寸5分處。

三 腹部（2穴）

LR13 章 門 （**脾的募穴、八會穴的臟會**）側腹部、第11肋骨端下緣。

LR14 期 門 （**肝的募穴**）前胸部、第6肋間、前正中線外側4寸處。

取穴方法

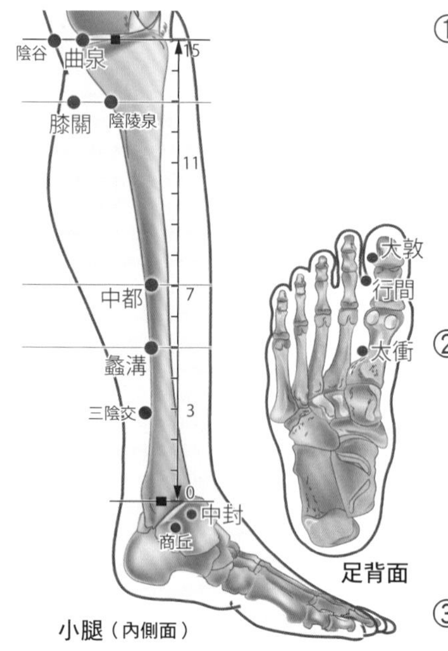

足背面

小腿（內側面）

① 彎曲腳背，找到前脛骨肌腱後，於其外側凹陷處取解溪；內側凹陷處取**中封**。中封與商丘的位置關係是在內踝前下方找到商丘之後，其上方便是**中封**（位於解溪與商丘之間）。

② 第1腳趾趾甲根部外側、離其外側角1分處取**大敦**。第1和第2腳趾之間、腳蹼近端、赤白肉際處取**行間**。於第1和第2蹠骨底接合部分的遠端凹陷處取**太衝**。

③ 彎曲膝蓋，於膝窩橫紋內側、半腱肌與半膜肌內側取**曲泉**。內踝尖上、脛骨內側面中央5寸處取**蠡溝**、7寸處取**中都**。

④ 曲泉之下、陰陵泉後1寸處取**膝關**。彎曲膝蓋時，大腿內側、髕骨底上方4寸處取**陰包**。

⑤ 於前正中線外側2寸、鼠蹊溝上方找到氣衝之後，其正下方3寸處取**足五里**、2寸處取**陰廉**。氣衝後下方、前正中線外側2寸5分、腹股溝動脈拍動處取**急脈**。

⑥ 第11肋骨前端下方取**章門**。前正中線外側4寸、第6肋骨間取**期門**。

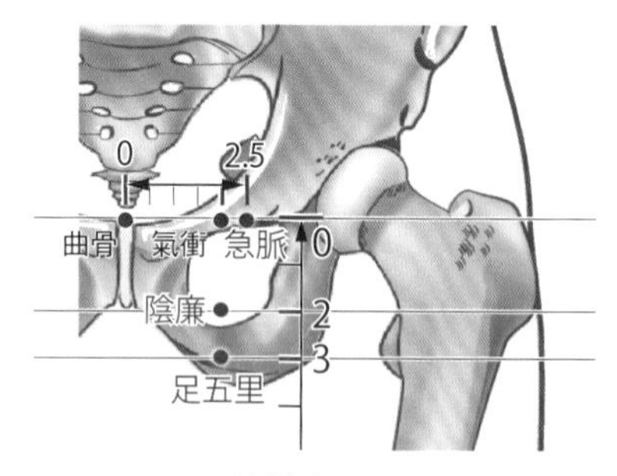

骨盤（前面）

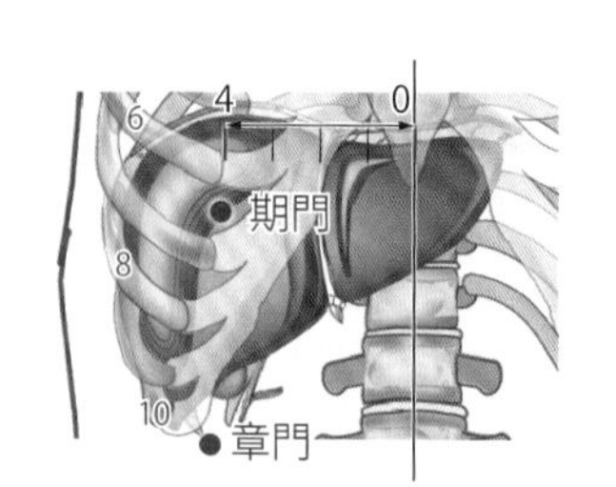

期門與章門穴

經穴春秋

大敦 「敦」指巨大、很厚的意思。在此乃是足部大腳拇趾形狀的比喻。

行間 位於足部大拇趾與第2趾之間，因此得名。

太衝 古代稱足背動脈為太衝脈。和胃經的衝陽一樣，都可觸診到動脈的搏動，此處強調其氣血旺盛。

蠡溝 「蠡溝」乃蟲蝕木頭之後殘留的細長小溝。將脛骨比喻成木頭，觸摸時便有此感覺。

膝關 位於膝關節處，因此而得名。

曲泉 此乃合水穴，氣血在此匯集如泉。

章門 一曲結束稱為「一章」。十二經脈的流注到此終於進入尾聲。

期門 「期」指周期。一年十二個月、三百六十五日稱為一周期，十二經脈三百六十一經穴的氣血流注也到此告一段落，將重新開始。

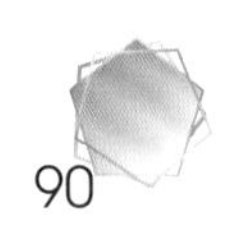

4. 手足厥陰、少陽經脈

12 — 足厥陰肝經的經穴主治

足厥陰肝經在體內屬肝臟，與膽腑相連。於體表走腳背內側、下肢內側正中央、腹部側面，來到肋骨弓一帶。根據其流注，可治療**腳背**、**下肢內側**感覺與運動障礙、**生殖系統**、**婦科疾病**。

經穴名稱	部位	主治	特殊的主治	刺法	備考
大敦	足部	疝氣、遺尿、婦科疾病（生理不順、經痛、子宮脫位等等）	急救穴，鎮靜安神作用	斜刺0.1寸	井木穴
行間	足部	頭痛、暈眩、目赤、胸脅苦滿、小便不利、尿路痛、婦科疾病、半側麻痺	鎮靜止痛作用	直刺0.5-0.8寸	滎火穴
太衝	足部	頭痛、頭部充血、暈眩、失眠、胸脅苦滿、生理不順、經痛、腳背痛、半側麻痺	鎮靜止痛降壓作用	直刺0.5-0.8寸	原穴、俞土穴
中封	足部	內踝腫痛、踝關節障礙、泌尿／生殖系統障礙、婦科疾病、神經衰弱、腹痛		直刺0.5-0.8寸	經金穴
蠡溝	小腿部	婦科疾病、泌尿、生殖系統障礙、小腿內側感覺／運動障礙		橫刺0.5-0.8寸	絡穴
中都	小腿部	婦科疾病、泌尿、生殖系統障礙、小腿內側感覺／運動障礙		橫刺0.5-0.8寸	郄穴
膝關	小腿部	膝關節內側的感覺／運動障礙、小腿軟弱無力		直刺1-1.5寸	
曲泉	小腿部	婦科疾病、泌尿／生殖系統障礙、盜汗、腹痛、膝關節內側、小腿內側感覺／運動障礙		直刺1-1.5寸	合水穴
陰包	大腿部	婦科疾病、泌尿／生殖系統障礙		直刺1-1.5寸	
足五里	大腿部	婦科疾病、泌尿／生殖系統障礙、下腹痛		直刺1-1.5寸	
陰廉	大腿部	婦科疾病、泌尿／生殖系統障礙、下腹痛		直刺1-1.5寸	
急脈	大腿部	下腹痛、疝氣、婦科疾病、泌尿／生殖系統障礙		直刺0.5-0.8寸	
章門	腹部	腹痛、腹脹、腸鳴、下痢、胸脅苦滿	八會穴的臟會	斜刺0.5-0.8寸	脾經的募穴
期門	腹部	胸脅苦滿、腹痛、腹脹、腸鳴、下痢	肝經的募穴	橫刺0.5-0.8寸	注意誤刺造成的氣胸

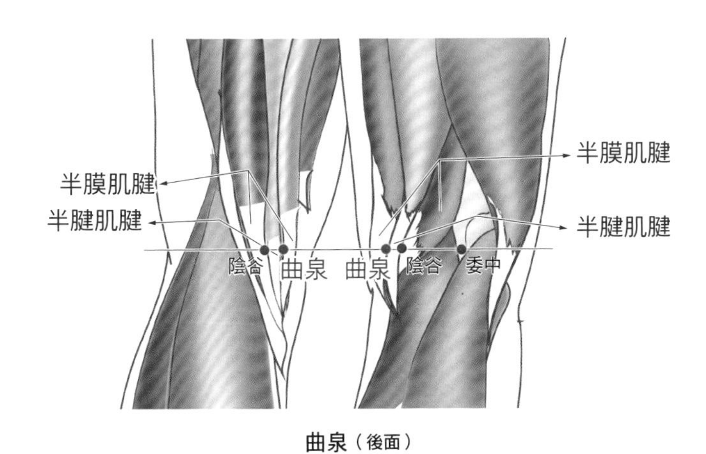

曲泉（後面）

第3章

經穴與局部解剖

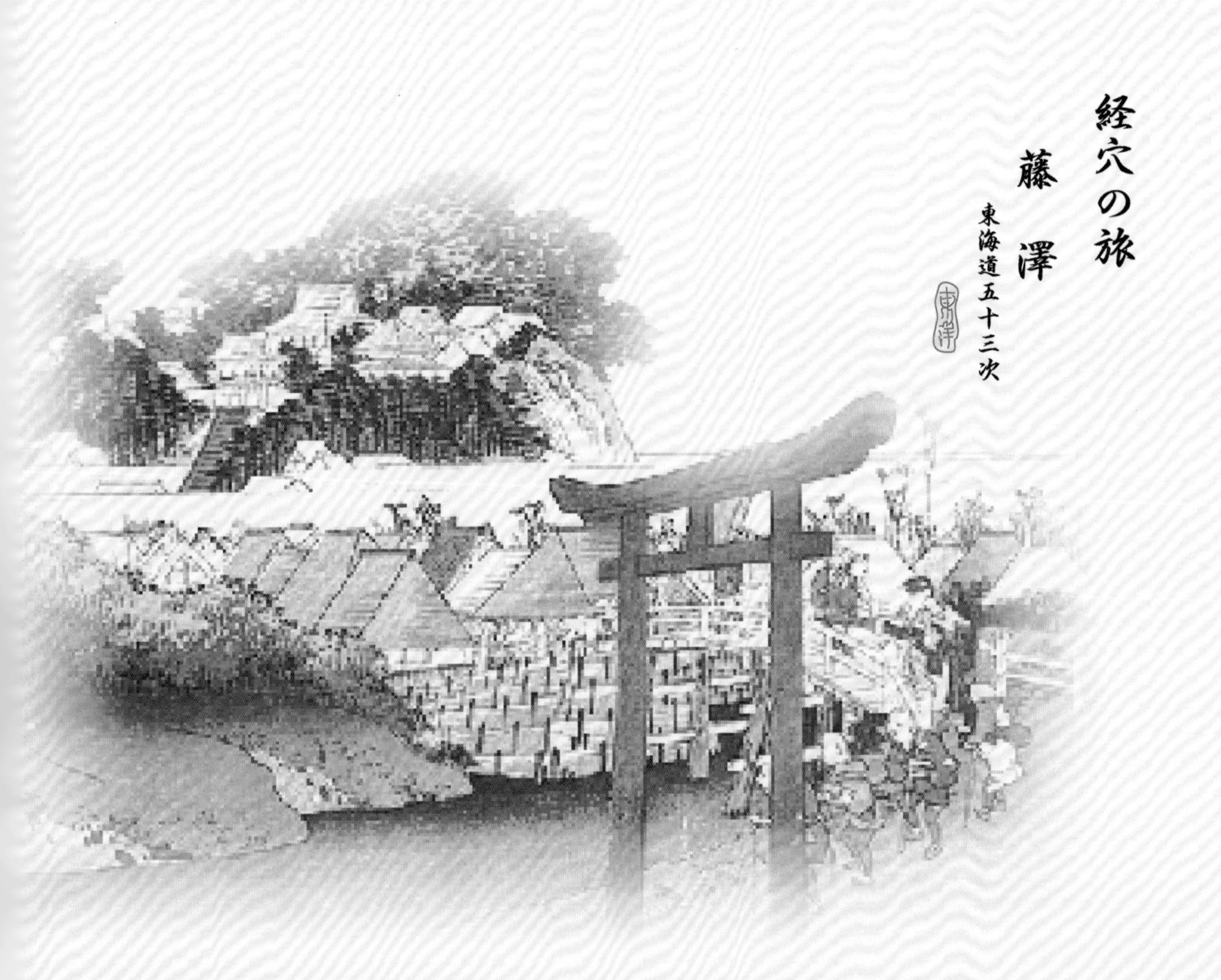

3-1

頭部

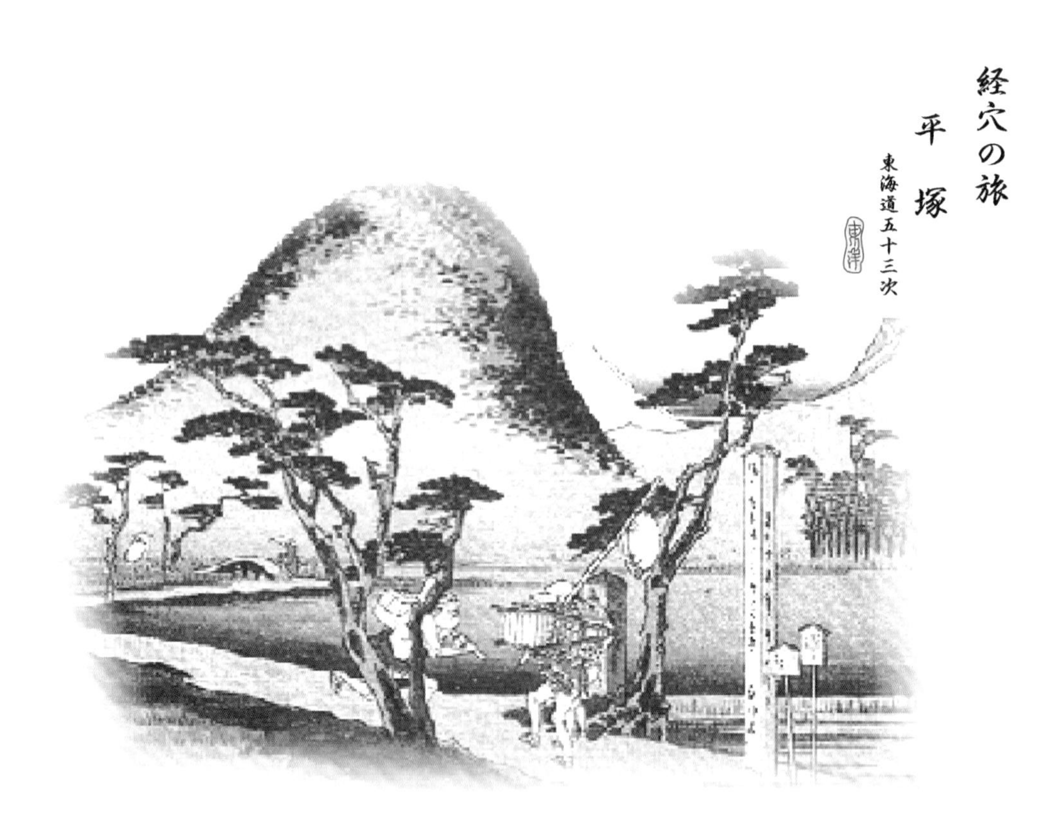

1. 頭　部

1—頭部前側的經穴與體表解剖

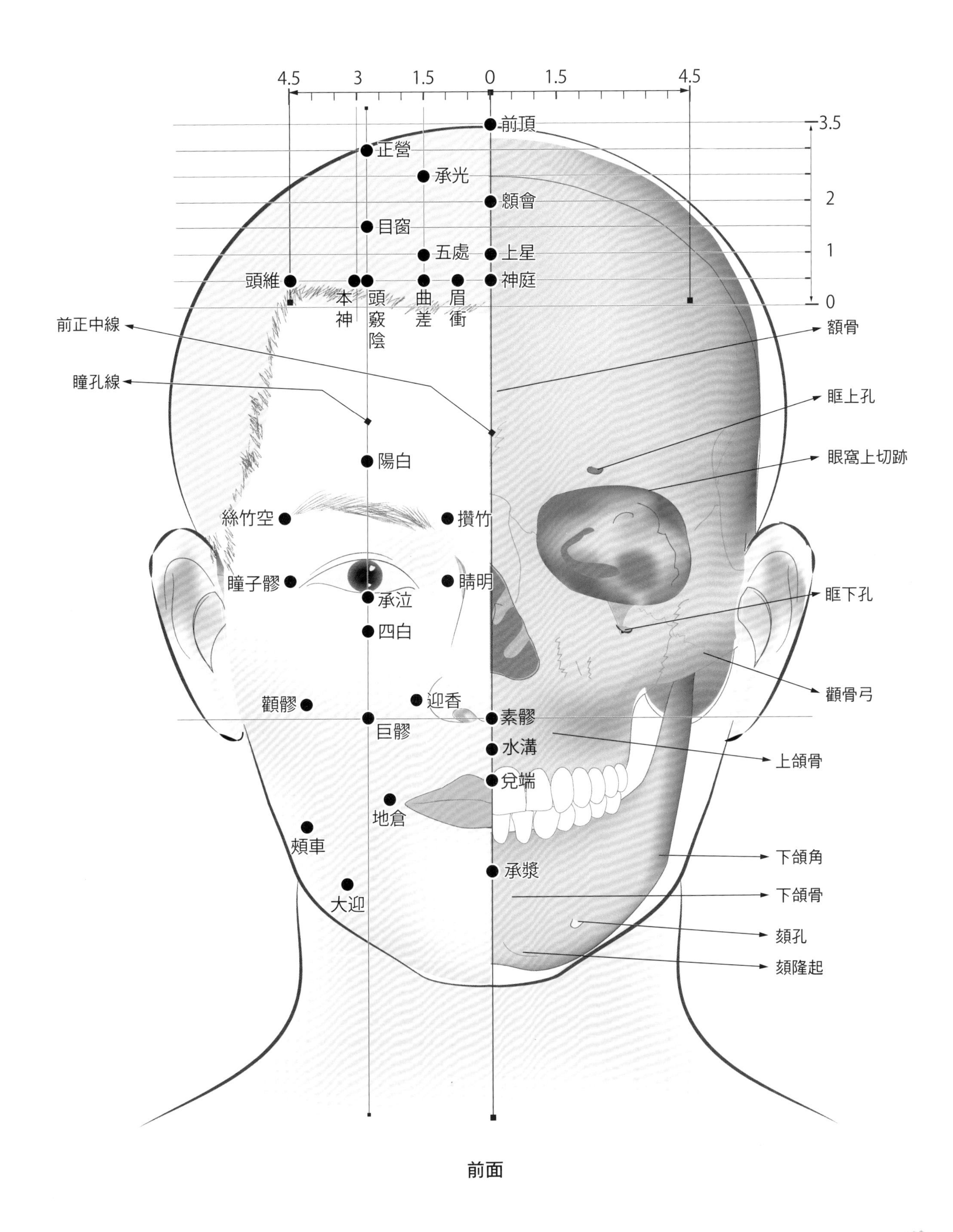

前面

2—頭部前側的經穴與肌肉

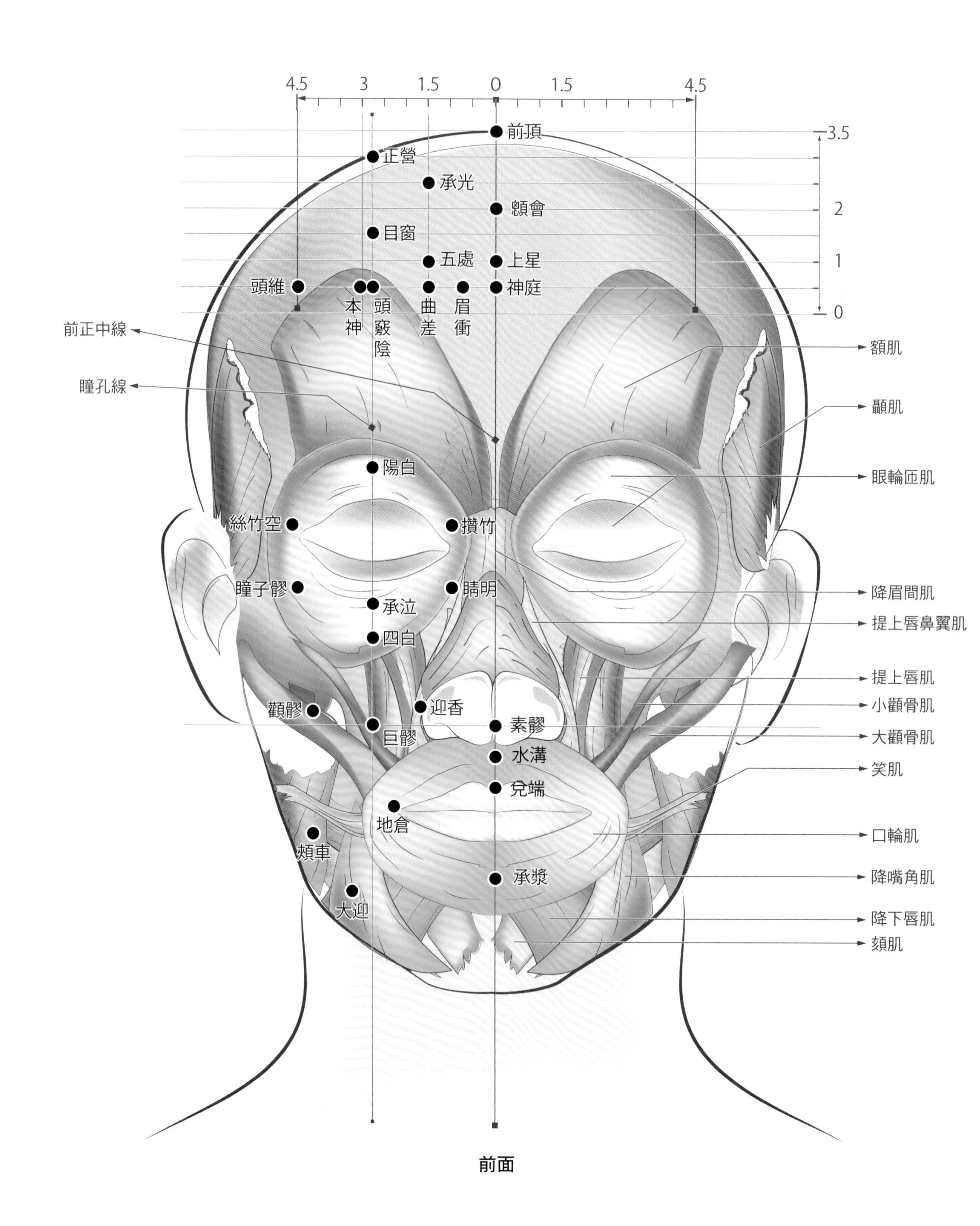

前面

1. 頭　部

3—頭部前側的經穴與動脈、靜脈

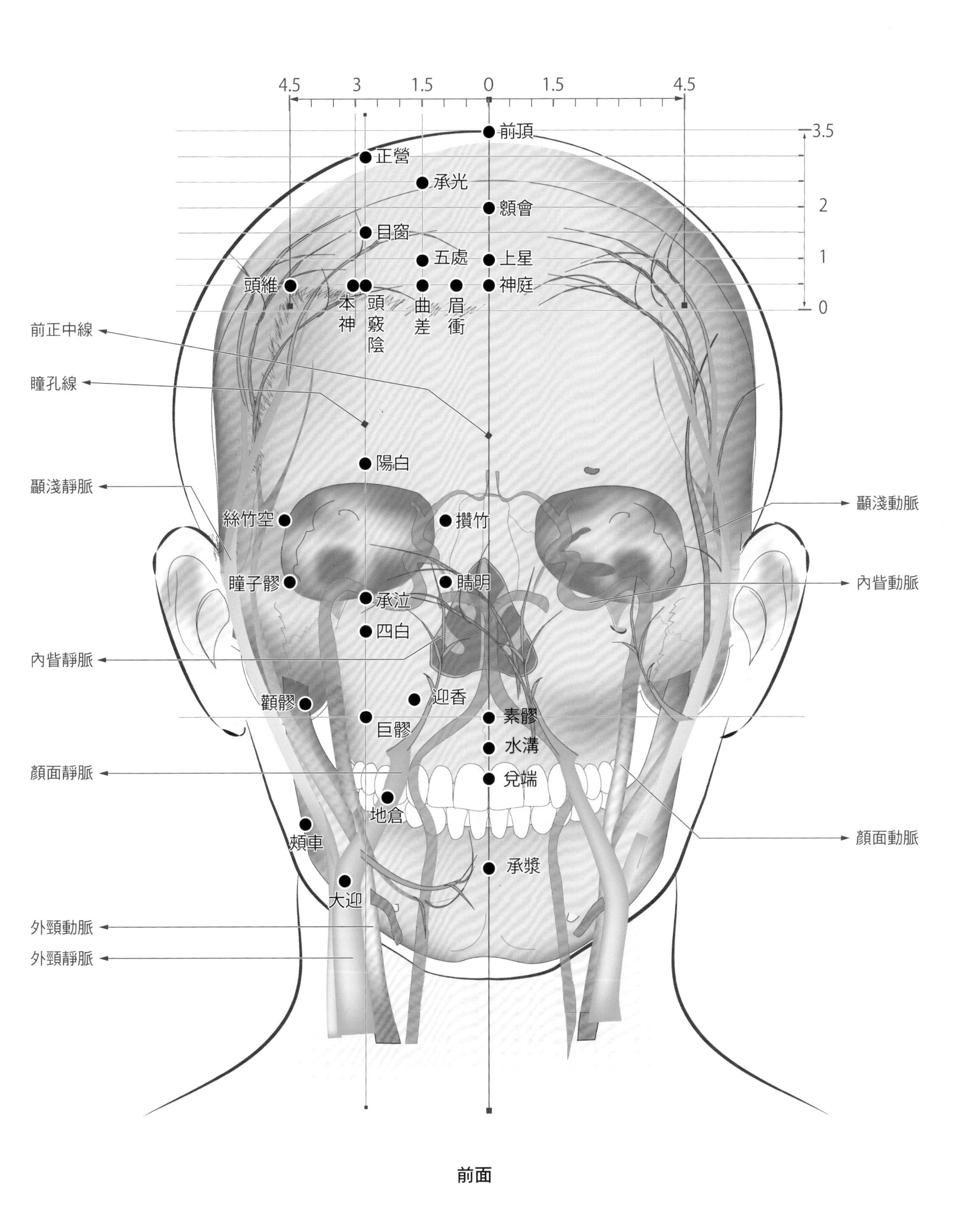

前面

4—頭部後側的經穴與體表解剖

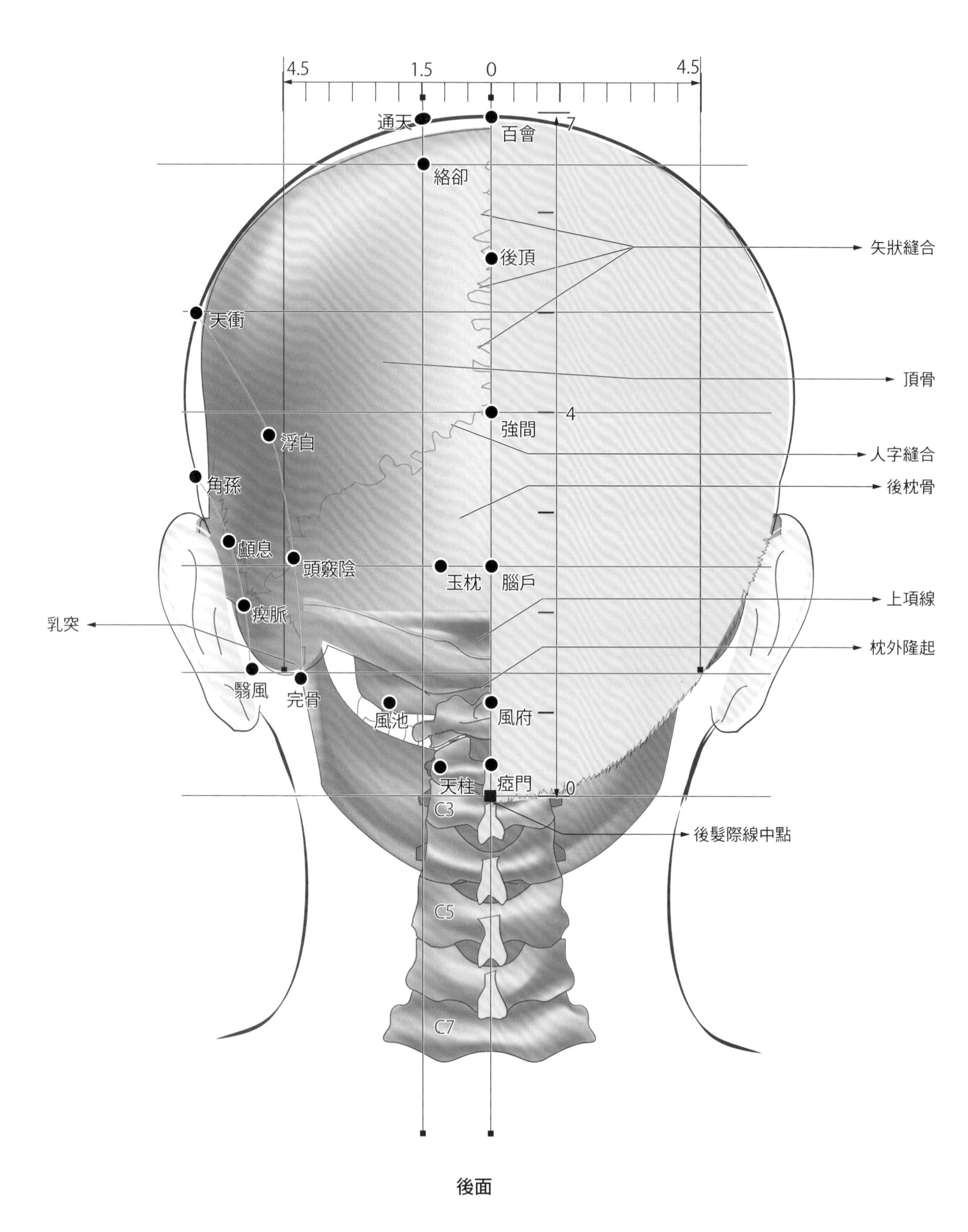

後面

5—頭部後側的經穴與肌肉

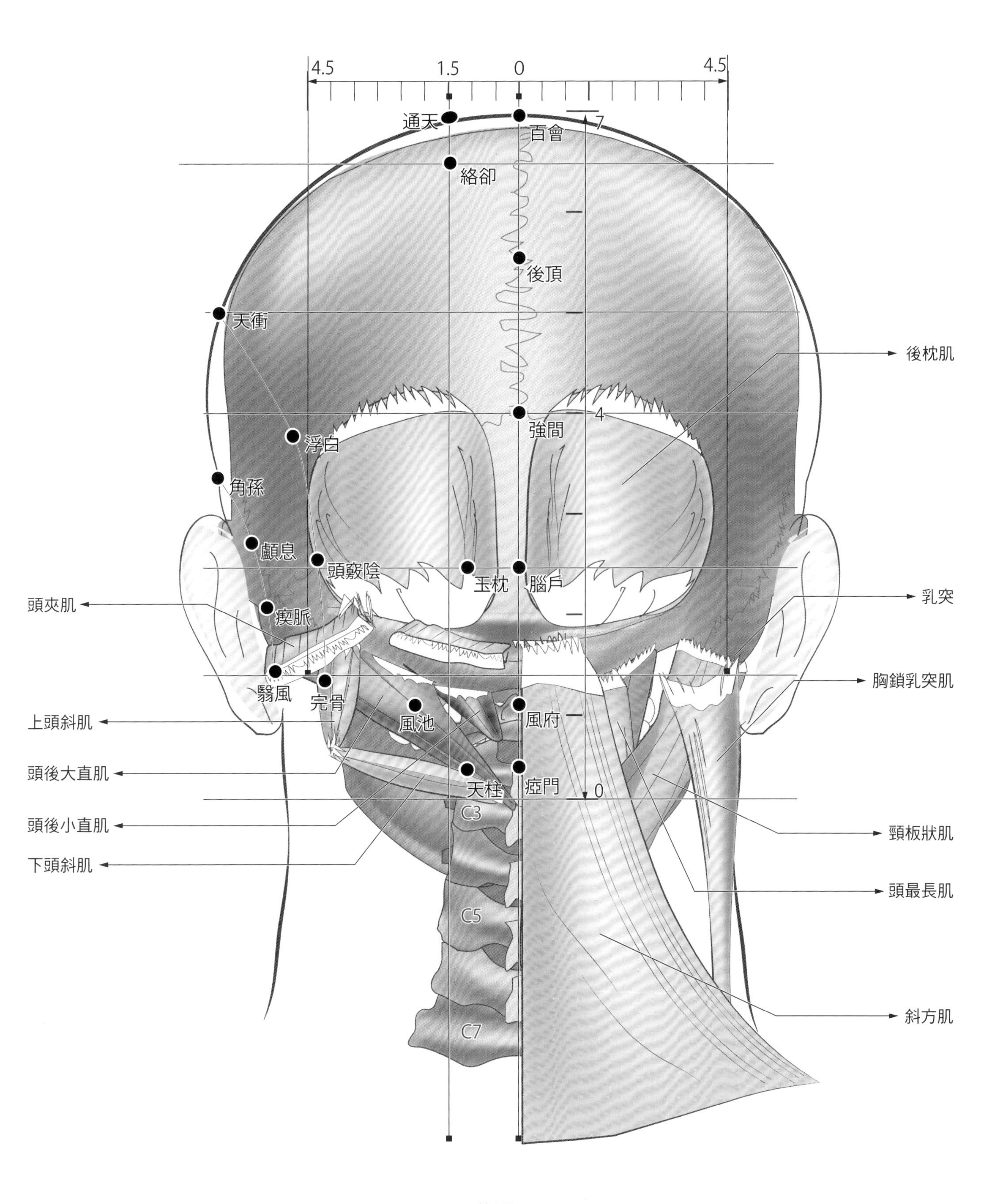

後面

6—頭部側面的經穴與體表解剖（1）

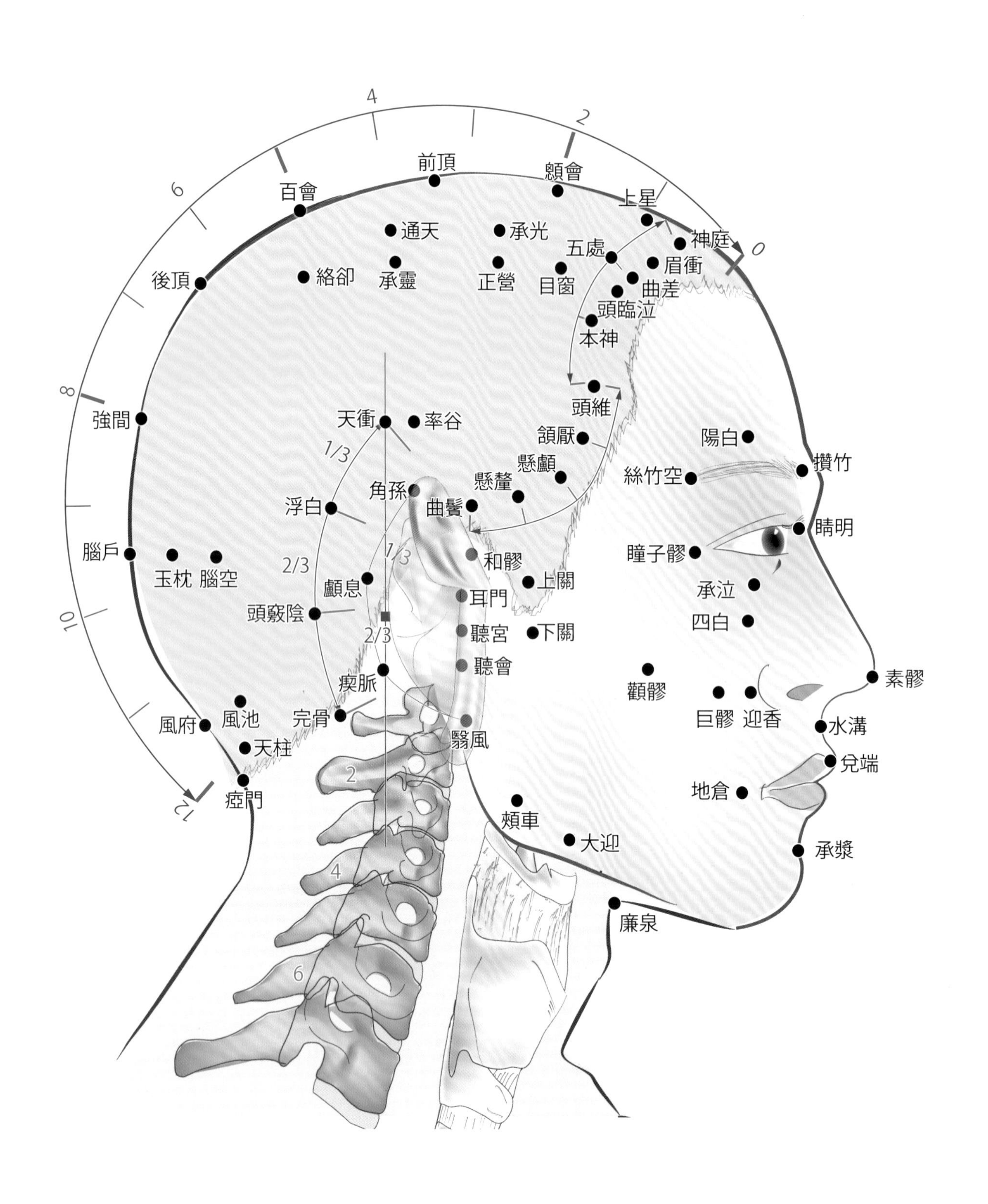

外側面

1. 頭　部

6—頭部側面的經穴與體表解剖（2）

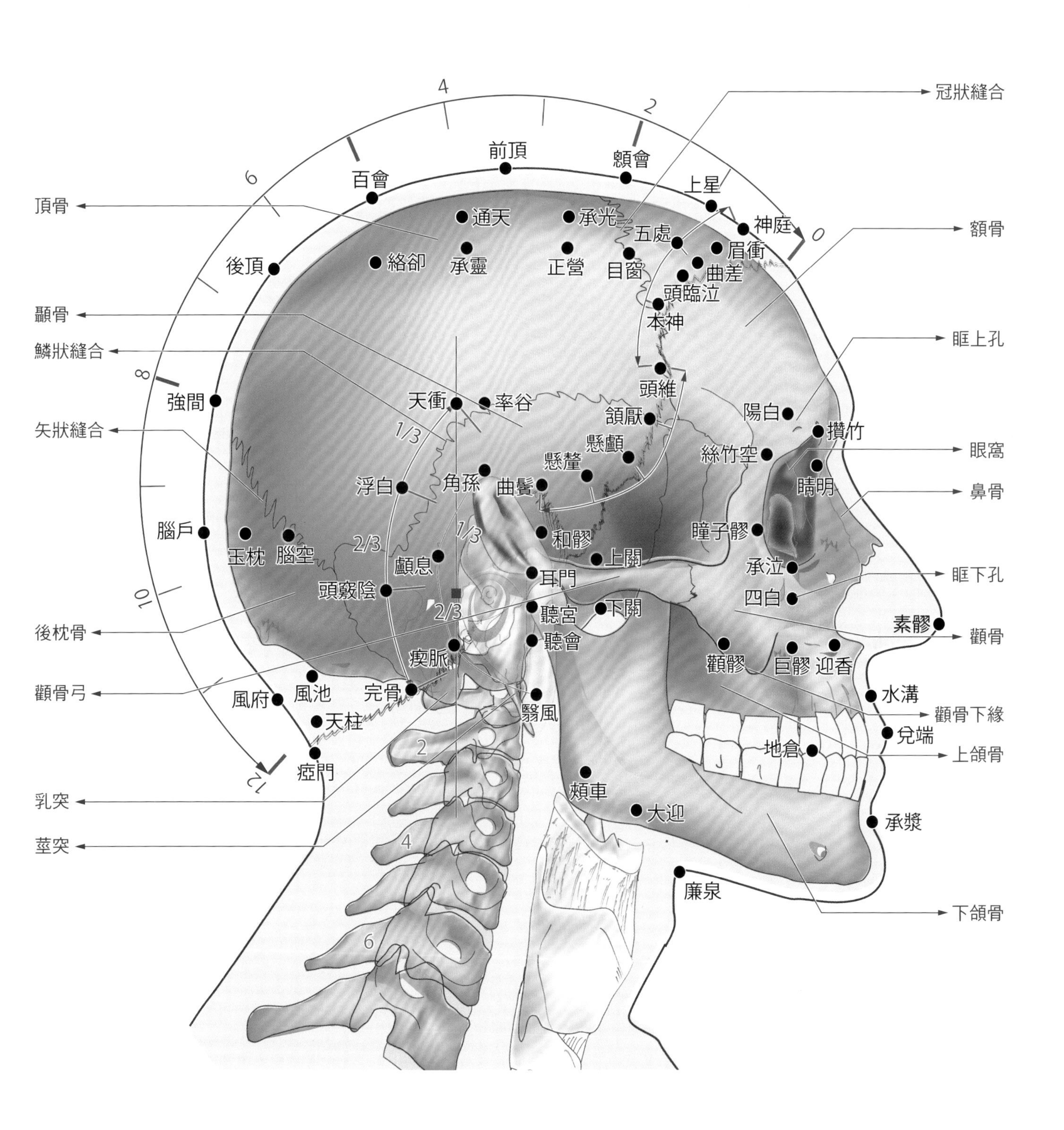

外側面

7—頭部側面的經穴與肌肉

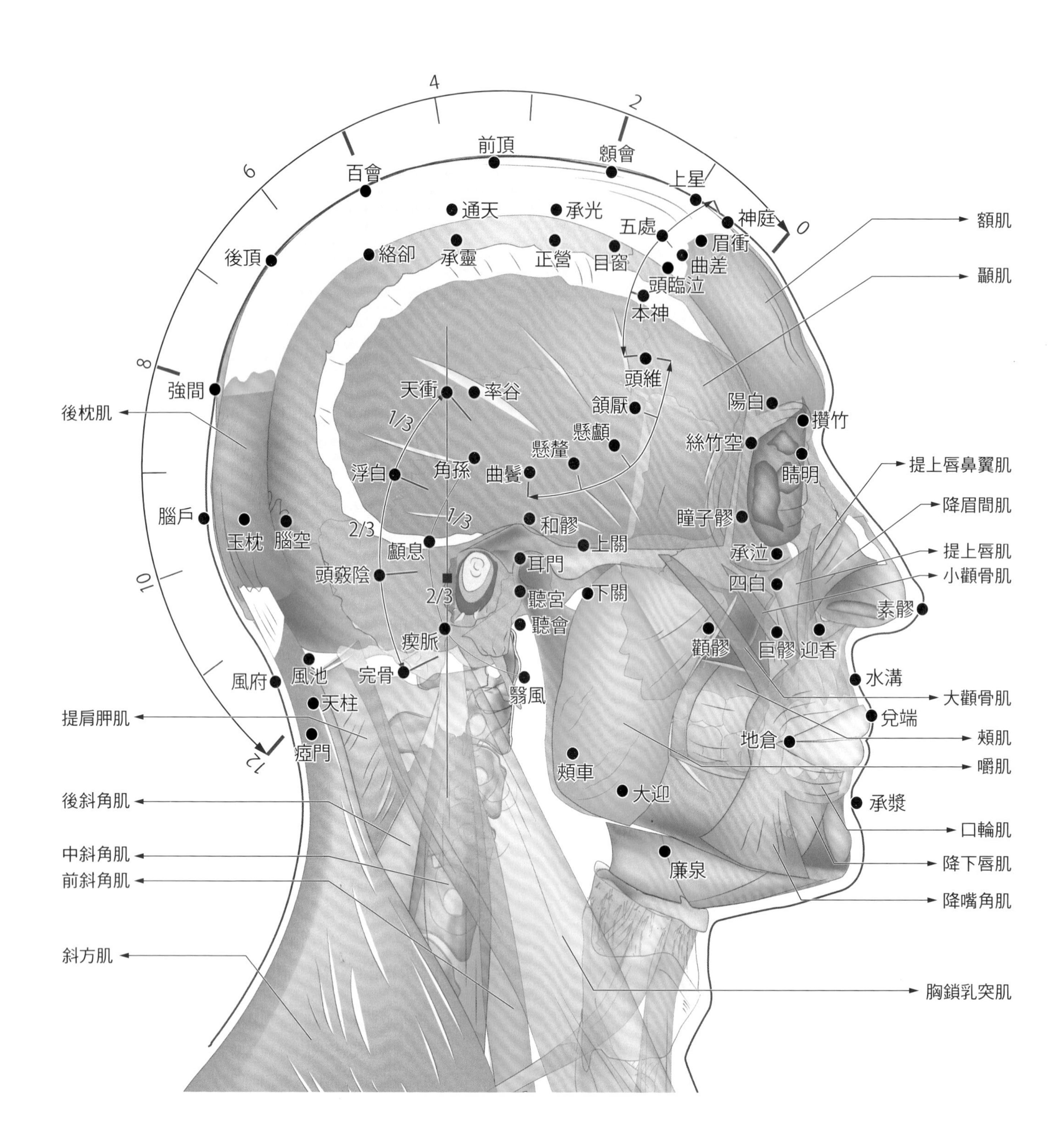

外側面

1. 頭　　部

8—頭部側面的經穴與動脈

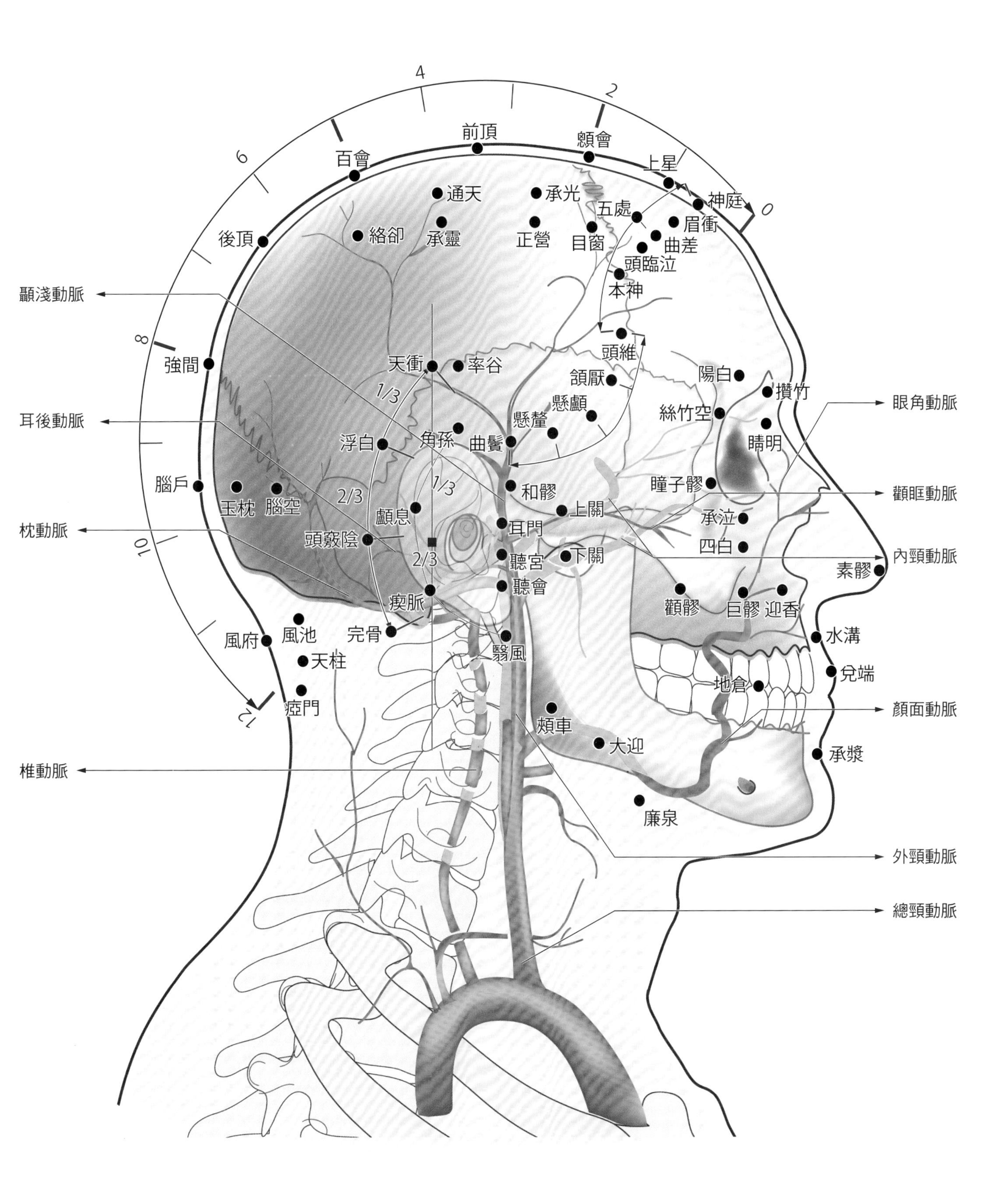

外側面

9 頭部側面的經穴與靜脈

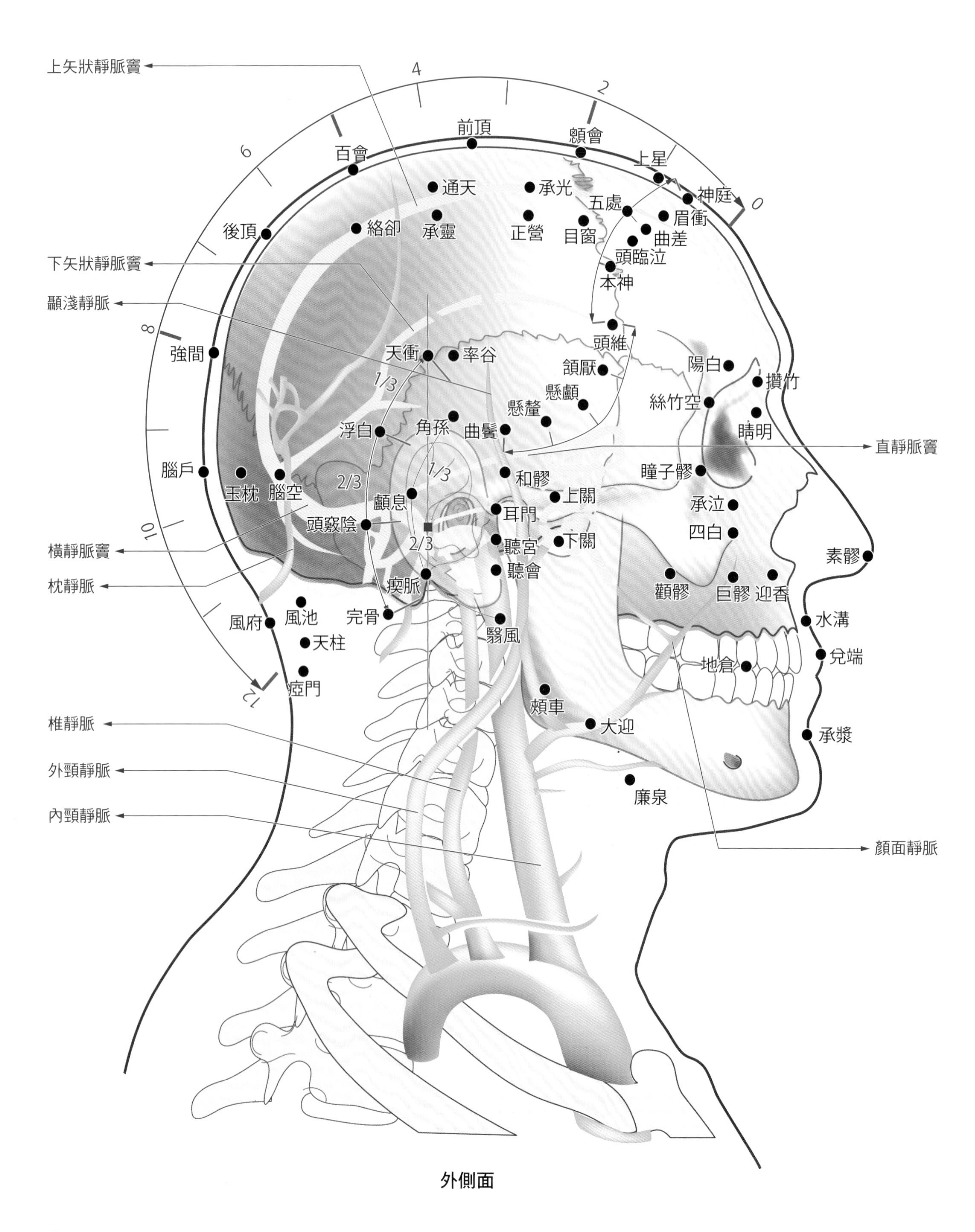

外側面

1. 頭　部

10—頭部經穴與三叉神經

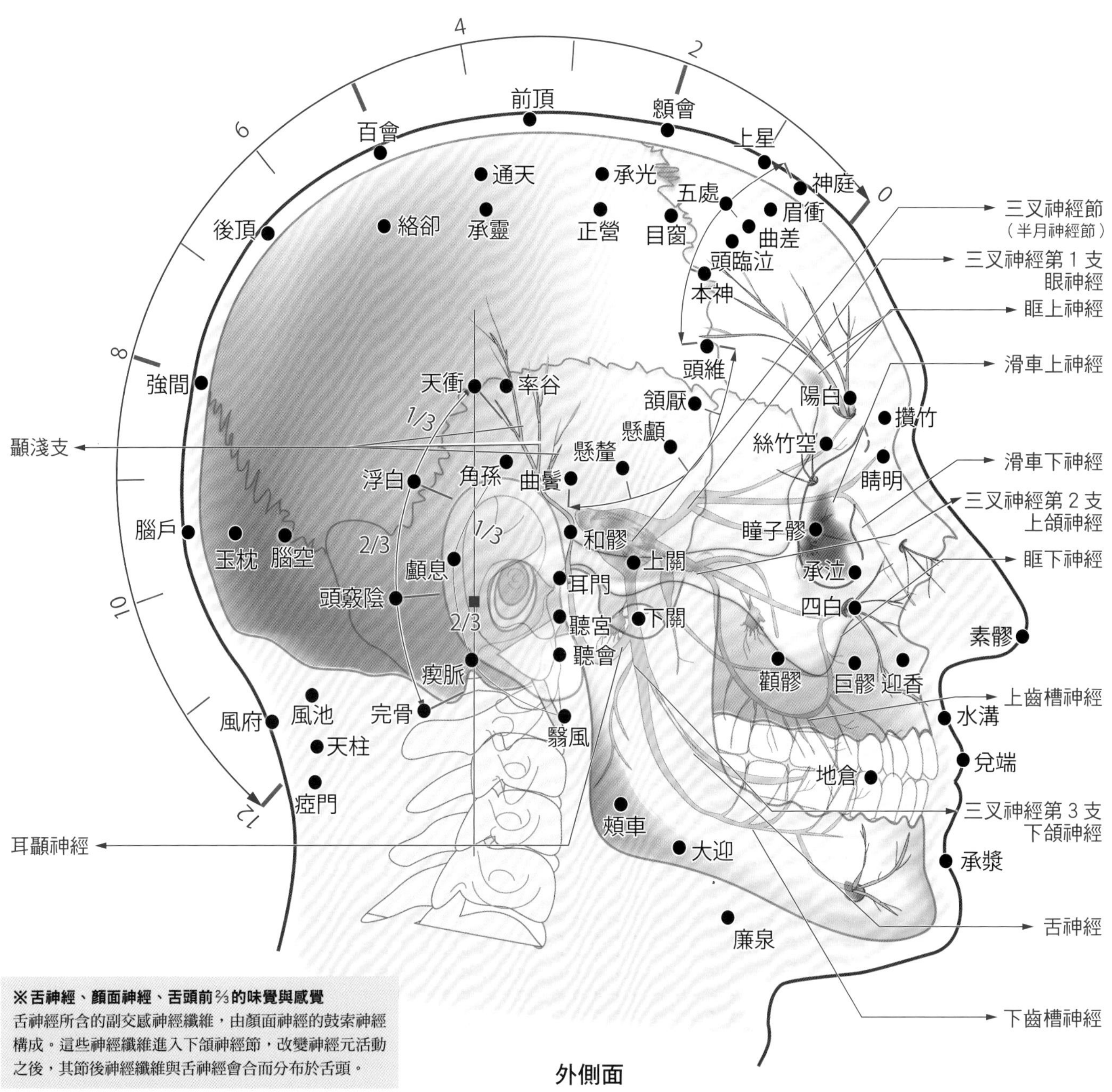

※舌神經、顏面神經、舌頭前⅔的味覺與感覺
舌神經所含的副交感神經纖維，由顏面神經的鼓索神經構成。這些神經纖維進入下頜神經節，改變神經元活動之後，其節後神經纖維與舌神經會合而分布於舌頭。

外側面

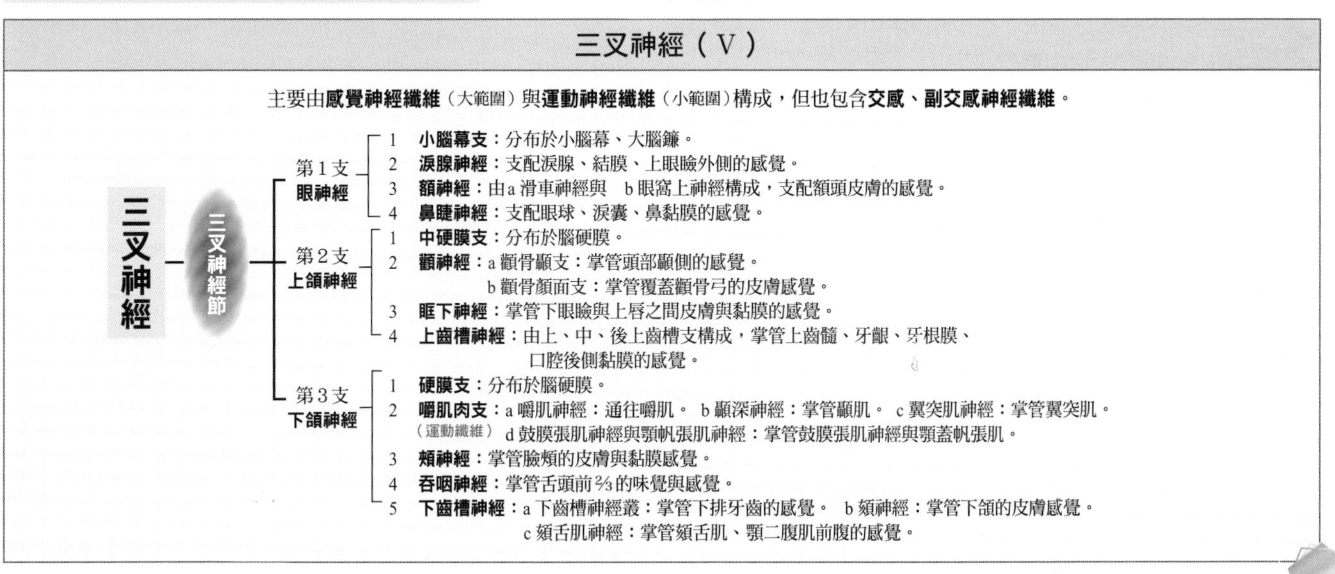

三叉神經（Ｖ）

主要由**感覺神經纖維**（大範圍）與**運動神經纖維**（小範圍）構成，但也包含**交感、副交感神經纖維**。

三叉神經 — 三叉神經節

- 第1支 **眼神經**
  1. **小腦幕支**：分布於小腦幕、大腦鐮。
  2. **淚腺神經**：支配淚腺、結膜、上眼瞼外側的感覺。
  3. **額神經**：由a 滑車神經與　b 眼窩上神經構成，支配額頭皮膚的感覺。
  4. **鼻睫神經**：支配眼球、淚囊、鼻黏膜的感覺。
- 第2支 **上頜神經**
  1. **中硬膜支**：分布於腦硬膜。
  2. **顴神經**：a 顴骨顳支：掌管頭部顳側的感覺。
     b 顴骨顏面支：掌管覆蓋顴骨弓的皮膚感覺。
  3. **眶下神經**：掌管下眼瞼與上唇之間皮膚與黏膜的感覺。
  4. **上齒槽神經**：由上、中、後上齒槽支構成，掌管上齒髓、牙齦、牙根膜、口腔後側黏膜的感覺。
- 第3支 **下頜神經**
  1. **硬膜支**：分布於腦硬膜。
  2. **嚼肌肉支**（運動纖維）：a 嚼肌神經：通往嚼肌。　b 顳深神經：掌管顳肌。　c 翼突肌神經：掌管翼突肌。
     d 鼓膜張肌神經與顎帆張肌神經：掌管鼓膜張肌神經與顎蓋帆張肌。
  3. **頰神經**：掌管臉頰的皮膚與黏膜感覺。
  4. **吞咽神經**：掌管舌頭前⅔的味覺與感覺。
  5. **下齒槽神經**：a 下齒槽神經叢：掌管下排牙齒的感覺。　b 頦神經：掌管下頜的皮膚感覺。
     c 頦舌肌神經：掌管頦舌肌、顎二腹肌前腹的感覺。

11 — 頭部經穴與三叉神經的分布區域（1）

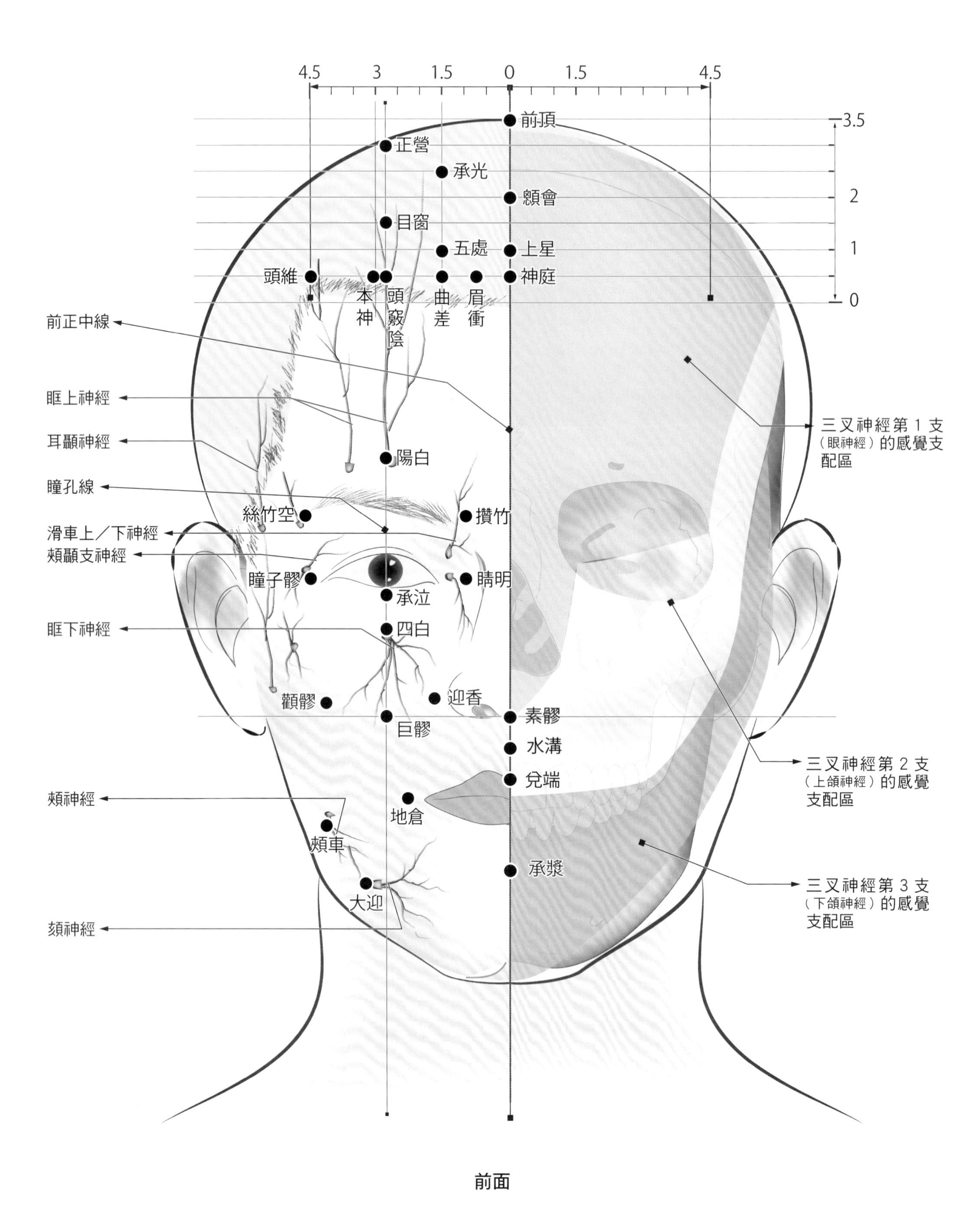

前面

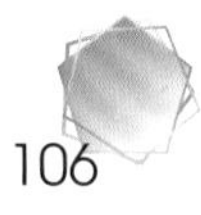

1. 頭　部

11—頭部經穴與三叉神經的分布區域（2）

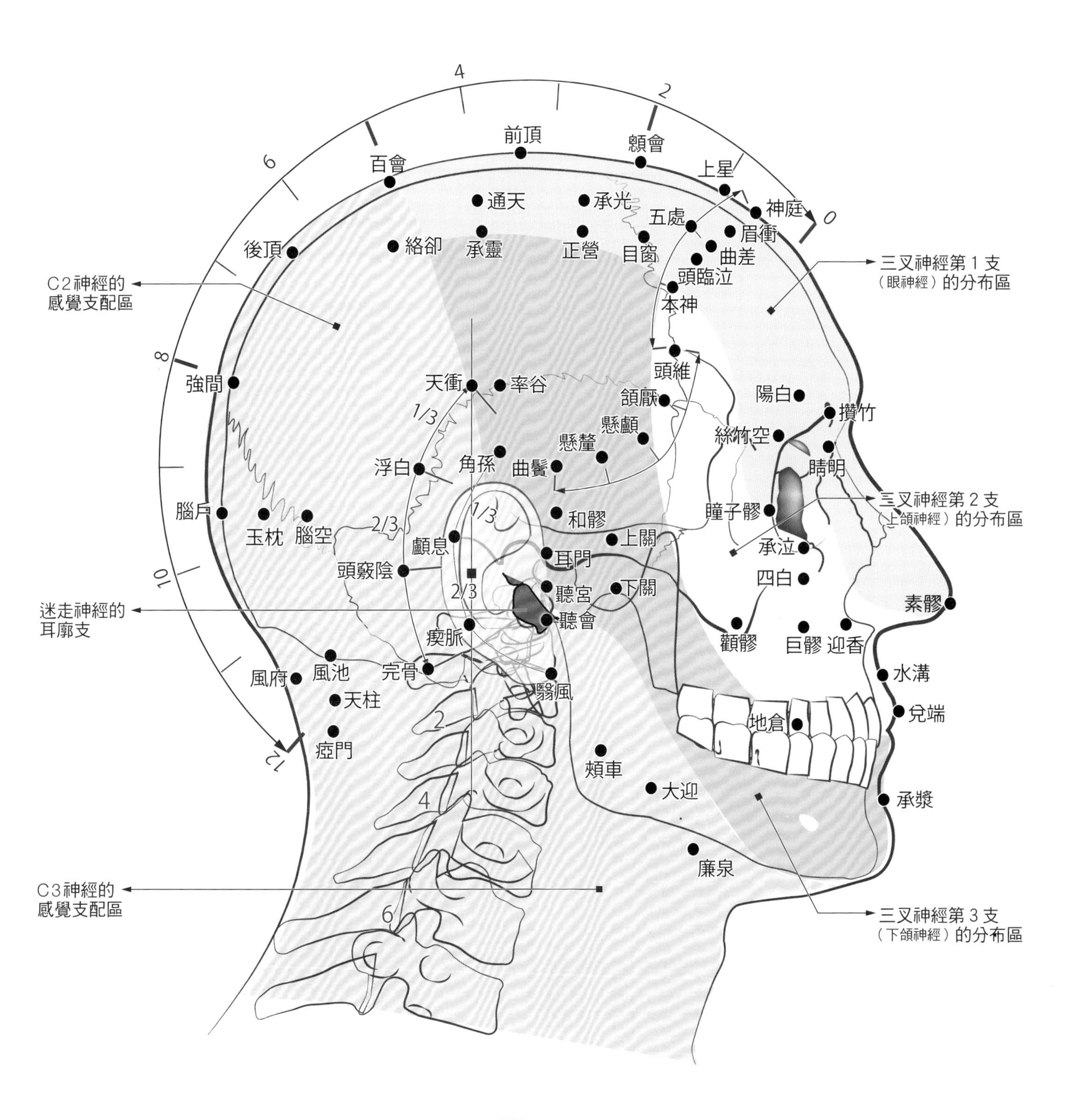

外側面

12 頭部經穴與顏面神經

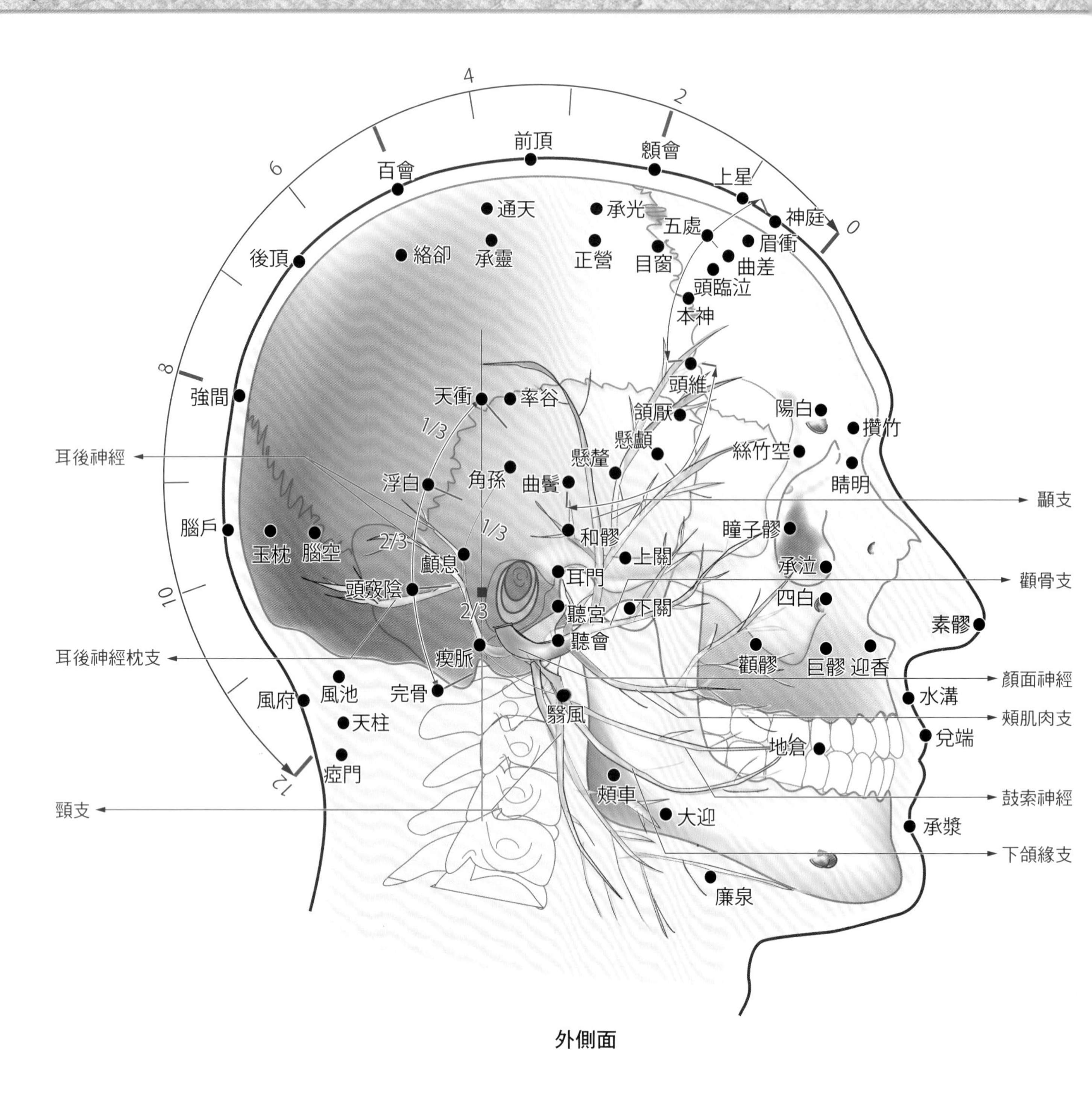

外側面

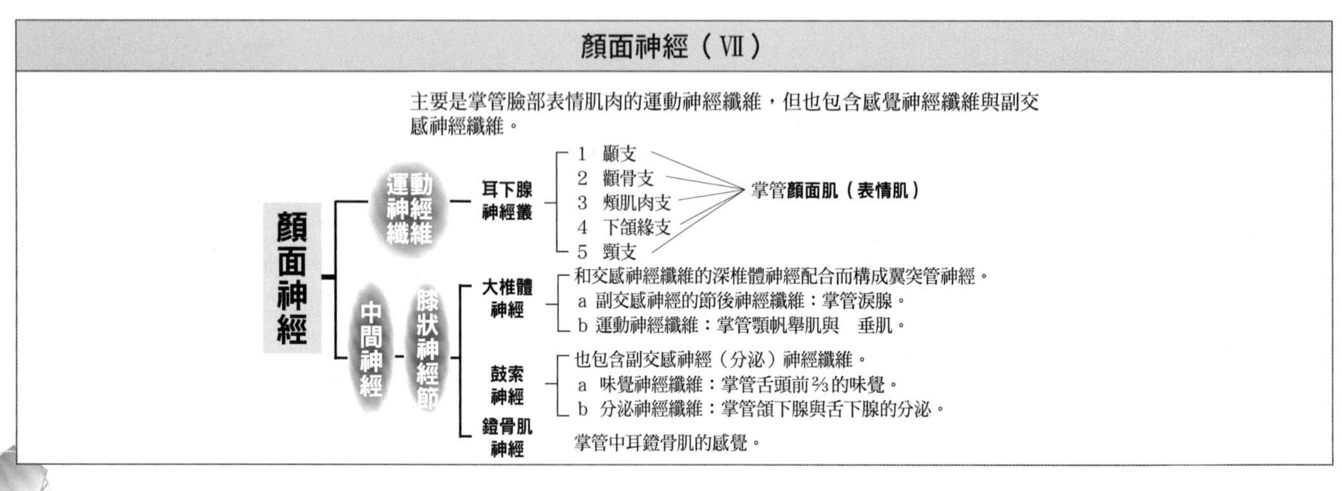

1. 頭部

13 — 頭部經穴與頸神經的分布區域

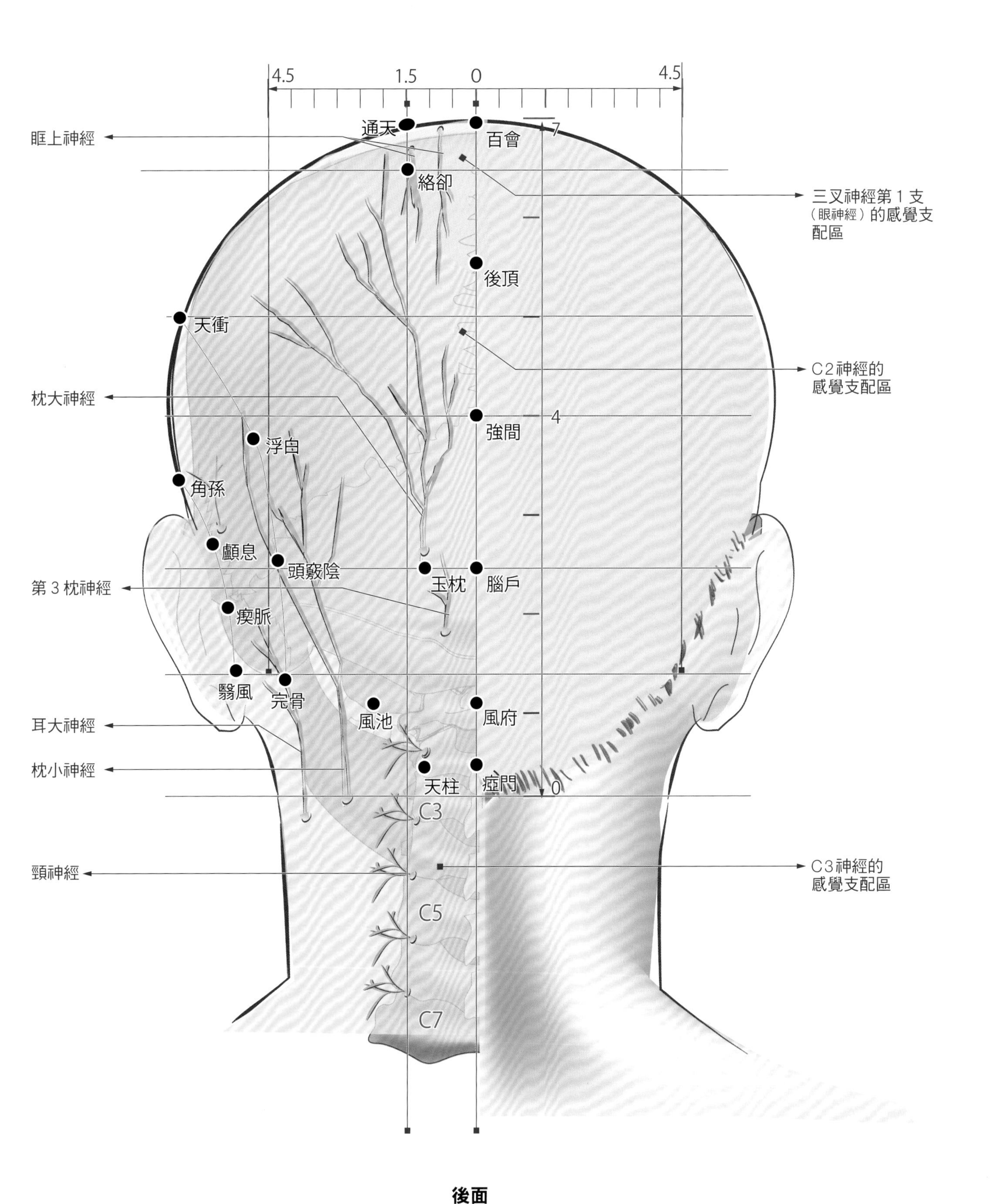

後面

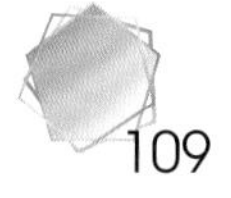

3-2

頸　部

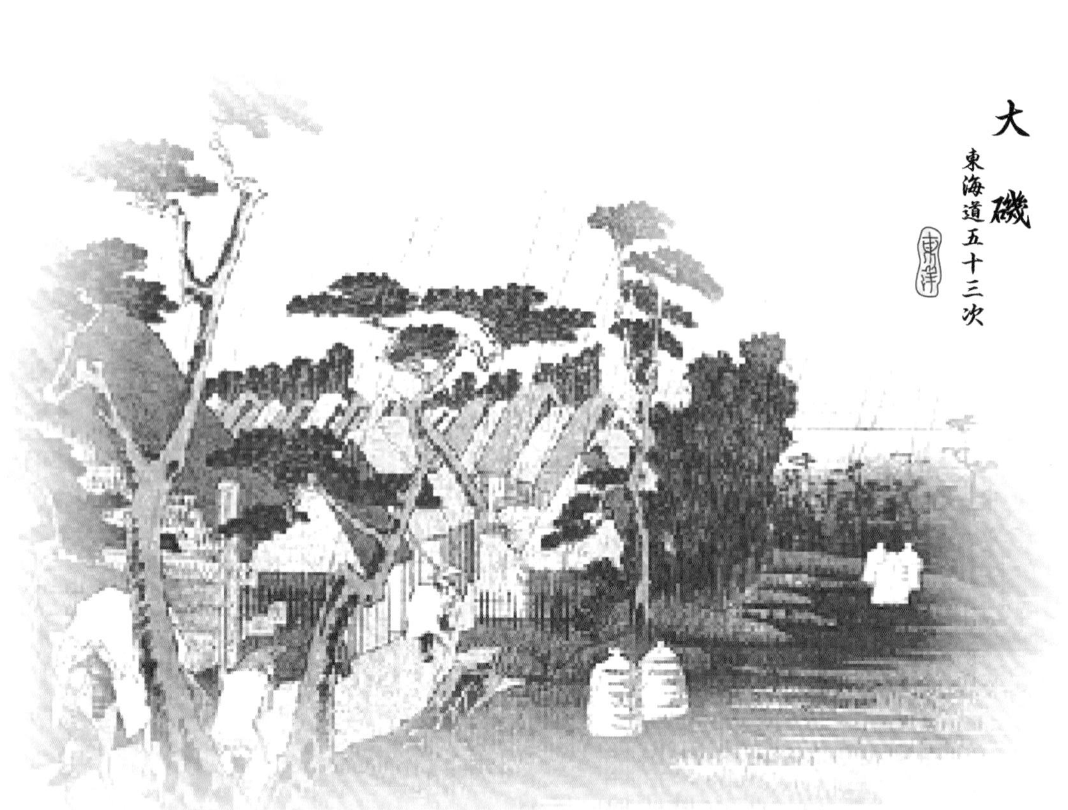

2. 頸部

1—頸部經穴與肌肉（1）

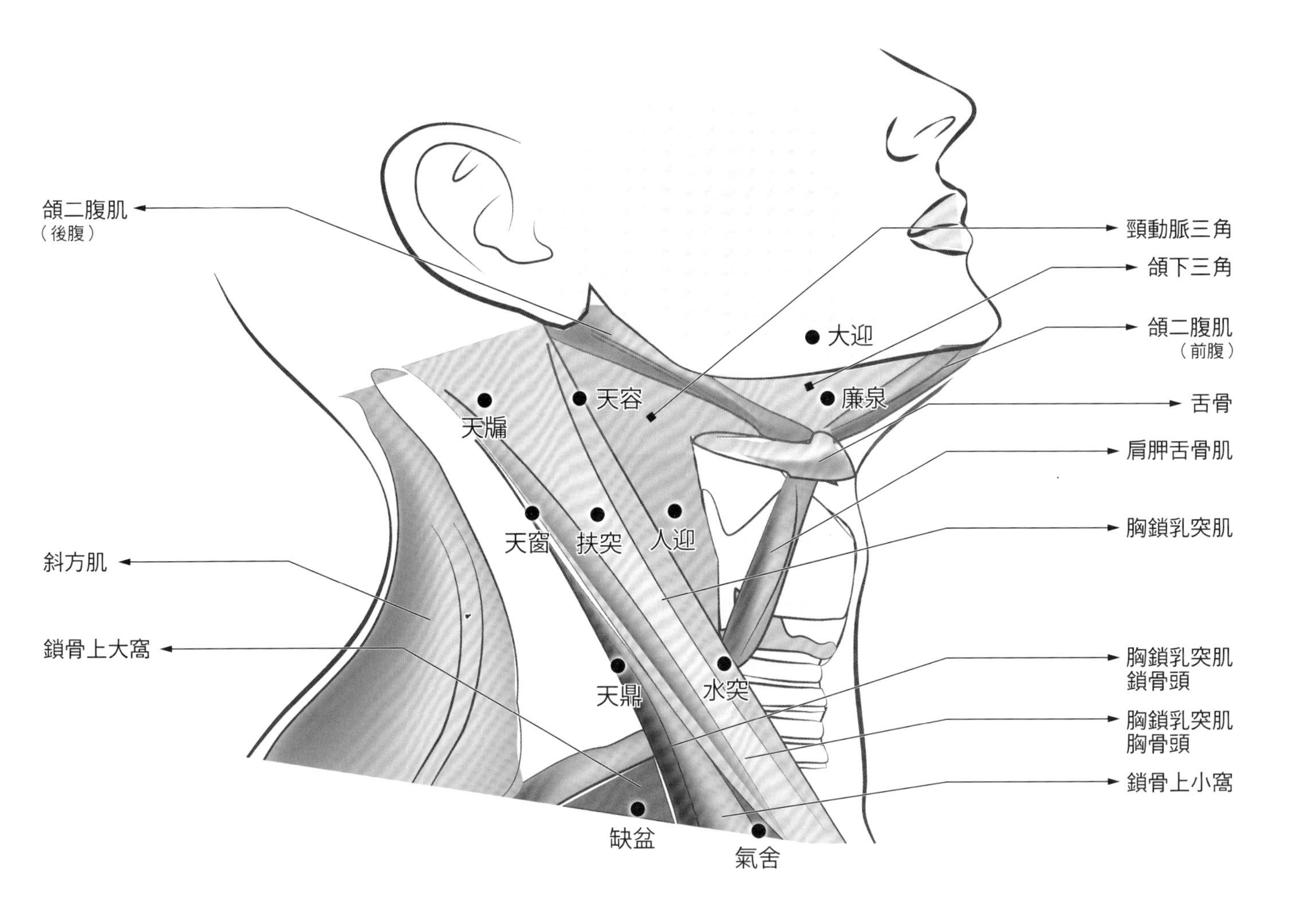

側面

胸鎖乳突肌	下頷後窩
起點：a 胸骨頭：胸骨柄上緣。 b 鎖骨頭：鎖骨內側⅓。 **終點**：乳突與上頸線外側。 **支配神經**：向心性：頸神經攣（C2、3）。離心性：副神經 ※胸鎖乳突肌的胸骨頭與鎖骨頭之間可以看到**鎖骨上小窩**。 ※鎖骨外側可看到**鎖骨上大窩**。 ※頸部以胸鎖乳突肌為分界點，前方有**前頸三角**，後方有後頸三角。	**構成**：由①下頷支、②二腹肌之後腹與、③頸肌膜的下頷韌帶構成。 附近還有**顏面神經**及其支、**頸神經攣**、外頸動脈及其支。 **頷下三角** **構成**：由①二腹肌之前、後腹，以及②下頷骨後緣構成。 這裡有下頷腺、下頷淋巴節，並有**顏面動脈**和靜脈、**舌下神經**、**舌神經**通過。
二腹肌	**頸動脈三角**
起點：前腹：乳突內側面。 後腹：下頷體內側面。 **終點**：舌骨外側面。 **支配神經**：前腹：三叉神經的下頷神經。後腹：顏面神經。 ※二腹肌之前、後腹與下頷底共同構成**頷下三角**。	**構成**：由①胸鎖乳突肌的前緣、②二腹肌的後腹與③肩胛舌骨肌的上腹所構成。 頸動脈三角有總頸動脈、內頸動脈、**迷走神經**。總頸動脈在此處分為內／外頸動脈，外頸動脈再進一步分出許多旁支。

1—頸部經穴與肌肉（2）

枕、前頭肌
起點：後枕肌：左右枕外隆起（上項線與最上項線）、額肌：眉毛之間的皮膚。
終點：帽狀腱膜。
支配神經：顏面神經。

頭夾肌
起點：C4－C7的項韌帶與T1－T3的棘突。
終點：乳突與上項線的外⅓。
支配神經：枕大神經與C3－C5的頸神經背支。

頸夾肌
起點：T3－T6的棘突。
終點：C1－C4的橫突。
支配神經：C3－C5的頸神經背支。

頭半棘肌
起點：C4－C7的棘突與T1－T6的橫突。
終點：上項線與下項線之間。
支配神經：C1－C4與T4－T6的脊神經背支。

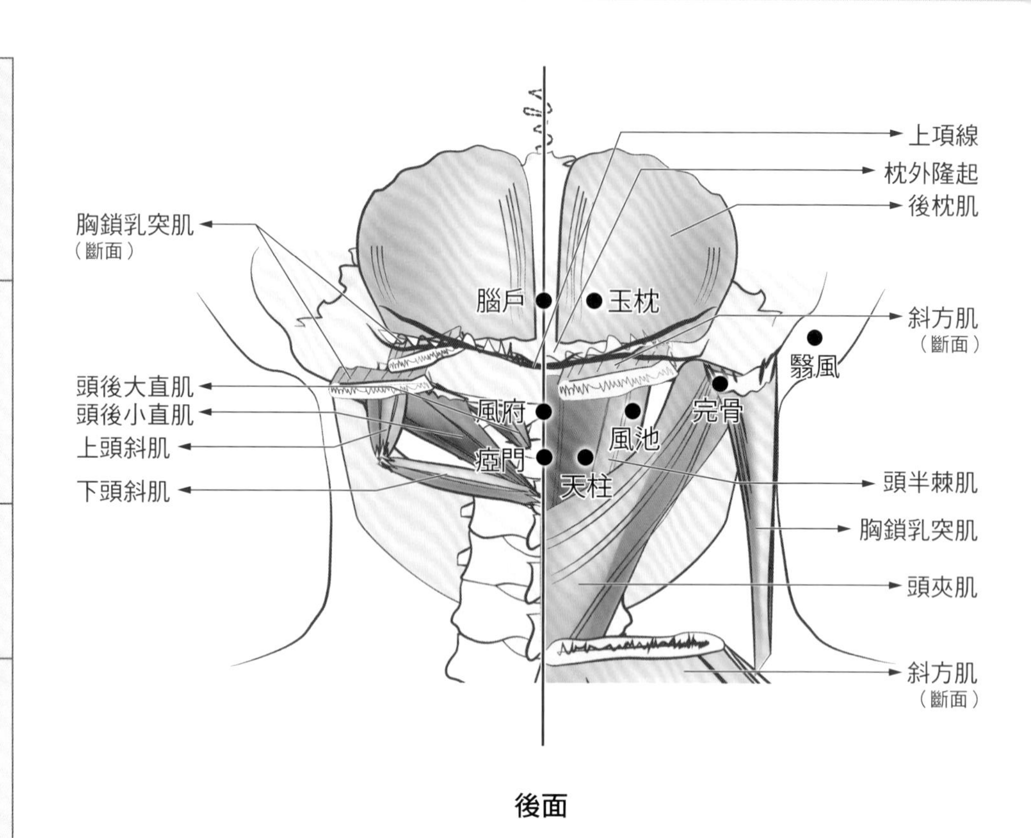

後面

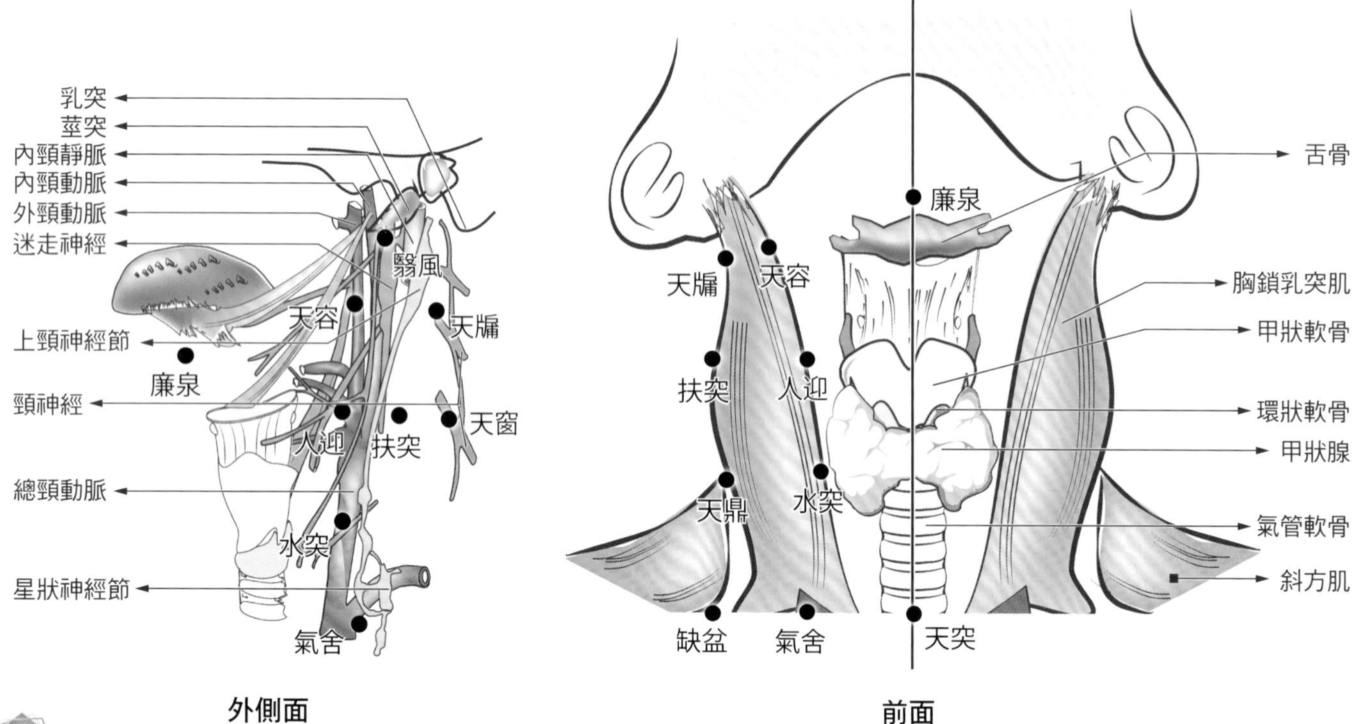

外側面　　前面

2. 頸　部

2—頸部經穴與總頸動脈

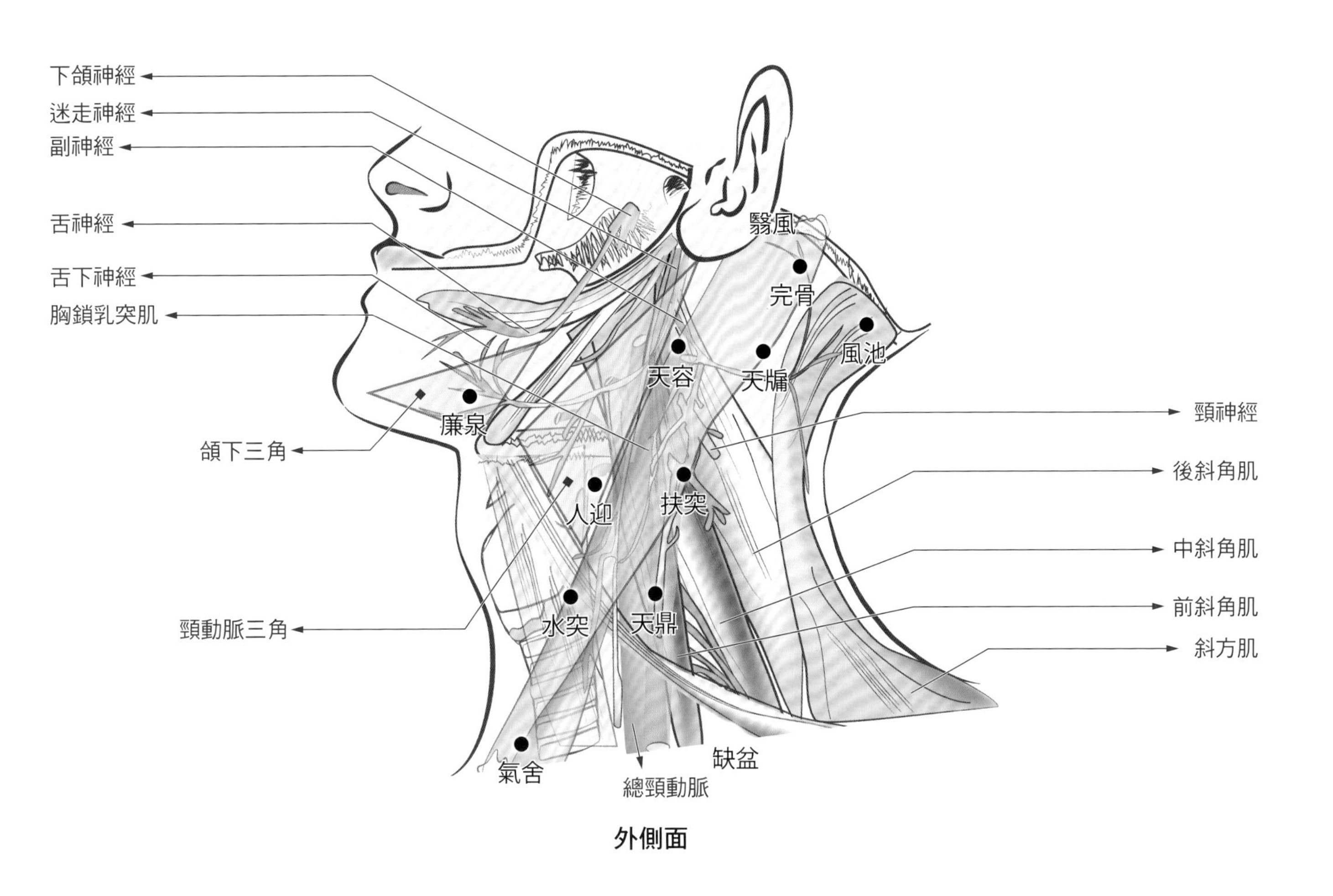

外側面

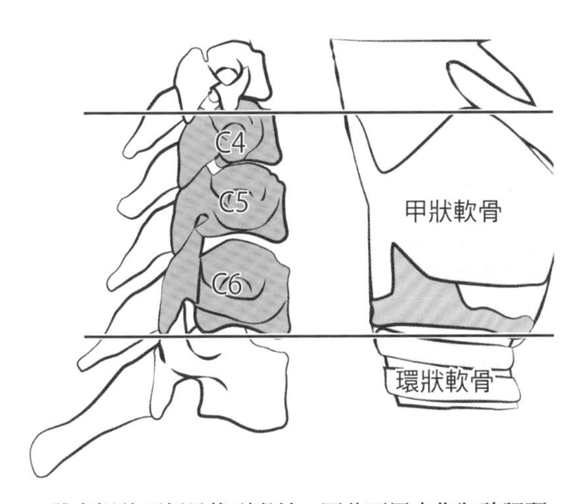

體表觸診可輕易找到喉結，因此可用來作為確認頸部各經穴部位的體表標記。

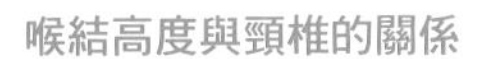
喉結高度與頸椎的關係

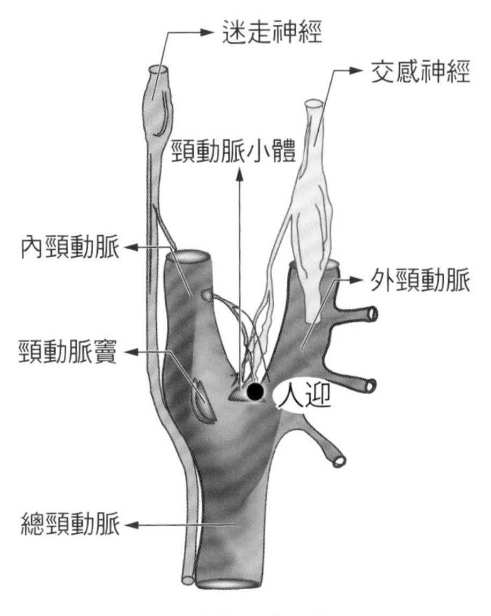

人迎穴與總頸動脈竇

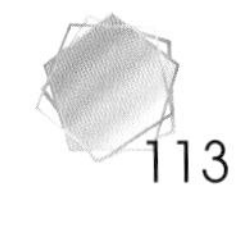

3—頸部經穴與淋巴結

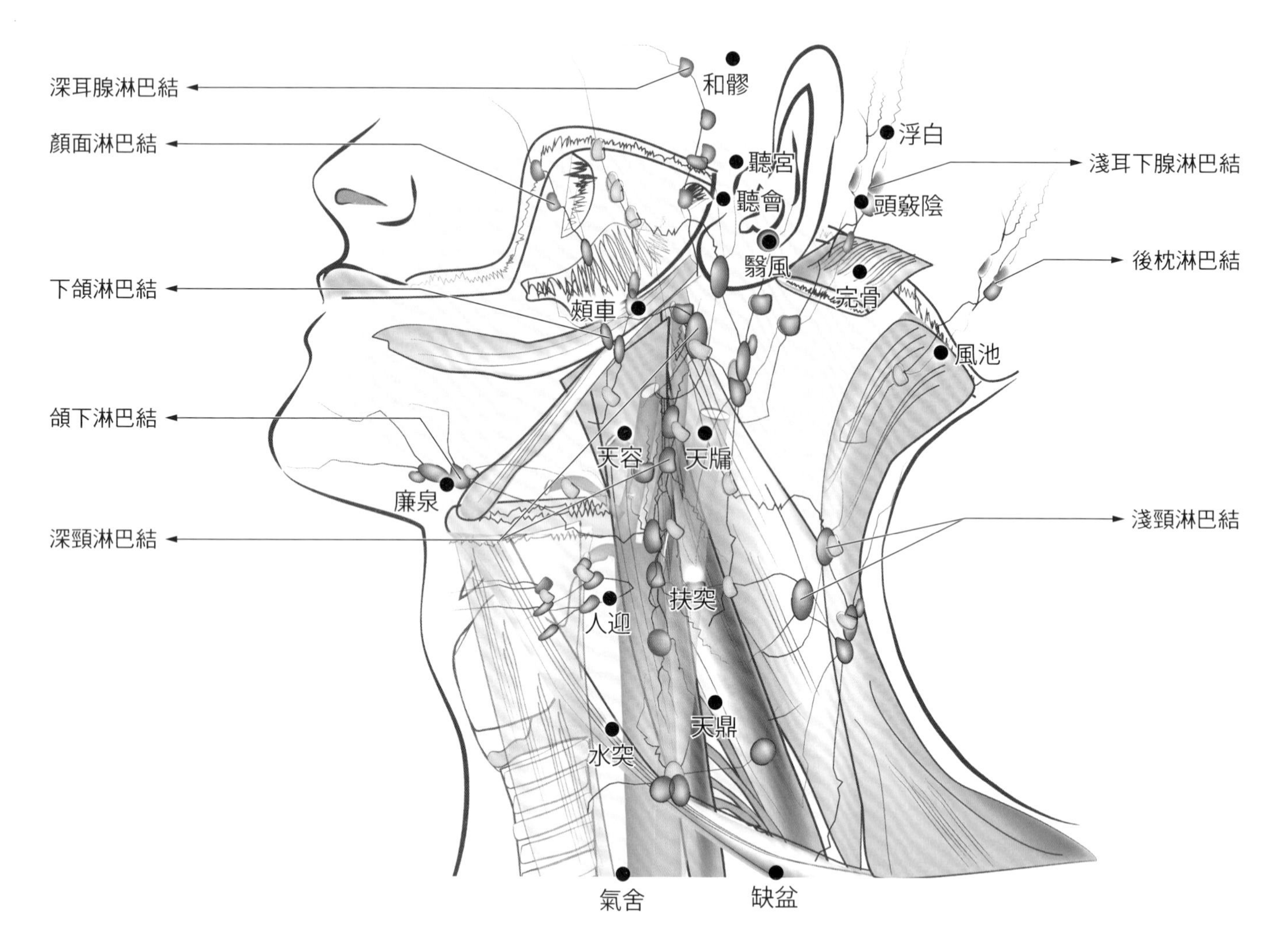

外側面

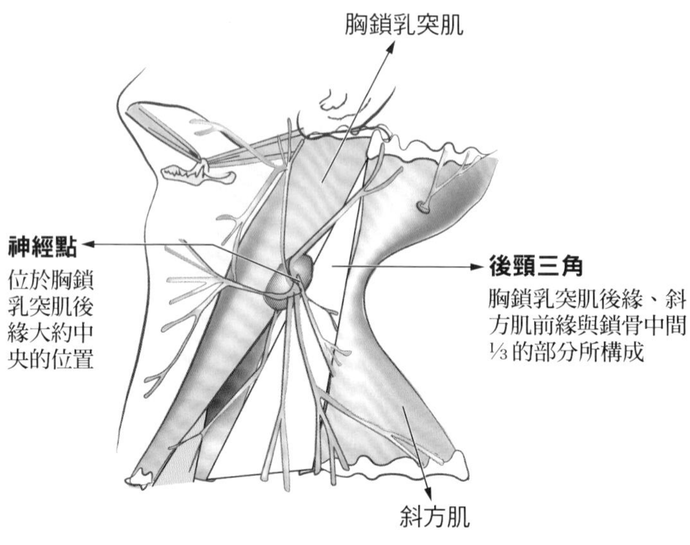

後頸三角與神經點

2. 頸　　部

4—頸部經穴與頸神經叢

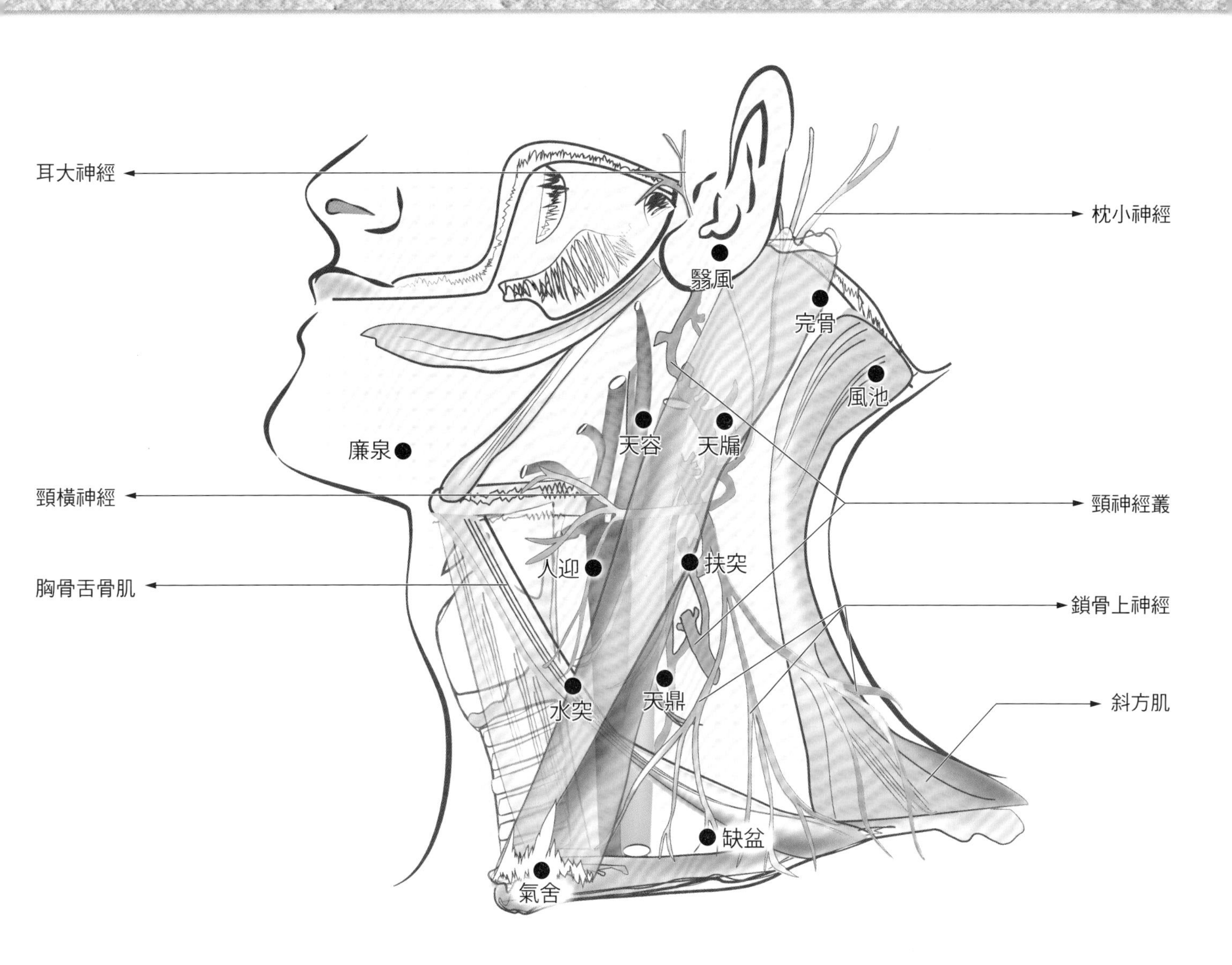

外側面

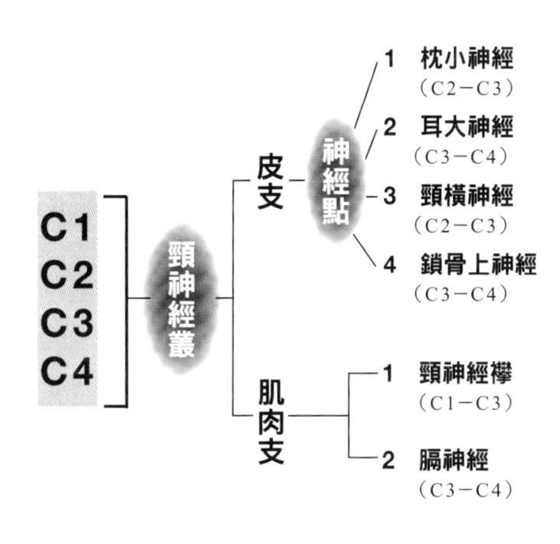

頸神經叢	
C1−C4頸神經腹支吻合所形成的神經叢，大致分為**皮支**與**肌肉支**。	
枕小神經	：沿著胸鎖乳突肌前緣上行，分布在耳朵後側與頭枕部。
耳大神經	：來到胸鎖乳突肌後緣中央繼續上行，分布在耳朵後側、外側及前側的皮膚。
頸橫神經	：從胸鎖乳突肌後緣繞過去之後出現。分布在前頸部與側頸部的皮膚。
鎖骨上神經	：從胸鎖乳突肌後緣出來之後，經過後頸三角下半部，一直延伸到頸部下半部與胸部上半部。
頸神經襻	：支配舌骨下肌（肩胛舌骨肌、胸骨甲狀肌）與胸骨舌骨肌。
膈神經	：主要由C4構成。由頸神經叢分出來，經由前斜角肌前方往內下方斜向切入，再經由鎖骨下動脈與靜脈之間進入胸腔。

膈神經除了肌肉支之外，也包含感覺神經纖維與交感神經纖維。
①肌肉支：由上往下通過胸腔，支配橫膈膜。
②感覺神經纖維：支配橫膈膜以及與橫膈膜接觸的胸膜、心外膜的感覺。
※枕大神經：由第2頸神經的背支構成，支配深頸肌，分布在頭枕部與頭頂部的皮膚。
※枕神經：第1頸神經的背支。第3枕神經：第3頸神經的背支，兩條支都支配著深頸肌。

5—頸部經穴與自律神經（1）

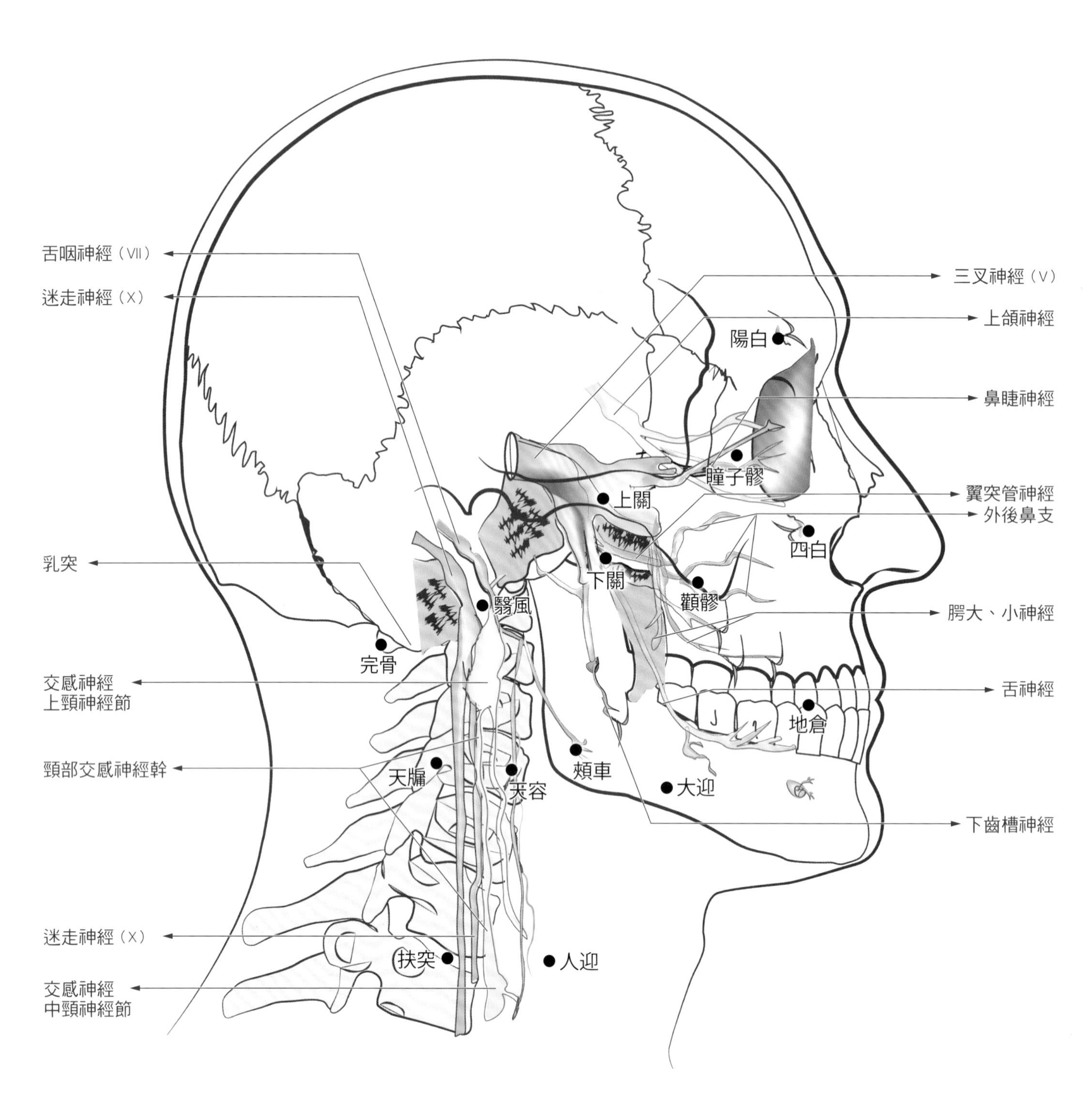

外側面

2. 頸　　部

5—頸部經穴與自律神經（2）

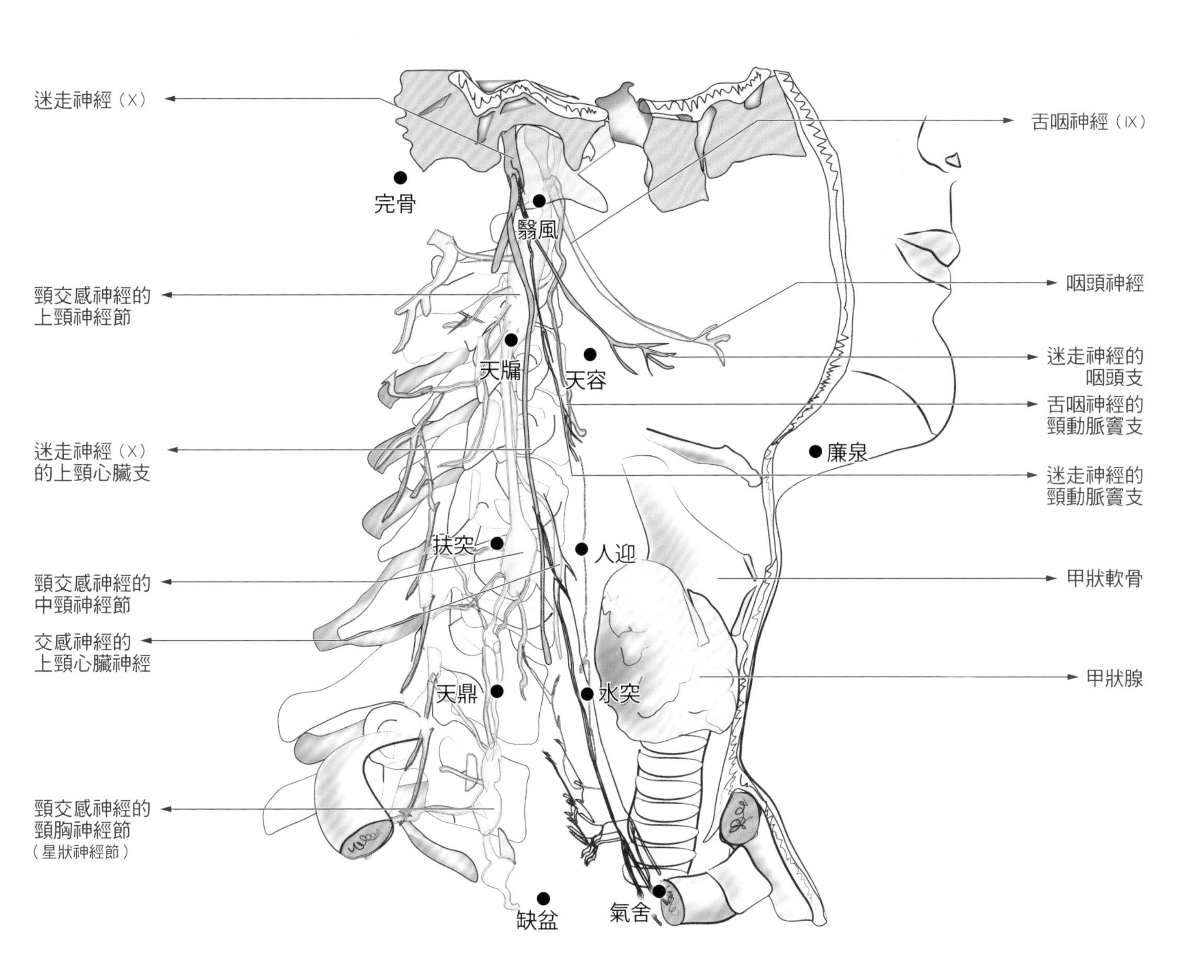

外側面

6—頸部經穴與副神經

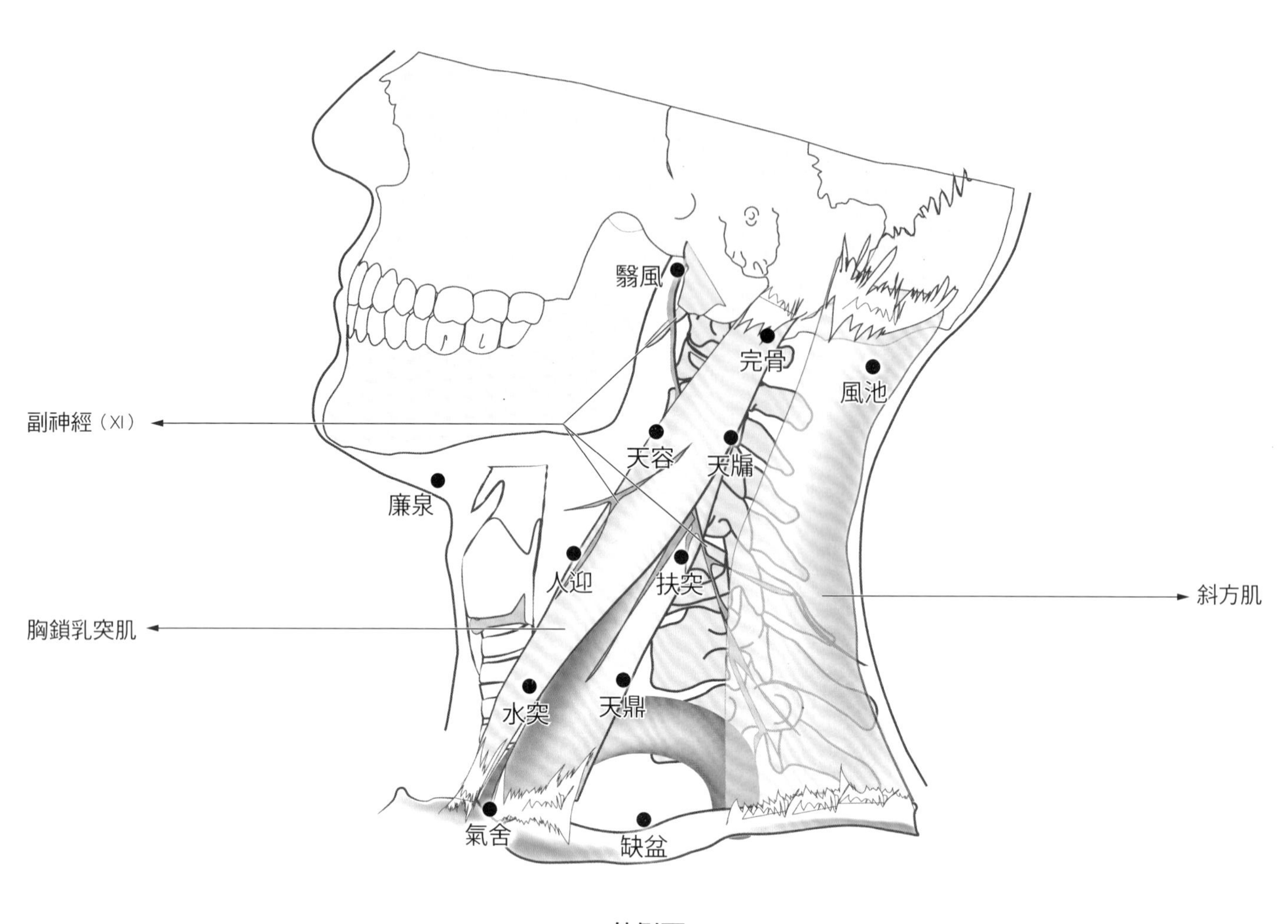

外側面

副神經（XI）
由延髓根（小部）與脊髓根（大部）構成，屬於運動神經。 副神經可大致區分為內支與外支。

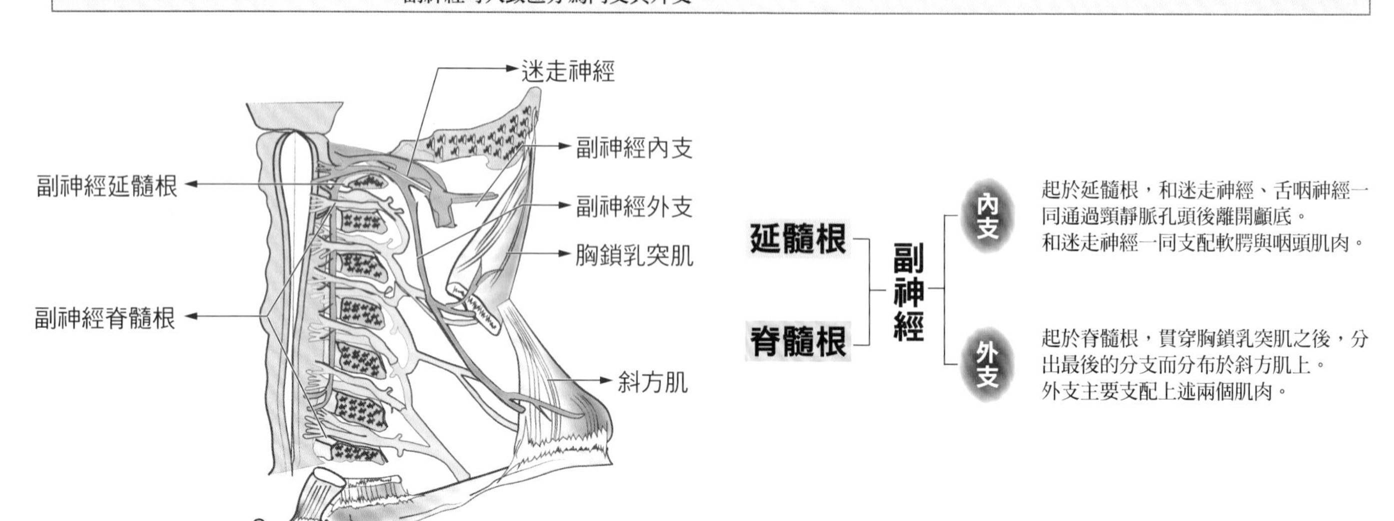

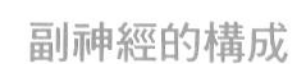
副神經的構成

3-3

軀幹

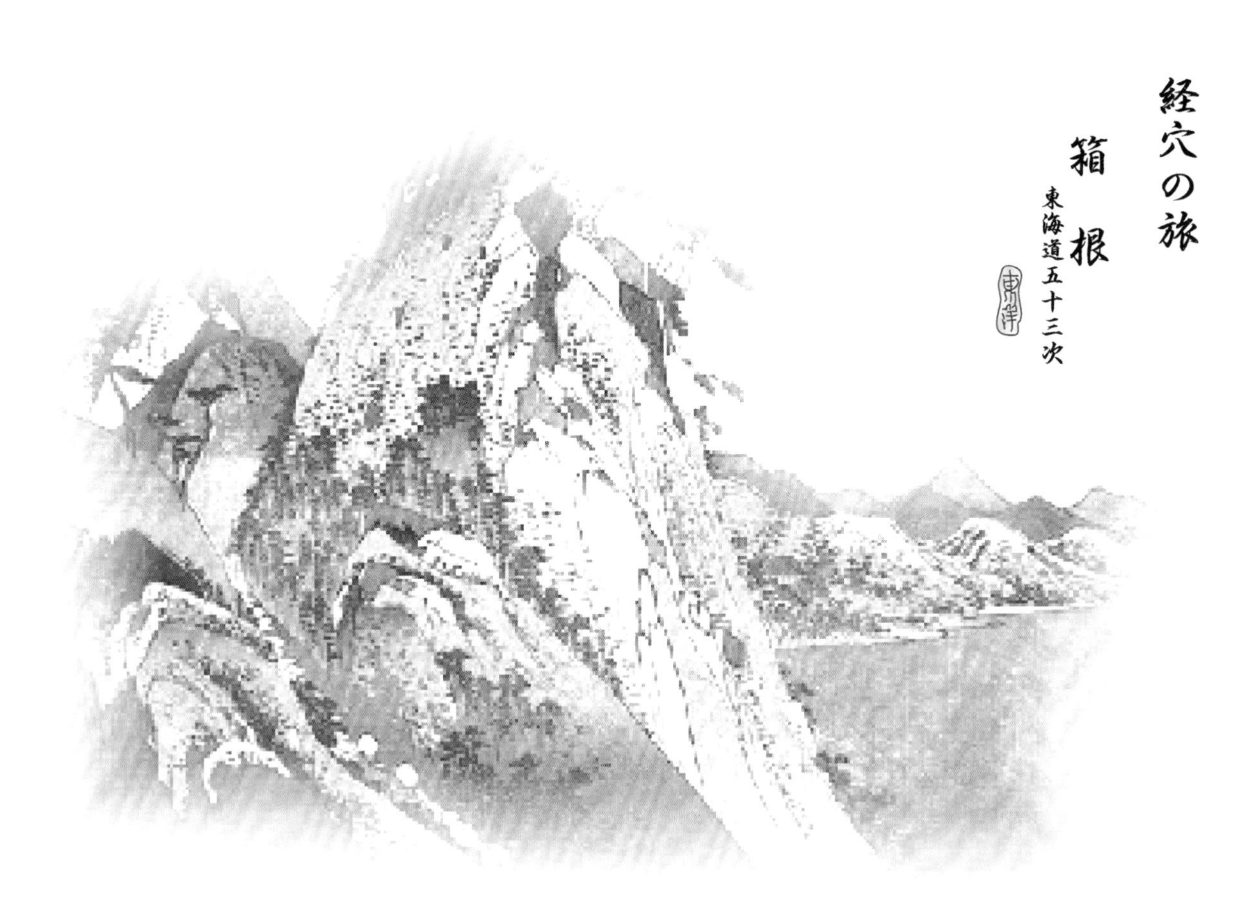

1—軀幹前側的經穴與肌肉

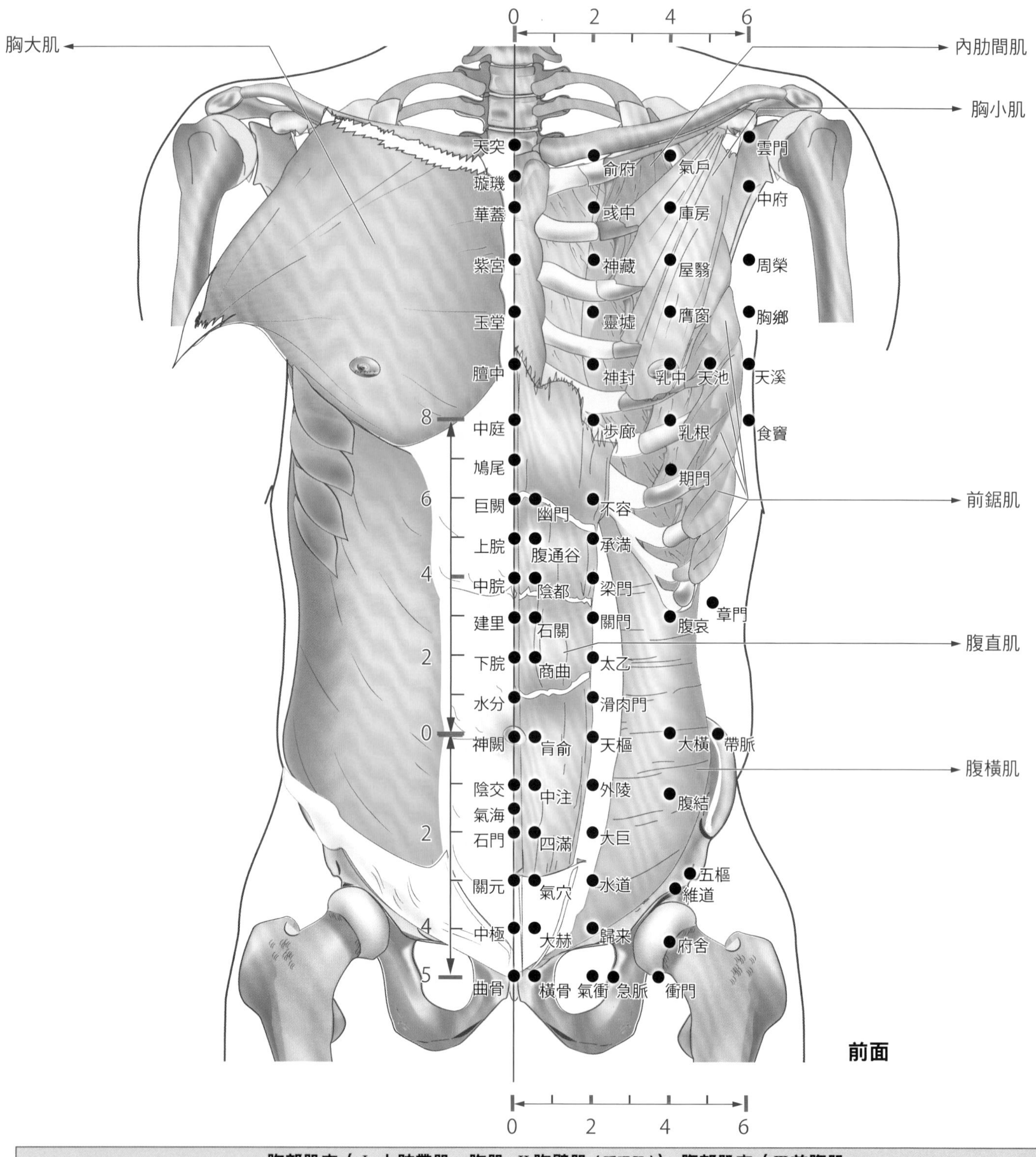

胸部肌肉（Ⅰ 上肢帶肌、胸肌，Ⅱ胸壁肌（呼吸肌））、腹部肌肉（Ⅲ前腹肌，			
Ⅰ	**1 胸大肌 與 2 胸小肌**（→P143） **3 前鋸肌** **起點**：第1－9肋骨的外側面。 **終點**：肩胛骨的內側緣與下角。 **支配神經**：長胸神經（C5−C8）。 **4 鎖骨下肌**： **起點**：第1肋骨與肋軟骨的上面。 **終點**：鎖骨下面。 **支配神經**：鎖骨下肌神經（C5）。	Ⅱ Ⅲ	**呼氣肌**：1內肋骨間肌　2最內肋間肌 3肋下肌　4胸橫肌。 **吸氣肌**：1外肋間肌　2橫膈膜　3肋骨提肌。 **1 腹直肌** **起點**：恥骨聯合與恥骨上緣。 **終點**：第5－7肋軟骨與劍狀突起。 **支配神經**：肋間神經（T7-T12）。 **2 錐體肌**： **起點**：恥骨。**終點**：白線。 **支配神經**：肋下神經（T12）和髂腹下神經（L1）。

3. 軀 幹

2—軀幹前側的經穴與胸神經

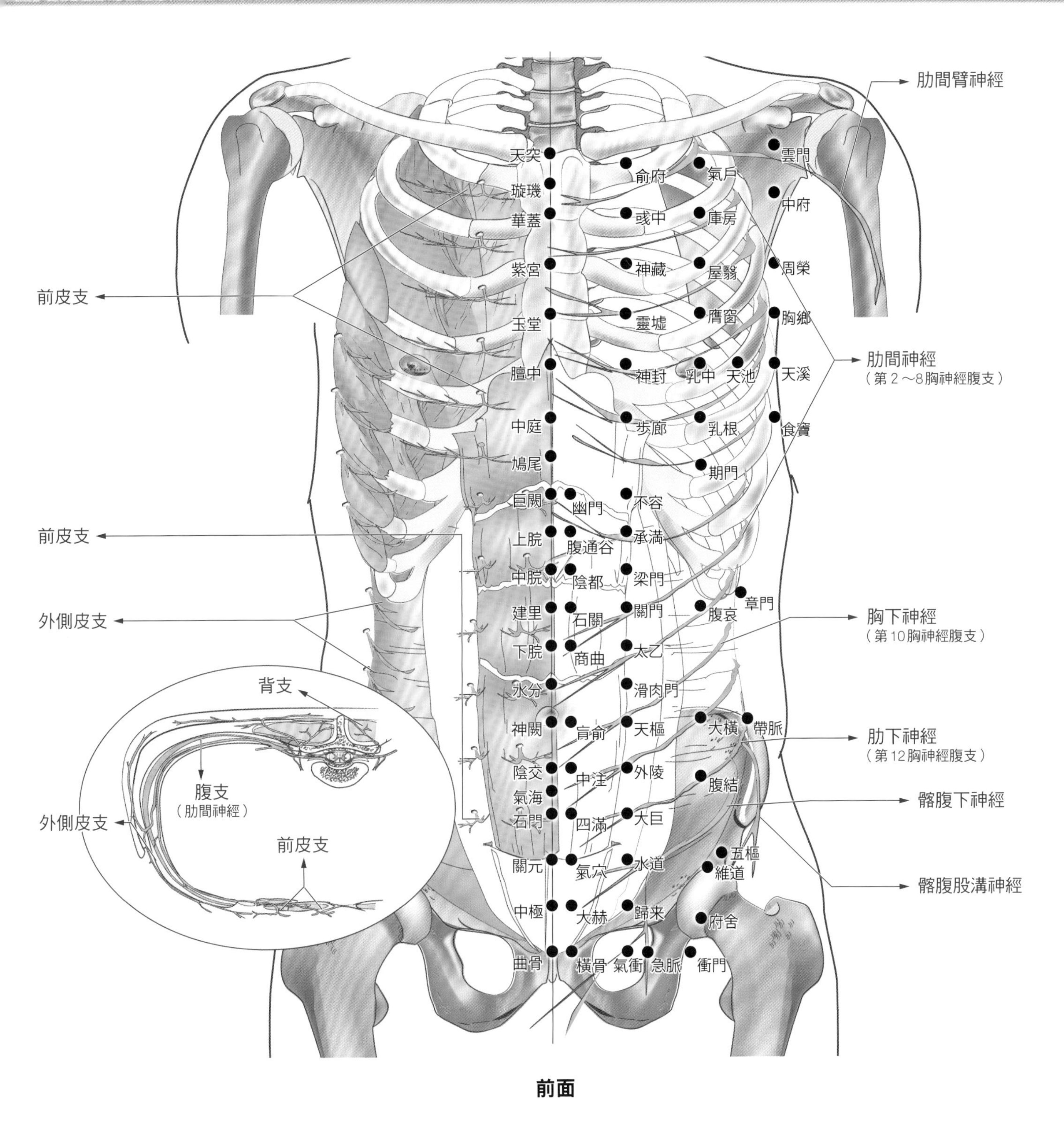

前面

	Ⅳ 側腹肌，Ⅴ 後腹肌：腰方肌）
Ⅳ	**1 腹外斜肌** **起點**：第5－12肋骨外側。 **終點**：腹直肌腱鞘、髂骨嵴外唇、鼠蹊韌帶。 **2 腹內斜肌** **起點**：胸腰肌膜、髂骨嵴前端與鼠蹊韌帶外側。 **終點**：第10－12肋骨下緣、腹直肌腱鞘。 **3 腹橫肌** **起點**：第7－12肋骨的內面、胸腰肌膜與髂骨嵴前側、鼠蹊韌帶外側。 **終點**：腹直肌腱鞘。 這三條肌肉受到下方肋間神經（肋下神經）與髂腹下神經（L1）支配。
Ⅴ	**→腰方肌　起點**：髂骨，**終點**：第12肋骨（p211）

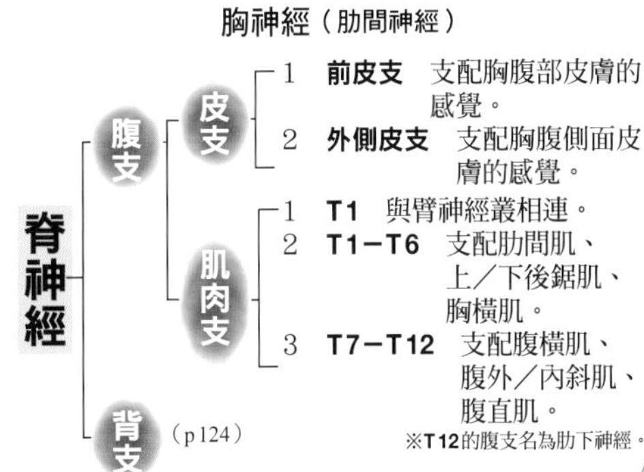

3—軀幹前側與皮神經、皮節

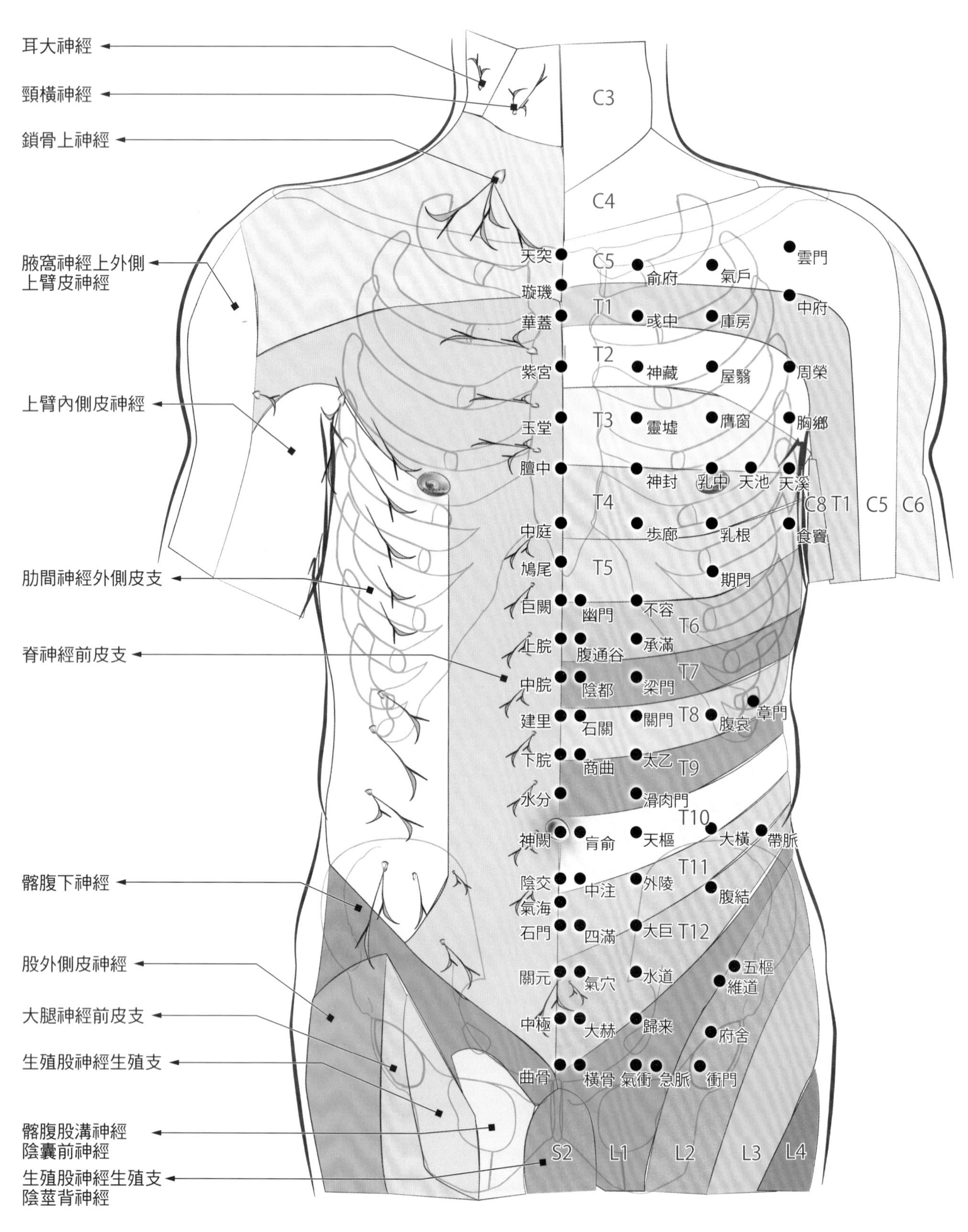

前面

3. 軀 幹

4─軀幹後側的經穴與肌肉

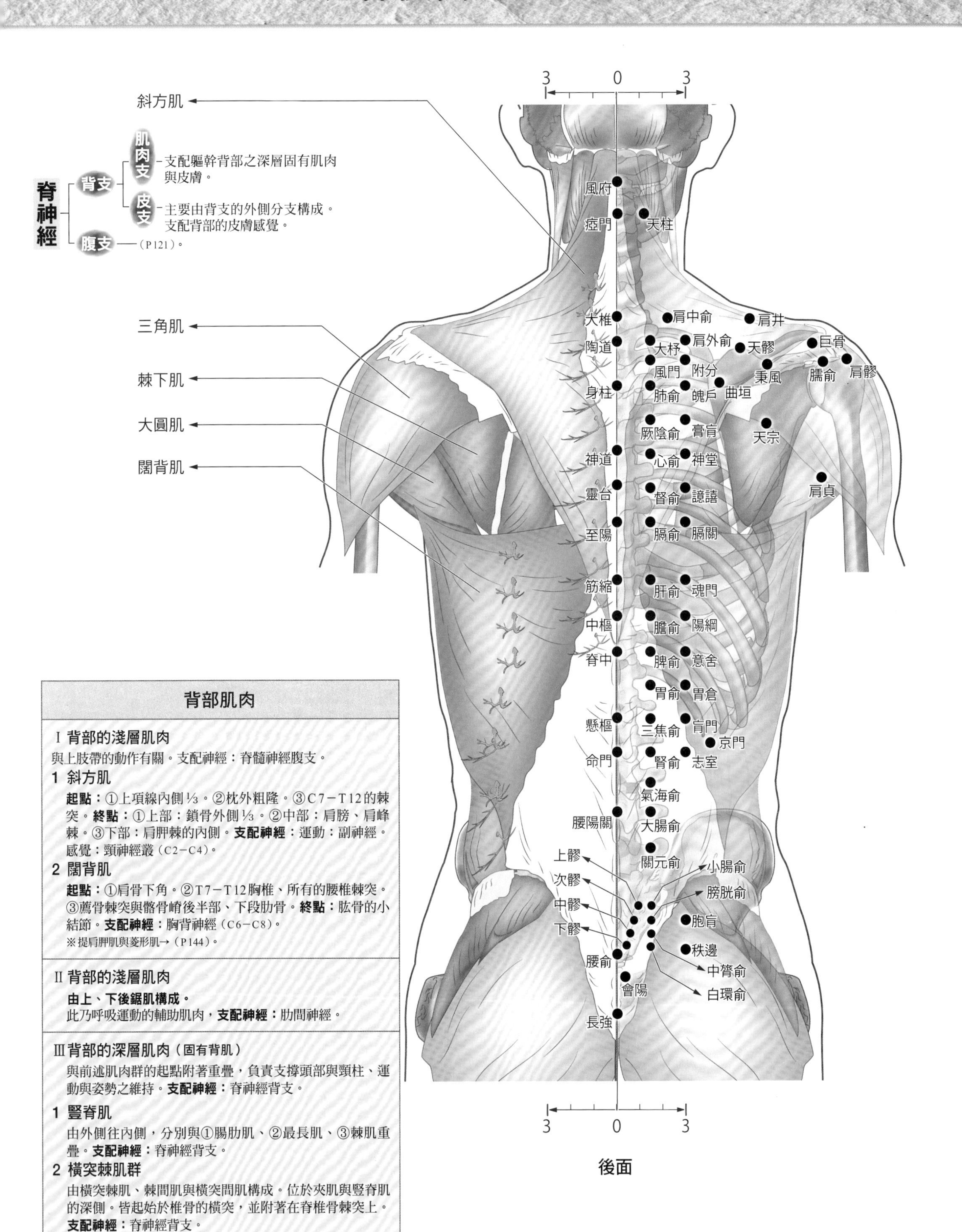

背部肌肉

I 背部的淺層肌肉

與上肢帶的動作有關。支配神經：脊髓神經腹支。

1 斜方肌

起點：①上項線內側⅓。②枕外粗隆。③C7－T12的棘突。**終點**：①上部：鎖骨外側⅓。②中部：肩膀、肩峰棘。③下部：肩胛棘的內側。**支配神經**：運動：副神經。感覺：頸神經叢（C2－C4）。

2 闊背肌

起點：①肩骨下角。②T7－T12胸椎、所有的腰椎棘突。③薦骨棘突與髂骨嵴後半部、下段肋骨。**終點**：肱骨的小結節。**支配神經**：胸背神經（C6－C8）。

※提肩胛肌與菱形肌→（P144）。

II 背部的淺層肌肉

由上、下後鋸肌構成。

此乃呼吸運動的輔助肌肉，**支配神經**：肋間神經。

III 背部的深層肌肉（固有背肌）

與前述肌肉群的起點附著重疊，負責支撐頭部與頸柱、運動與姿勢之維持。**支配神經**：脊神經背支。

1 豎脊肌

由外側往內側，分別與①腸肋肌、②最長肌、③棘肌重疊。**支配神經**：脊神經背支。

2 橫突棘肌群

由橫突棘肌、棘間肌與橫突間肌構成。位於夾肌與豎脊肌的深側。皆起始於椎骨的橫突，並附著在脊椎骨棘突上。**支配神經**：脊神經背支。

3 板狀肌

功能上與頭頸運動有關→（P112）。

5—軀幹後側的經穴與脊神經

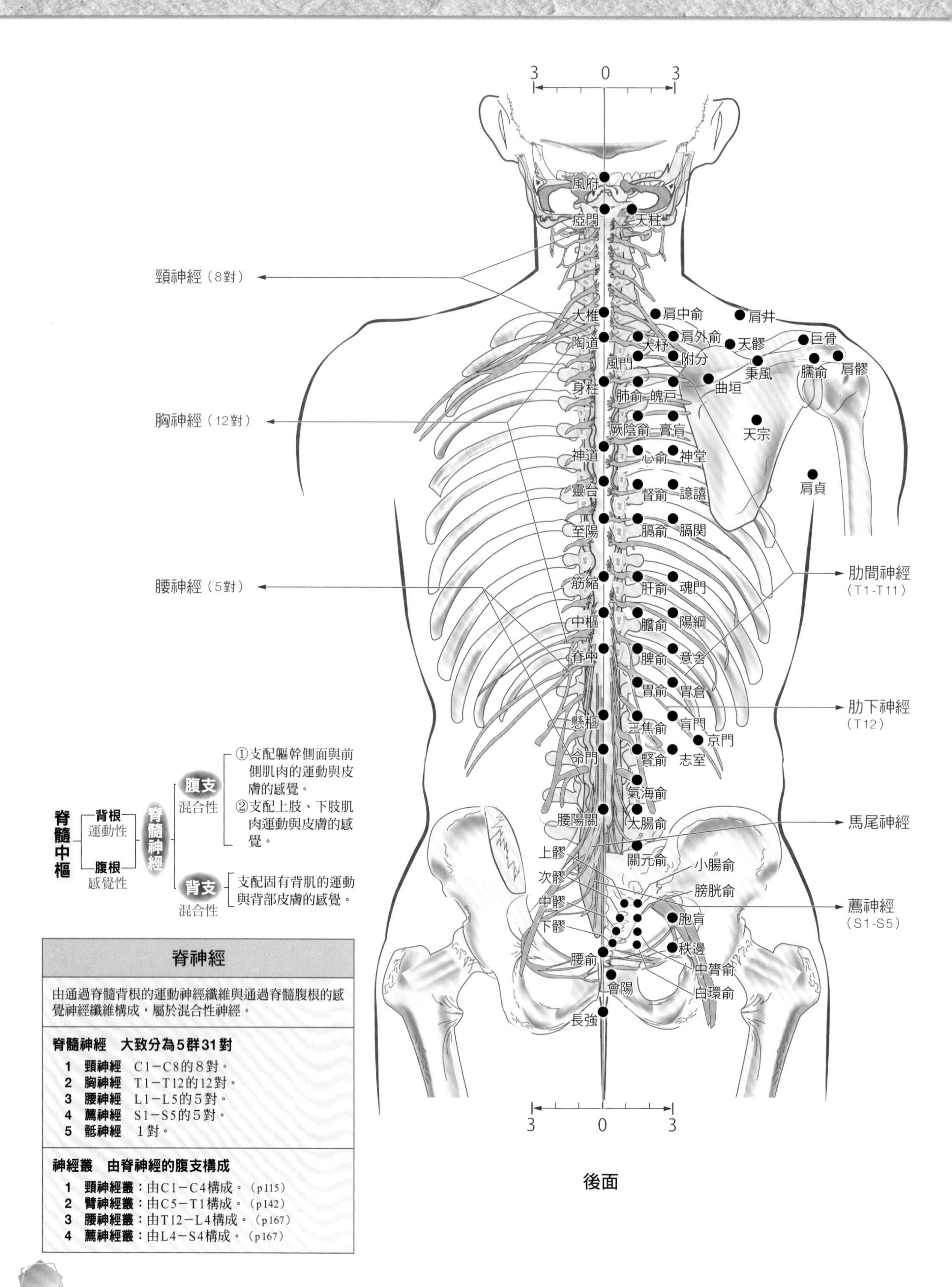

脊髓中樞
- 背根　運動性
- 腹根　感覺性

脊髓神經
- **腹支**　混合性
  - ①支配軀幹側面與前側肌肉的運動與皮膚的感覺。
  - ②支配上肢、下肢肌肉運動與皮膚的感覺。
- **背支**　混合性
  - 支配固有背肌的運動與背部皮膚的感覺。

脊神經

由通過脊髓背根的運動神經纖維與通過脊髓腹根的感覺神經纖維構成，屬於混合性神經。

脊髓神經　大致分為5群31對

1. **頸神經**　C1－C8的8對。
2. **胸神經**　T1－T12的12對。
3. **腰神經**　L1－L5的5對。
4. **薦神經**　S1－S5的5對。
5. **骶神經**　1對。

神經叢　由脊神經的腹支構成

1. **頸神經叢**：由C1－C4構成。(p115)
2. **臂神經叢**：由C5－T1構成。(p142)
3. **腰神經叢**：由T12－L4構成。(p167)
4. **薦神經叢**：由L4－S4構成。(p167)

3. 軀　幹

6—軀幹後側的經穴與皮神經、皮節

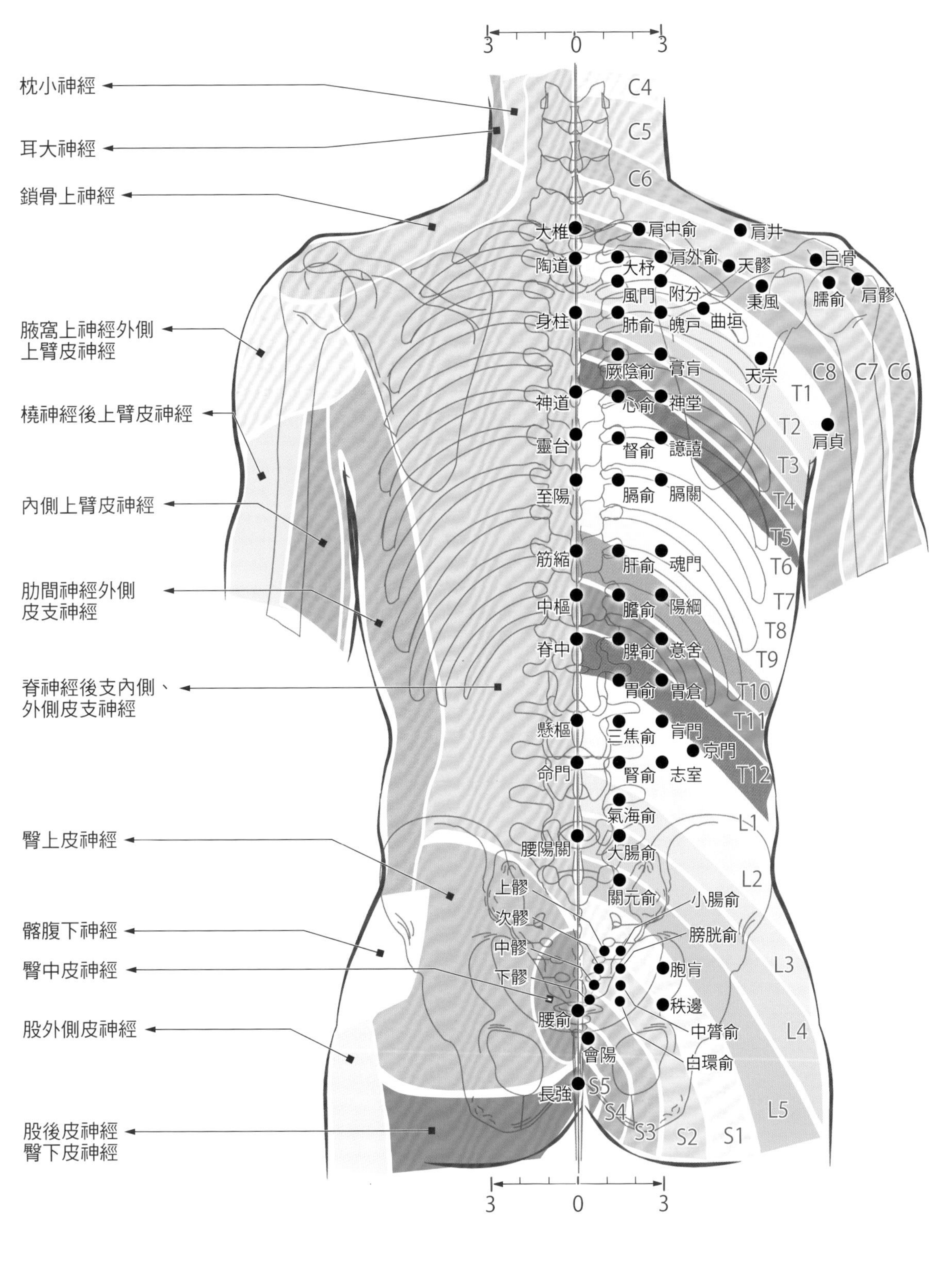

後面

7—軀幹的經穴與自律神經（1）

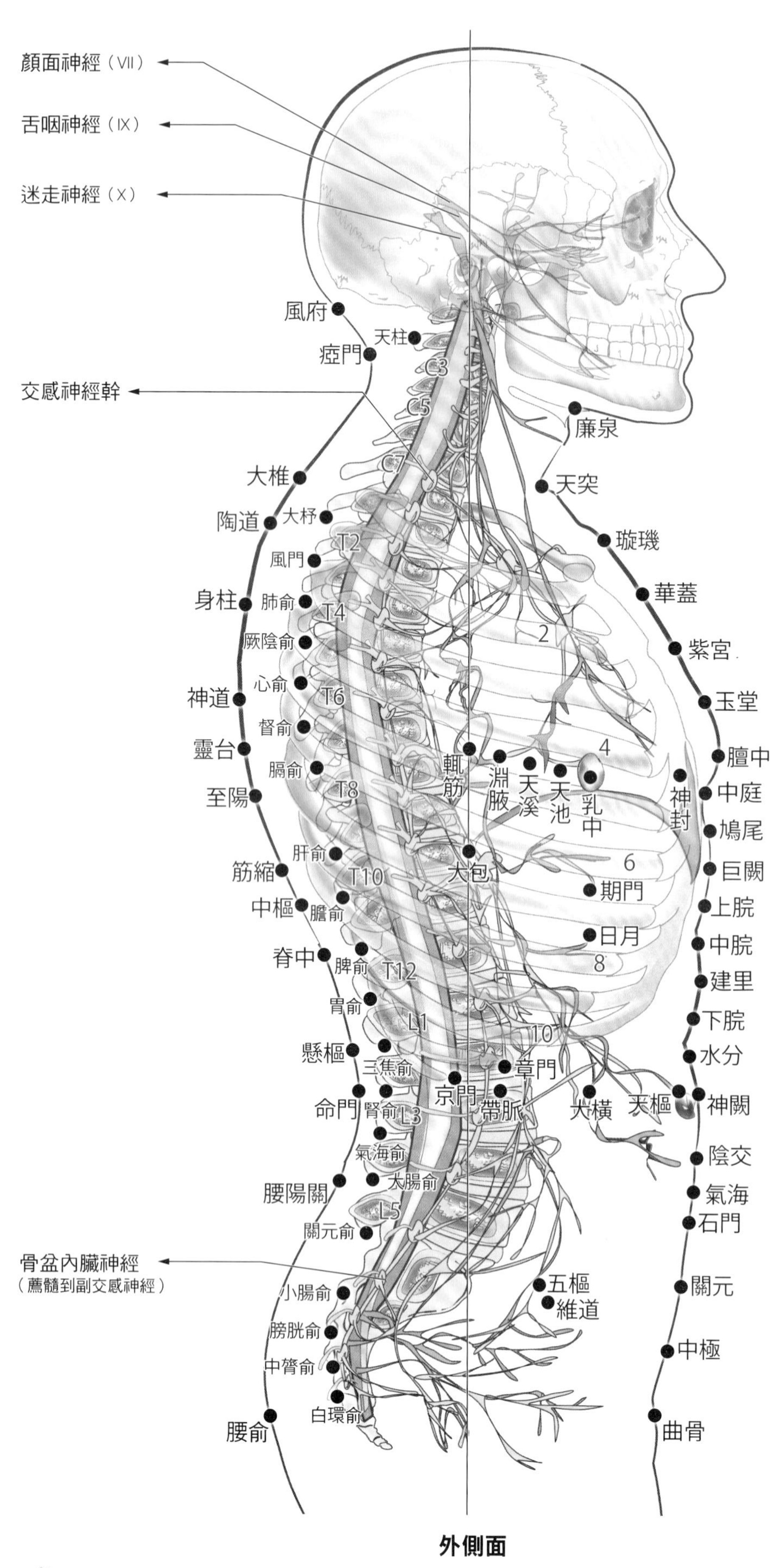

外側面

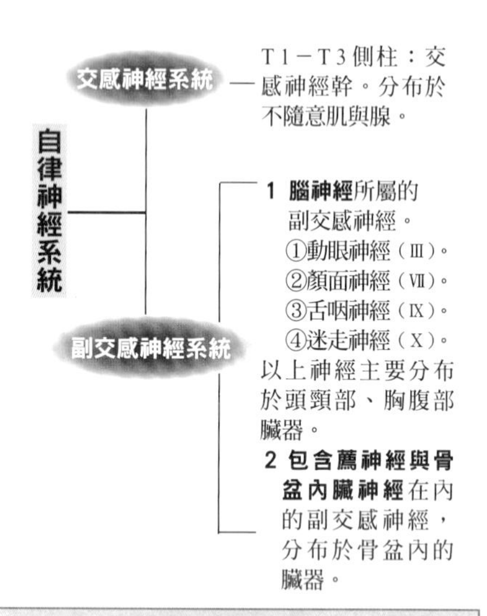

自律神經系統

由**交感神經**與**副交感神經**構成

自律神經系統的**離心性神經纖維**乃是由中樞出發，抵達平滑肌、心肌與腺體之前為神經節，交換一次神經元。

調節、支配循環、呼吸、消化、分泌、生殖等個體的無意識與非自主功能。

自律神經系統除了**離心性神經纖維**之外，其所支配的臟器與血管也有**向心性神經纖維**。**向心性神經纖**維支配臟器感覺與知覺（例：內臟的痛覺）。

3. 軀幹

7—軀幹的經穴與自律神經（2）

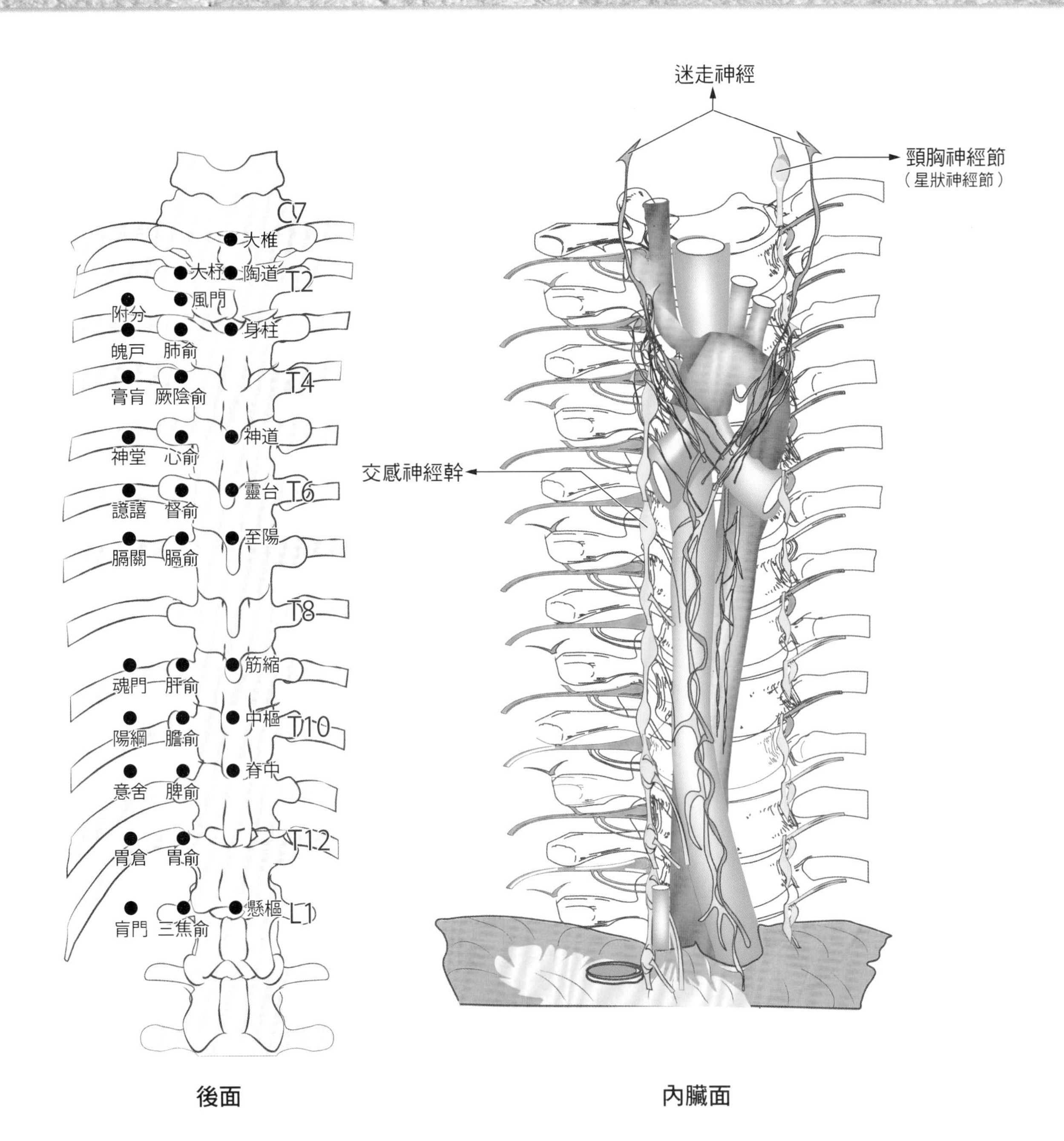

後面　　內臟面

胸廓的自律神經	
交感神經	由T1－12胸交感神經節構成。
副交感神經	此乃迷走神經（X）。

迷走神經（X）

1. **喉返神經**　構成下喉神經。分布於喉肌、喉結下半部黏膜。
2. **胸心臟支**　與交感神經的胸心臟神經共同構成心臟神經叢。
3. **支氣管支**　與交感神經支共同在肺門前後與氣管周圍形成肺神經叢。
4. **食道支**　與交感神經支共同構成食道神經叢。

※迷走神經不只含有副交感神經纖維，也有**運動神經纖維**與**感覺神經纖維**。

交感神經

1. **內臟大神經**　從T5－T9胸神經節出發，貫穿橫膈膜後進入腹腔的腹腔神經叢。
2. **內臟小神經**　從T10－T11胸神經節出發，貫穿橫膈膜後進入腹腔的腹腔神經叢與腎神經叢。
3. **大動脈支**　由T1－T5胸神經節出發，形成圍繞胸大動脈的胸大動脈神經叢。
4. **胸心臟神經**　由T1－T4胸神經節出發，形成心臟神經叢。
5. **其他**　形成肺神經叢、食道神經叢。

8—腰部和腹部的經穴與自律神經

腹部的自律神經

交感神經

由胸廓交感神經幹分出的部分神經與腹腔交感神經幹構成。

腹部的自律神經

由①腹腔神經叢、②上腸間膜動脈神經叢、③下腸間膜動脈神經叢、④下腹上神經叢等所分出。

副交感神經

上方由迷走神經構成；下方由薦髓構成。

1迷走神經

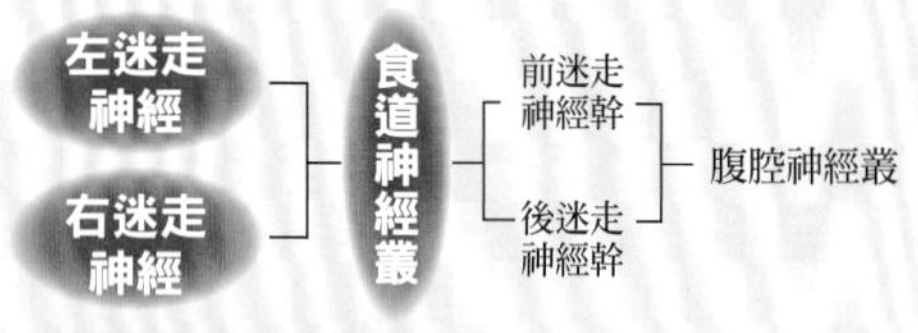

2薦髓的副交感神經

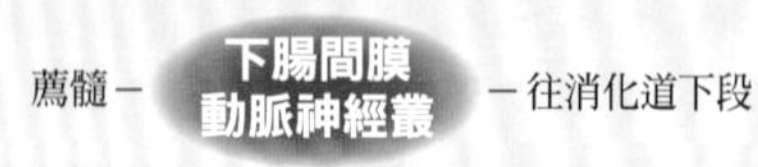

副交感神經也分布於腹腔內臟與血管之中。

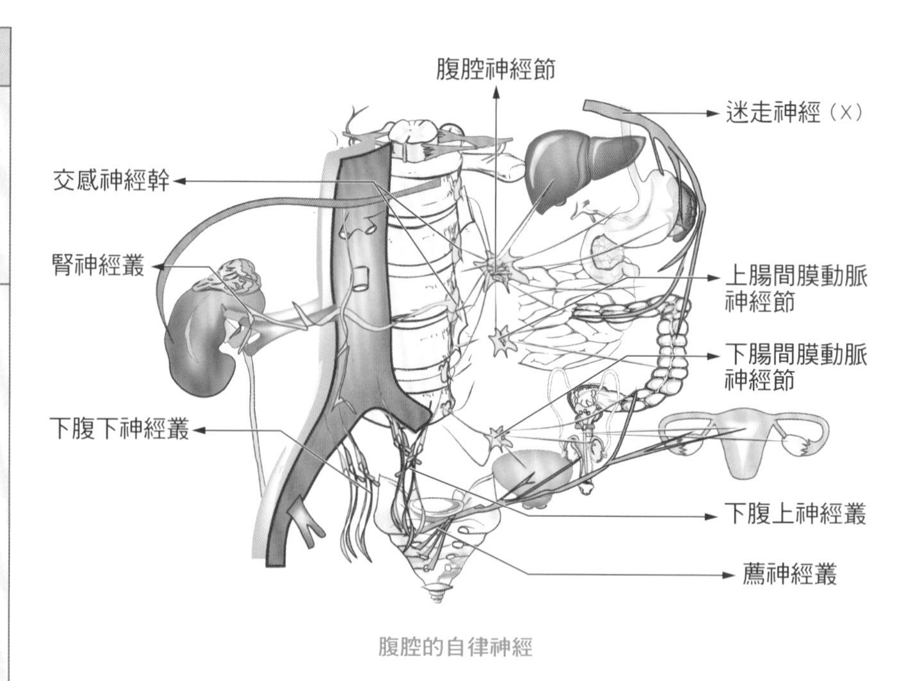

腹腔的自律神經

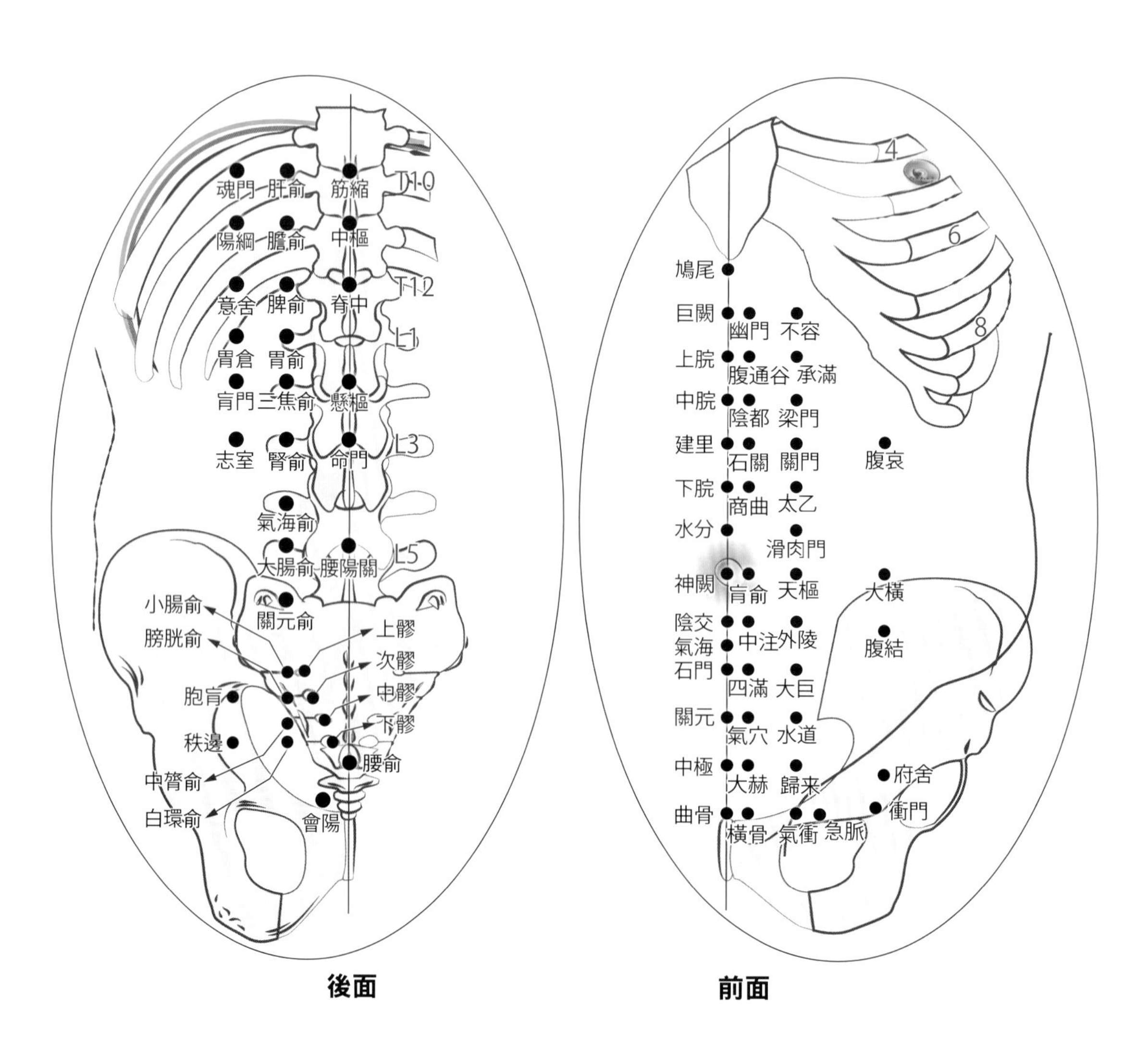

後面　　前面

9—胸部經穴與肺、胸膜（1）

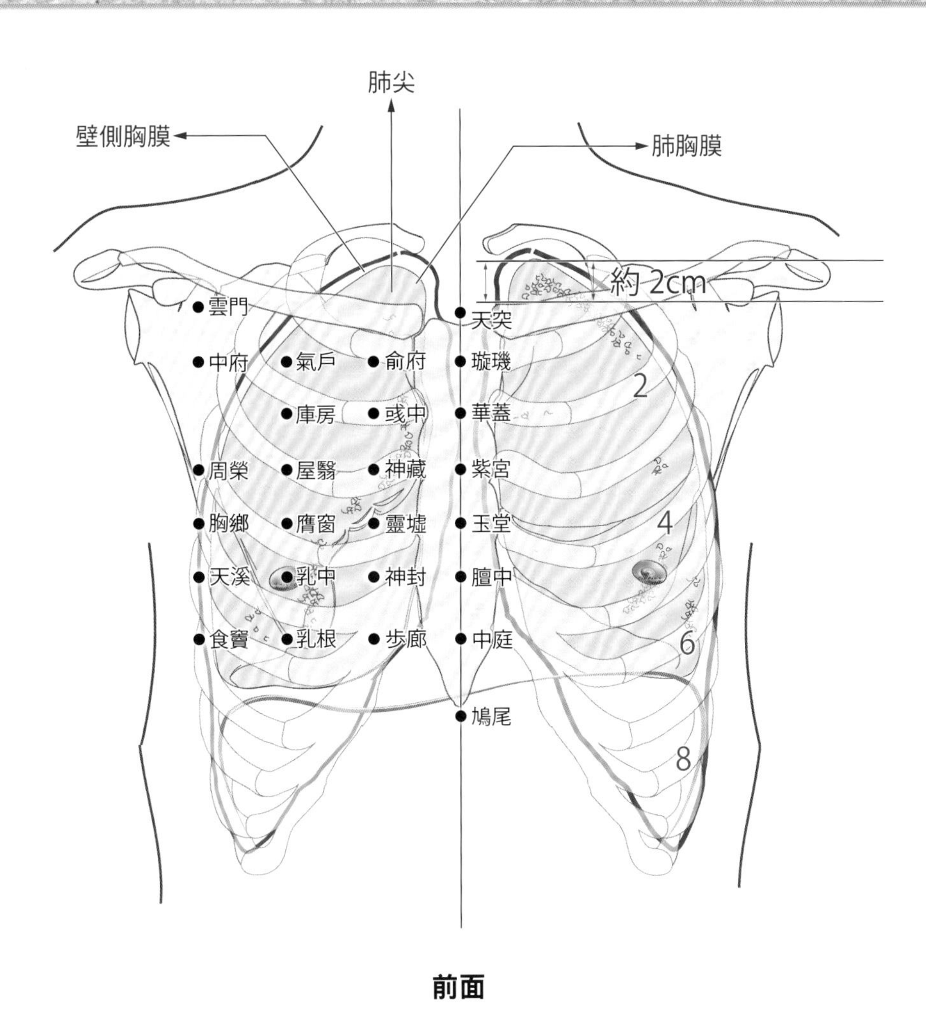

前面

肺的體表投影

1 肺尖

位於鎖骨內側⅓上方約兩橫指（2－3㎝）處。

2 肺前緣

位於胸骨後方，由胸骨關節往胸骨角的中央方向，靠近前中線，然後斜向下行。

※左肺前緣第4肋軟骨高度可看到心臟切跡。

3 肺下緣

位於胸骨側緣、第6肋骨的高度。就鎖骨中央線而言，位於第7肋骨高度。

就中腋窩線而言，位於第8肋骨高度。

就背部肩胛線而言，位於第10肋骨高度。就背部正中線而言，位於第11胸椎高度。

胸膜

此乃雙重構造，包括覆蓋肺表面的臟側胸膜（肺胸膜）與覆蓋2胸壁內面的壁側胸膜。

※平常呼吸時，肺下緣會上下移動約1㎝，深呼吸時約上下移動3～5㎝。

胸膜的體表投影

與肺邊緣幾乎一致，不過胸膜的下緣比肺下緣還要低許多。

9—胸部經穴與肺、胸膜（2）

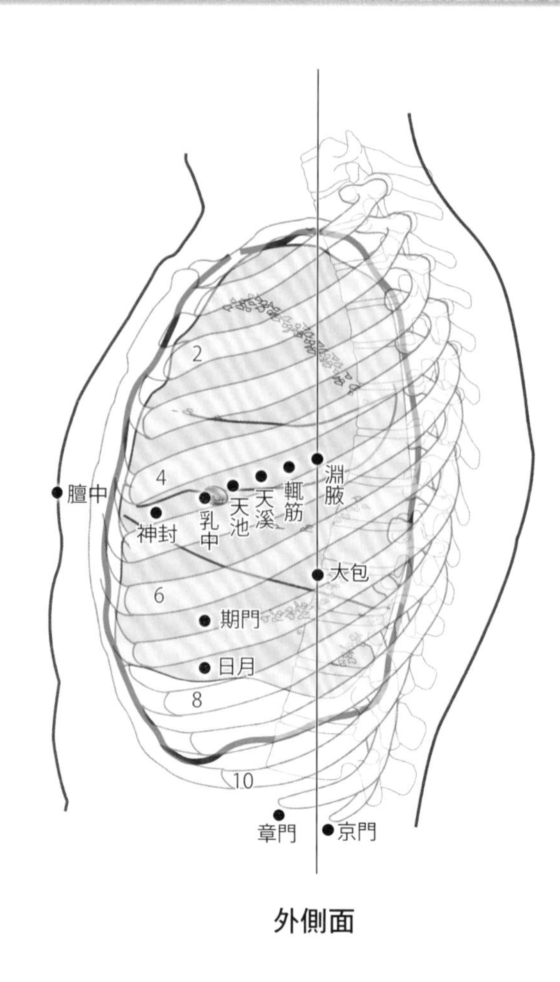

外側面

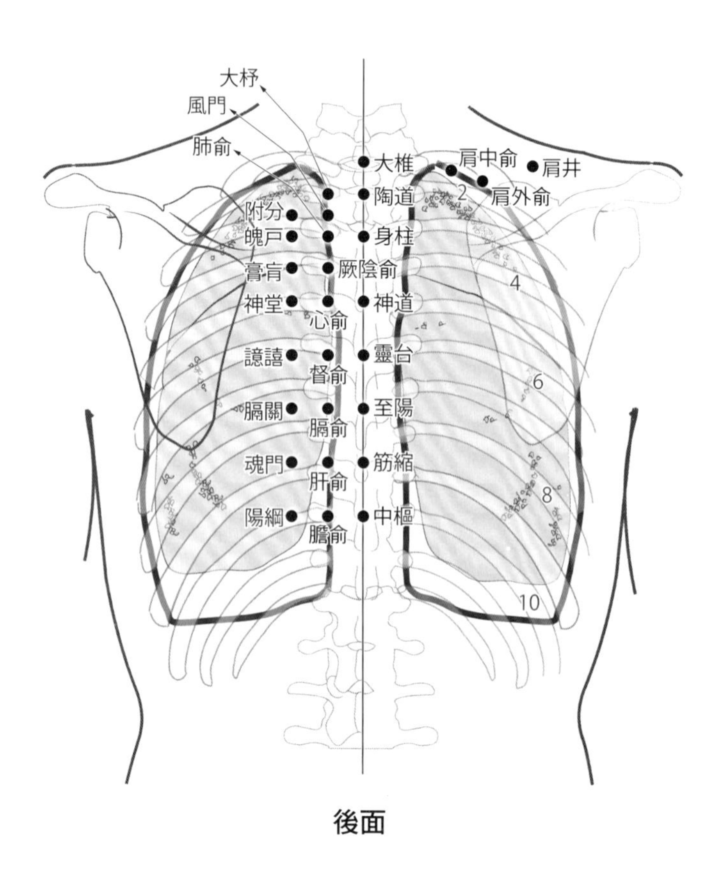

後面

3. 軀 幹

10—胸部經穴與呼吸系統的神經支配

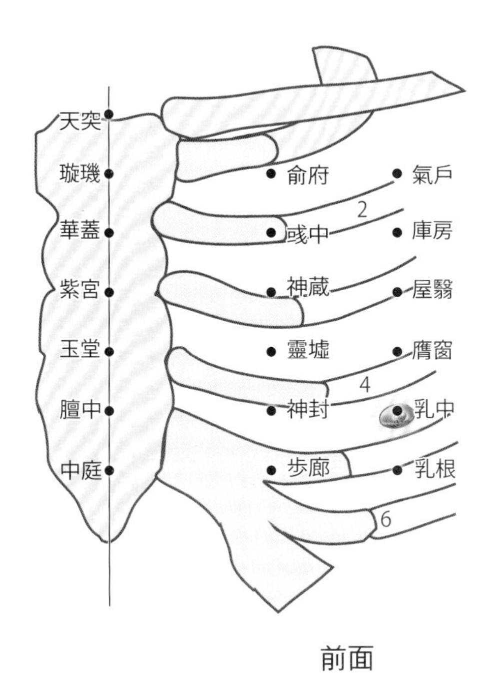

前面

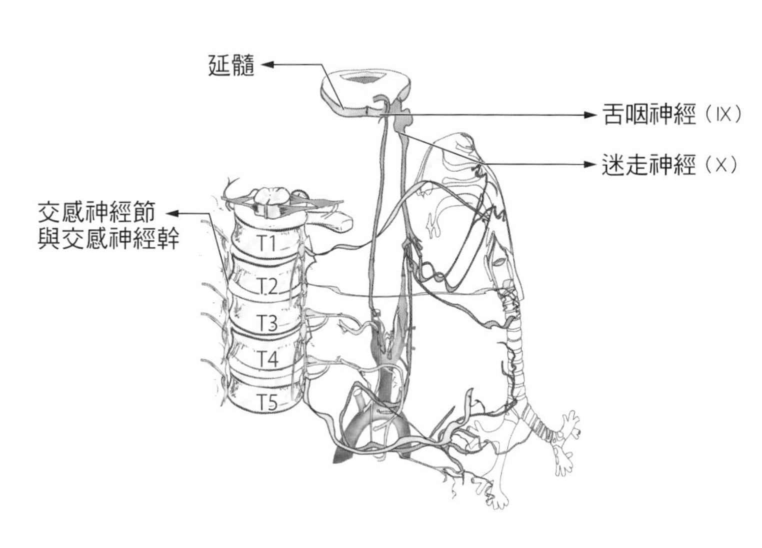

支氣管的神經支配

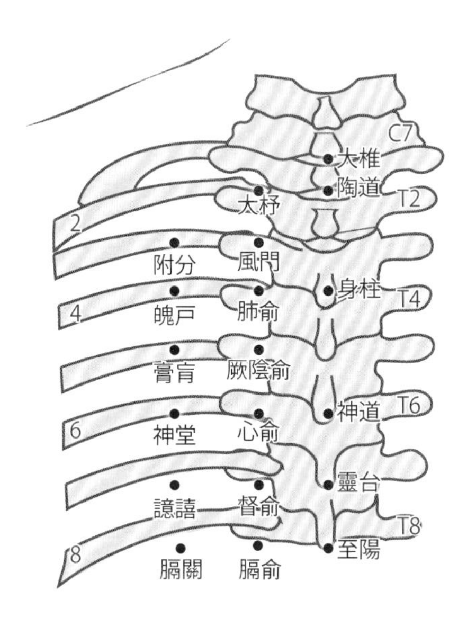

後面

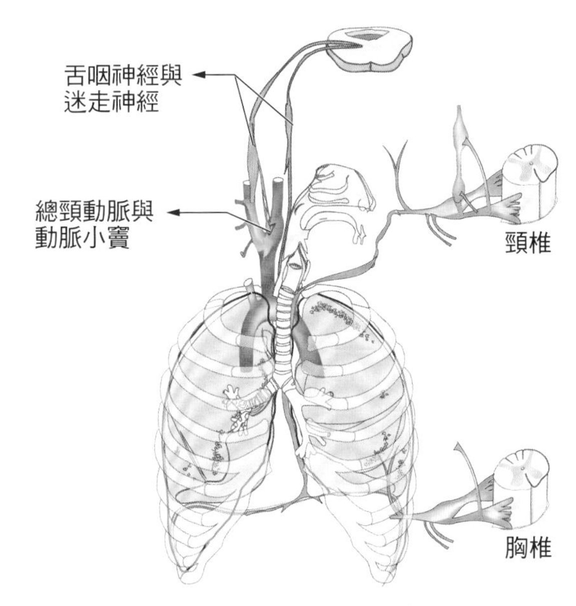

橫膈膜、支氣管的神經支配

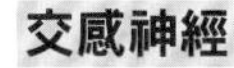
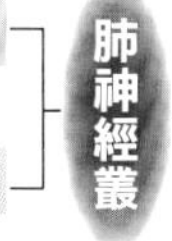

伴隨著氣管支與肺動脈而延伸，
分布於其平滑肌與腺體上。

肺神經叢
壁側胸膜分布有**感覺神經纖維**。 肋骨胸膜、橫膈胸膜的周邊部位神經叢來自**肋神經**。 縱膈胸膜與橫膈胸膜中央部的肺神經叢來自**膈神經**。 ※肺部的**感覺神經纖維**與迷走神經並行。 ※**痛覺神經纖維**只分布在壁側胸膜，而未分布於肺、臟側胸膜（肺胸膜）上。

11—胸部經穴與膈神經

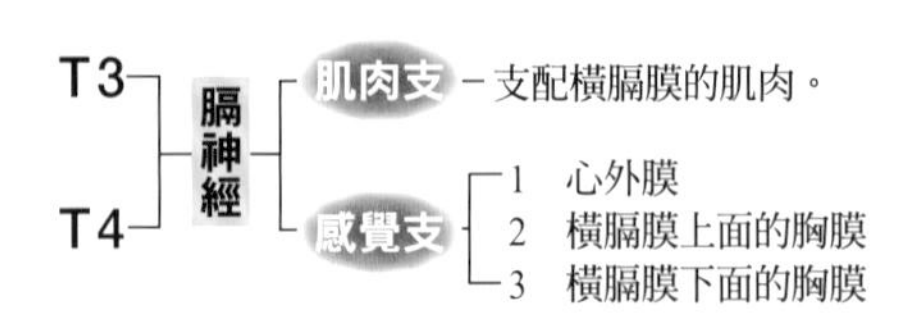

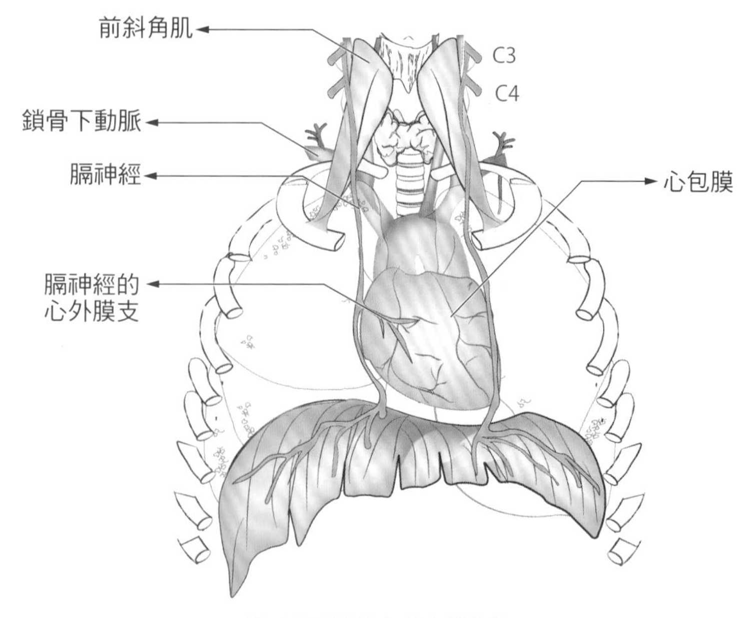

膈神經的構造與其支配內臟

膈神經
主要由C4的神經纖維構成，也包含C3、C5的神經纖維。 此神經乃斜向地由前斜角肌往下行，來到鎖骨下動脈之前，進入胸廓上口之中，最後抵達橫膈膜。 ※感覺支負責傳遞橫膈膜上下的胸膜與腹膜痛覺。這些部位受到刺激時，就會在C4皮膚範圍內（由頸部下段到肩部）產生關聯痛。

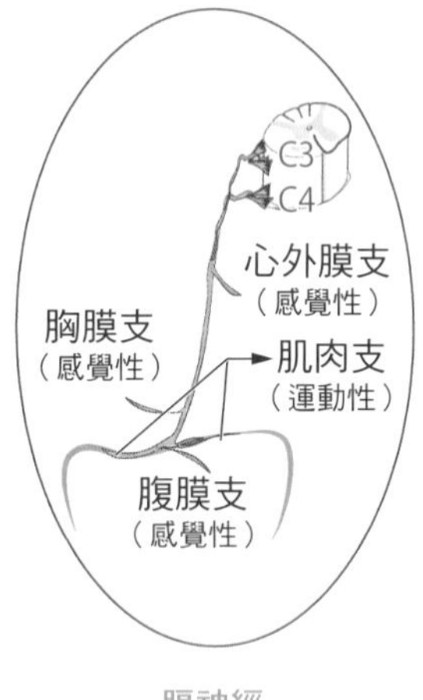

膈神經

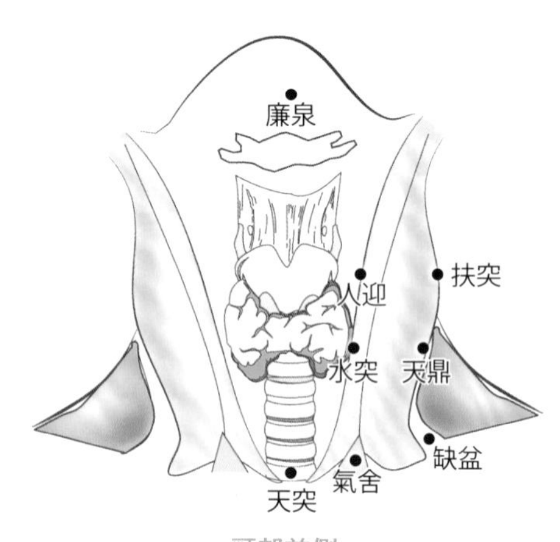

頸部前側

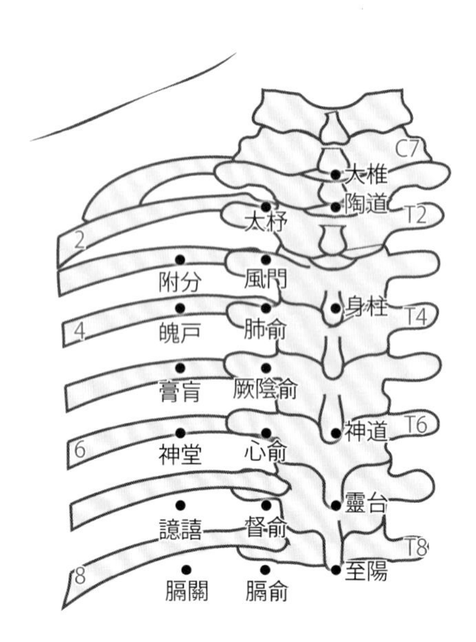

後面

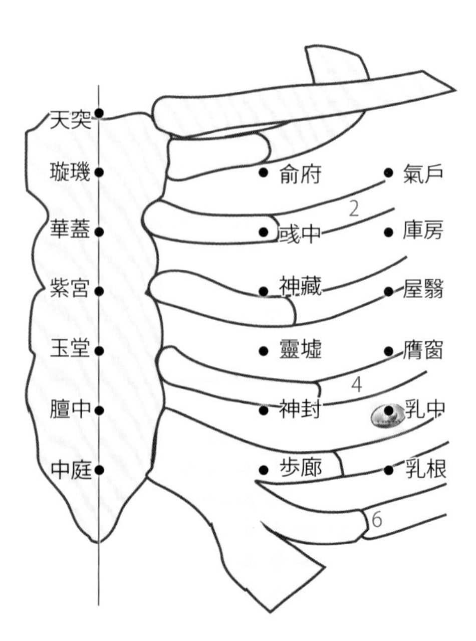

前面

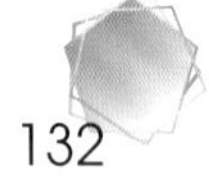

3. 軀　幹

12—胸部經穴與心臟

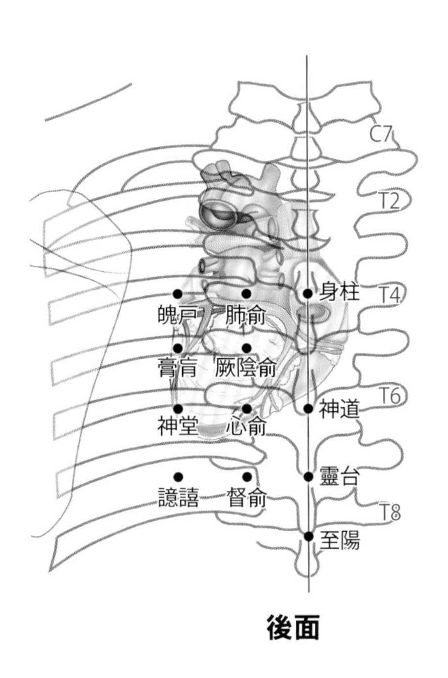

後面

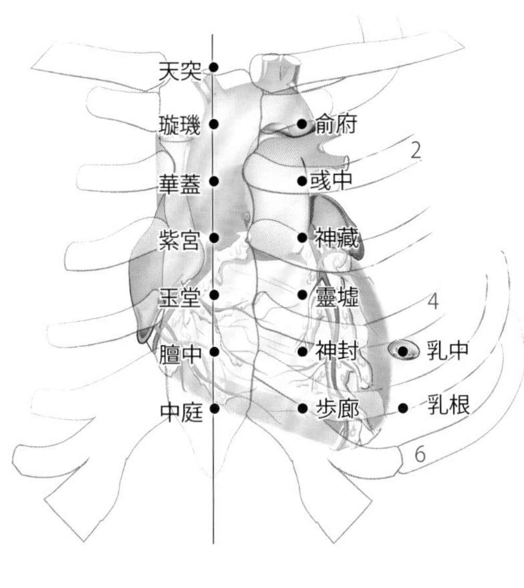

前面

心臟的體表投影

即使是健康的成人，彼此之的心臟位置還是會有差異。不過，大致標準如下：

1 右側：位於第3肋骨與第6肋骨之間，在右胸骨緣之外約2cm處。
2 左側：第3肋骨的高度、距離左胸骨緣約2cm的地方開始，一直到第5肋間、鎖骨中線內側約2cm的地方為止。

※一般成人的心尖部位大約在第5肋間。

※**心臟的關聯痛覺**：心臟的疼痛可在胸骨後方感受到。其痛覺經常往左肩部（小腸經）與左上肢（心經）放射。造成此現象的原因是，心臟痛覺神經纖維與膈神經（C4）的感覺神經纖維，往相同脊髓高度之感覺神經纖維分布的皮膚區域放射，因而產生痛覺。

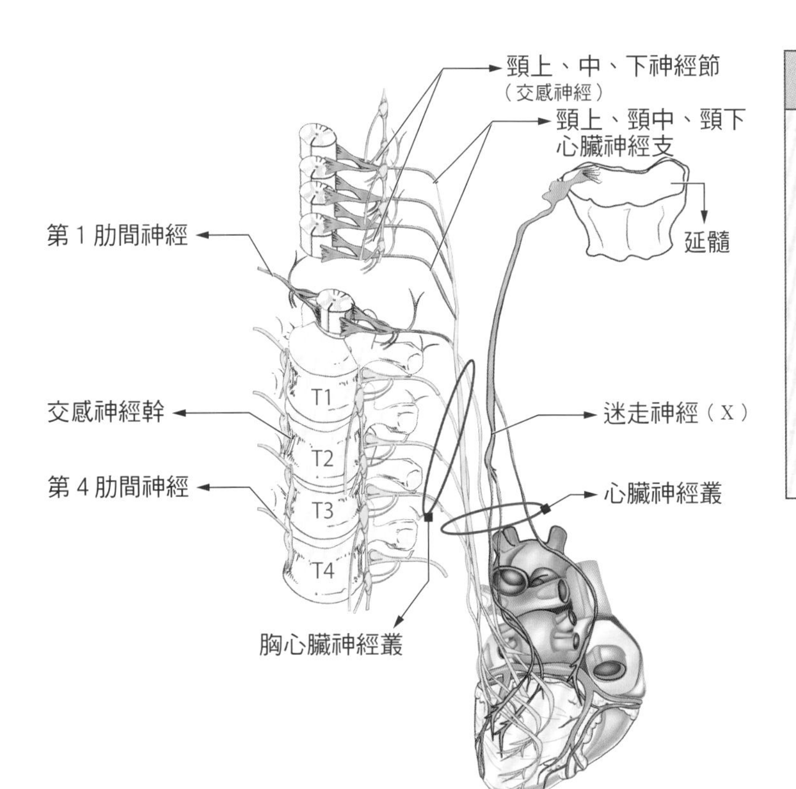

心臟的神經支配

心臟的神經支配

心臟的神經由交感神經與迷走神經支配。

交感神經

1 **頸上神經節**：頸上心臟神經。
2 **頸中神經節**：頸中心臟神經。
3 **頸下神經節**：頸下心臟神經。
4 **T1－T4**：胸心臟神經。

迷走神經

1 **頸上神經節**
2 **頸中神經節**
3 **頸下神經節**

（以上）送到心臟。

上述的交感與迷走神經支在心底的部位形成心臟神經叢。

※交感與迷走神經包含向心性的感覺神經纖維，因此能感受到心臟痛覺。
※迷走神經的感覺神經纖維主要與心臟反射有關。

13—腹部經穴與腹腔內臟

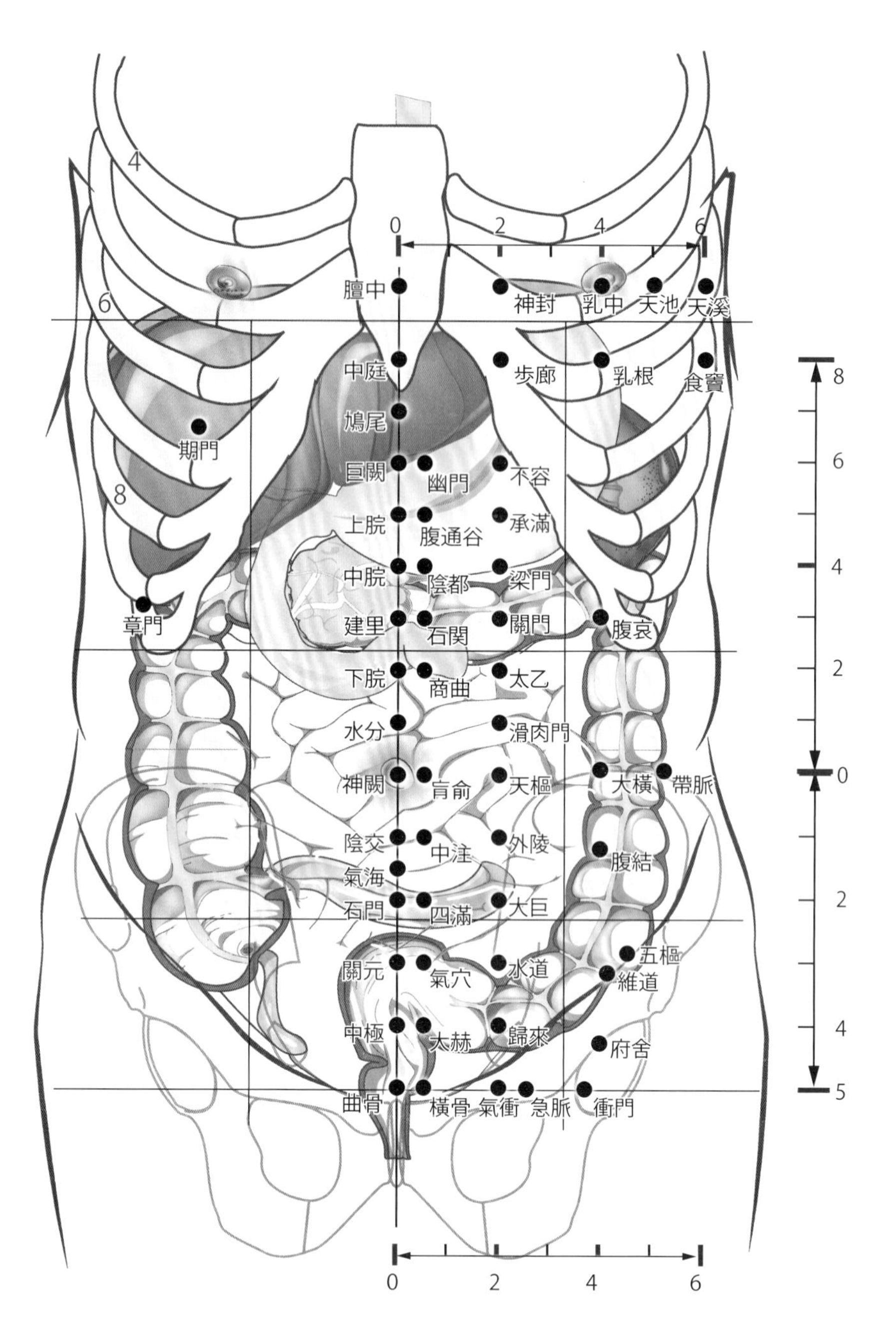

前面

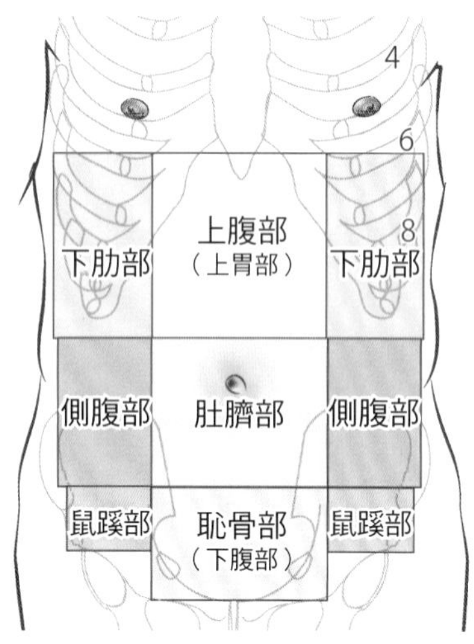

腹部的體表分區

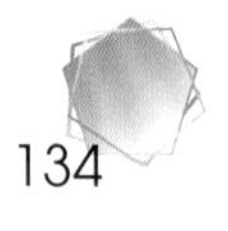

3. 軀　幹

14—背部、腹部的經穴與胃

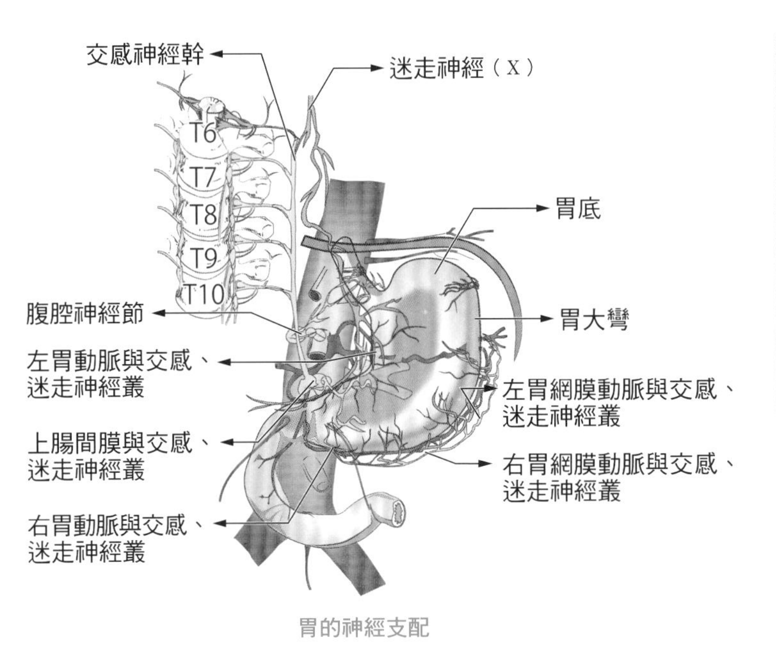

胃的神經支配

胃的體表投影

胃大部分位於左下肋部。小部分位於上腹部。

1 賁門口
其後側相當於第11胸椎的高度，前側則大致位於正中線稍左方、第7肋軟骨胸骨附著處左側約2cm處。

2 胃底
左側高度約位於第5肋骨，也就是橫膈膜左側下面。

3 幽門
其後側高度約與第1腰椎齊；前側位於正中線右側1～2cm。

4 胃大彎
胃清空時，在仰躺姿勢下胃大彎位於肚臍上方；胃飽滿時在站姿下則可達到肚臍高度。

胃的動脈

腹腔動脈
- **1 左胃動脈**：食道下部與胃小彎側的胃右上部。
- **2 右胃動脈**：胃的右下部。
- **3 短胃動脈**：胃底。
- **4 左胃網膜動脈**：胃大彎。
- **5 右胃網膜動脈**：胃大彎。

胃的神經

由交感神經與迷走神經支配。

交感神經
起至T6－T10，經由腹腔神經節而與動脈共同分布於整個胃部。

迷走神經
分為走在食道前方的前胃支，以及走在食道後方的後胃支。整個胃部都有分布。

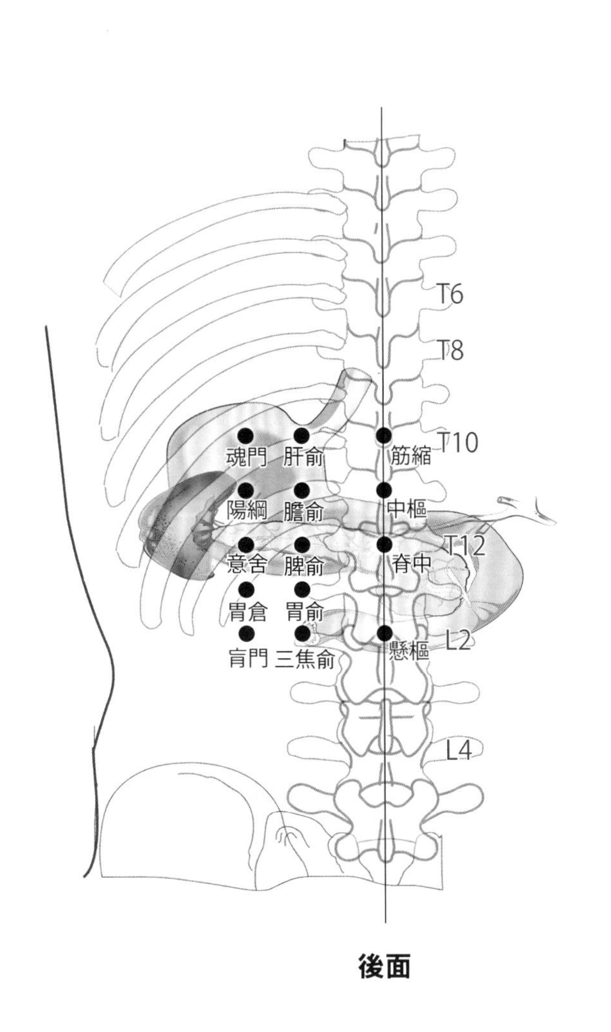

後面

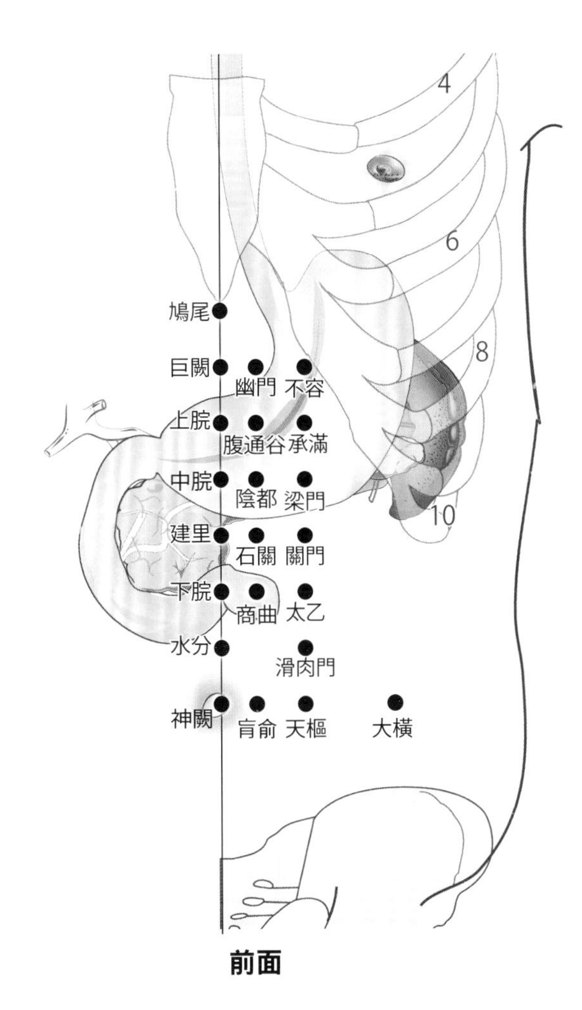

前面

15—背部、腹部的經穴與小腸、大腸

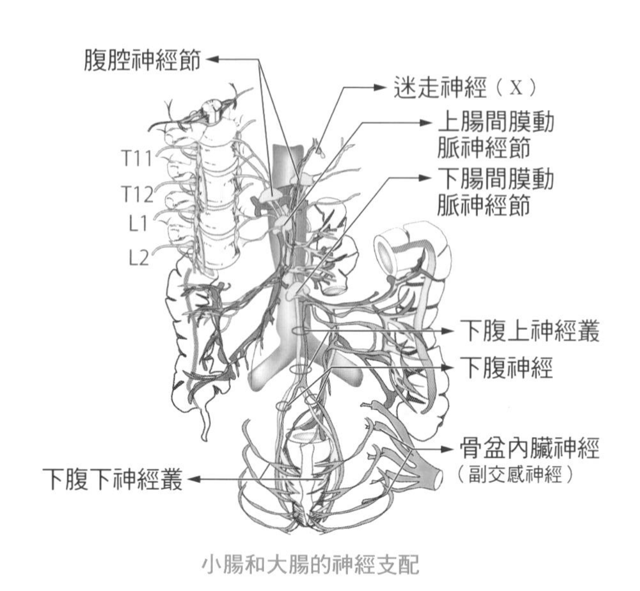

小腸和大腸的神經支配

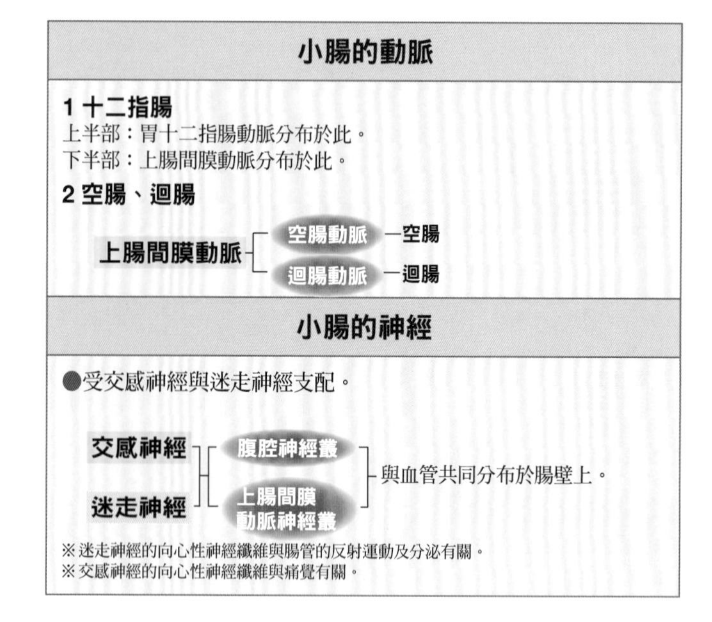

小腸的動脈

1 十二指腸
上半部：胃十二指腸動脈分布於此。
下半部：上腸間膜動脈分布於此。

2 空腸、迴腸

上腸間膜動脈—空腸動脈—空腸
上腸間膜動脈—迴腸動脈—迴腸

小腸的神經

●受交感神經與迷走神經支配。

交感神經、迷走神經—腹腔神經叢、上腸間膜動脈神經叢—與血管共同分布於腸壁上。

※迷走神經的向心性神經纖維與腸管的反射運動及分泌有關。
※交感神經的向心性神經纖維與痛覺有關。

大腸的動脈

●分布有上腸間膜動脈支與下腸間膜動脈支。

大腸的神經

●受交感神經與副交感神經（迷走神經、骨盆神經）支配。

上腸間膜動脈神經叢
分布於升結腸與橫結腸。

下腸間膜動脈神經叢
分布於降結腸與S狀結腸。

※**交感神經**的向心性神經纖維與大腸的痛覺有關。

肛門的神經支配

受到自律神經與體神經雙重支配。

1 自律神經

交感神經
分布於血管，屬於血管運動神經。

副交感神經
負責支配內肛門括約肌與平滑肌。
※副交感神經內部的向心性神經纖維與**排便反射**有關。

2 體神經
位於外肛門括約肌與肛門的皮膚，受**陰部神經**（體神經）支配，與排便、痛覺有關。

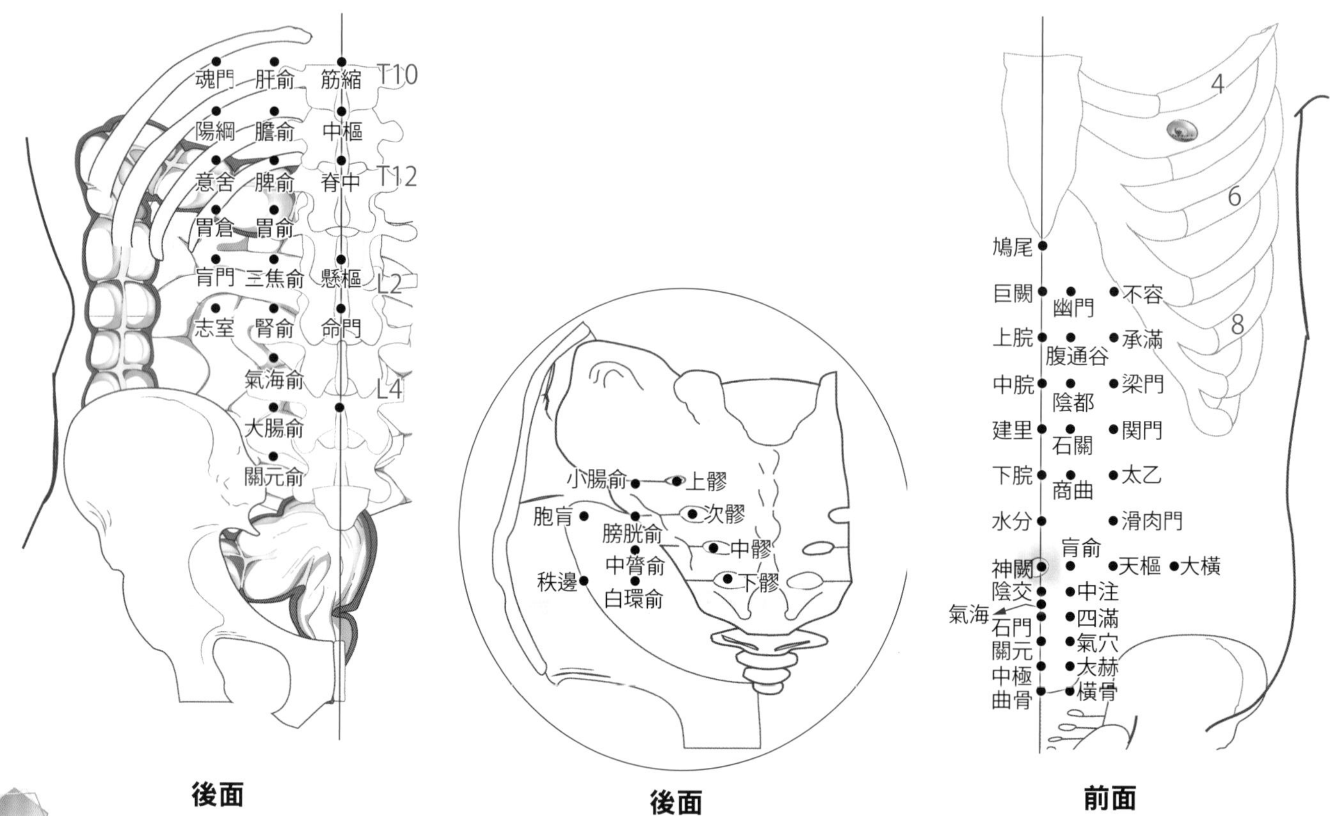

3. 軀　幹

16—背部、腹部的經穴與肝臟、膽囊

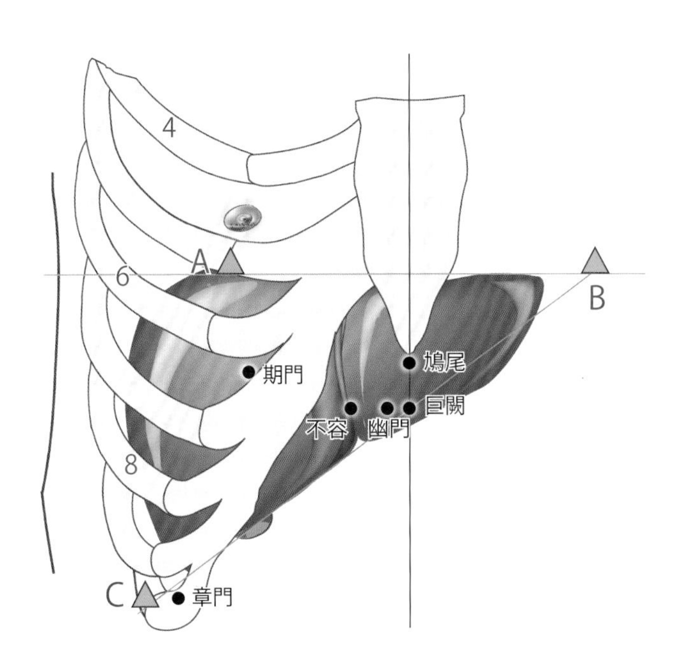

前面

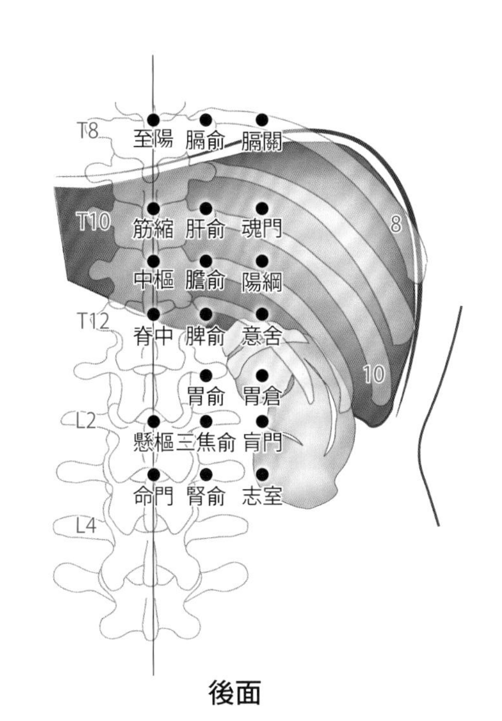

後面

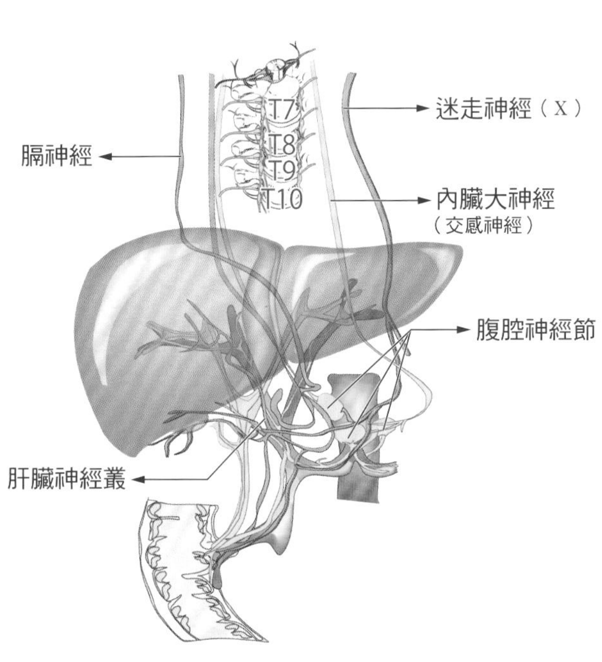

肝臟和膽囊的神經支配

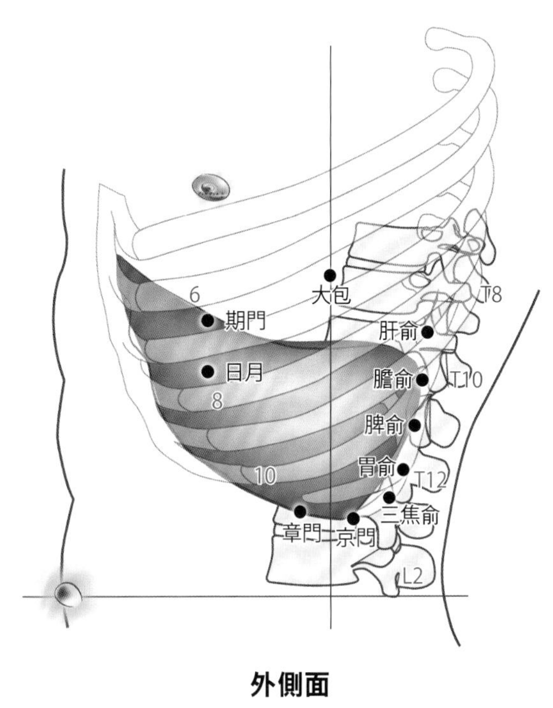

外側面

肝、膽的體表投影

肝臟的上緣與下緣

假設右側鎖骨中央線上與第5肋骨的交叉點為A點，左側第6肋軟骨由正中線往左5公分處為B點，右側中腋窩線與第10肋骨交叉點為C點，那麼A點與B點的連線位置約在肝臟上緣；B點與C點的連線則大致位於肝臟下緣（右肋骨弓下緣）。

膽囊底部

即膽囊下緣。此部位大致上與右肋骨弓下緣、右腹直肌外側緣重疊。

肝、膽的神經投影

交感神經 — 腹腔神經叢 ┐
　　　　　　　　　　　肝臟神經叢 ┤ 1 進入肝門，分布於肝臟。
迷走神經 ┬ 前迷走神經幹 ┘　　　　　 2 分布於膽囊與肝胰壺腹括約肌。
　　　　 └ 後迷走神經幹

膽囊疾病患者可感受到右肋下部與上胃部疼痛，於背部、特別是右肩胛部產生關聯痛。

17—背部、腹部的經穴與腎臟、輸尿管

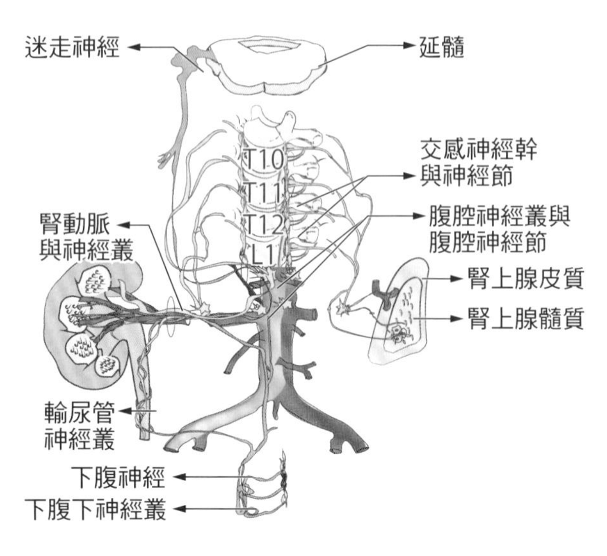

腎臟的神經支配

腎、輸尿管的體表投影

腎臟

位於T12-L3的高度。

側臥位時腎門位於L1-L2棘突的高度，亦即正中線外側4㎝處。下緣位於雅各比線上方4㎝，亦即正中線外側約7㎝處。

第12肋骨大致斜走腎臟上部⅓與下部⅔。

※右腎比左腎低大約2㎝左右。

輸尿管

位於脊柱兩側，由腎盂到膀胱為止長約25～30㎝。

就體表投影而言，輸尿管在腹部的位置是在腎直肌外側的半月線；其背部投影則位於腰椎橫突尖端的連線上。

※輸尿管可看到①腎盂交接處②髂總動脈之交叉處③膀胱的入口，總計三處狹窄部位

腎、輸尿管的神經支配

腎臟

交感神經

包括腹腔神經叢與腎神經叢，與動脈共同進入腎臟。

迷走神經

配合腎神經叢，分布於整個腎臟。

輸尿管

交感神經

由腎神經叢、儲精囊（卵巢）動脈神經叢、輸尿管神經叢、髂動脈神經叢以及下腹神經叢等分支所構成。

副交感神經

副交感神經由上位的迷走神經與下位的薦神經叢構成。

腎臟與輸尿管的分支配神經也含有向心性神經纖維。

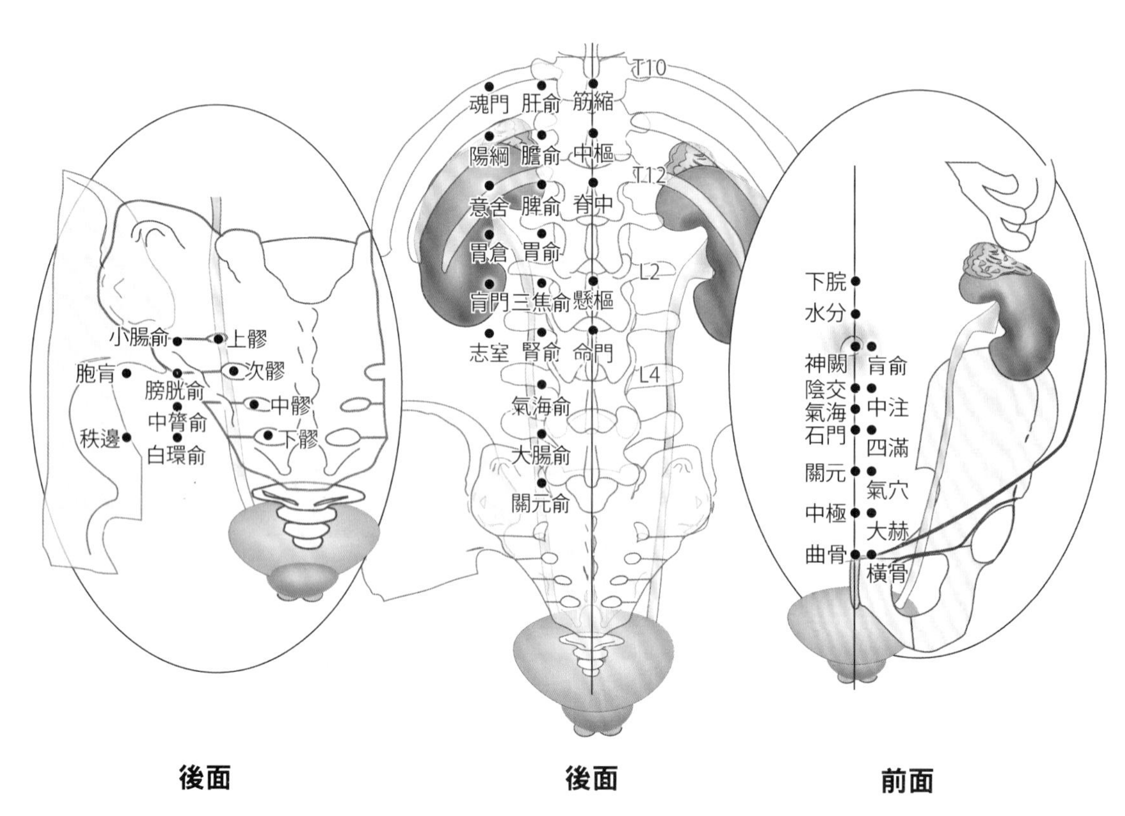

腎臟、尿管與膀胱的體表投影

3. 軀幹

18—背部、腹部的經穴與男性生殖器

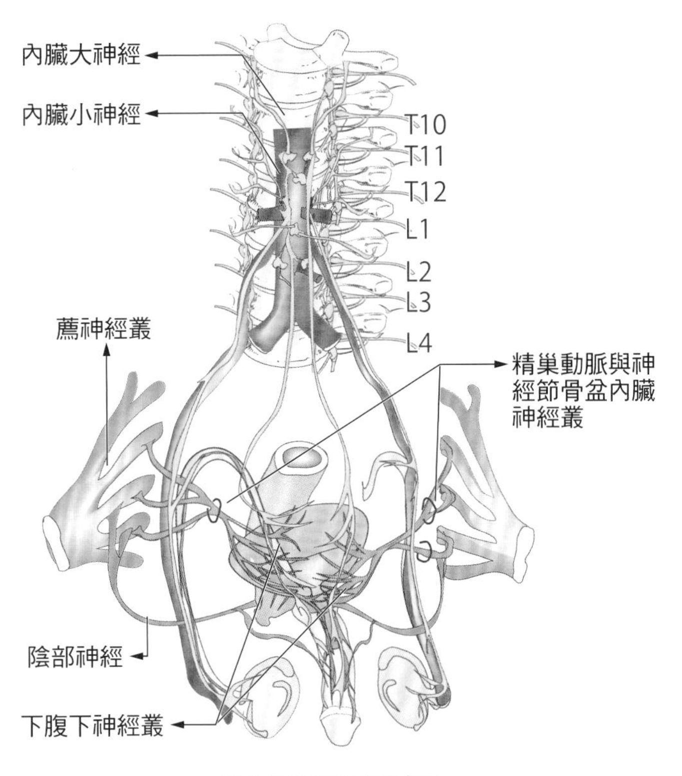

男性生殖器的神經支配

男性生殖器的神經支配
交感神經 源自T11-L2的交感神經節，區分為三大群。 **1 上位群** 來自腎神經叢、髂間與髂上動脈神經叢的分支在此會合，沿儲精囊動脈抵達儲精囊。 **2 中位群** 下腹上神經叢與下腹神經的分支在此會合，分布於儲精囊上體與射精管的膨大處。 **3 下位群** 此乃下腹下神經叢的分支，分布於攝護腺、射精管與陰莖血管等處。 **副交感神經** 起自S2-S4的薦髓，經由骨盆內臟神經成為下腹下神經叢。其分支負責支配男性生殖器。 ※向心性神經纖維包含**痛覺神經**纖維，受刺激時會產生睪丸痛等激烈疼痛感。

男性外生殖器的神經支配
陰囊 前部：髂腹股溝神經的**前陰囊神經**與**陰部股神經**的陰部支。 後部：會陰神經的**後陰囊神經**與**股後皮神經**的會陰支。 **陰莖** **會陰神經**分布於此。 ※上述神經乃**體神經**。稱為陰莖海綿體神經的**自律神經纖維**分布於陰莖海綿體的血管上，負責陰莖勃起的動作。

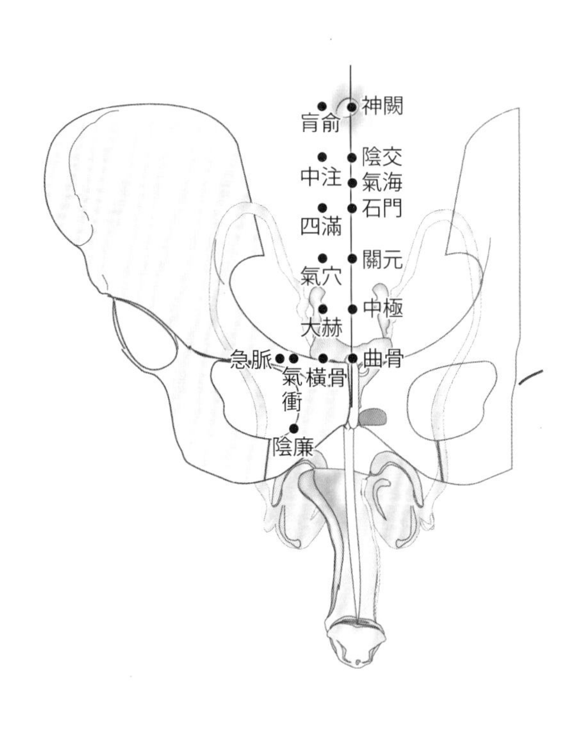

前面

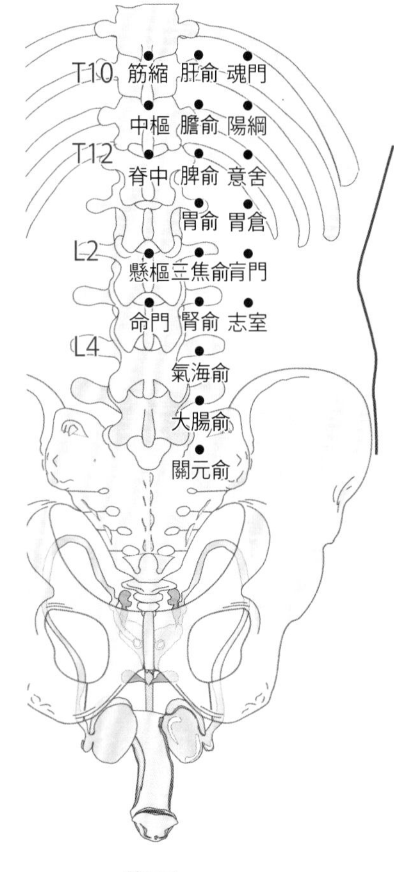

後面

精索、攝護腺的體表投影

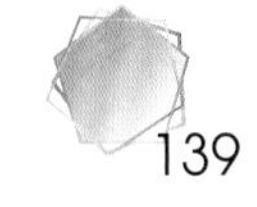

19—背部、腹部的經穴與女性生殖器

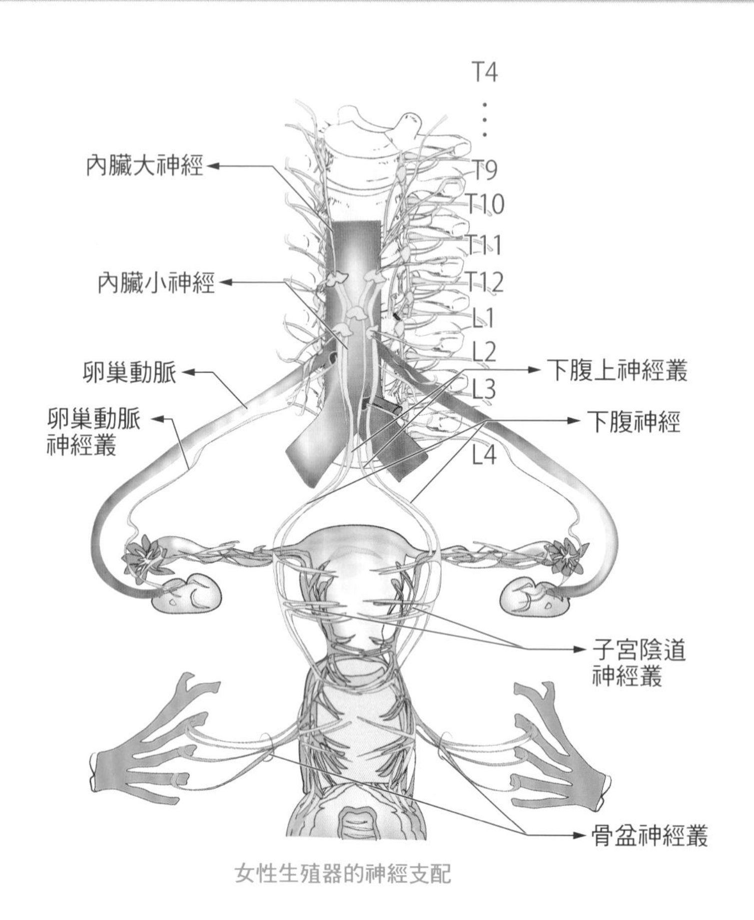

女性生殖器的神經支配

女性生殖器的神經支配

和支配男性生殖器的神經相同。

卵巢與輸卵管

來自腎神經叢、髂間與髂上動脈神經叢的分支在此會合。沿著卵巢動脈分布於卵巢與輸卵管。

子宮

下腹下神經叢轉為子宮陰道神經叢，分布於子宮。

※向心性的神經纖維包含**痛覺神經纖維**。子宮底與子宮體的**痛覺**神經纖維可延伸抵達T10-T12。子宮頸的**痛覺神經纖維**抵達S2-S3。

※子宮陰道下端受體神經中的**陰部神經**支配。

女性外生殖器的神經支配

大陰唇、小陰唇、陰核

髂腹股溝神經的前陰唇支、陰部神經轉為後陰唇支與陰核背神經，負責支配女性外生殖器。

※女性外生殖器和男性相同，除了由**體神經**支配之外，海綿體與前庭球還分布著**子宮神經叢**所分出、名為**陰核海綿體神經**的**自律神經纖維**。這種**副交感神經**可刺激海綿體小動脈擴張而勃起。

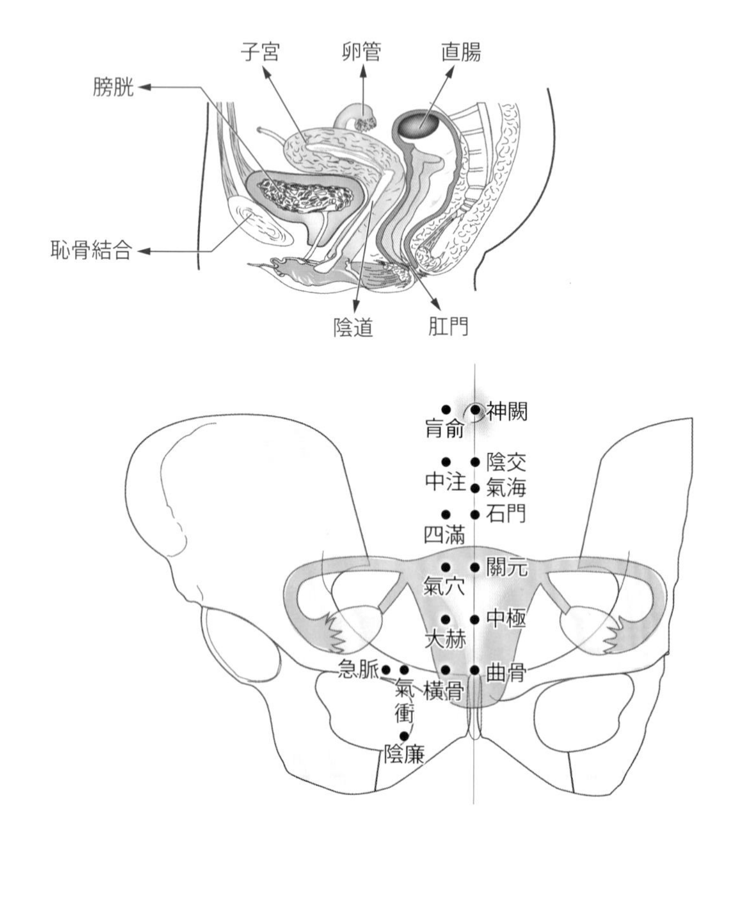

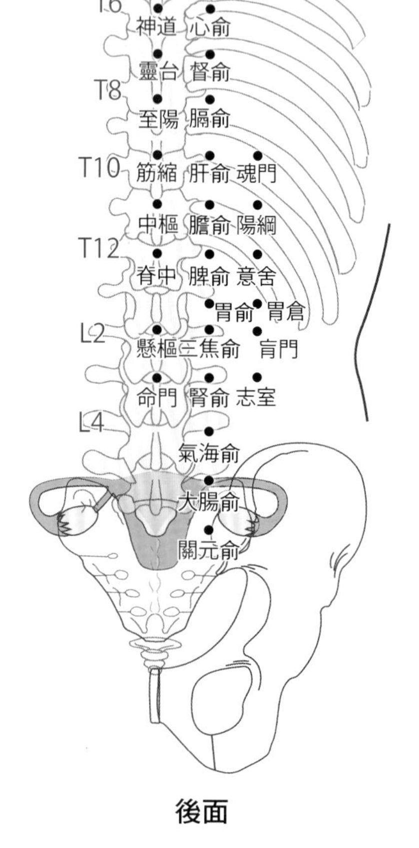

子宮的體表投影

3-4

上　肢

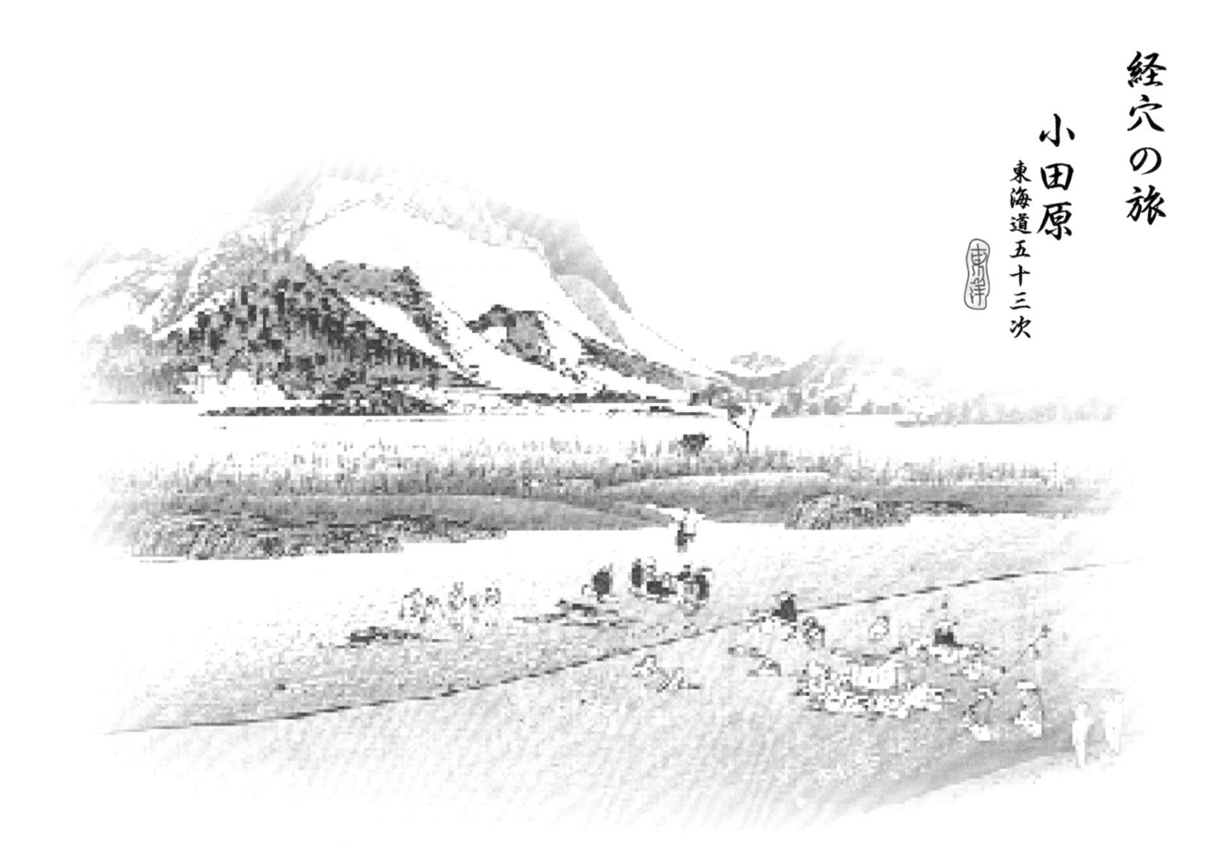

1－上肢帶的經穴與臂神經叢（1）

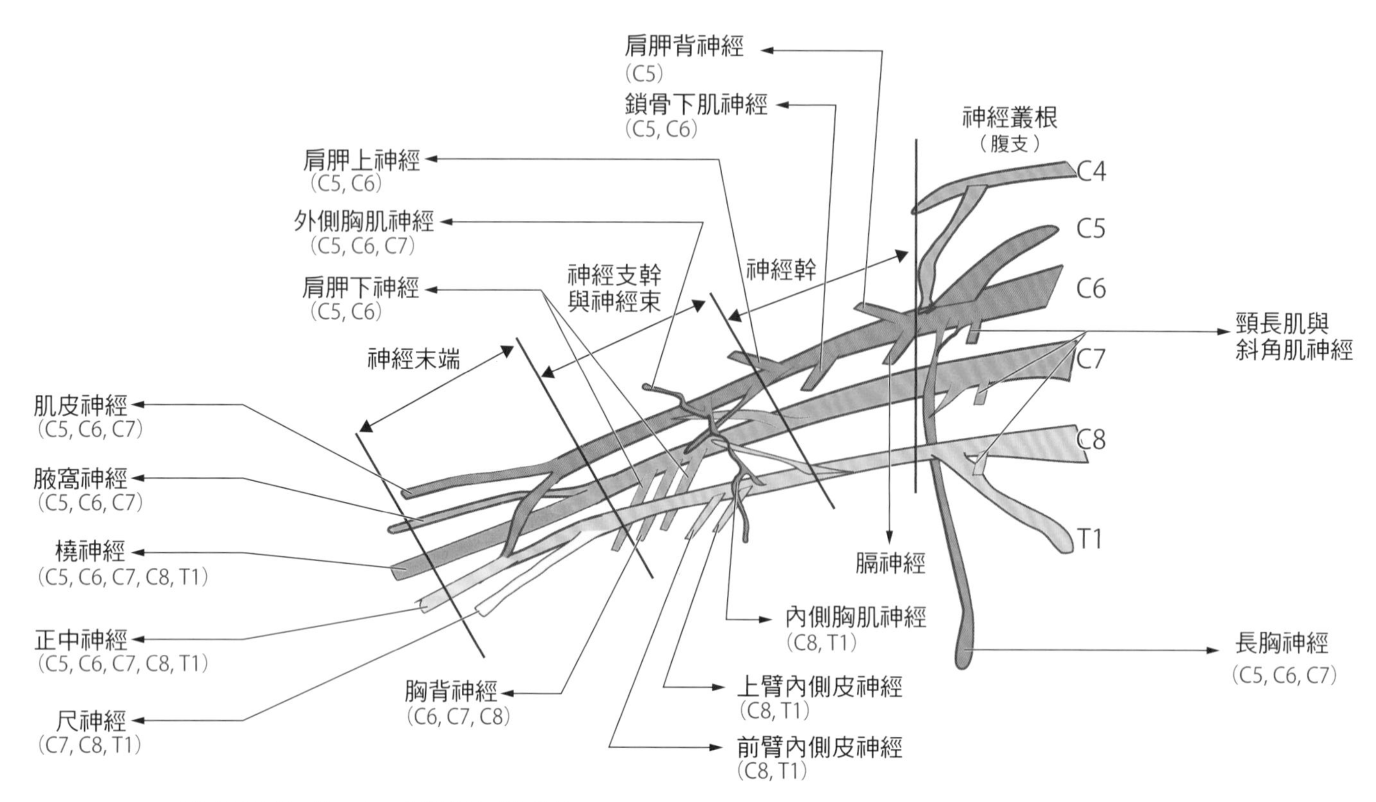

臂神經叢根、幹、束、末梢的構成與分歧

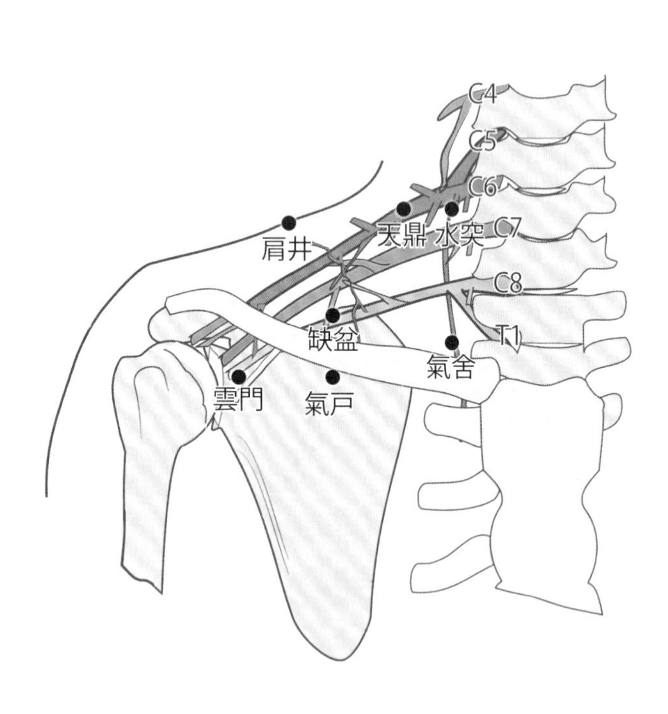

前面

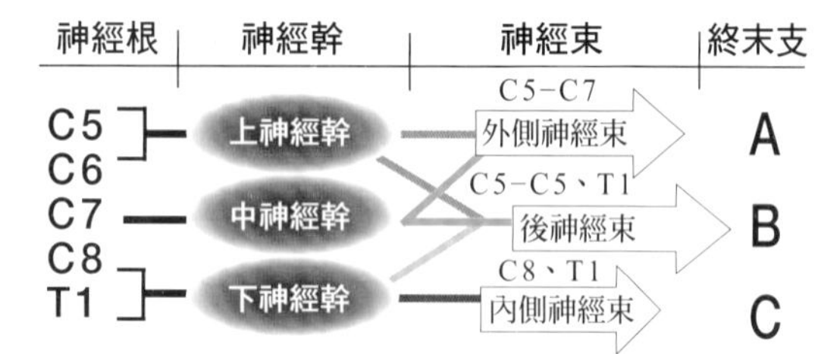

A，C　腋窩前壁／上臂、前臂的前側。
B　腋窩後壁／上臂、前臂的後側。

臂神經叢

I 根與幹的分支

1 肩胛背神經（C4、C5）：菱形肌。
2 長胸神經（C5－C7）：前鋸肌。
3 肩胛上神經（C5、C6）：棘上肌、棘下肌、斜角肌、鎖骨下肌。將感覺支送往肩關節。

II 來自神經束的分支

1 外側神經束
①外側胸肌神經：胸大肌、胸小肌。

2 內側神經束
①內側胸肌神經：胸大肌、胸小肌。
②上臂內側皮神經：上臂內側。
③前臂內側皮神經：前臂內側。

3後側神經束
①肩胛下神經：肩胛下肌、大圓肌。
②胸背神經：闊背肌。

III 終末之支（上肢的重要神經）

1 **肌皮神經**：外側神經束（C5－C7）與內側神經束（C5－C8、T1）。
2 **正中神經**：內側神經束與外側神經束（C5－C8、T1）。
3 **尺神經**：內側神經束（C7－C8、T1）。
4 **橈神經**：後側神經束（C5－C8、T1）。
5 **腋窩神經**：後神經束（C5－C7）。

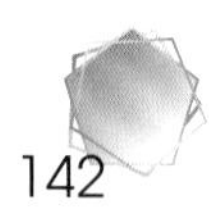

4. 上　　肢

1— 上肢帶的經穴與臂神經叢（2）

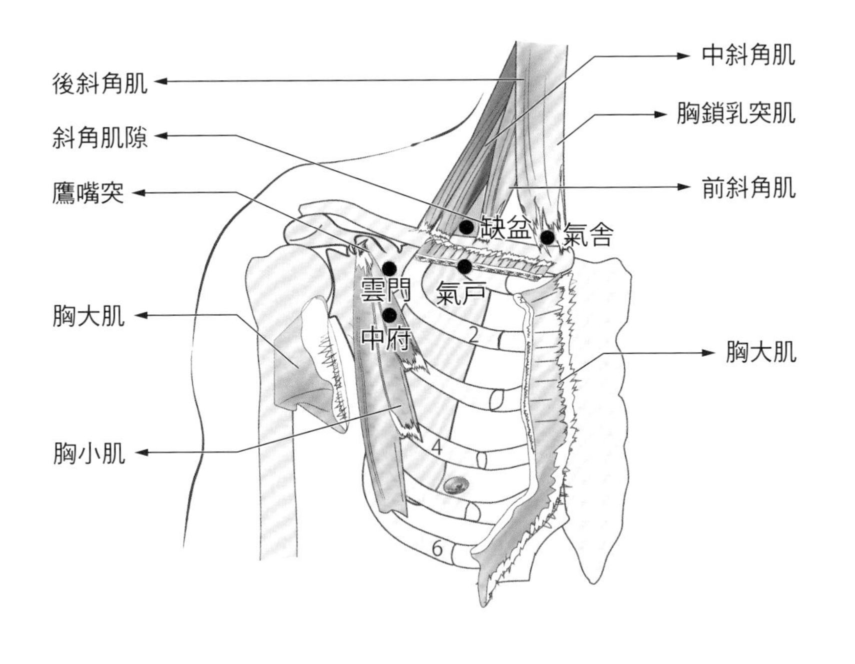

斜角肌隙

斜角肌群與斜角肌隙

1 前斜角肌
起點：C2－C7頸椎橫突。
終點：第1肋骨。
支配神經：C2－C7的腹支。

2 中斜角肌
起點：C2－C7頸椎橫突。
終點：第1肋骨。
支配神經：C2－C7的腹支。

3 後斜角肌
起點：C2－C7頸椎橫突。
終點：第2肋骨。
支配神經：C2－C7的腹支。

斜角肌隙
前斜角肌與**中斜角肌**之間的縫隙稱為**斜角肌隙**。**臂神經叢**與**鎖骨下動脈**由此處穿過。

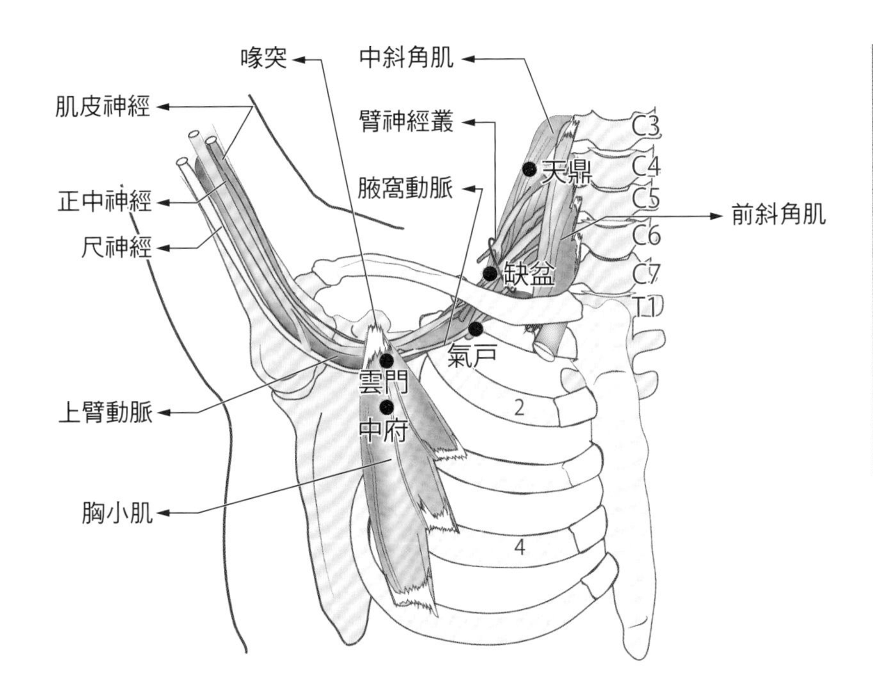

臂神經叢與胸小肌

大、胸小肌與臂神經叢

1 胸小肌
起點：第2－6肋骨前端。
終點：肩胛骨的喙突。
支配神經：內側胸肌神經。

2 胸大肌
起點：①鎖骨內側⅓。②胸骨與上位肋軟骨。
③腹直肌鞘上端。
終點：肱骨的大結節稜。
支配神經：內、外側胸神經。

胸大、小肌與上肢神經、血管
胸小肌被胸大肌覆蓋，形成一扁平的三角形。
上肢的腋窩動脈、靜脈與臂神經叢穿越胸小肌下方而抵達腋窩。

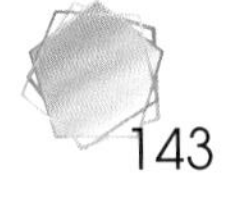

2—上肢帶的經穴與肌肉

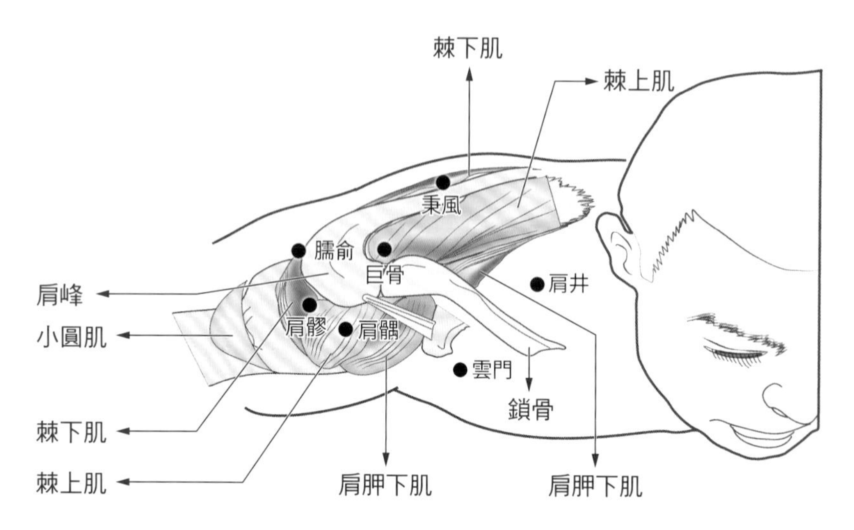

從上方俯視

肩關節與肩旋轉袖

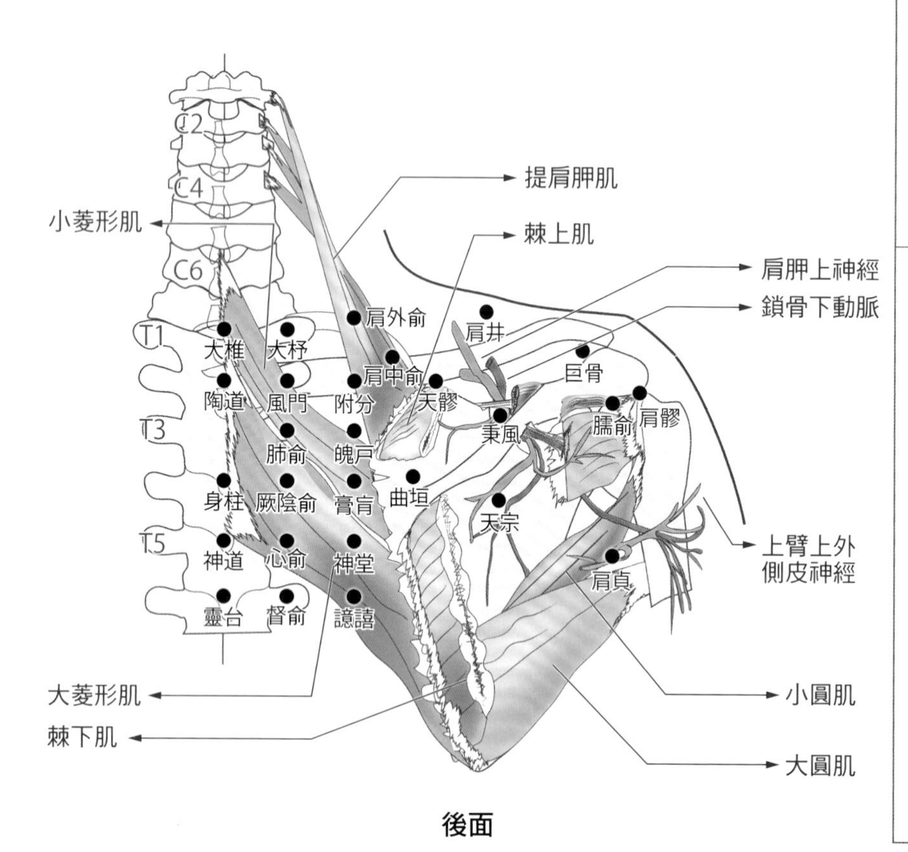

後面

肩胛骨後側與肌肉、支配神經

1 提肩胛肌
起點：C1－C6頸椎橫突。**終點**：肩胛骨上角。
支配神經：肩胛背神經（C3、C4）。

2 菱形肌
起點：C6－C7頸椎棘突（小菱形肌）與T1－T6胸椎棘突。**終點**：肩胛骨內側緣。
支配神經：肩胛背神經（C4、C5）。

3 棘上肌
起點：肩胛骨棘上窩。**終點**：肱骨大結節。
支配神經：肩胛上神經（C5）。

4 棘下肌
起點：肩胛骨棘下窩。**終點**：肱骨大結節。
支配神經：腋窩神經（C5、C6）。

5 大圓肌
起點：肩胛骨下角。**終點**：肱骨小結節。
支配神經：腋窩神經（C5、C6）。

6 小圓肌
起點：肩胛骨背側上半部的外側緣。**終點**：肱骨大結節。
支配神經：腋窩神經（C5）。

7 迴旋肌腱板

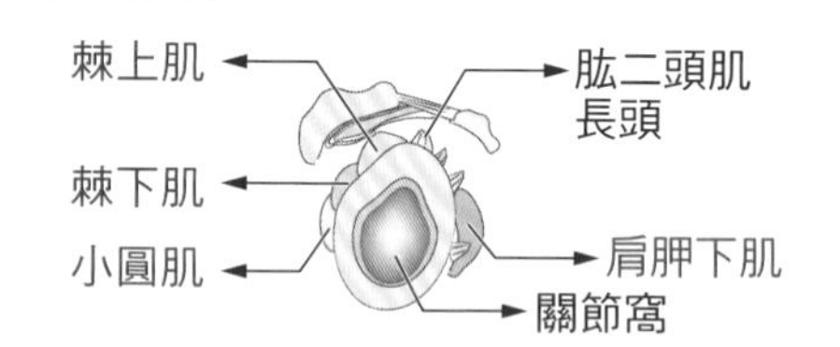

棘上肌、**棘下肌**、**小圓肌**與**肩胛下肌**等四個肌群通稱為肩旋轉袖。這些肌腱從肩關節的上部、中部與後部像袖子般將肩關節囊覆起來，與肩關節囊密合。**肩旋轉袖**對於肩關節的穩定十分重要。

8 腋窩

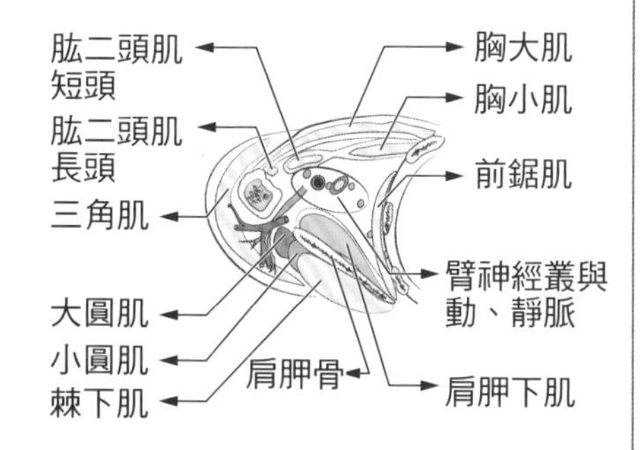

腋窩乃是肩關節下方的錐狀體凹陷。
前壁：胸大肌、胸小肌。
後壁：闊背肌、大圓肌、肩胛下肌。
內側臂：肋骨、前鋸肌。
外側壁：肱骨的上段。
腋窩之頂與底：頂部由鎖骨與肩胛骨、第1肋骨構成。底部由腋窩肌膜構成。
血管與神經經由腋窩通往上肢。

4. 上　肢

3— 上肢經穴與體表解剖

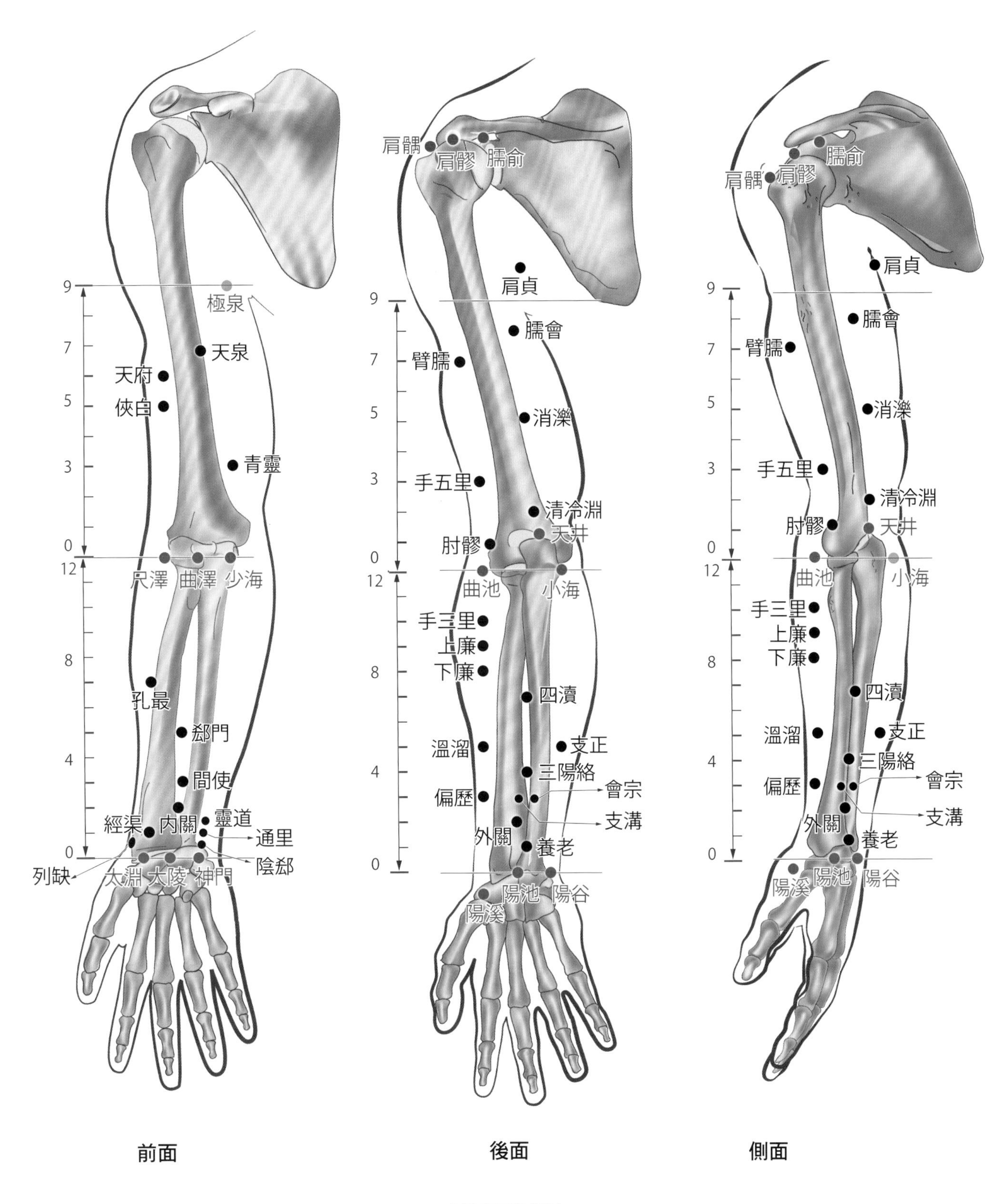

上肢與骨骼標記

4—上肢經穴與肌肉（屈肌）

A 上臂肌肉（屈肌）

1 肱二頭肌
起點：長頭：肩胛骨關節上結節。短頭：肩胛骨喙突。
終點：橈骨前側橈骨粗面。
支配神經：皮神經。
※肘部的尺側可以觸摸到肱二頭肌肌膜。其下方有**肱動脈**與**正中神經**通過。

2 肱肌
起點：肱骨前側下端。
終點：尺骨前側尺骨粗面。
支配神經：肌皮神經與橈神經。

3 喙肱肌
起點：喙突。
終點：肱骨中段的內側緣。
支配神經：肌皮神經。

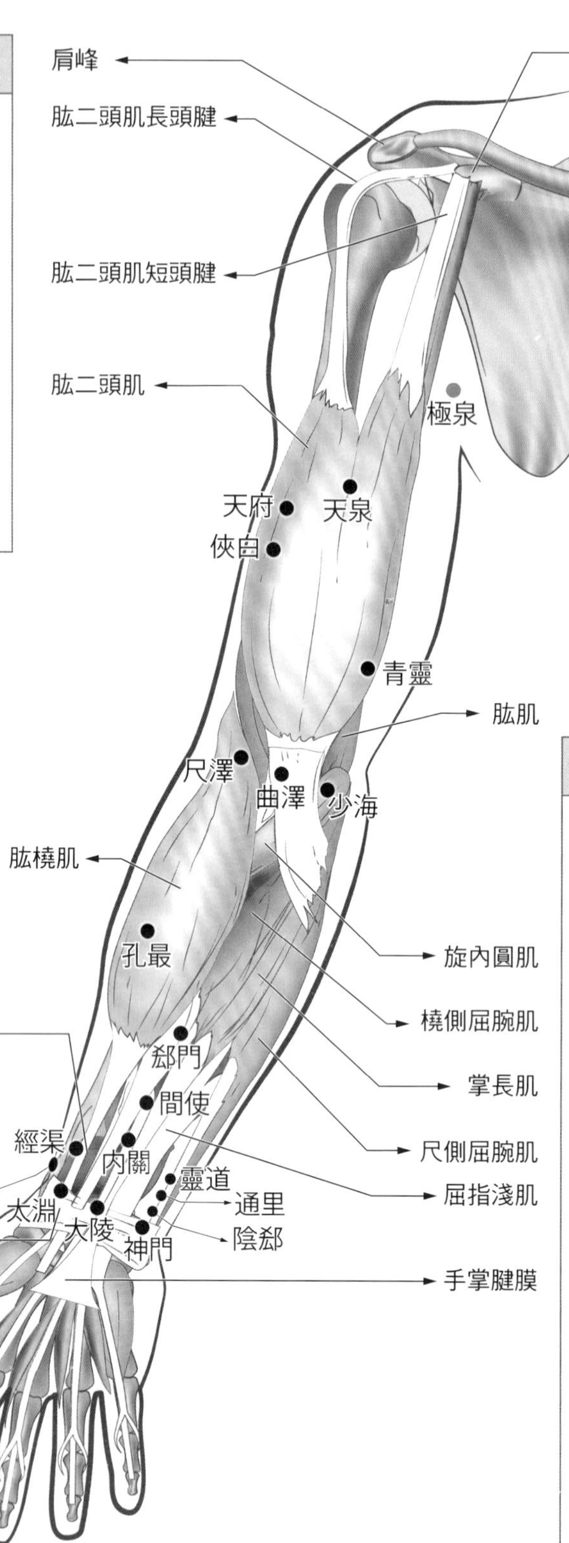

前面

B 前臂的肌肉（屈肌）

●Ⅰ正中神經（C7、C8、T1）支配的肌群

1 旋內圓肌（C6、C7）
起點：肱骨內上髁與尺骨冠狀突。
終點：橈骨中部外側面。

2 橈側屈腕肌（C6、C7）
起點：肱骨內上髁。
終點：第2掌骨底。

3 掌長肌（C7、C8、T1）
起點：肱骨內上髁。
終點：手掌腱膜。

4 屈拇長肌（C8、T1）
起點：橈骨及其骨間膜。
終點：拇指遠端指骨底。

5 旋前方肌（C7、C8、T1）
起點：尺骨前側下端。
終點：橈骨前側下端。

6 屈指淺肌（C7、C8、T1）
起點：肱骨內上髁、尺骨粗面與橈骨前側上段。
終點：第2－5中間指骨底。

7 屈指深肌（C8、T1）
起點：橈骨及其骨間膜。
終點：第2－5遠端指骨底。
※尺側由尺神經（C8、T1）支配。

●Ⅱ尺神經（C7、C8、T1）支配的肌肉

8 尺側屈腕肌
起點：肱骨內上髁、手肘與尺骨中段後緣。
終點：鉤狀骨、第5掌骨底。

●Ⅲ橈神經（C5－C7）支配的肌肉

9 肱橈肌
起點：肱骨外側緣的遠端部分。
終點：橈骨莖突。

※肱橈肌在分類上屬於伸肌，但就機能而言，為肘關節強而有力的屈肌。
※握拳用力彎曲腕關節，便可在手腕前面的正中線上觸摸到掌肌，在其橈側可找到橈側屈腕肌，尺側則可找到尺側屈腕肌。

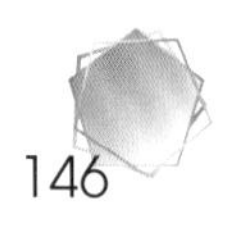

4. 上　肢

5—上肢經穴與肌肉（伸肌）

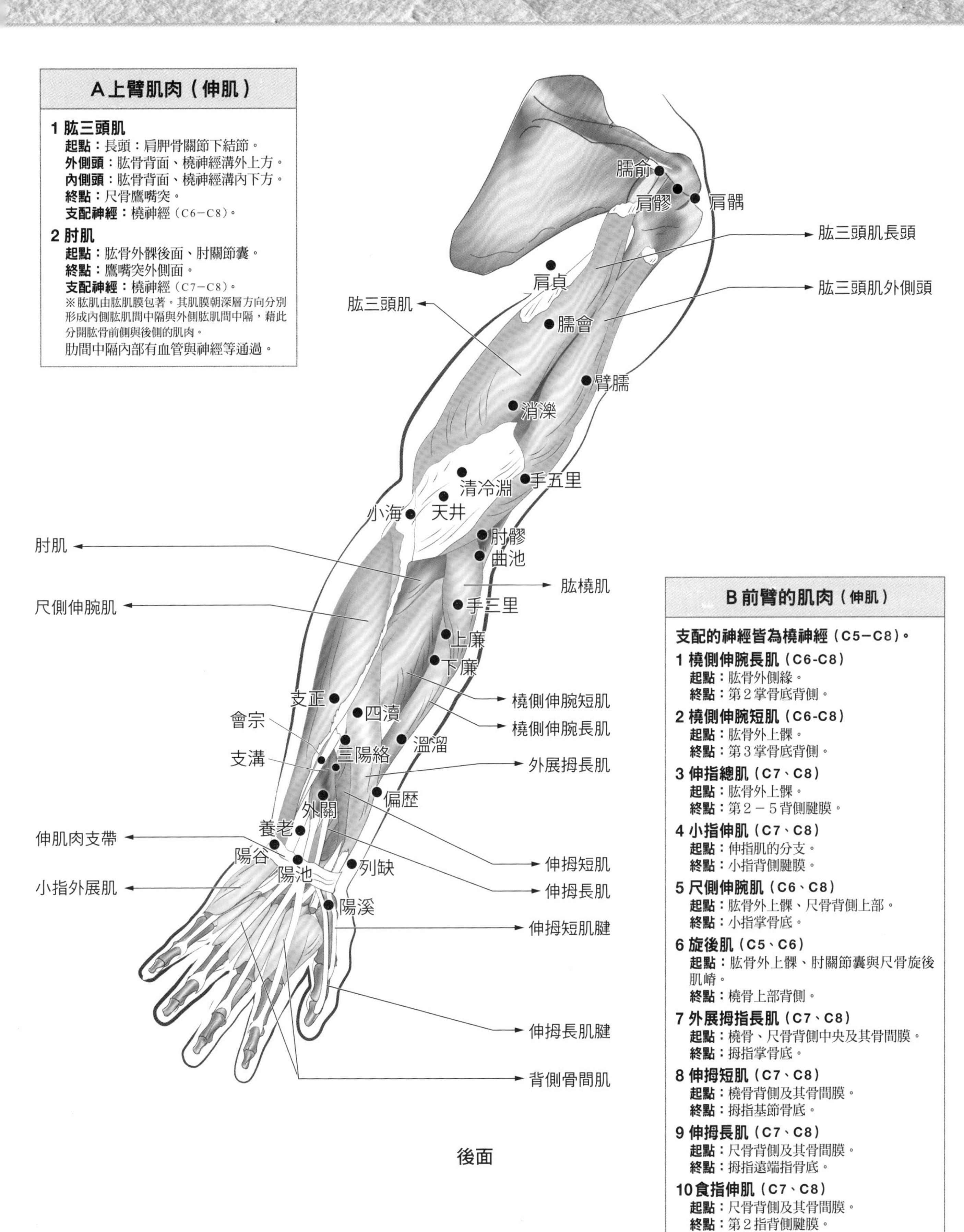

A上臂肌肉（伸肌）

1 肱三頭肌
起點：長頭：肩胛骨關節下結節。
外側頭：肱骨背面、橈神經溝外上方。
內側頭：肱骨背面、橈神經溝內下方。
終點：尺骨鷹嘴突。
支配神經：橈神經（C6–C8）。

2 肘肌
起點：肱骨外髁後面、肘關節囊。
終點：鷹嘴突外側面。
支配神經：橈神經（C7–C8）。
※肱肌由肱肌膜包著。其肌膜朝深層方向分別形成內側肱肌間中隔與外側肱肌間中隔，藉此分開肱骨前側與後側的肌肉。
肋間中隔內部有血管與神經等通過。

B前臂的肌肉（伸肌）

支配的神經皆為橈神經（C5–C8）。

1 橈側伸腕長肌（C6-C8）
起點：肱骨外側緣。
終點：第2掌骨底背側。

2 橈側伸腕短肌（C6-C8）
起點：肱骨外上髁。
終點：第3掌骨底背側。

3 伸指總肌（C7、C8）
起點：肱骨外上髁。
終點：第2－5背側腱膜。

4 小指伸肌（C7、C8）
起點：伸指肌的分支。
終點：小指背側腱膜。

5 尺側伸腕肌（C6、C8）
起點：肱骨外上髁、尺骨背側上部。
終點：小指掌骨底。

6 旋後肌（C5、C6）
起點：肱骨外上髁、肘關節囊與尺骨旋後肌嵴。
終點：橈骨上部背側。

7 外展拇指長肌（C7、C8）
起點：橈骨、尺骨背側中央及其骨間膜。
終點：拇指掌骨底。

8 伸拇短肌（C7、C8）
起點：橈骨背側及其骨間膜。
終點：拇指基節骨底。

9 伸拇長肌（C7、C8）
起點：尺骨背側及其骨間膜。
終點：拇指遠端指骨底。

10 食指伸肌（C7、C8）
起點：尺骨背側及其骨間膜。
終點：第2指背側腱膜。

6－上肢外側的經穴與肌肉

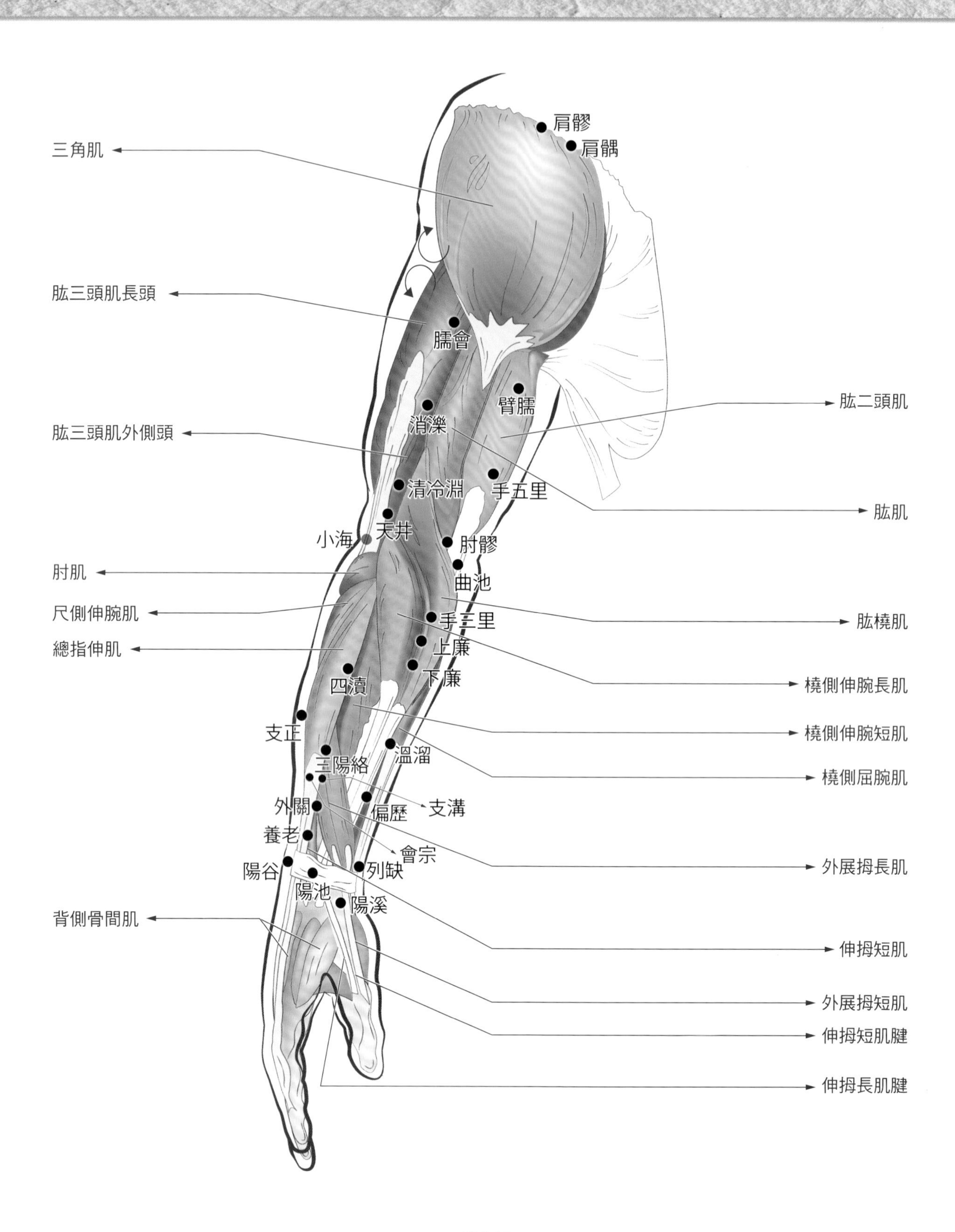

外側面

4. 上 肢

7—上肢經穴與動脈、靜脈

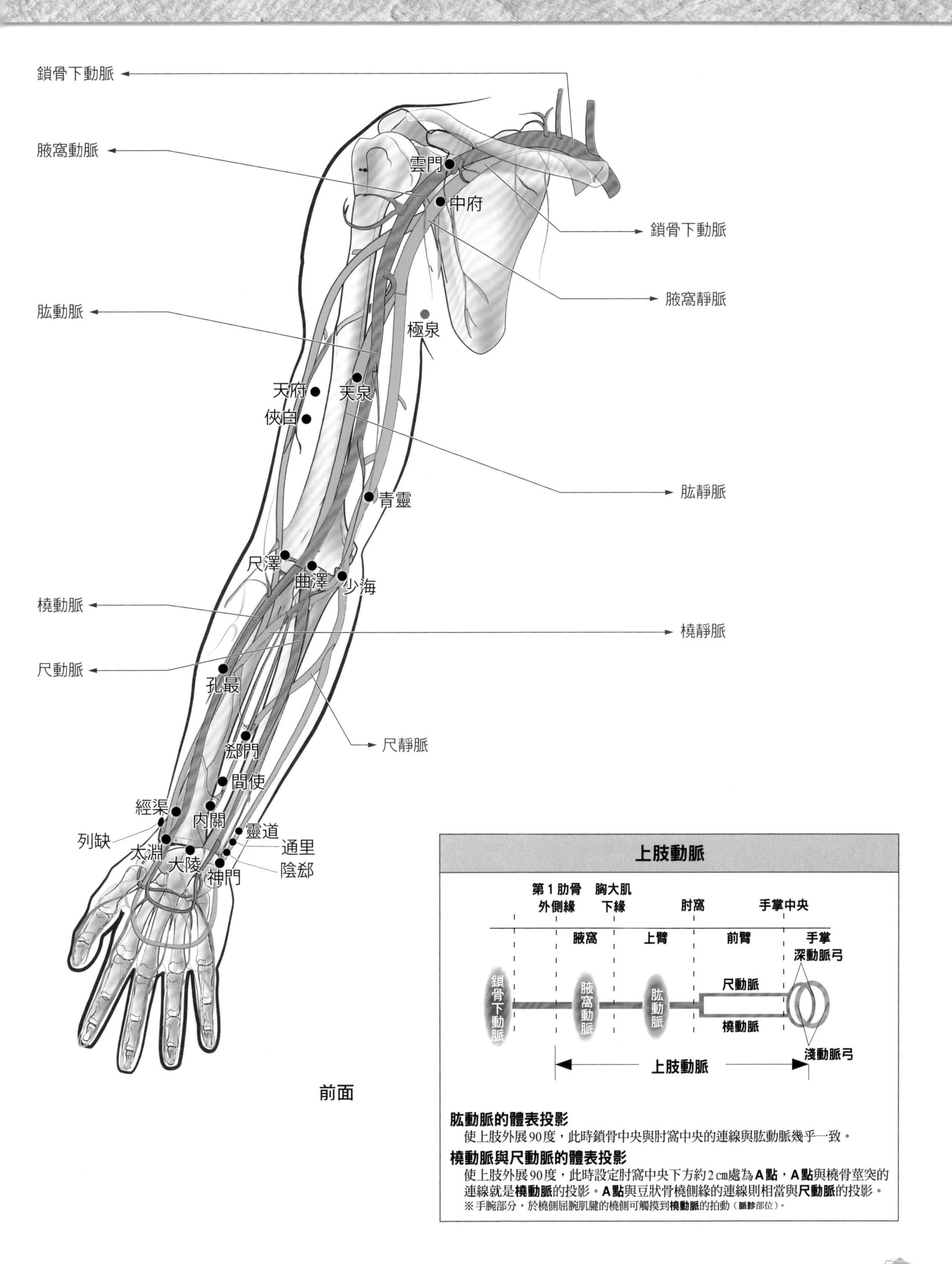

肱動脈的體表投影

使上肢外展90度，此時鎖骨中央與肘窩中央的連線與肱動脈幾乎一致。

橈動脈與尺動脈的體表投影

使上肢外展90度，此時設定肘窩中央下方約2㎝處為**A點**，**A點**與橈骨莖突的連線就是**橈動脈**的投影。**A點**與豆狀骨橈側緣的連線則相當與**尺動脈**的投影。

※手腕部分，於橈側屈腕肌腱的橈側可觸摸到**橈動脈**的拍動（**脈診**部位）。

8—上肢經穴與神經

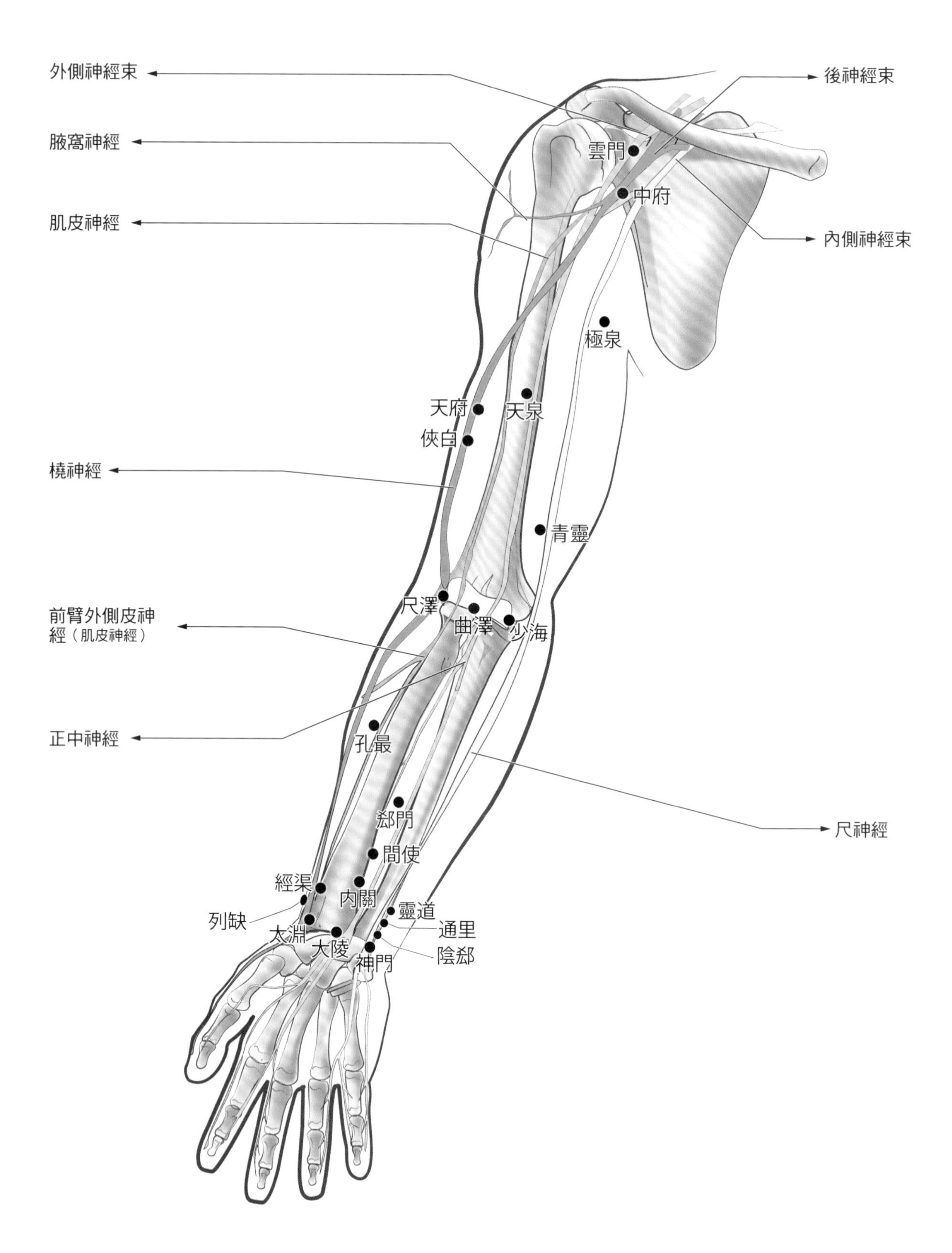

前面

上肢前側與肌皮、橈、正中、尺神經

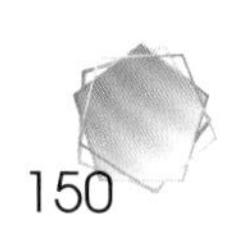

4. 上　　肢

9— 上肢經穴與肩胛神經、腋窩神經

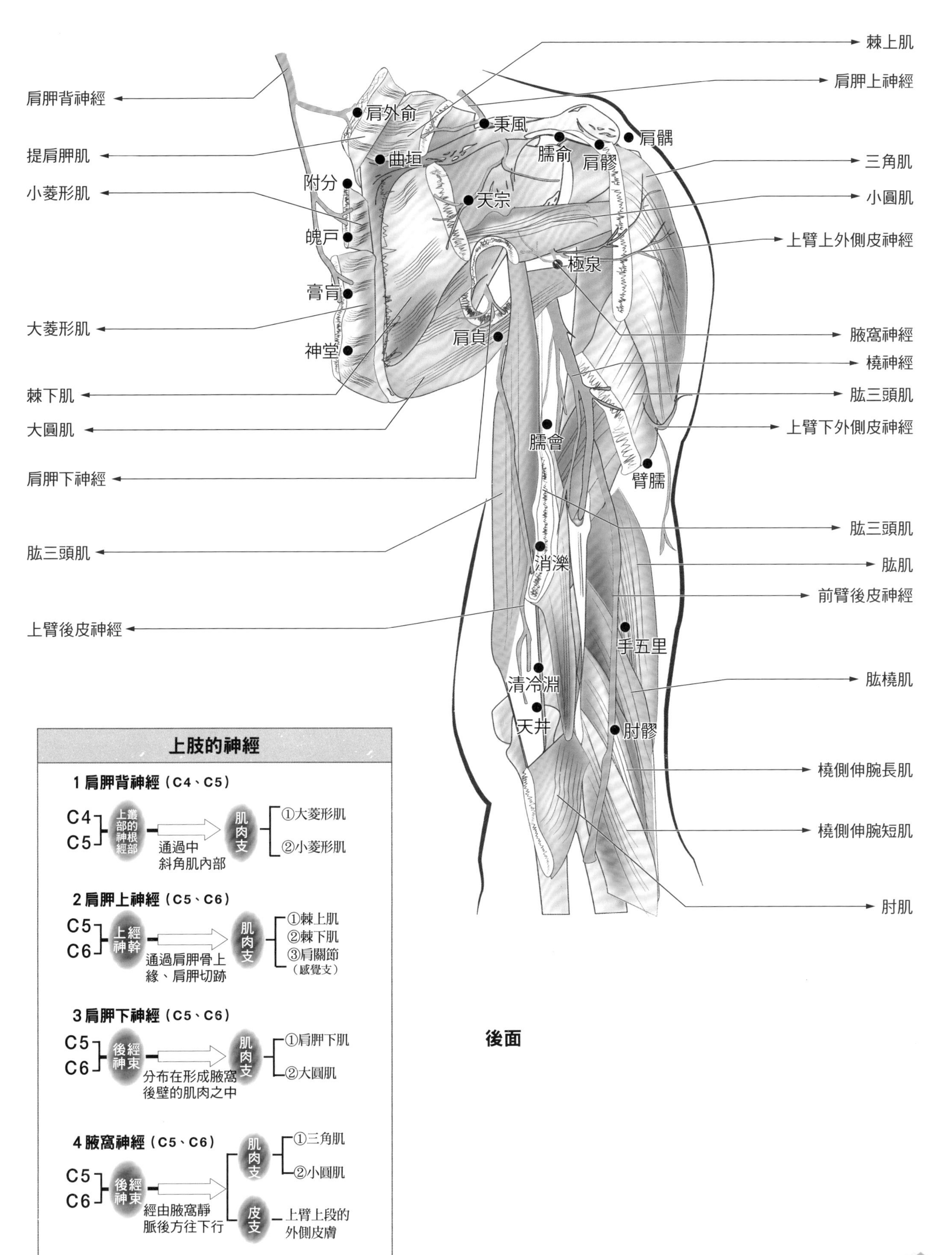

10—上肢經穴與橈神經

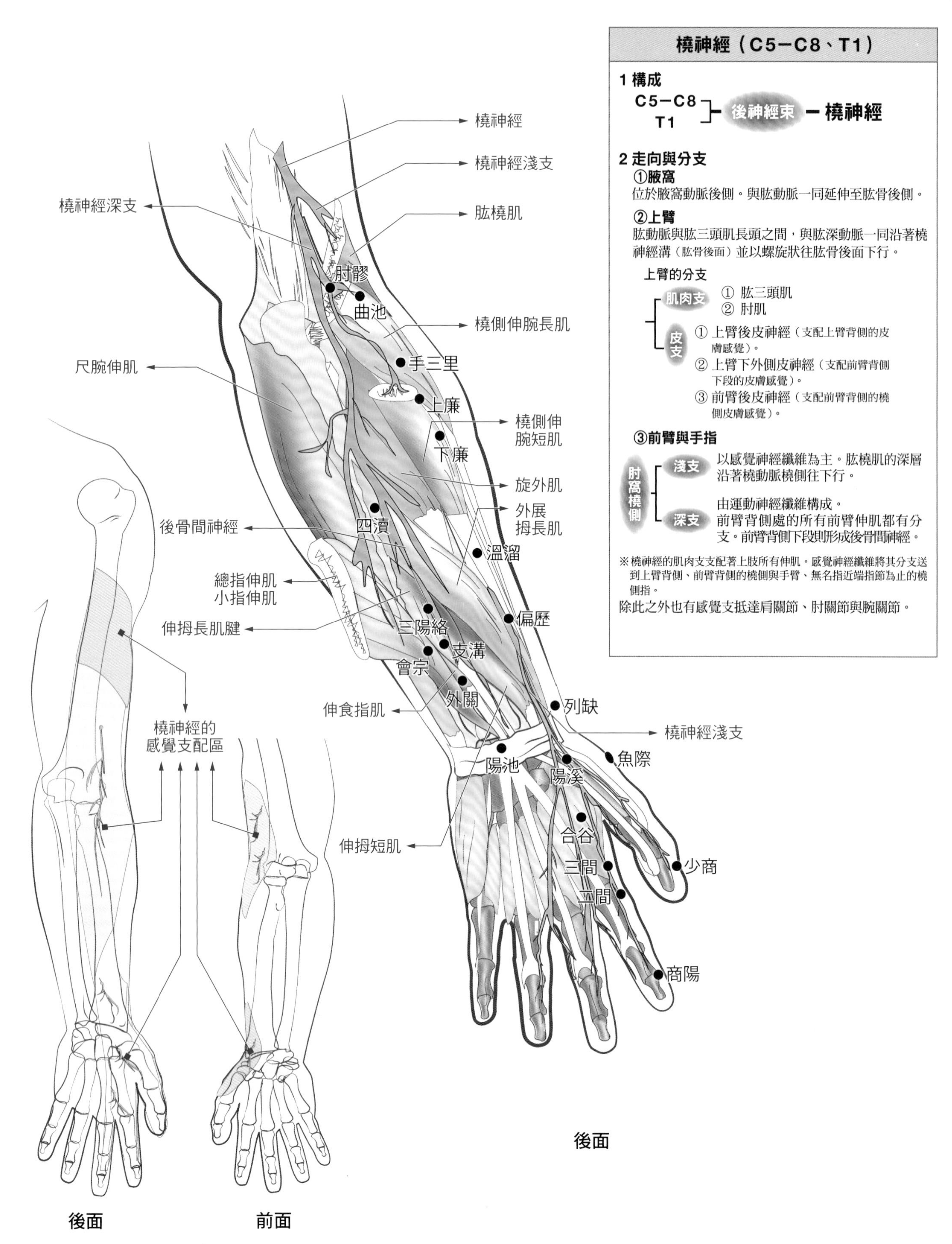

橈神經的皮膚感覺支配區

橈神經（C5－C8、T1）

1 構成

C5－C8、T1 ─ 後神經束 ─ **橈神經**

2 走向與分支

①腋窩

位於腋窩動脈後側。與肱動脈一同延伸至肱骨後側。

②上臂

肱動脈與肱三頭肌長頭之間，與肱深動脈一同沿著橈神經溝（肱骨後面）並以螺旋狀往肱骨後面下行。

上臂的分支

- 肌肉支
  - ① 肱三頭肌
  - ② 肘肌
- 皮支
  - ① 上臂後皮神經（支配上臂背側的皮膚感覺）。
  - ② 上臂下外側皮神經（支配前臂背側下段的皮膚感覺）。
  - ③ 前臂後皮神經（支配前臂背側的橈側皮膚感覺）。

③前臂與手指

肘窩橈側

- 淺支：以感覺神經纖維為主。肱橈肌的深層沿著橈動脈橈側往下行。
- 深支：由運動神經纖維構成。前臂背側處的所有前臂伸肌都有分支。前臂背側下段則形成後骨間神經。

※橈神經的肌肉支支配著上肢所有伸肌。感覺神經纖維將其分支送到上臂背側、前臂背側的橈側與手臂、無名指近端指節為止的橈側指。

除此之外也有感覺支抵達肩關節、肘關節與腕關節。

4. 上　肢

11—上肢經穴與肌皮神經

皮神經（C5−C7）

1 構成

C5
C6　—外側神經束—肌皮神經
C7

2 走向

貫穿喙肱肌，從肱肌與肱二頭肌之間往下行。

3 分支

- 肌肉支：①喙肱肌　②肱肌　③肱二頭肌
- 皮支：到了肘窩的肱二頭肌外側，成為前臂外側皮神經。
  - 外側前臂皮神經
    - 腹支：掌管前臂橈側前面的感覺。
    - 背支：掌管前臂橈側背面的感覺。

※肌皮神經也有關節支抵達肘關節。

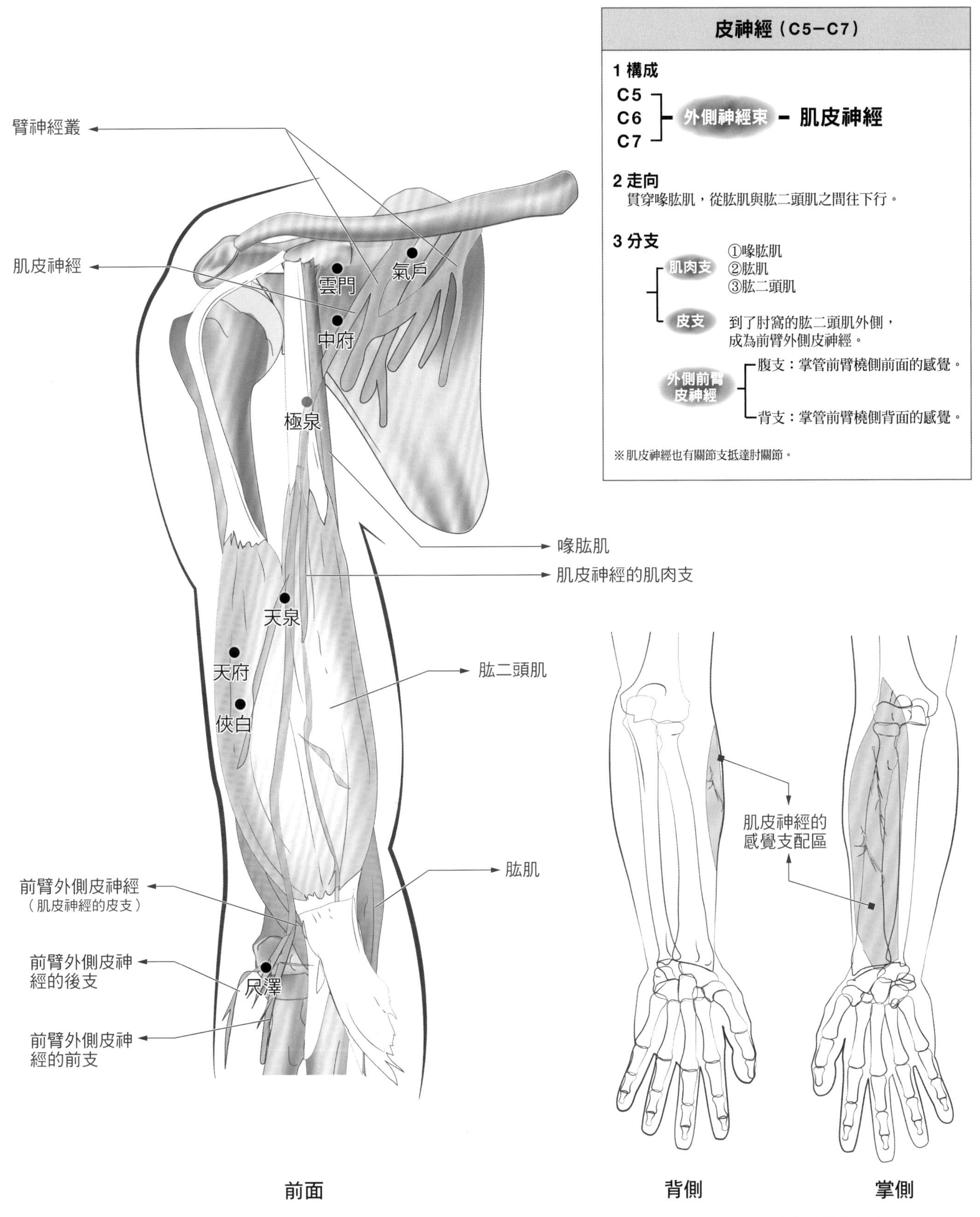

肌皮神經的皮膚感覺支配區

12—上肢經穴與正中神經

正中神經（C5−C8、T1）

1 構成

C5、C6、C7、C8、T1 ─ 內側神經束／外側神經束 ─ 正中神經

2 走向

①上臂
沿著肱動脈外側斜向通過內側肱二頭肌溝；於上臂中央穿出至肱動脈前方，沿其內側抵達肘窩中央。

②前臂
貫穿旋內圓肌，沿著屈指淺肌深側往前臂前面的約正中央下行，抵達手腕。

③手指
通過腕隧道內，其分支分布於整個手掌。

3 分支

肌肉支
①其肌肉支抵達旋內圓肌、掌長肌、橈側屈腕肌、屈指淺肌。
②轉為前骨間神經，其肌肉支分別抵達屈指深肌、屈拇長肌、旋內方肌。
③分布於拇指球肌與拇指側的兩條蚓狀肌。

皮支
手掌面
掌管拇指、食指、中指與無名指的橈側感覺。
手背側
掌管拇指、食指、中指與無名指橈側中間指節以下的感覺。

※正中神經有關節支通往肘關節、腕關節與指關節。

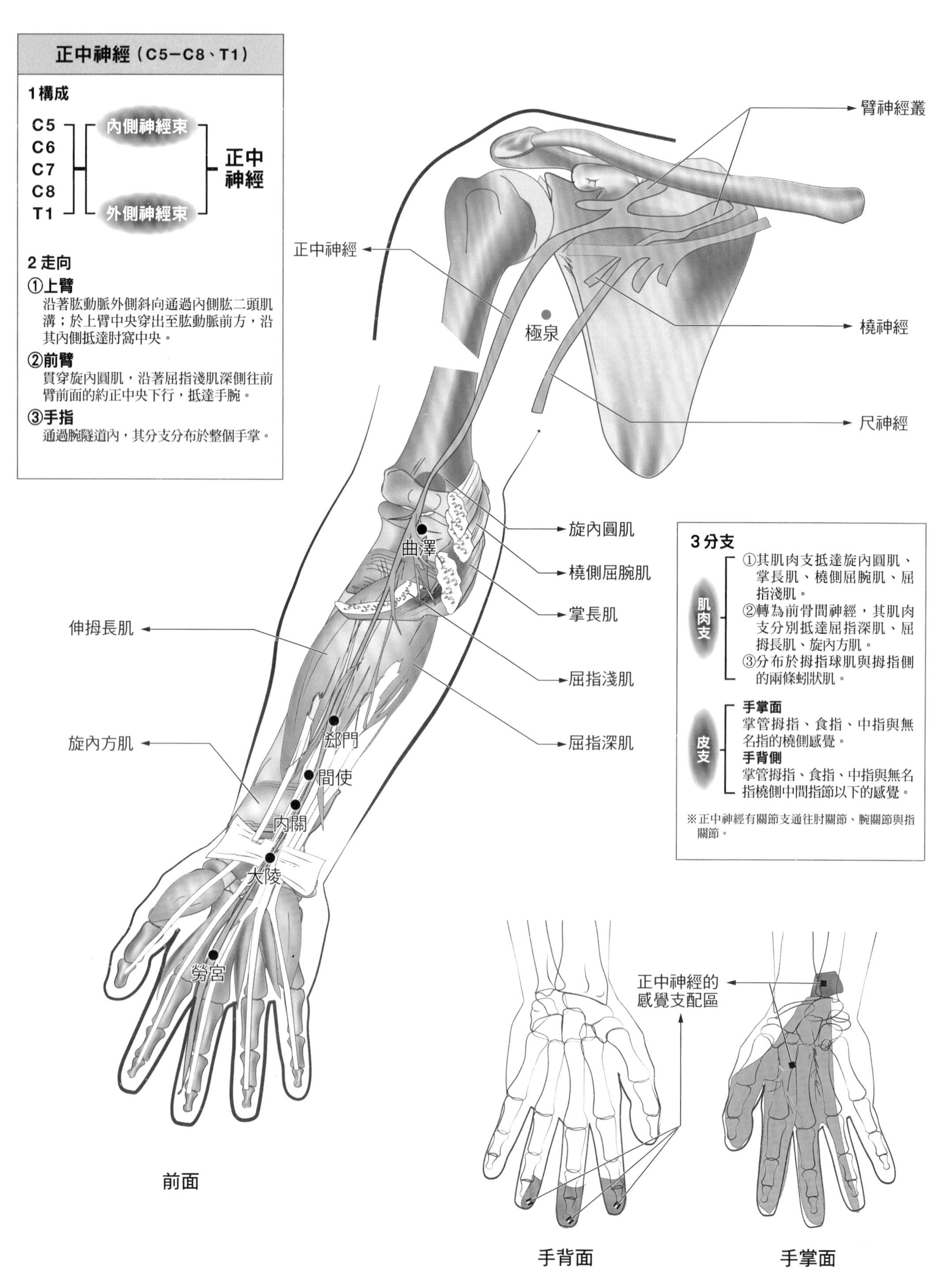

正中神經的皮膚感覺支配區

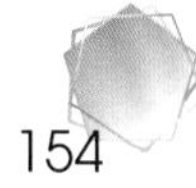

4. 上 肢

13—上肢經穴與尺神經

尺神經（C7−C8、T1）

1 構成

C7
C8 ─ 內側神經束 ─ **尺神經**
T1

2 走向

在上臂沿著肱動脈內側下行，經由尺神經溝抵達前臂。
在前臂前面，沿著尺動脈與靜脈內側抵達手腕尺側內側。
手掌部分分為淺支與深支，分布於手掌尺側。
走手臂尺側的分支，並從前臂下部分出去。

3 分支

肌肉支
- 前臂：有肌肉支通往尺側屈腕支
- 手：有肌肉支通往小指球肌、尺側的兩個蚓狀肌與骨間肌、內展拇指肌（深支）。

皮支
- 手掌面：掌管手掌的尺側、小指、無名指側的感覺（淺支）。
- 手背面：掌管手背的尺側、小指、無名指側的感覺（手背支）。

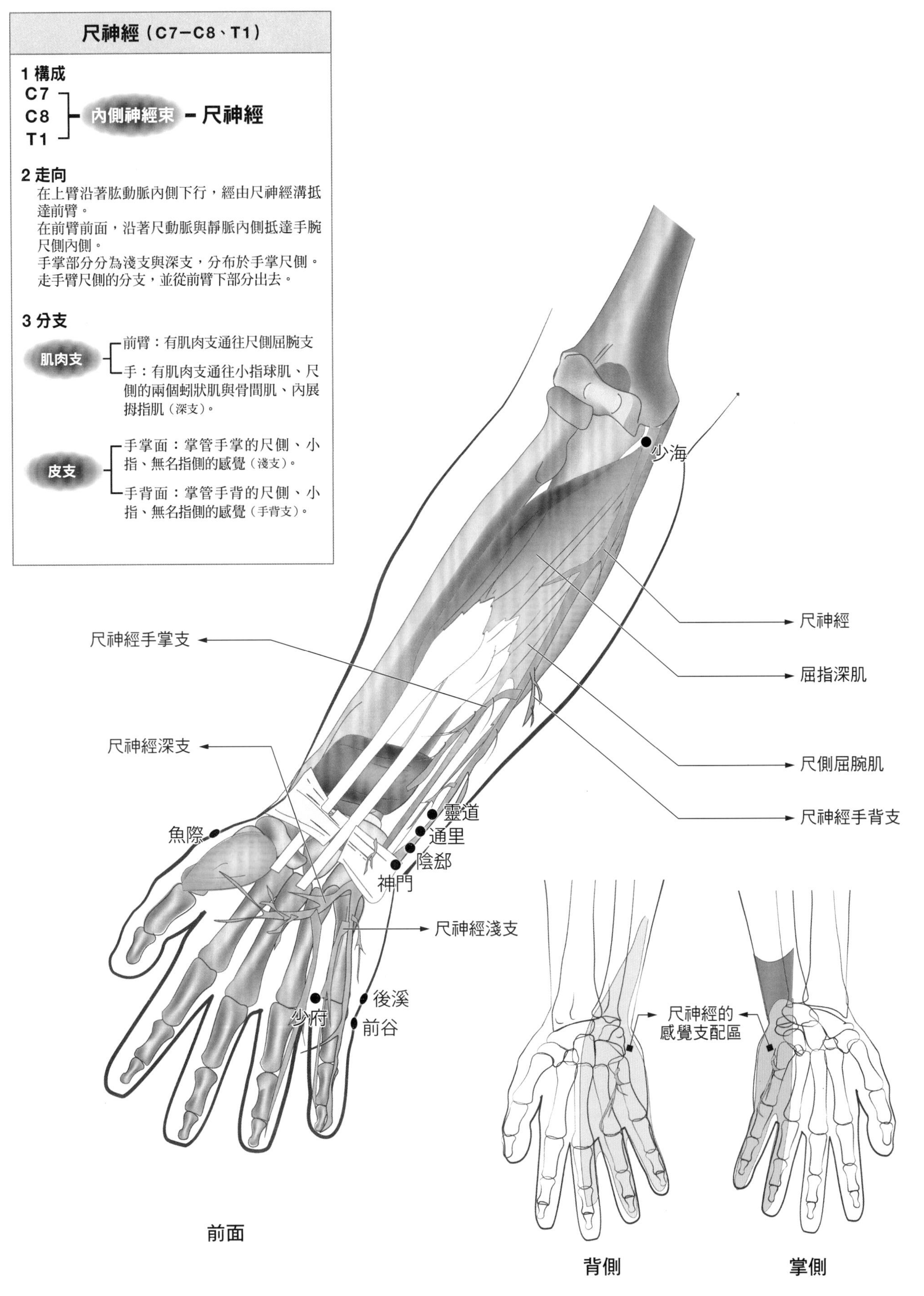

尺神經的皮膚感覺支配區

14—上肢經穴與皮神經

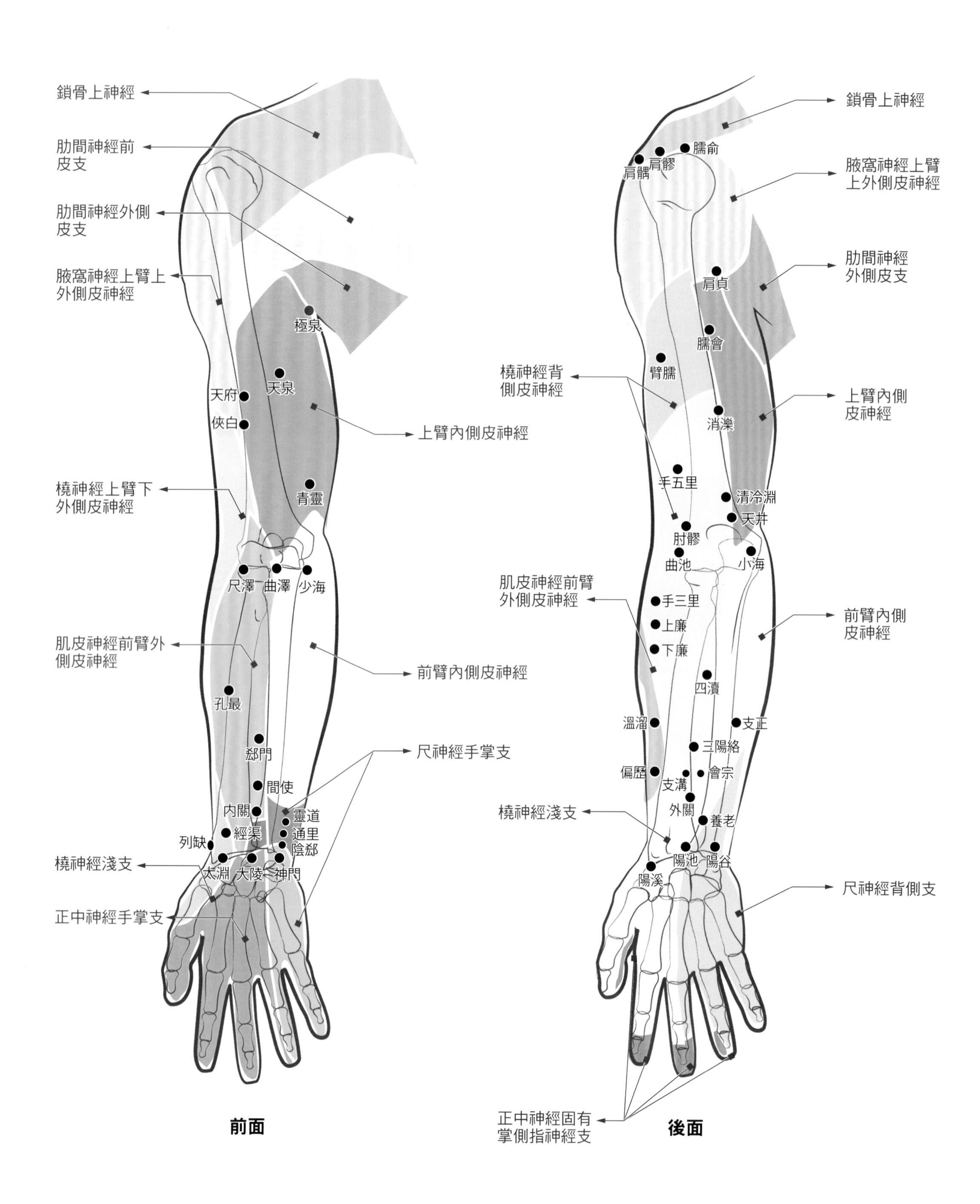

上肢與肌皮、橈、正中、尺神經等

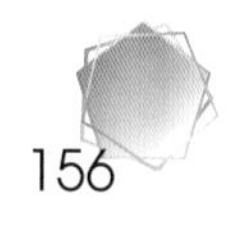

4. 上　　肢

15—上肢經穴與皮節

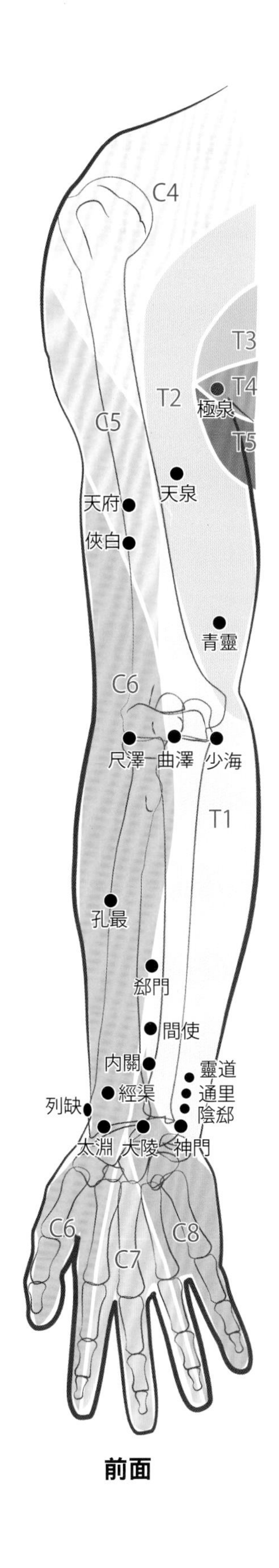

前面

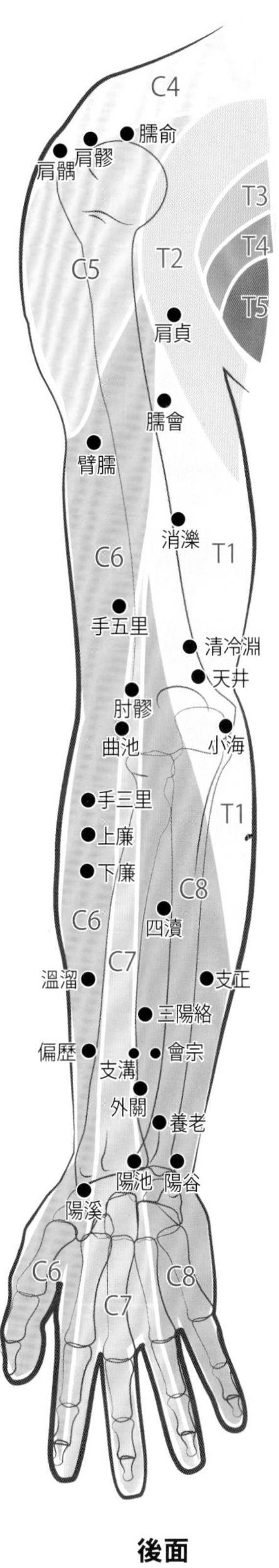

後面

16—手部經穴與體表解剖

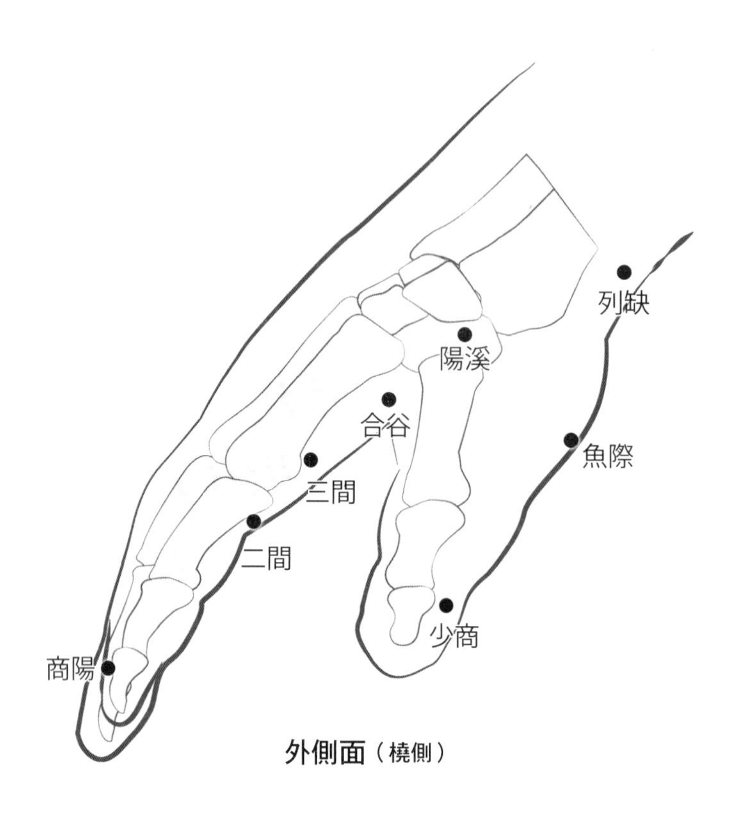

外側面（橈側）

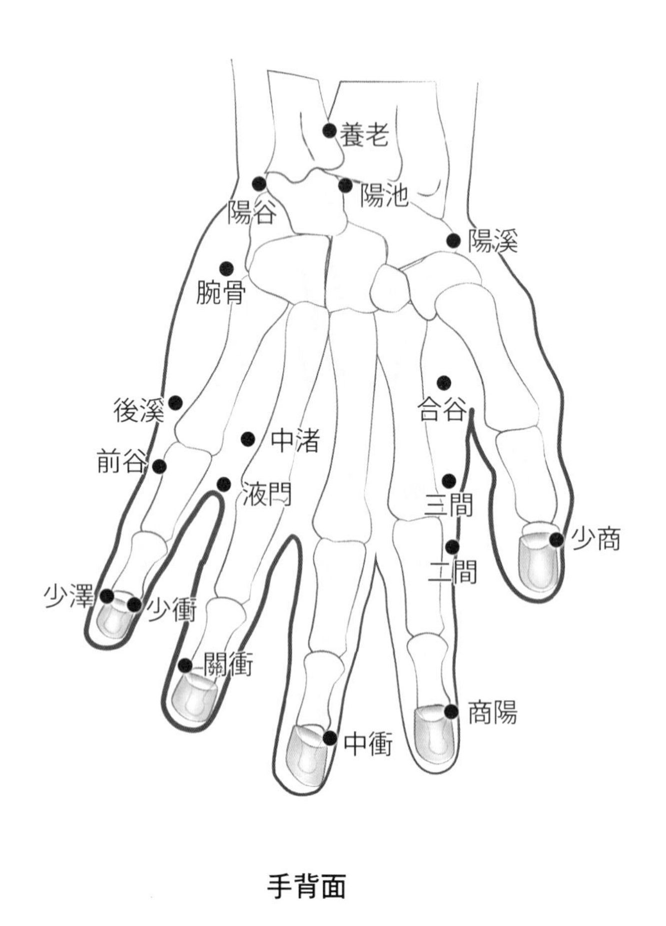

手背面

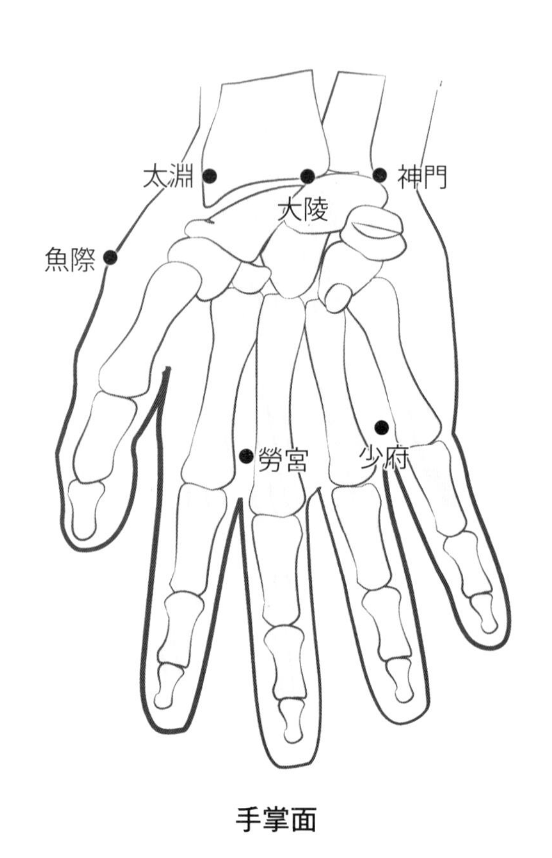

手掌面

手部的骨骼標記

3-5

下　肢

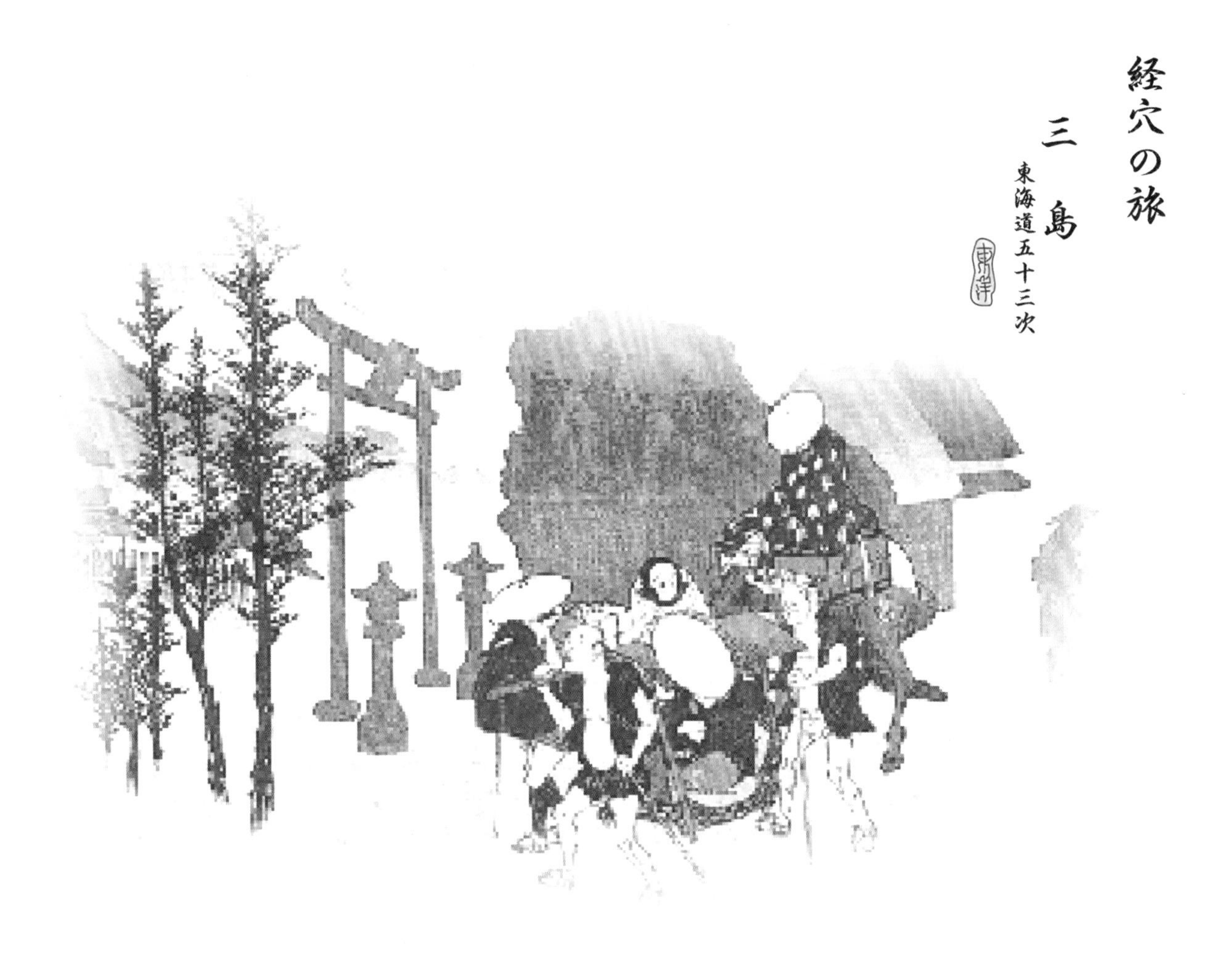

1—下肢前側的經穴與體表解剖

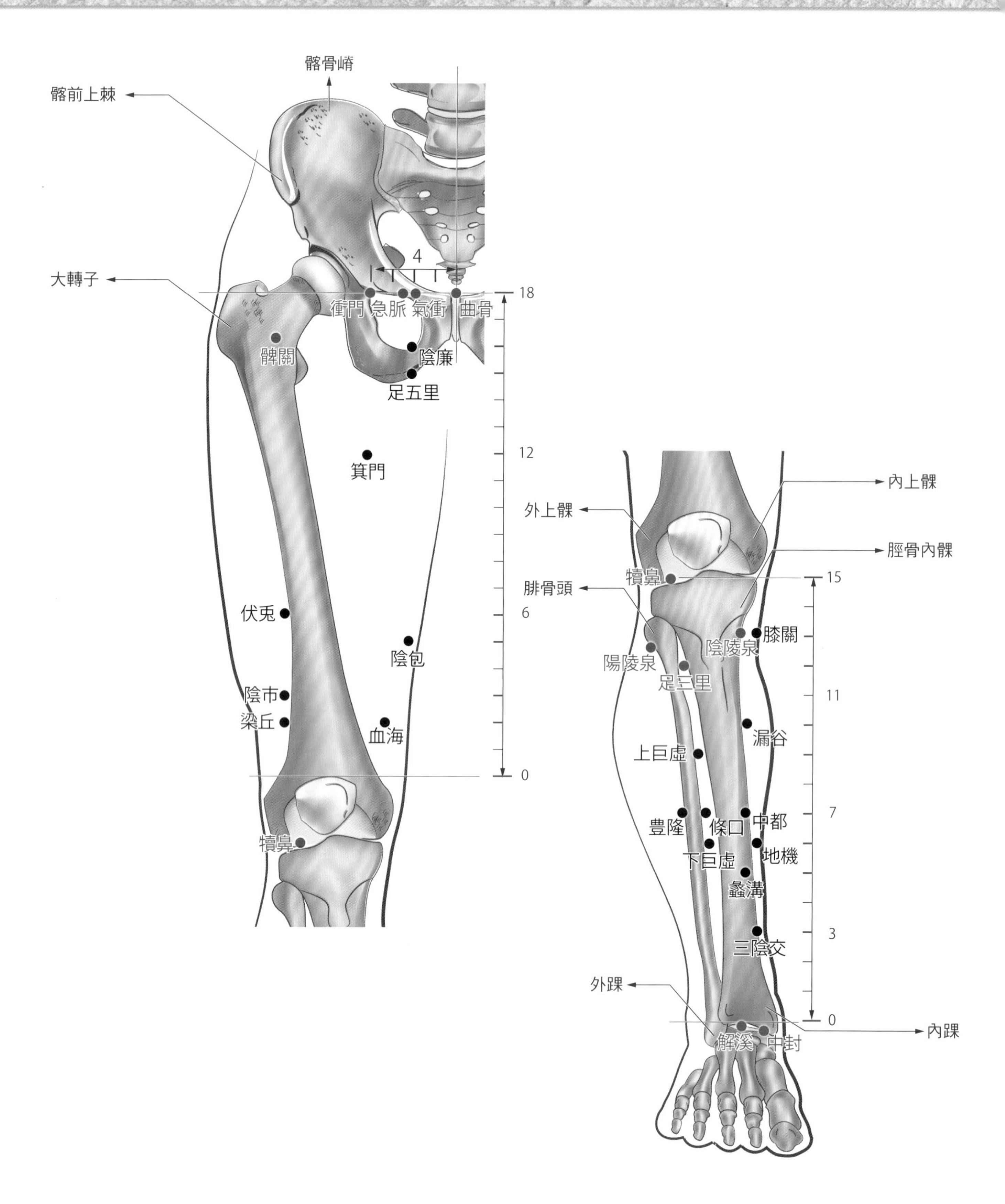

前面

下肢的骨骼標記（1）

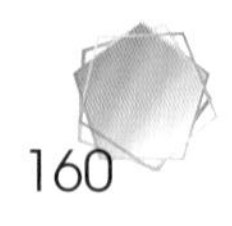

5. 下　肢

2—下肢前側的經穴與肌肉（伸肌）

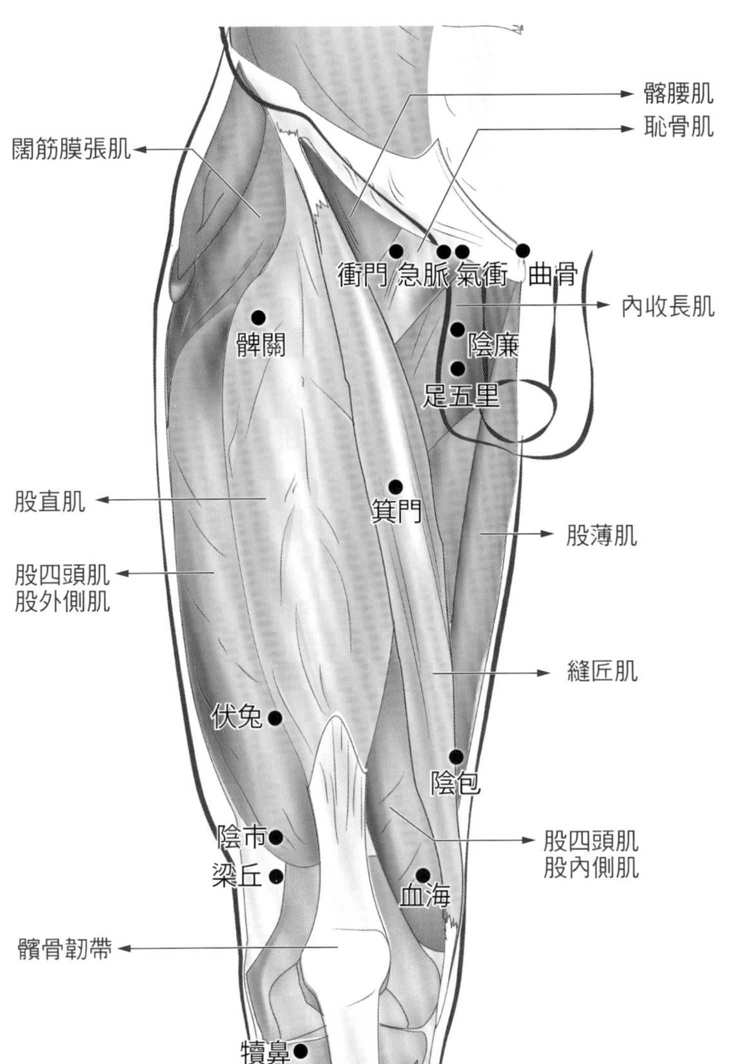

大腿的肌肉（伸肌）

1 縫匠肌
起點：髂前上棘。　**終點**：脛骨粗面內側。
支配神經：股神經。

2 股方肌
①股直肌
起點：髂前下棘、髖骨臼上緣。　**終點**：髕骨上緣、髕骨韌帶、脛骨粗面。
支配神經：股神經。
②股內側肌
起點：股骨粗線的內側唇。 **終點**：股直肌腱兩側、髕骨上緣。
支配神經：股神經。
③股中間肌
起點：股骨的前面。 **終點**：股直肌腱後兩側、髕骨。
支配神經：股神經。
④股外側肌
起點：股骨粗線的外側唇。 **終點**：股直肌腱兩側、髕骨上緣。
支配神經：股神經。

3 膝關節肌
起點：股中間肌的中段。 **終點**：膝關節囊。
支配神經：股神經。

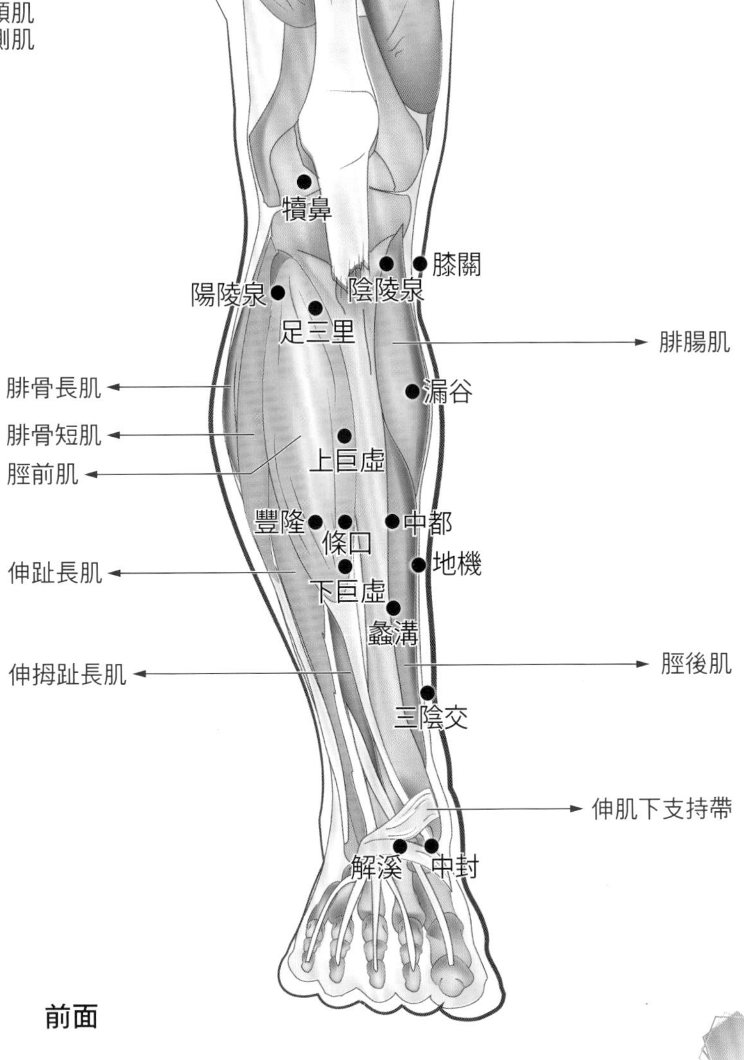

前面

小腿的肌肉（伸肌）

1 前脛骨肌
起點：脛骨外側面、小腿骨間膜。
終點：第1蹠骨底、內側楔狀骨的腳底面。
支配神經：深腓神經。

2 伸拇趾長肌
起點：腓骨中央前面、小腿骨間膜。
終點：大拇趾遠端趾骨底。
支配神經：深腓神經。

3 伸趾長肌
起點：腓骨前面的上部、小腿骨間膜。
終點：轉為指背腱膜後抵達外側四趾的中間與遠端趾骨。
支配神經：深腓神經。

4 第三腓骨肌
起點：伸趾長肌的分束。
終點：第5蹠骨底。
支配神經：深腓神經。

3—下肢後側的經穴與體表解剖

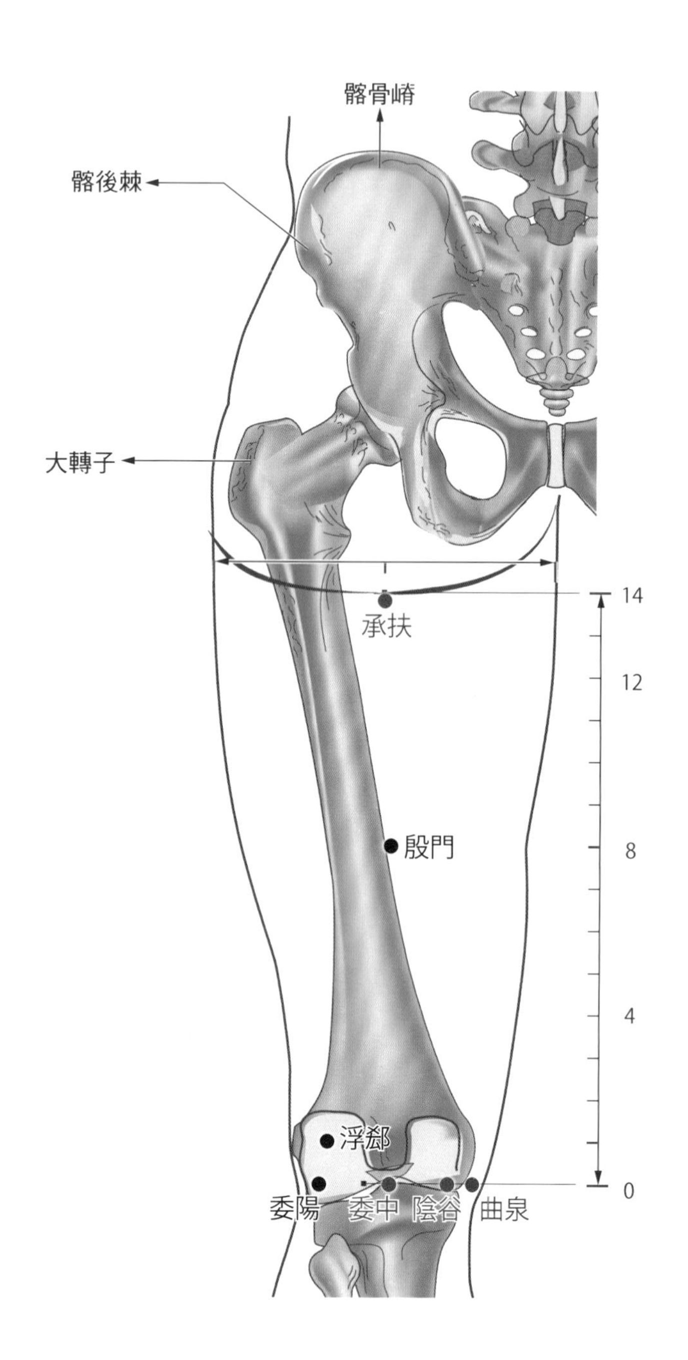

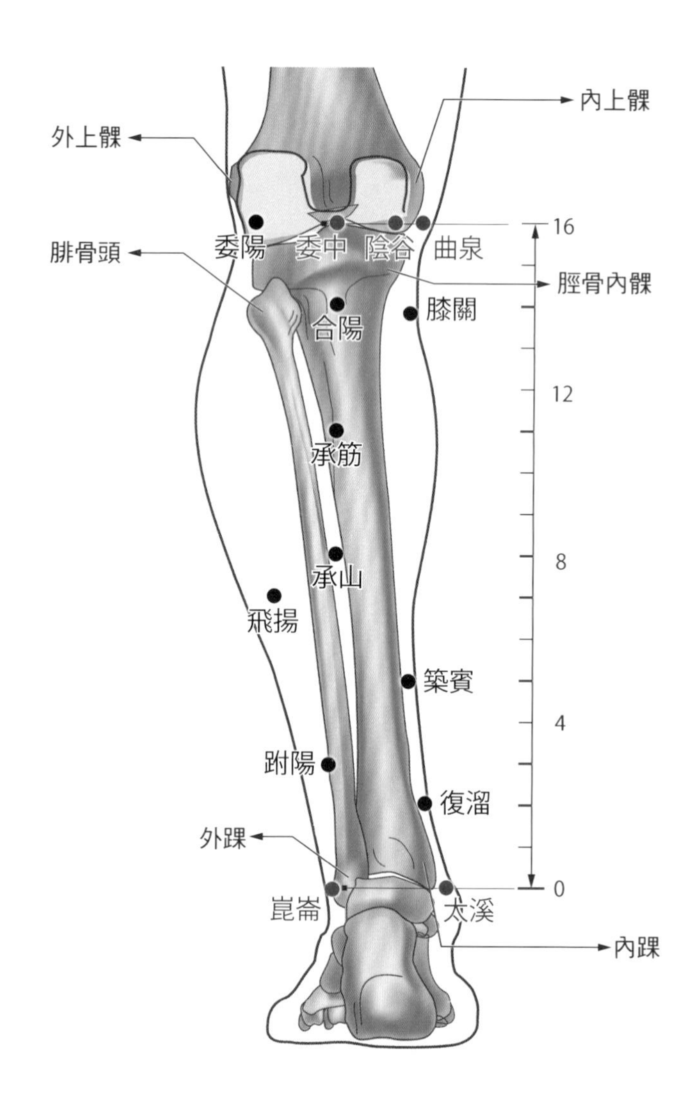

後面

下肢的骨骼標記（2）

5. 下　　肢

4— 下肢後側的經穴與肌肉（屈肌）

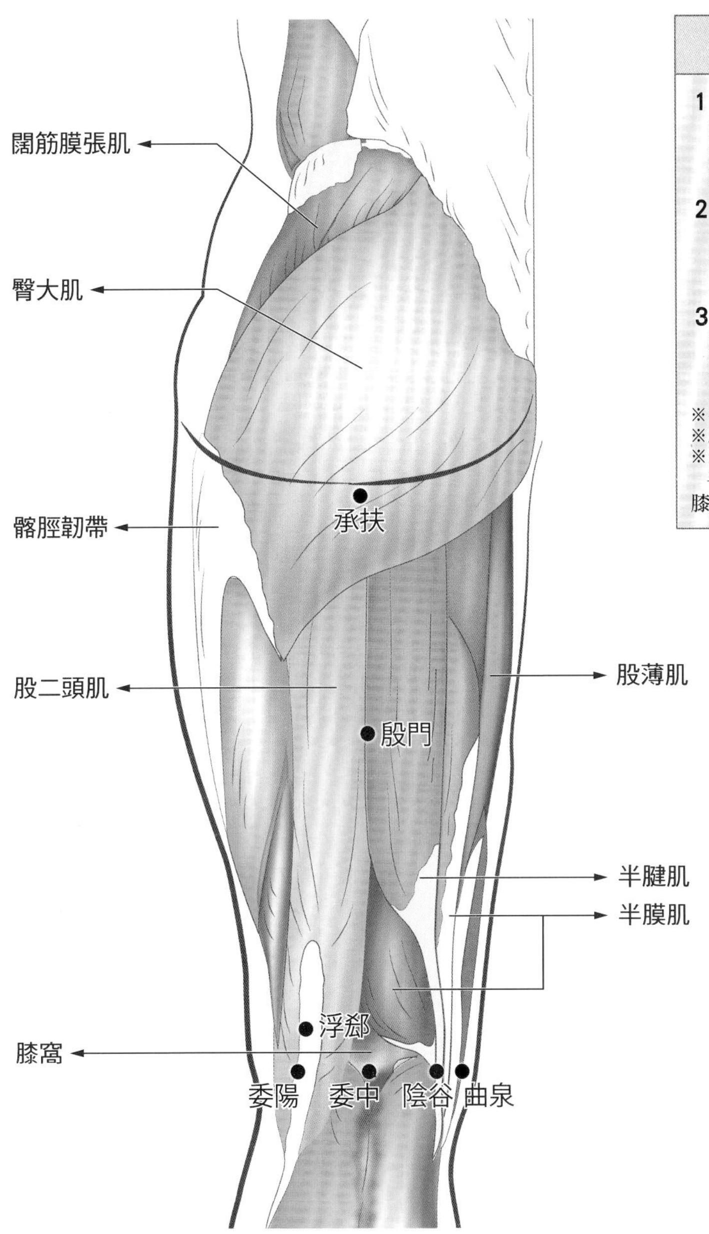

大腿的肌肉（屈肌）

1 股二頭肌
起點：長頭：坐骨結節。短頭：股骨粗線。
終點：腓骨頭外側。
支配神經：長頭：脛神經。短頭：腓總神經。

2 半腱肌
起點：坐骨結節。
終點：脛骨粗面內側部。
支配神經：脛神經。

3 半膜肌
起點：坐骨結節。
終點：脛骨內髁。
支配神經：脛神經。

※半腱肌、縫匠肌與股薄肌三個肌腱皆附著在脛骨粗面內側，此構造稱為「**鵝足**」。
※股二頭肌、半腱肌、半膜肌三種肌肉合稱為「**膕旁肌群**」。
※**膝窩**：膝關節後面的菱形凹陷處稱為「膝窩」。膝窩上部外側是股二頭肌肌腱，內側則是半腱肌、半膜肌之肌腱。其下段被腓腸肌的內外側頭左右包圍。
膝窩有重要血管與神經通過。

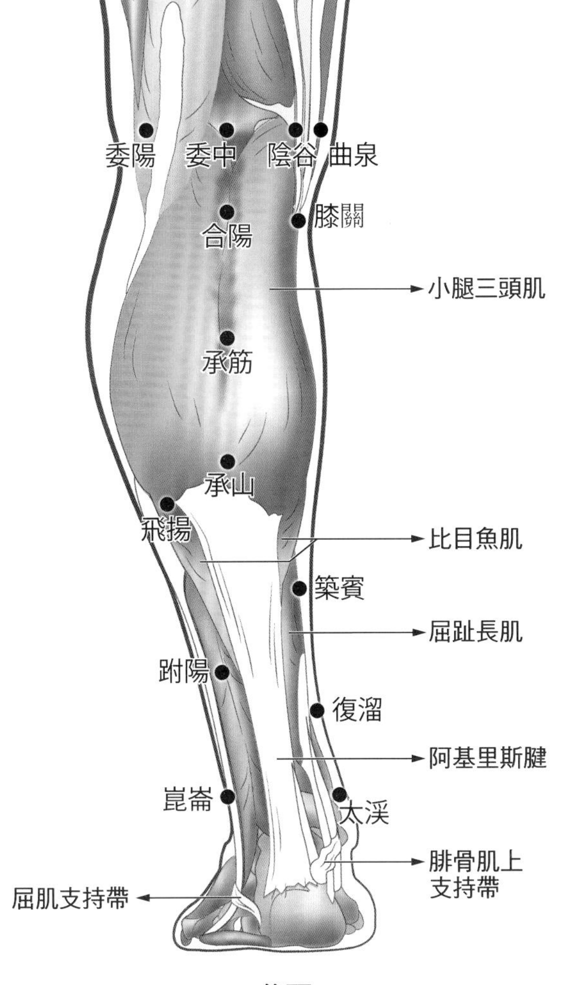

小腿的肌肉（屈肌）

1 小腿三頭肌
①腓腸肌
起點：內側頭：股骨內上髁。
外側頭：股骨外上髁。
終點：成為跟骨腱。
支配神經：脛神經。
②比目魚肌
起點：脛骨與腓骨的後面。
終點：與跟骨腱會合。
支配神經：脛神經。

2 膝窩肌
起點：股骨外上髁。
終點：脛骨後面上段。
支配神經：脛神經。

3 後脛肌
起點：小腿骨間膜後面。
終點：舟狀骨、內側楔狀骨。
支配神經：脛神經。

4 屈指長肌
起點：脛骨中央後面。
終點：第2－5趾的遠端趾骨底。
支配神經：脛神經。

5 屈拇長肌
起點：腓骨後面。
終點：拇趾的遠端趾骨底。
支配神經：脛神經。

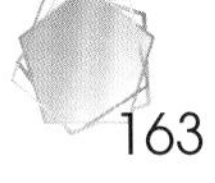

5—下肢外側的經穴與體表解剖

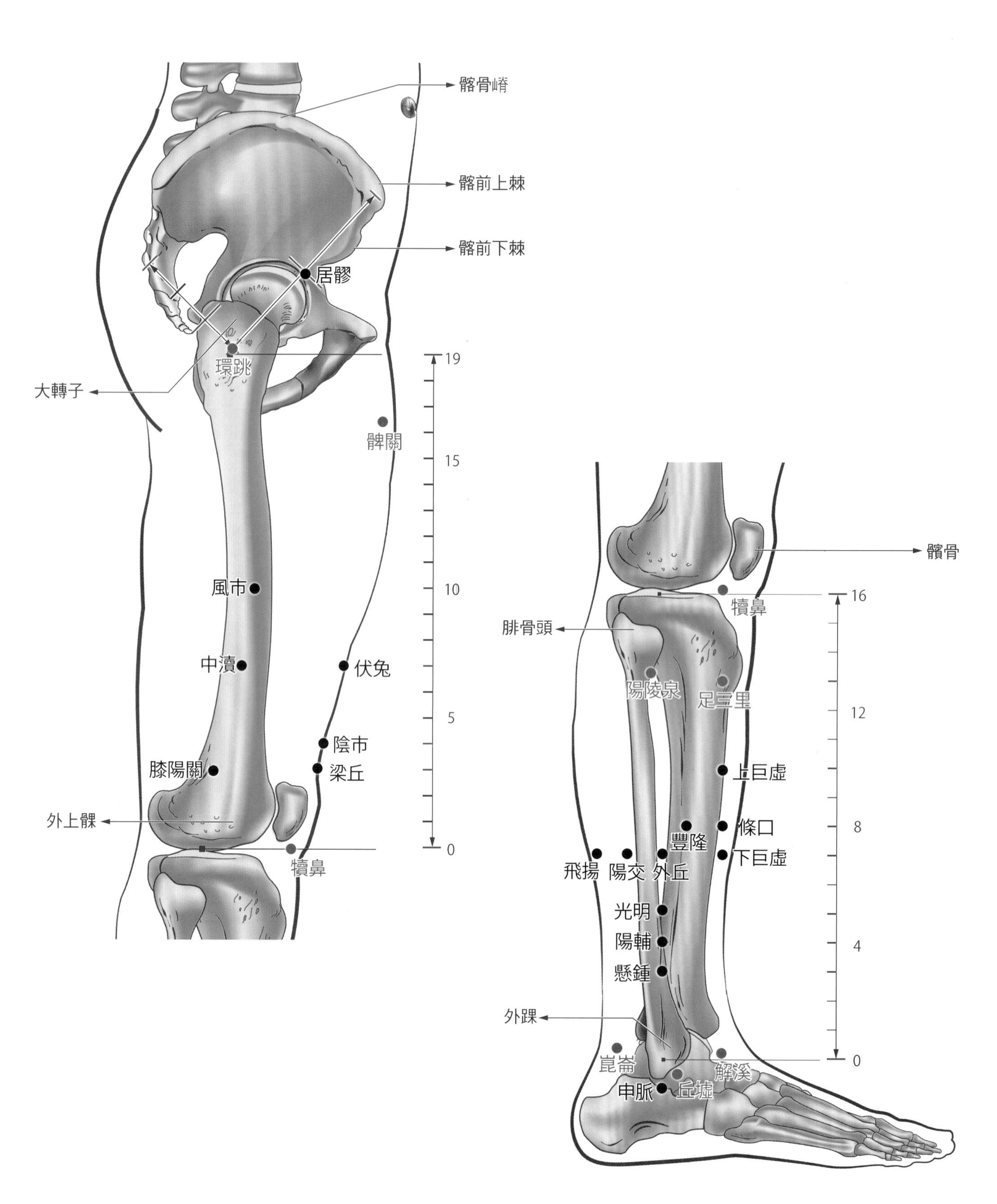

外側面

下肢的骨骼標記（3）

5. 下　　肢

6—下肢外側的經穴與肌肉

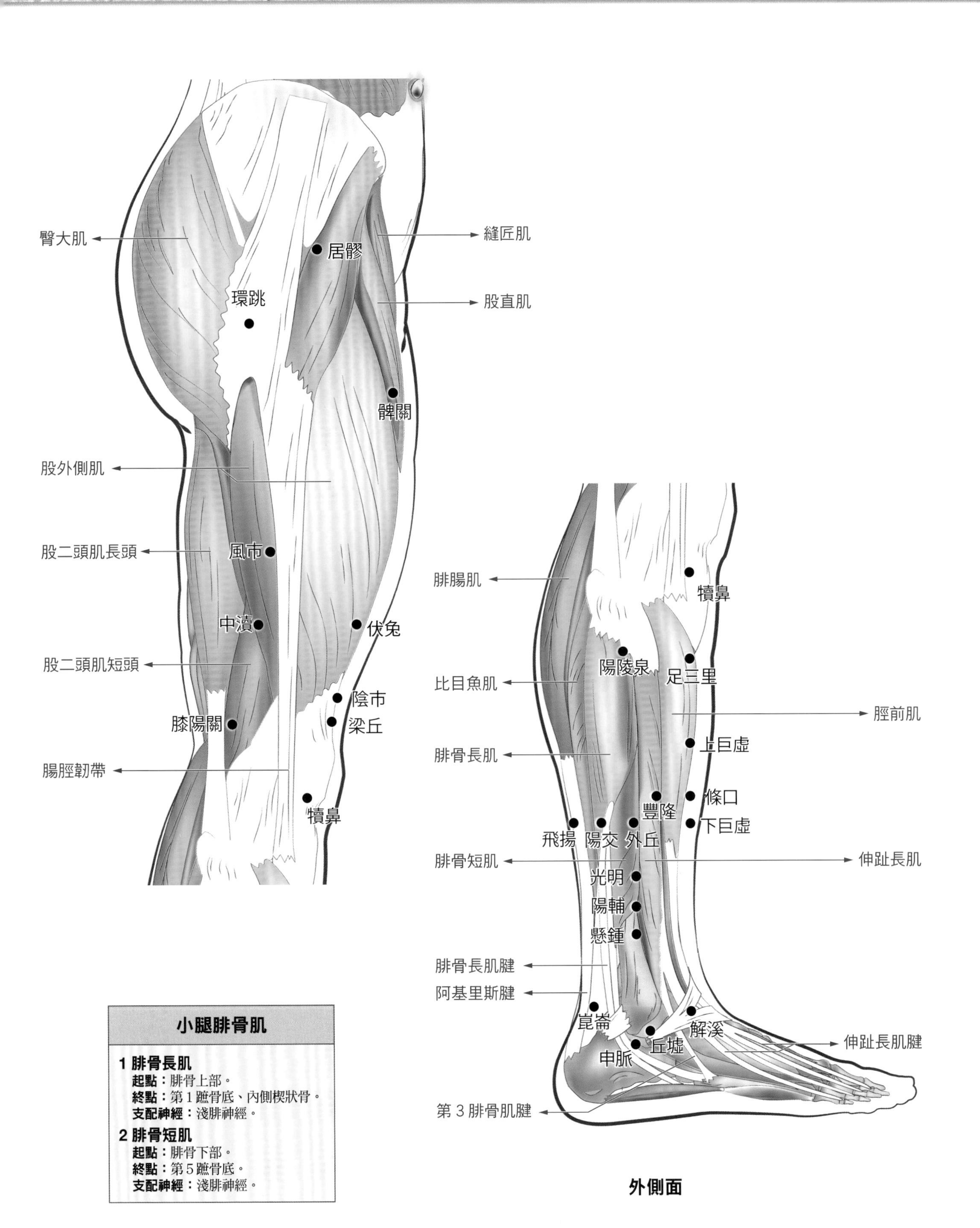

7—下肢經穴與動脈、靜脈

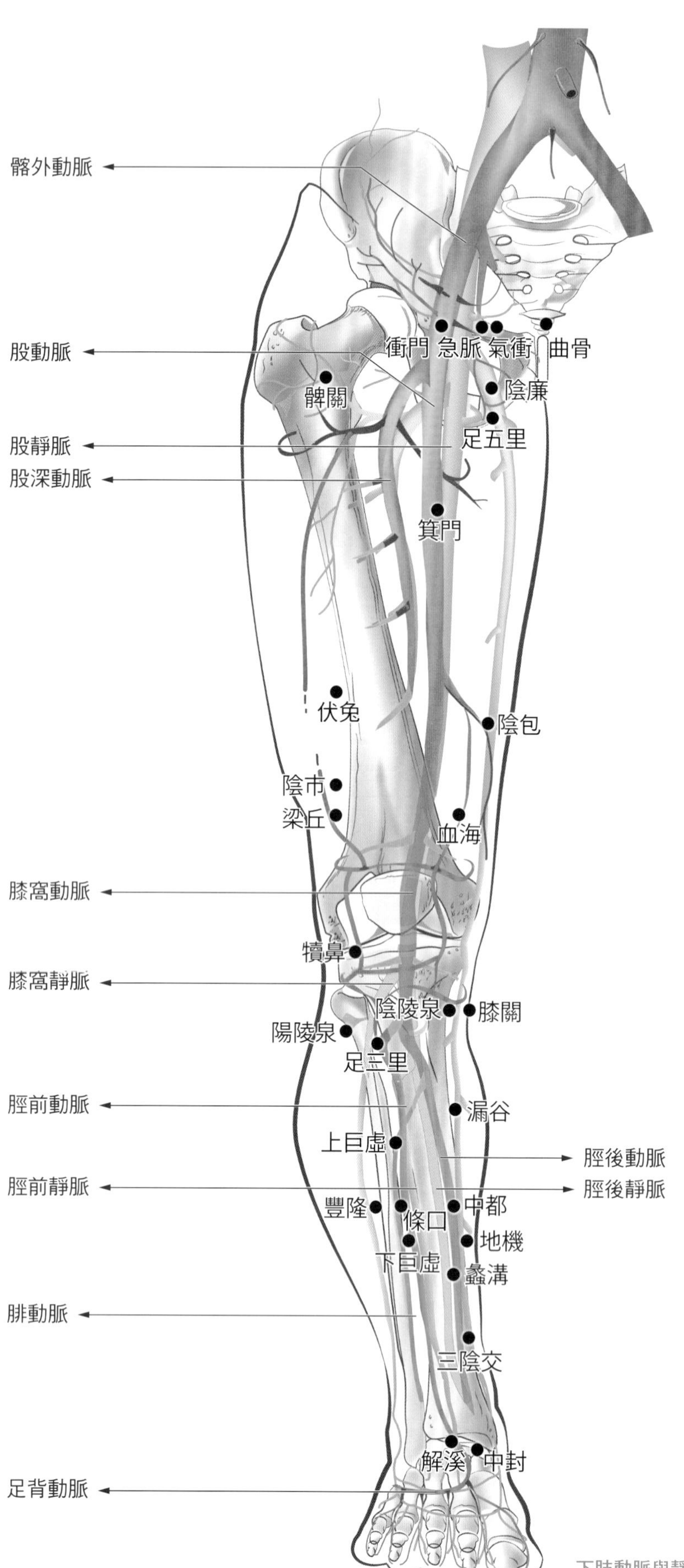

下肢動脈與靜脈的體表投影

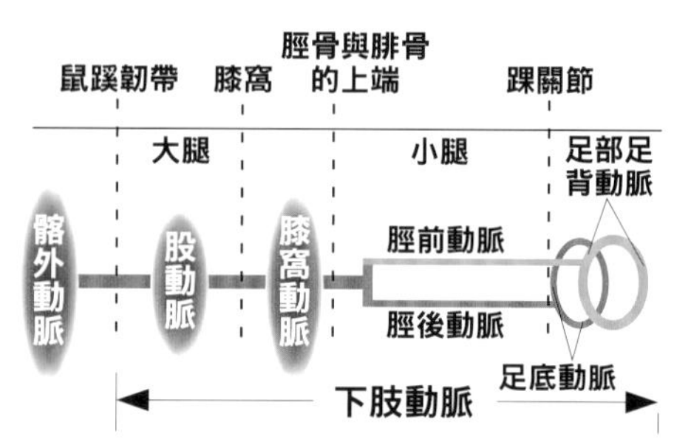

下肢動脈

股動脈的體表投影

股動脈的體表投影幾乎與鼠蹊韌帶中央和股骨內上髁上端的連線一致。

前脛骨動脈的體表投影

把腓骨頭與脛骨粗面的連線中點當作A點，內踝與外踝連線中點作為B點，則前脛骨動脈的體表投影與AB兩點的連線幾乎一致。

後脛骨動脈的體表投影

膝窩下緣的中點當作A點，內踝、阿基里斯腱內側緣連線中點當作B點，則後脛骨動脈的體表投影與AB兩點的連線幾乎一致。

※髂前上棘與恥骨聯合的連線中央下方可觸診到**股動脈**的拍動。

※小腿下部前脛骨肌腱與拇趾長肌之間可以觸診到**脛前動脈**的拍動。

※內踝後下方可觸診到**脛後動脈**的拍動。

8—腰神經叢與薦神經叢

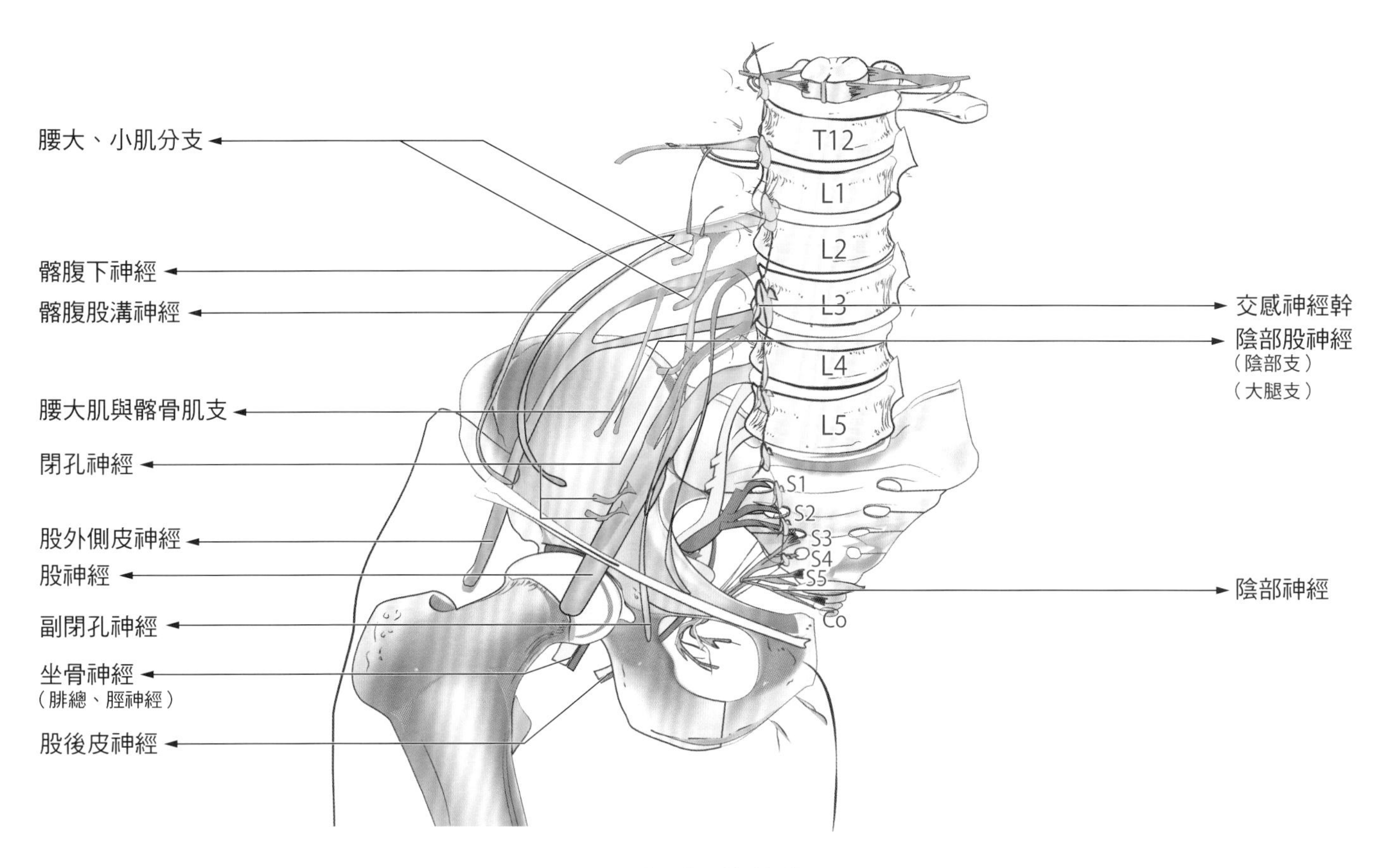

腰神經叢、薦神經叢

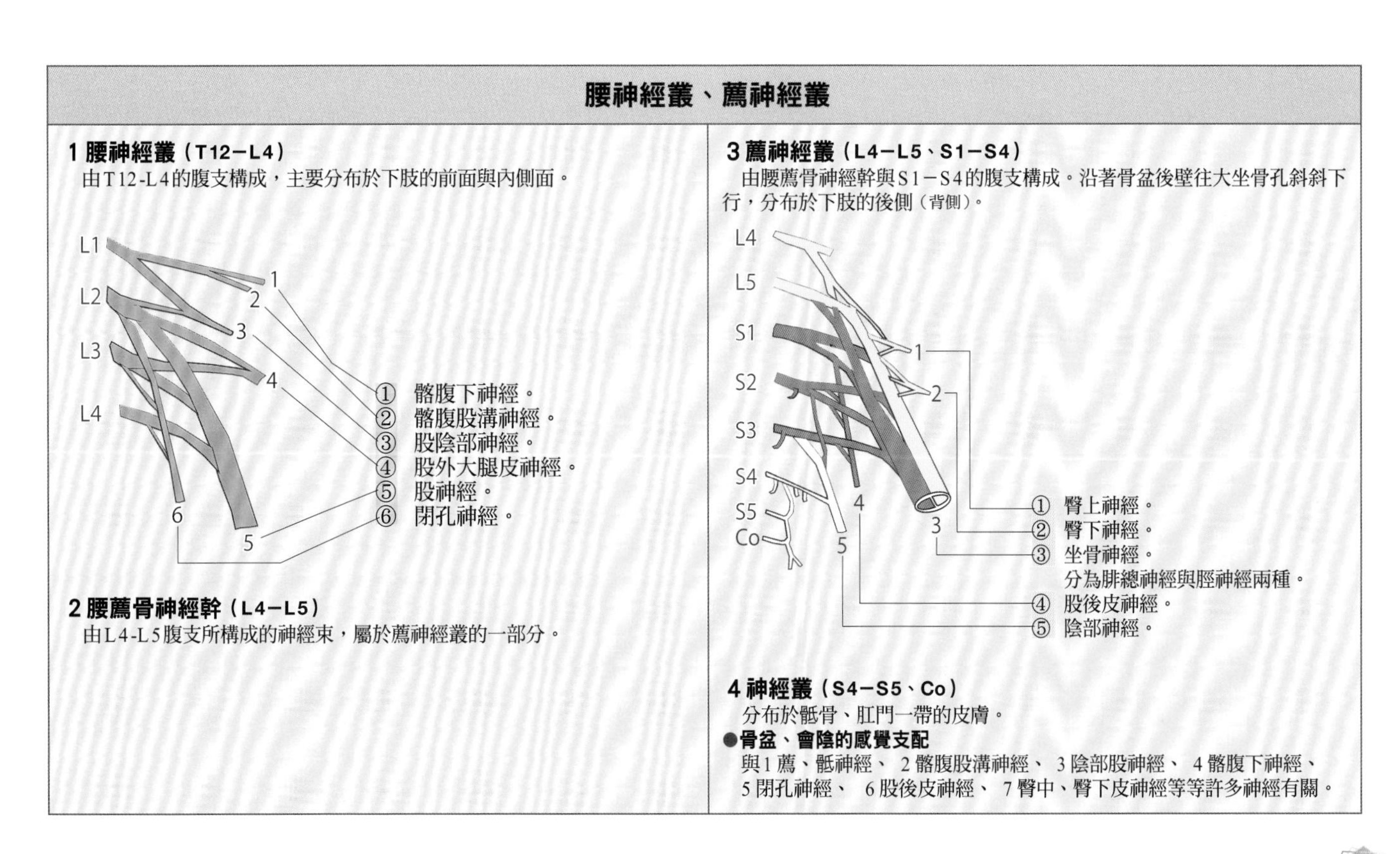

腰神經叢、薦神經叢

1 腰神經叢（T12－L4）

由T12-L4的腹支構成，主要分布於下肢的前面與內側面。

2 腰薦骨神經幹（L4－L5）

由L4-L5腹支所構成的神經束，屬於薦神經叢的一部分。

3 薦神經叢（L4－L5、S1－S4）

由腰薦骨神經幹與S1－S4的腹支構成。沿著骨盆後壁往大坐骨孔斜斜下行，分布於下肢的後側（背側）。

4 神經叢（S4－S5、Co）

分布於骶骨、肛門一帶的皮膚。

●骨盆、會陰的感覺支配

與1 薦、骶神經、 2 髂腹股溝神經、 3 陰部股神經、 4 髂腹下神經、5 閉孔神經、 6 股後皮神經、 7 臀中、臀下皮神經等等許多神經有關。

9 — 大腿經穴與股神經、股外側皮神經

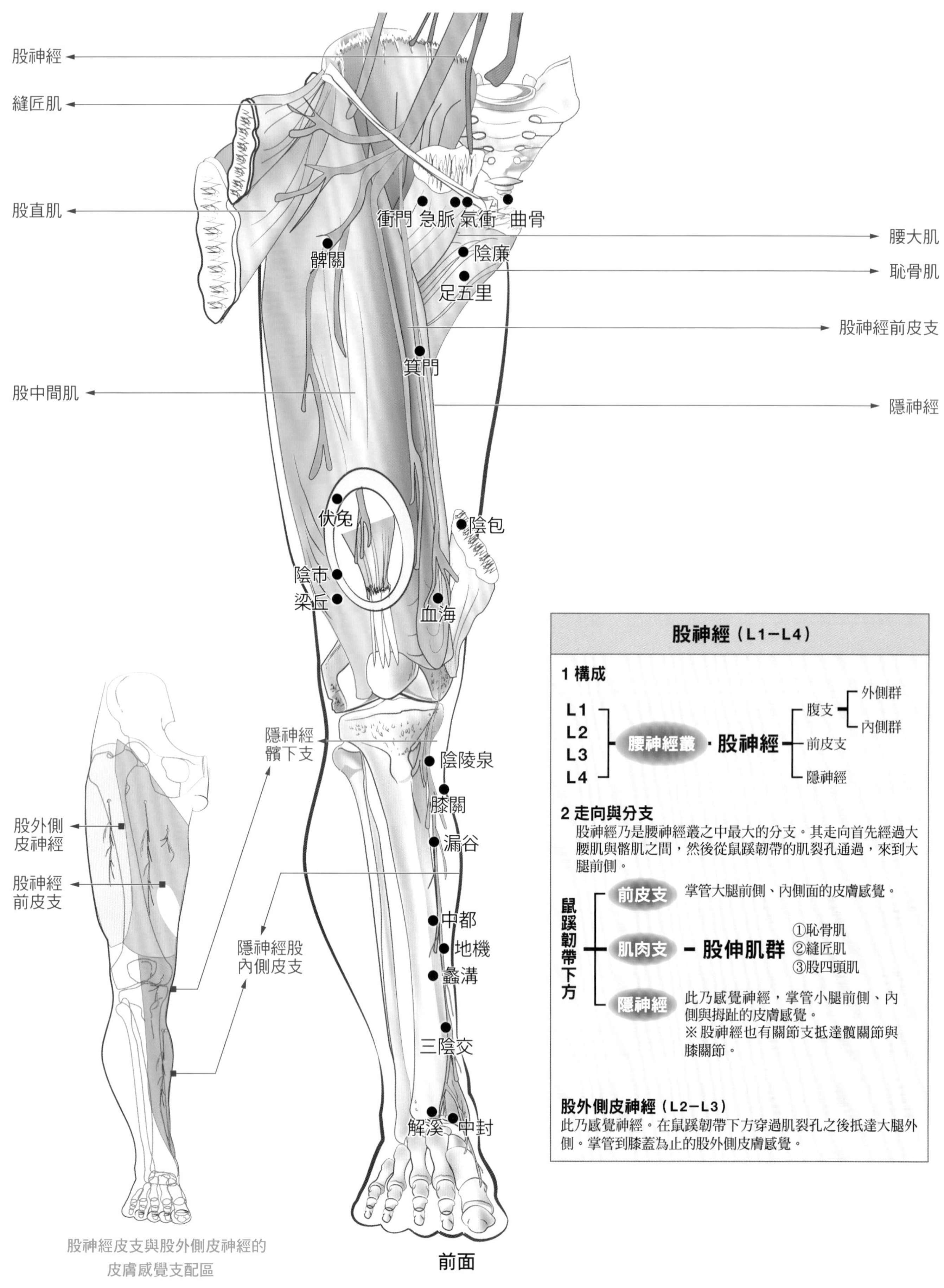

股神經皮支與股外側皮神經的皮膚感覺支配區

前面

股神經、股外側皮神經

股神經（L1－L4）

1 構成

L1、L2、L3、L4 — 腰神經叢 · **股神經** — 腹支（外側群、內側群）、前皮支、隱神經

2 走向與分支

股神經乃是腰神經叢之中最大的分支。其走向首先經過大腰肌與髂肌之間，然後從鼠蹊韌帶的肌裂孔通過，來到大腿前側。

鼠蹊韌帶下方

- **前皮支**：掌管大腿前側、內側面的皮膚感覺。
- **肌肉支** － **股伸肌群**：①恥骨肌 ②縫匠肌 ③股四頭肌
- **隱神經**：此乃感覺神經，掌管小腿前側、內側與拇趾的皮膚感覺。
  ※股神經也有關節支抵達髖關節與膝關節。

股外側皮神經（L2－L3）

此乃感覺神經。在鼠蹊韌帶下方穿過肌裂孔之後抵達大腿外側。掌管到膝蓋為止的股外側皮膚感覺。

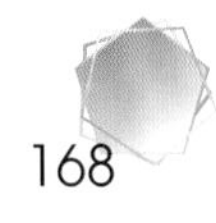

5. 下　肢

10—大腿經穴與閉孔神經

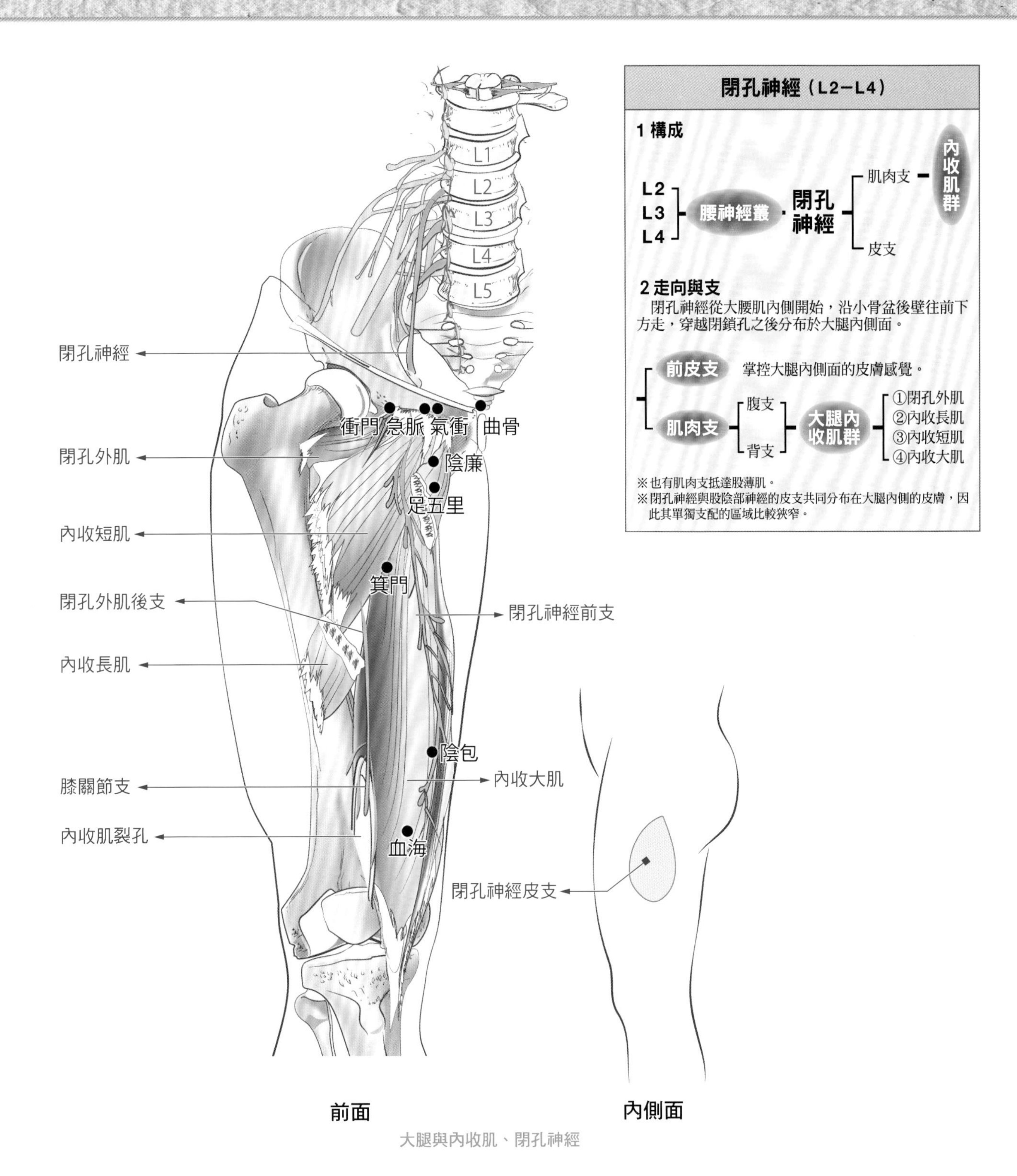

大腿與內收肌、閉孔神經

大腿肌肉（內收肌）

全部受閉孔神經支配。

1 恥骨肌
起點：恥骨上支。
終點：恥骨線。

2 股薄肌
起點：恥骨下支。
終點：脛骨粗面內側部。

3 內收長肌
起點：恥骨結節下方。
終點：股骨粗線內唇側中部。

4 內收短肌
起點：恥骨下支。
終點：股骨粗線內唇側上部。

5 內收大肌
起點：坐骨支與坐骨結節。
終點：大腿粗線內唇側。

6 閉孔外肌
起點：閉孔膜外側。
終點：轉子窩。

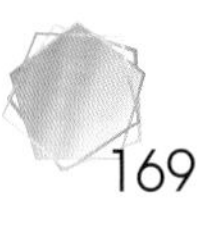

11—下肢內側的經穴與神經

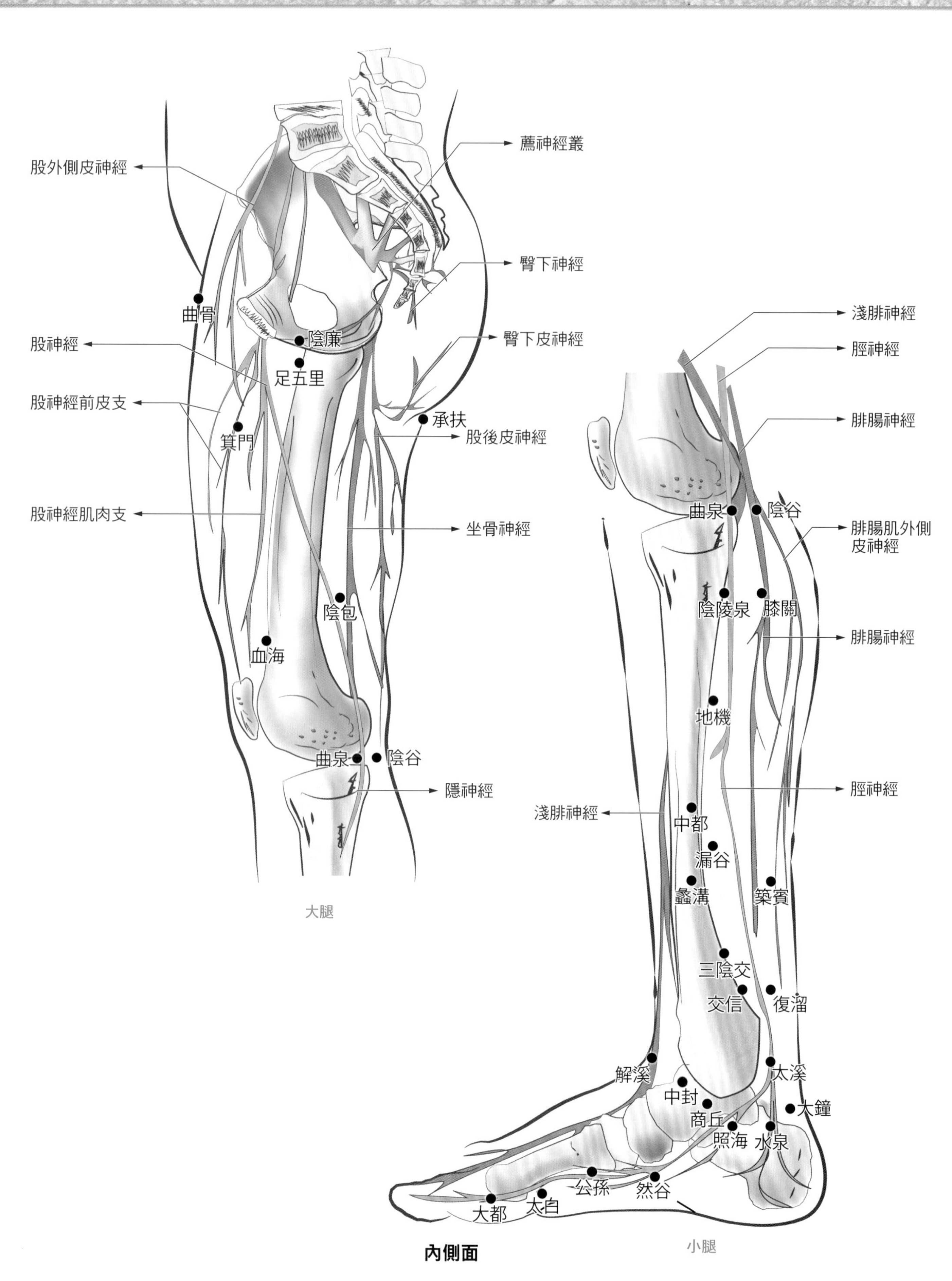

內側面

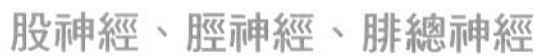

股神經、脛神經、腓總神經

5. 下　肢

12—後側經穴與坐骨神經、脛神經、腓總神經

坐骨神經（L4－L5、S1－S3）

1 構成

L4、L5、S1、S2、S3 — 薦神經叢 — 坐骨神經 — 腓總神經（①腓腸外側皮神經 ②淺腓神經 ③深腓神經）／脛神經

2 走向

坐骨神經乃人體最大神經。此神經通過**坐骨大孔**之後，再穿越**梨狀肌下孔**來到大腿後側，經過幾乎整個大腿後側面後抵達足部。

3 體表投影

①**梨狀肌下孔點**：大約位於上後髂棘突與坐骨結節連線的中點。
②**臀大肌下部點**：將坐骨結節與大轉子連線三等分，約位於其中央⅓與內側⅓的境界點。

4 分支

①**大腿**：肌肉支支配股二頭肌、半腱肌、半膜肌與內收大肌。
②**膝窩**：在膝窩稍上方處分為腓總神經與脛神經。

腓總神經
- ① **腓腸外側皮神經**：分布於小腿外側的皮膚。
- ② **淺腓神經**：肌肉支：支配腓長／短肌。皮支：分布於小腿下段、腳背。
- ③ **深腓神經**：肌肉支：支配脛前肌、伸趾長肌、伸拇趾長肌。皮支：分布於拇趾與第2趾的一部分。

脛神經
- **肌肉支**：支配腓腸肌、比目魚肌、膕肌、屈趾長肌與屈拇趾長肌、脛後肌與足底肌。
- **皮支**：分布於大腿後側、腳底外側緣。

※ **淺腓神經的皮支**：分布於腳背內側皮神經與腳背中間皮神經，掌控除了拇趾與第2趾間之外的腳背皮膚感覺。
※ **深腓神經的皮支**：掌管拇指與第2趾之間的皮膚感覺。
※ **脛神經的皮支**：分為固有足底神經與外側足底神經，掌控腳底與小趾一帶的腳背皮膚感覺。

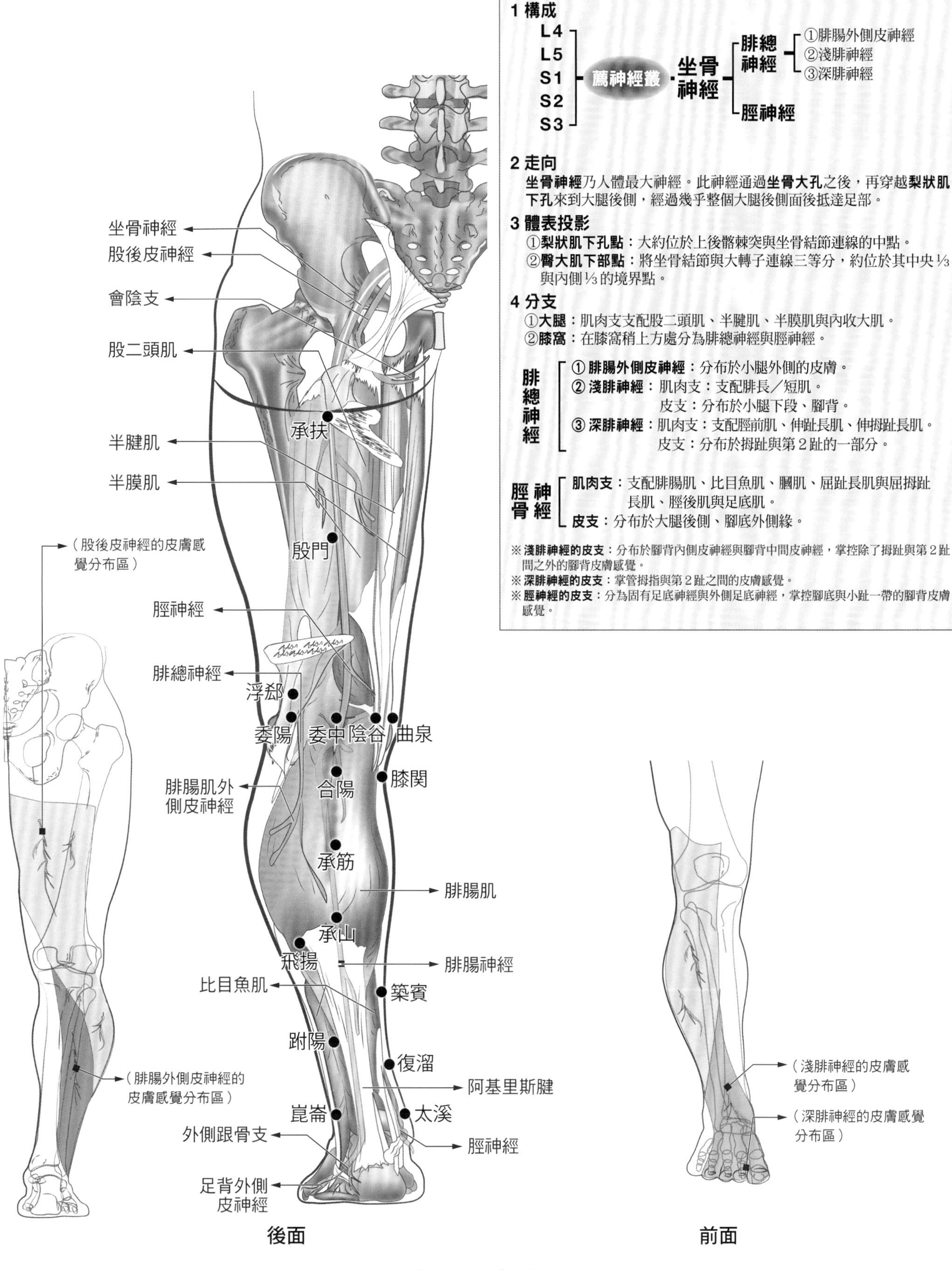

坐骨、脛、腓總神經

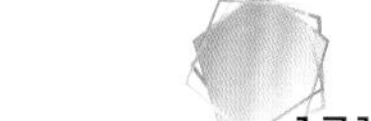

13—小腿經穴與脛神經、腓總神經

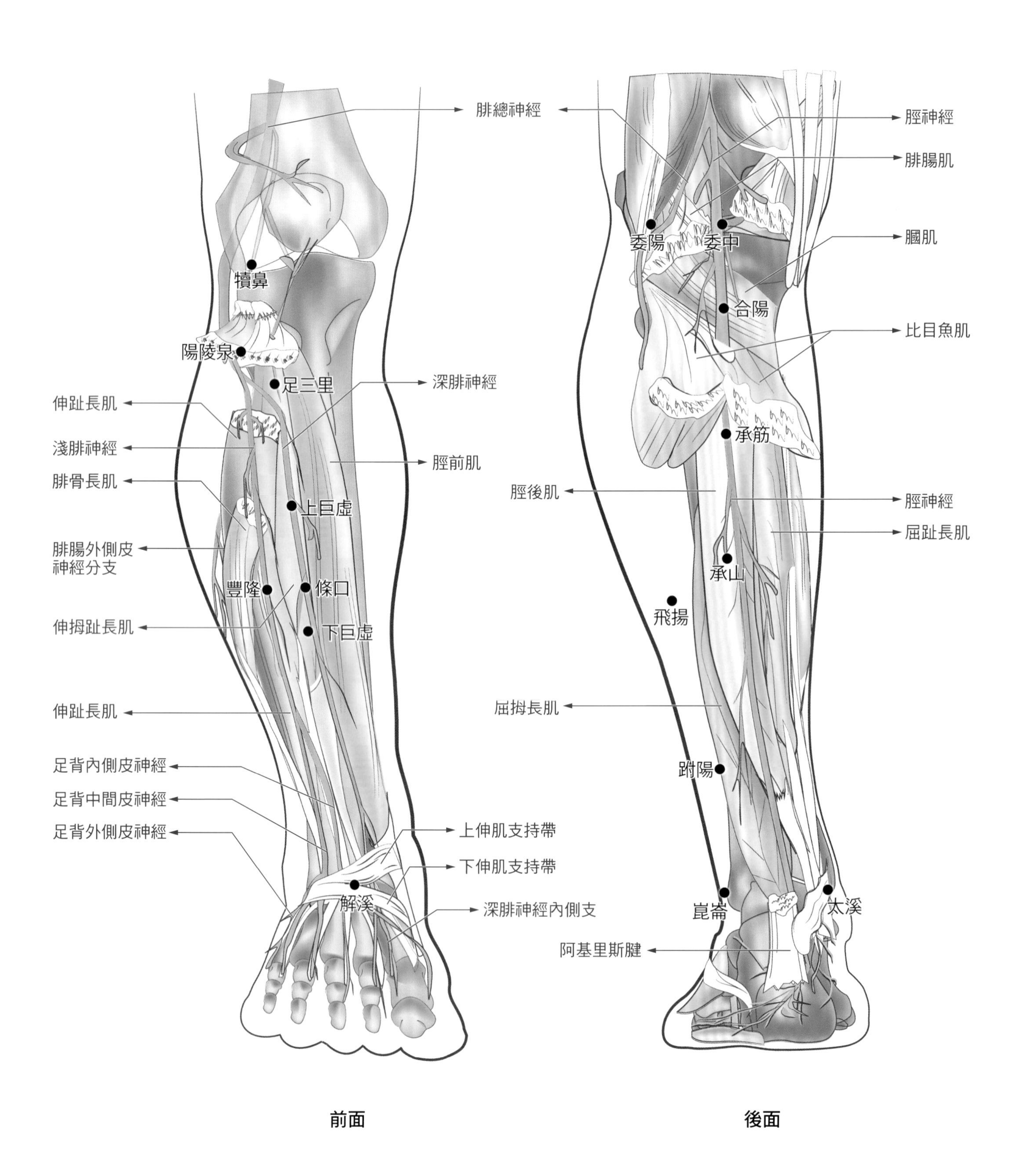

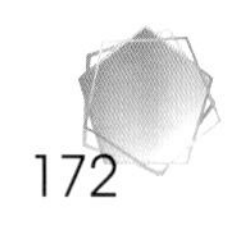

5. 下　　肢

14—下肢經穴與皮神經

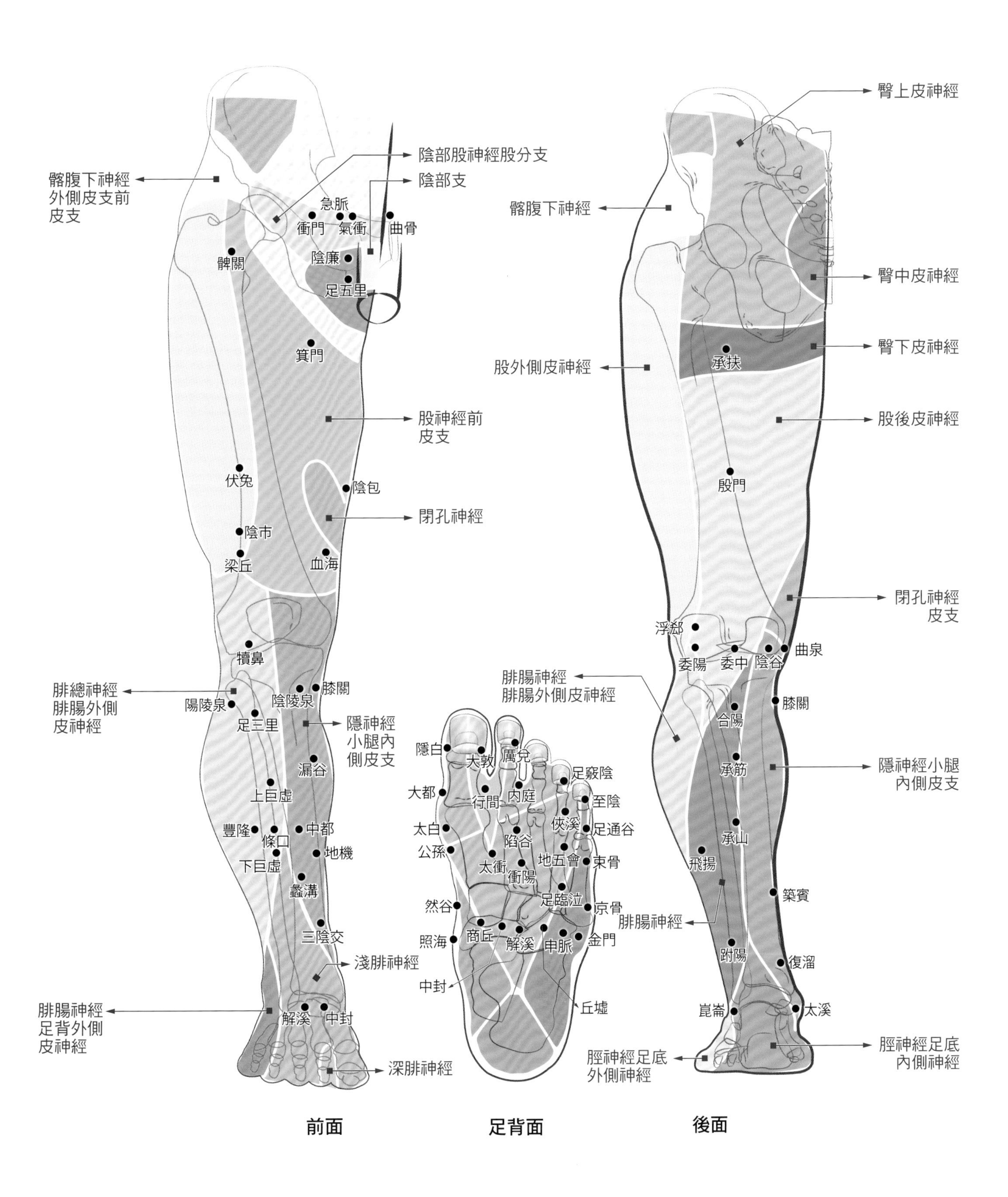

下肢與皮神經的感覺支配區

15—下肢經穴與皮節

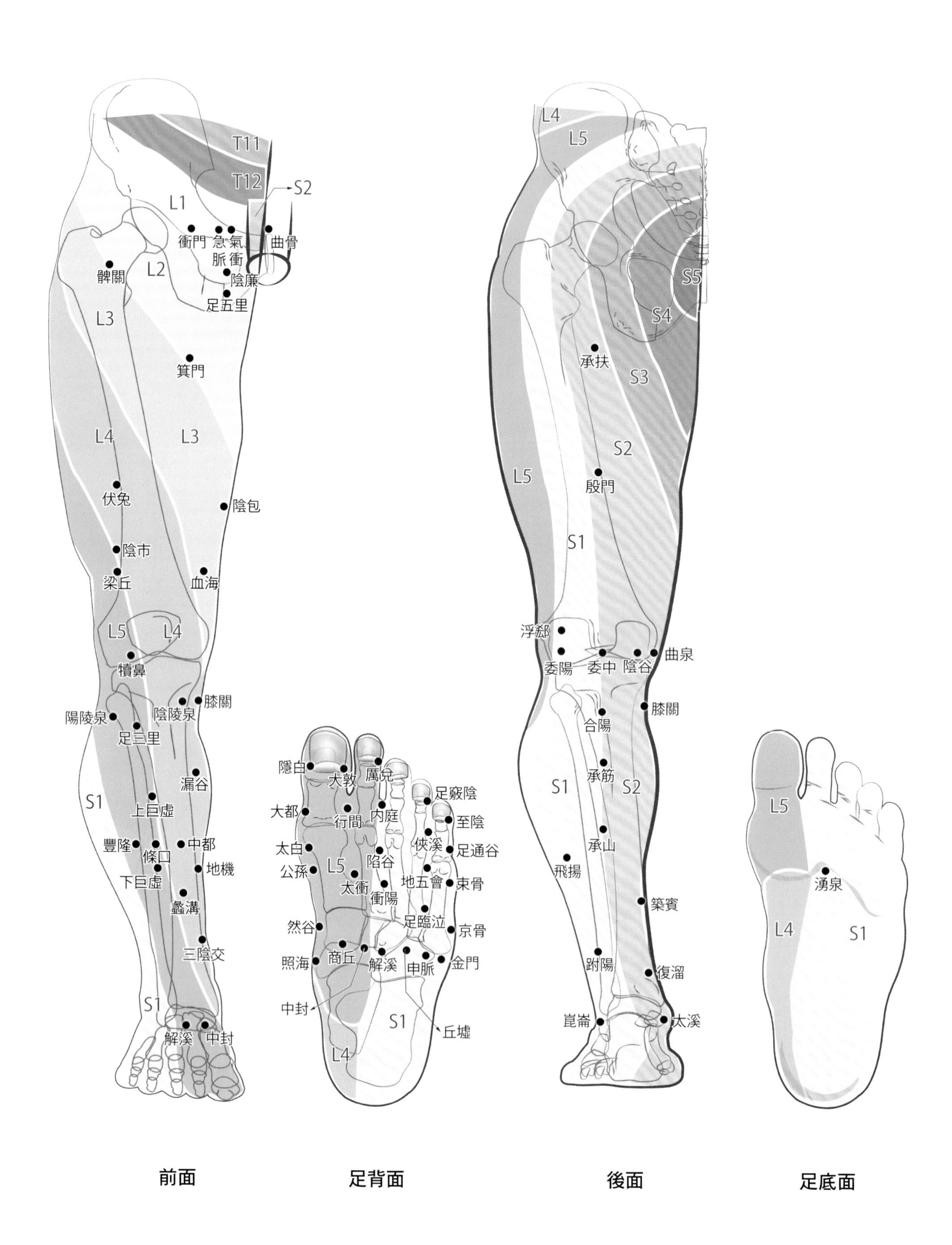

前面　　足背面　　後面　　足底面

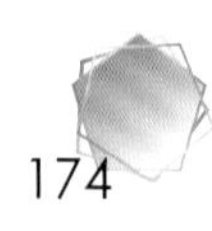

5. 下　肢

16—足部經穴與體表解剖

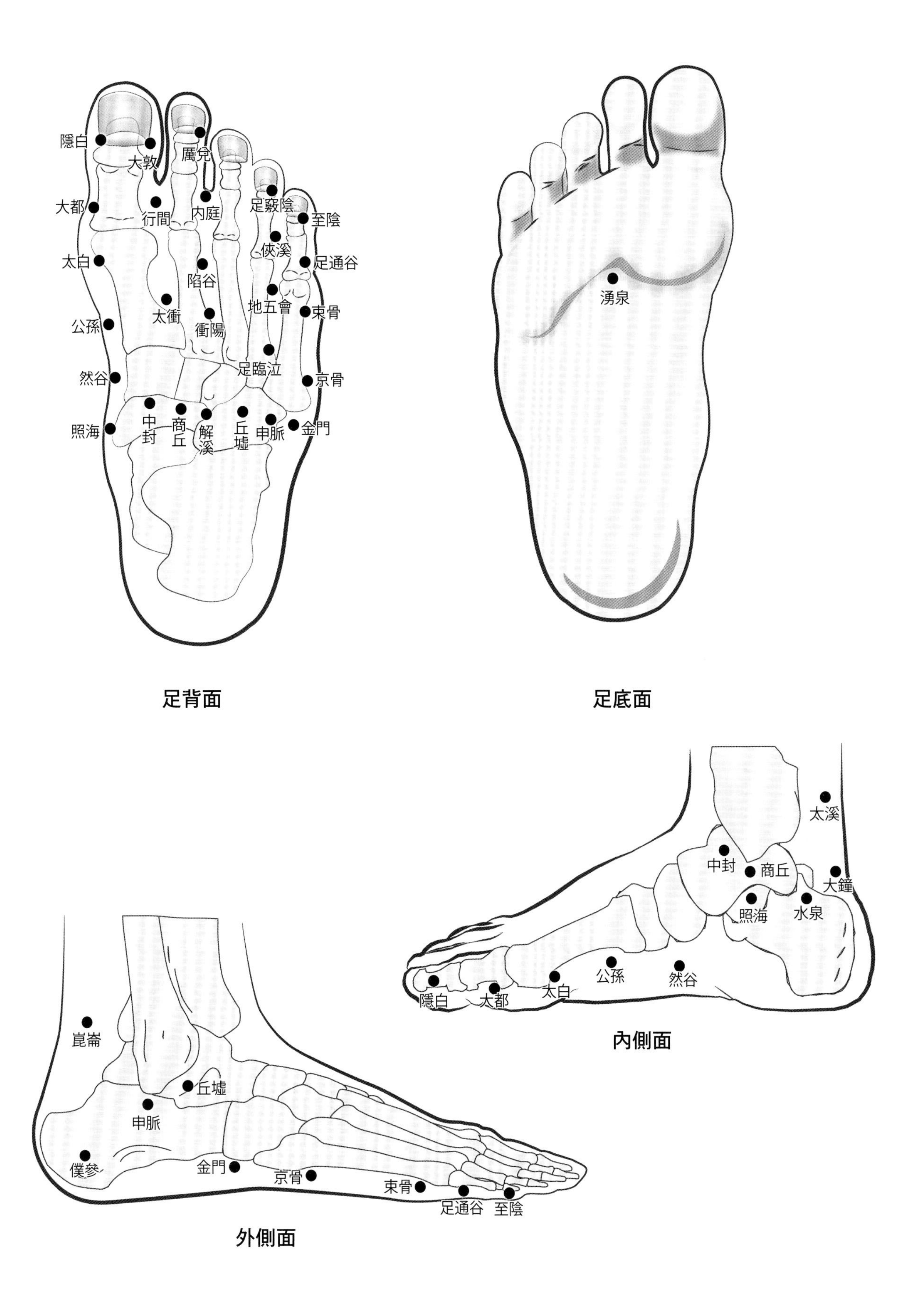

足部的骨骼標記

第4章

要穴

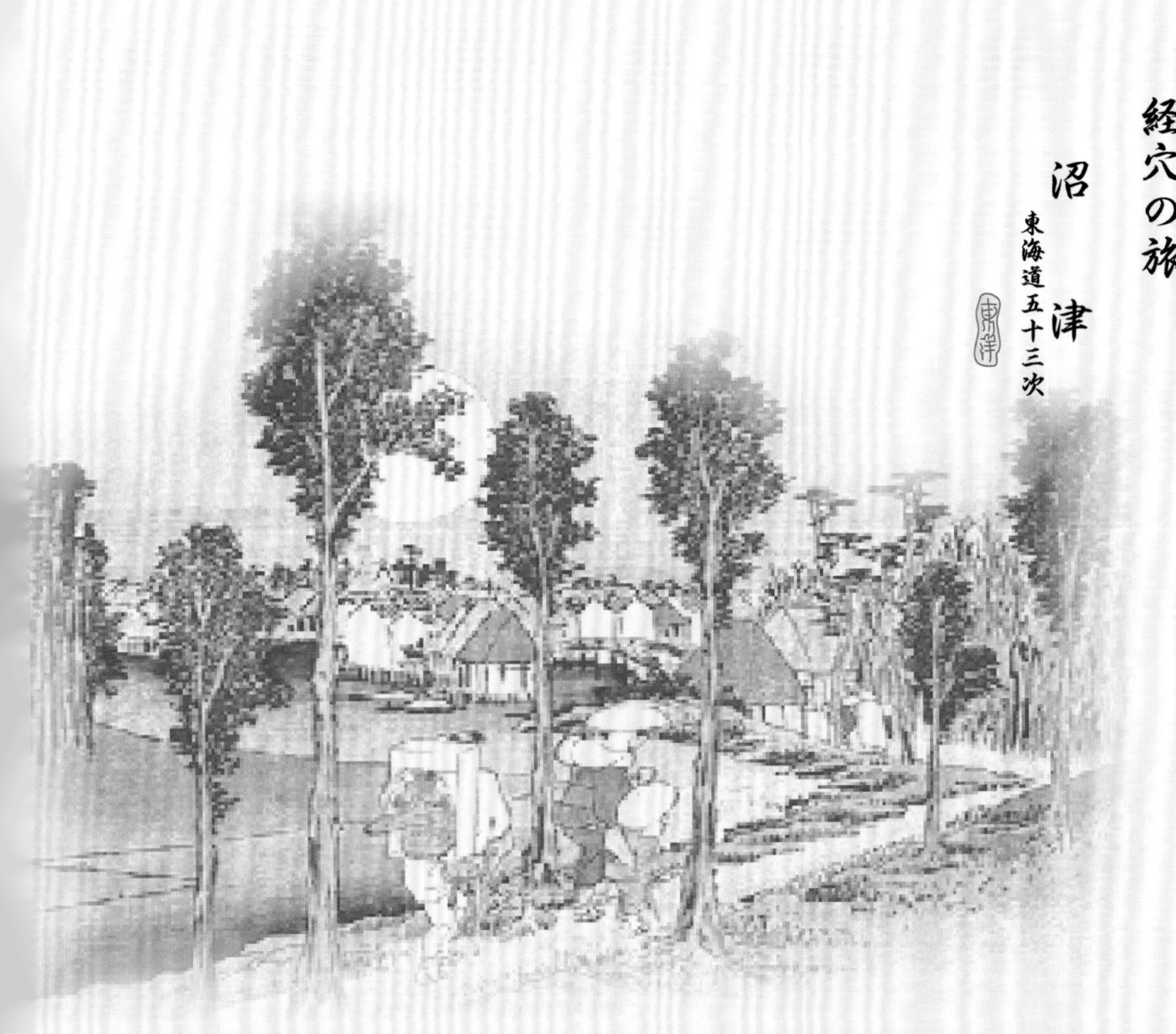

4-1

原穴、絡穴、郄穴、五俞穴

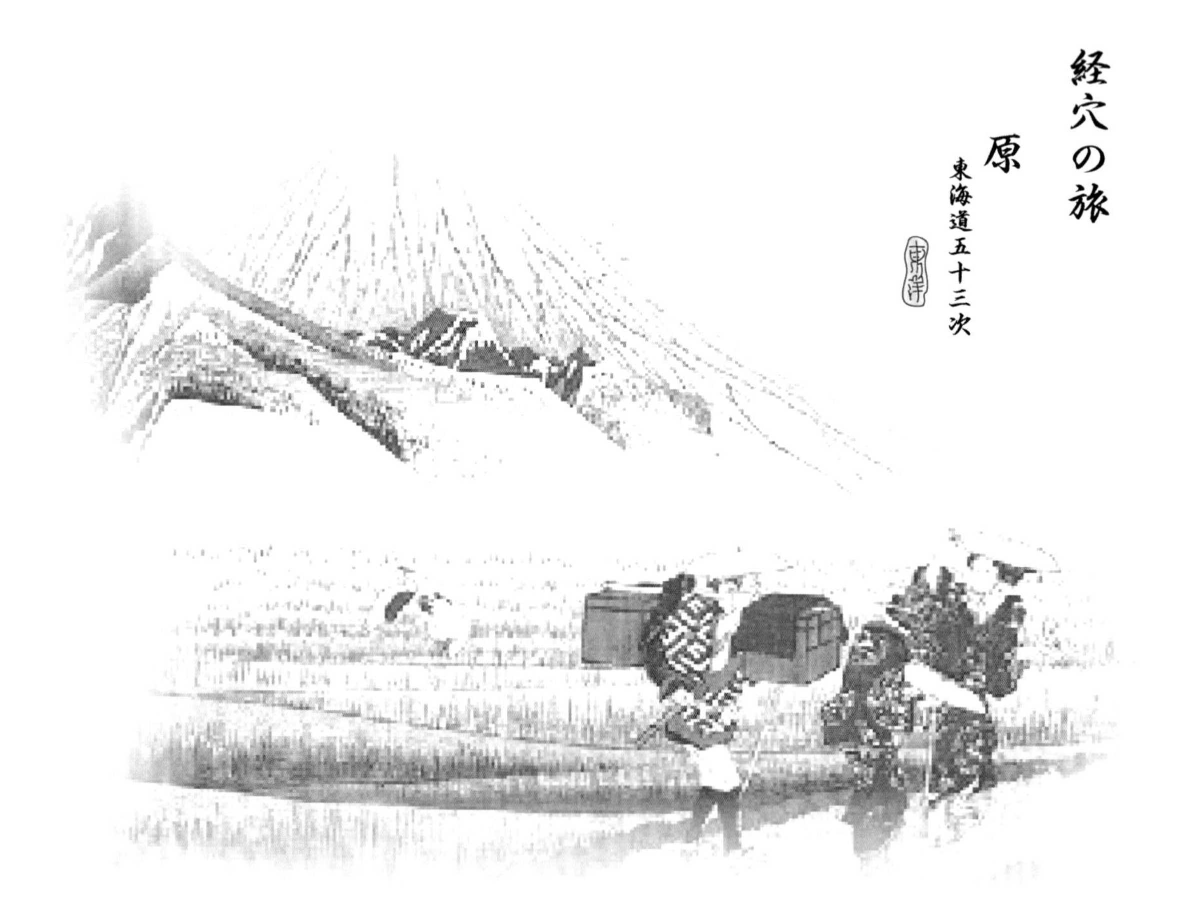

1. 原穴、絡穴、郄穴、五俞穴

1—十二原穴

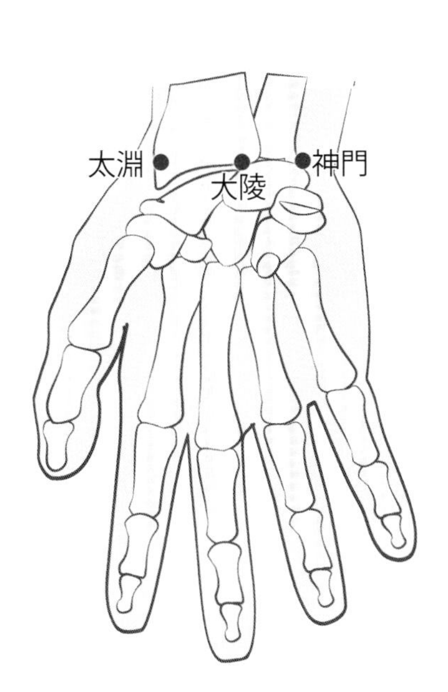

手掌面

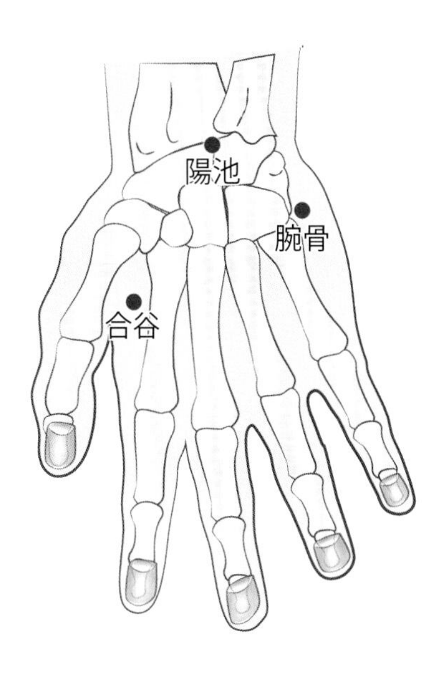

手背面

十二原穴

十二原穴係指臟腑原氣經過或停留的經穴。

【部位】

手部經脈的原穴分布於腕關節周圍，足部經脈的原穴則分布於踝關節周圍。

【由來】

《靈樞—九針十二原編》中記載「五臟之病求之十二原穴」，此乃**十二原穴**相關之最早論述。

【內容】

	陰經		陽經		
手三陰經	太陰肺經	**太淵**	**合谷**	陽明大腸經	手三陽經
	厥陰心包經	**大陵**	**陽池**	少陽三焦經	
	少陰心經	**神門**	**腕骨**	太陽小腸經	
足三陰經	太陰脾經	**太白**	**衝陽**	陽明胃經	足三陽經
	厥陰肝經	**太衝**	**丘墟**	少陽膽經	
	少陰腎經	**太溪**	**京骨**	太陽膀胱經	

【臨床應用】

1. 症狀的**反應點**與**觸診點**：五臟六腑症狀，特別是五臟之症狀都能由各自所屬的原穴上診斷出來。
2. 五臟之症狀可用來針灸原穴，調整其氣血與臟腑虛實。
3. 利用「**原絡配穴法**」，疏通具有表裡關係的陰經、陽經之氣血。

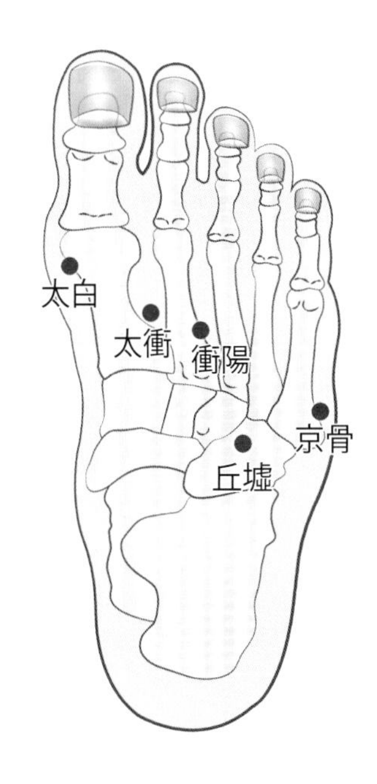

足背面

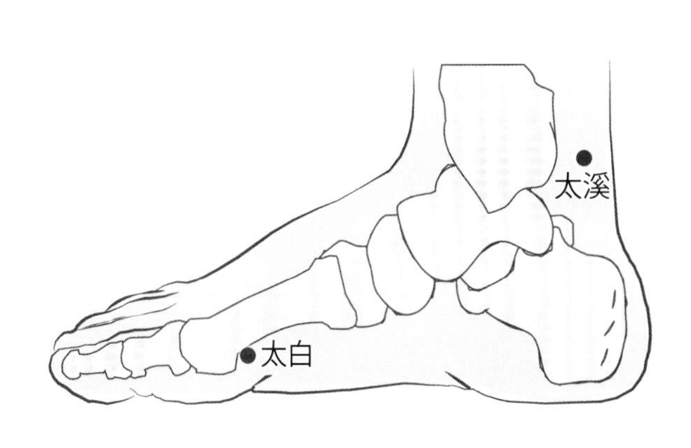

內側面

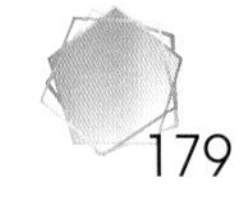

2—十五絡穴

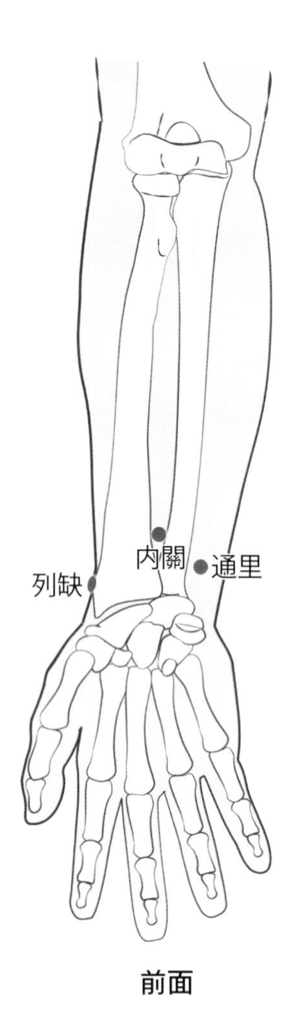

前面

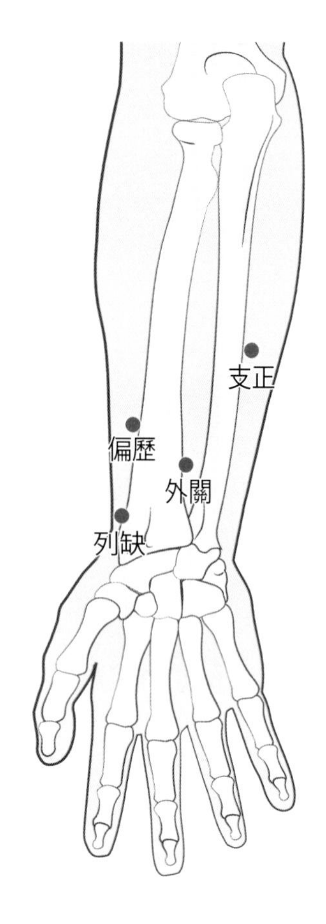

後面

十五絡穴

十五絡穴係指來自十二經脈的個別絡穴（絡脈），加上任脈的鳩尾、督脈的長強以及脾的大包等，合計十五穴。

【部位】
大多位於原穴附近。

【由來】
《靈樞—經脈篇》中有最早的相關記載。

【內容】

	陰經			陽經	
手三陰經	太陰肺經	**列缺**	**偏歷**	陽明大腸經	手三陽經
	厥陰心包經	**內關**	**外關**	少陽三焦經	
	少陰心經	**通里**	**支正**	太陽小腸經	
足三陰經	太陰脾經	**公孫**	**豐隆**	陽明胃經	足三陽經
	厥陰肝經	**蠡溝**	**光明**	少陽膽經	
	少陰腎經	**大鐘**	**飛揚**	太陽膀胱經	

督脈：長強；**任脈**：鳩尾；**脾經大絡**：大包

【臨床應用】

1 可用來治療表裡經脈症狀。
例：列缺乃**肺經**絡穴，不僅可以治療咳嗽等肺部症狀，也可如**大腸經**般治療牙痛。
2 可用來治療**絡脈症狀**。
3 利用「**原絡配穴法**」，可以疏通具有表裡關係的陰經與陽經之氣血。
4 經常用來治療**慢性疾病**。

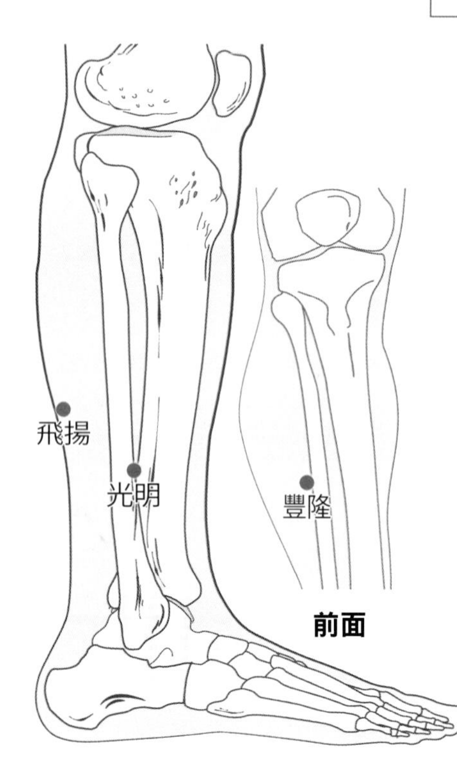

外側面

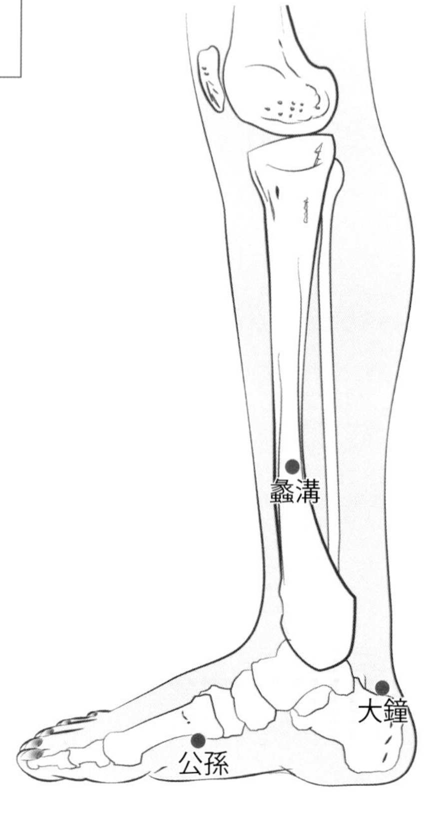

內側面

3 — 十六郄穴

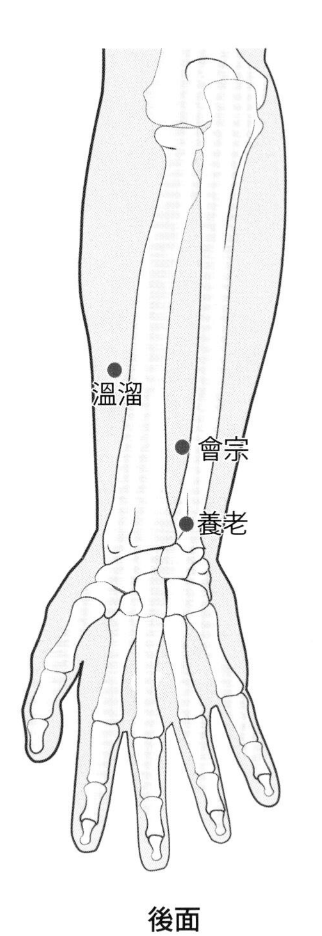

後面

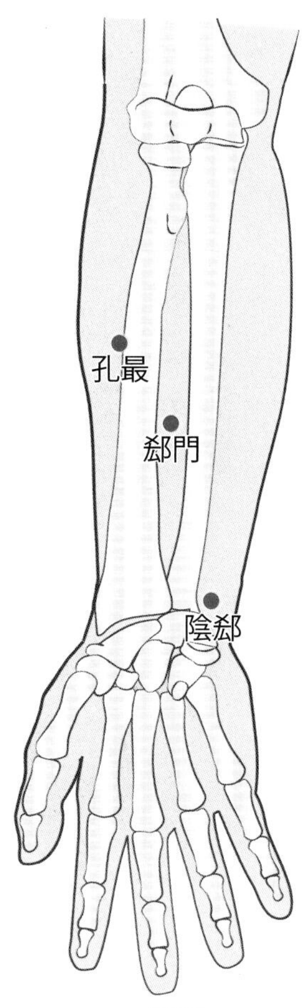

前面

十六郄穴

十六郄穴包括十二經脈各自擁有的一個郄穴，加上**陰蹻脈**與**陽蹻脈**、**陰維脈**與**陽維脈**四個穴道，合稱十六郄穴。

郄穴係指骨頭與肌肉間的縫隙。傳統中醫將經脈走得較深的部位稱為郄穴。

【部位】

大多分布於肘關節和膝關節附近。

【由來】

《針灸甲乙經》中有最早的相關記載。

【內容】

	陰經			陽經	
手三陰經	太陰肺經	**孔最**	**溫溜**	陽明大腸經	手三陽經
	厥陰心包經	**郄門**	**會宗**	少陽三焦經	
	少陰心經	**陰郄**	**養老**	太陽小腸經	
足三陰經	太陰脾經	**地機**	**梁丘**	陽明胃經	足三陽經
	厥陰肝經	**中都**	**外丘**	少陽膽經	
	少陰腎經	**水泉**	**金門**	太陽膀胱經	

陰蹻：交信，**陽蹻**：跗陽

陰維：築賓，**陽維**：陽交

【臨床應用】

1 急性之病證。
2 疼痛之病證。
3 陰經的郄穴可治療出血症狀。
例：孔最可治咯血，陰郄可治吐血與流鼻血，中都可治崩漏，地機與交信常用來治療生理不順。
4 陽經的郄穴常用來治療疼痛與肌肉腫脹。
5 急性疾病患者對於壓痛點的敏感反應有助於切經診斷。

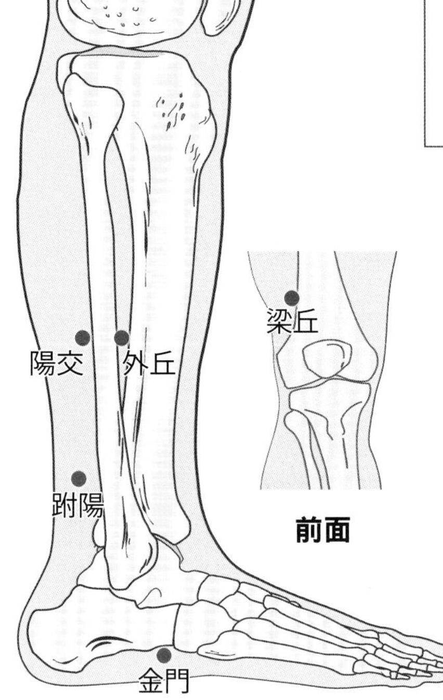

外側面

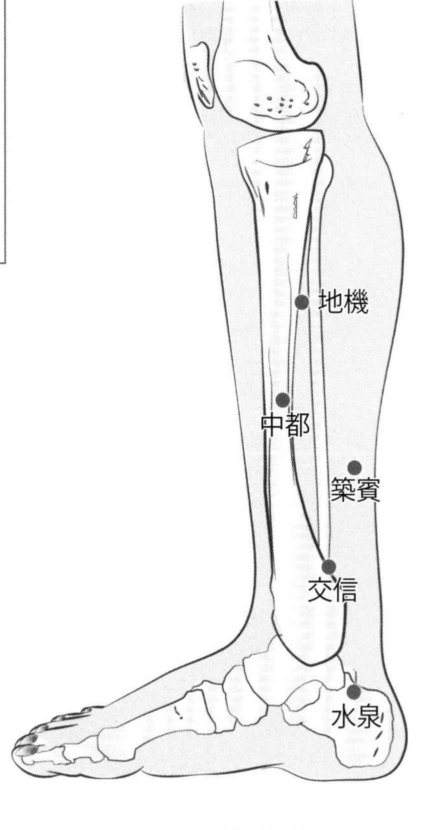

內側面

4—五俞穴(1)(手陰經與陽經)

五俞穴	
十二經脈之中由手足指尖往肘、膝方向走，遵從五行**相生關係**的井、滎、俞、經、合穴，稱為五俞穴。 相對於陰經的「木、火、土、金、水」順序，陽經因為與陰經具有**相剋關係**，其配列順序為「金、水、木、火、土」。	**【由來】**《靈樞—九針十二原篇》有對此的最初記載。 **【經脈的氣血流注與五俞穴】** **五臟六腑**、經脈的氣血從五俞穴流出的地點稱為**井**，聚集的地方稱為**滎**，流注的地方稱為俞，走向的地方稱為**經**，進入的地方稱為**合**。 **【臨床應用】** 1 **五俞穴的主治** 井穴治療**心下脹滿**。滎穴治療**身體發燒**。俞穴治療**身體腫脹**、**關節疼痛**。經穴治療**喘咳寒熱**。合穴治療**逆氣**、**嘔吐**。 2 **母子補瀉法的配穴** 《難經—第69難經》根據五行相生理論，針對五臟的虛症與實症，分別定出五俞穴的配穴。

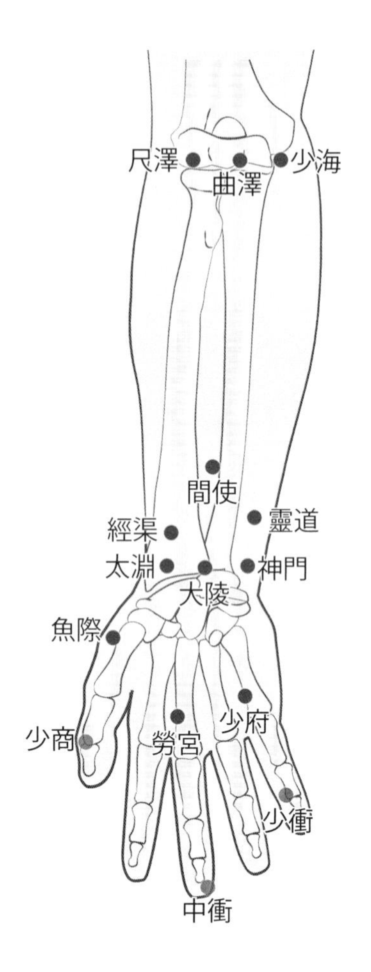

前面

手三陰三陽經

	陰經					陽經					
	井木	滎火	俞土	經金	合水	合土	經火	俞木	滎水	井金	
肺經	少商	魚際	太淵	經渠	尺澤	曲池	陽溪	三間	二間	商陽	**大腸經**
心包	中衝	勞宮	大陵	間使	曲澤	天井	支溝	中渚	液門	關衝	**三焦經**
心經	少衝	少府	神門	靈道	少海	小海	陽谷	後溪	前谷	少澤	**小陽經**

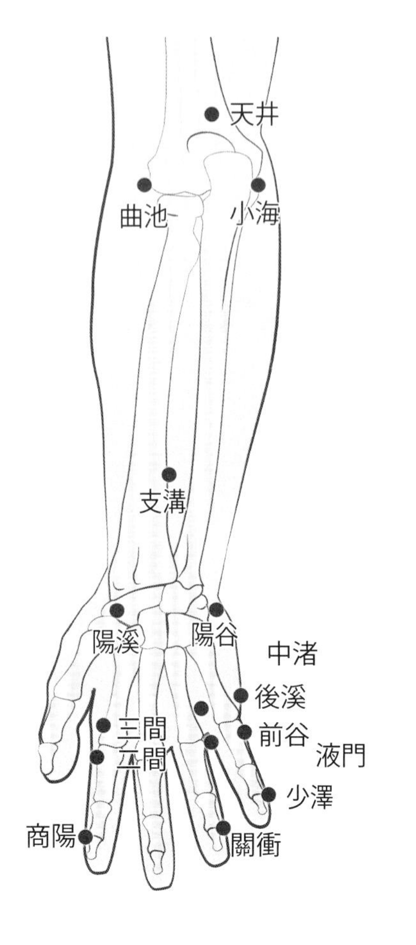

後面

《難經—69難》的母子相生補瀉法

五臟	虛症：補母		實症：瀉子	
	自經的母穴	母經的母穴	自經的子穴	子經的子穴
肝木	曲泉(合水穴)	陰谷(腎、合水穴)	行間(滎水穴)	少府(心、滎火穴)
心火	少衝(井木穴)	大敦(肝、井木穴)	神門(俞土穴)	太白(脾、俞土穴)
脾土	大都(滎火穴)	少府(心、滎火穴)	商丘(經金穴)	經渠(肺、經金穴)
肺金	太淵(俞土穴)	太白(脾、俞土穴)	尺澤(合水穴)	陰谷(腎、合水穴)
腎水	復溜(經金穴)	經渠(肺、經金穴)	湧泉(井木穴)	大敦(肝、井木穴)

1. 原穴、絡穴、郄穴、五俞穴

4—五俞穴（2）（足陰經與陽經）

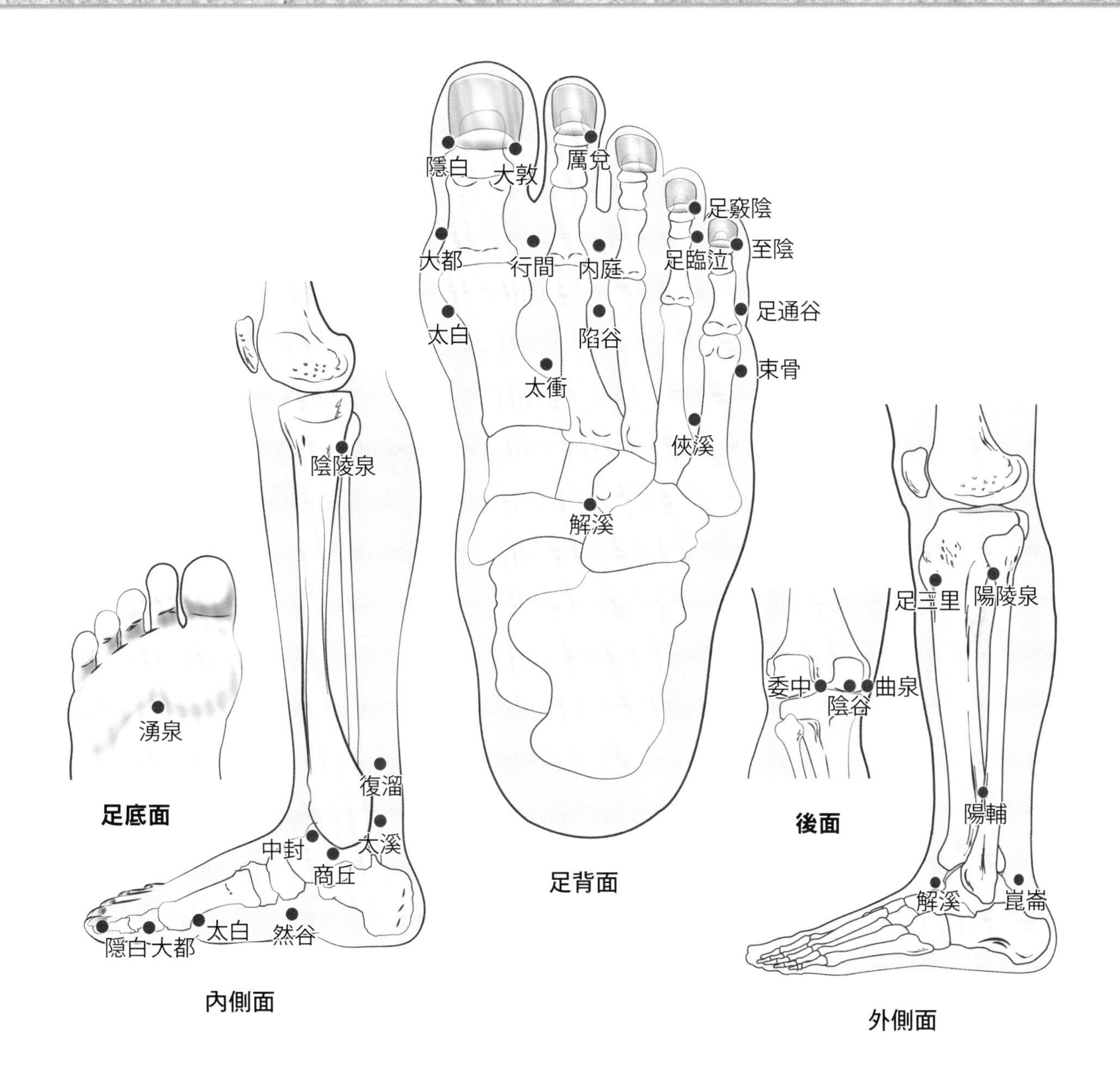

足三陰三陽經											
	陰經					陽經					
	井木	滎火	俞土	經金	合水	合土	經火	俞木	滎水	井金	
脾經	隱白	大都	太白	商丘	陰陵泉	足三里	解溪	陷谷	內庭	厲兌	**胃經**
肝經	大敦	行間	太衝	中封	曲泉	陽陵泉	陽輔	足臨泣	俠溪	足竅陰	**膽經**
腎經	湧泉	然谷	太溪	復溜	陰谷	委中	崑崙	束骨	足通谷	至陰	**膀胱經**

【臨床應用】

1 井穴 ①感知熱度診斷法（赤羽幸兵衛氏）。②刺絡療法。③急性病症的急救穴。

2 滎穴 發燒病證。

3 俞穴 關節痛與五臟病證。

4 經穴 氣喘、咳嗽、脾虛所導致的濕證。

5 合穴 噁心、嘔吐、下痢等六腑病證。

4-2

其他要穴

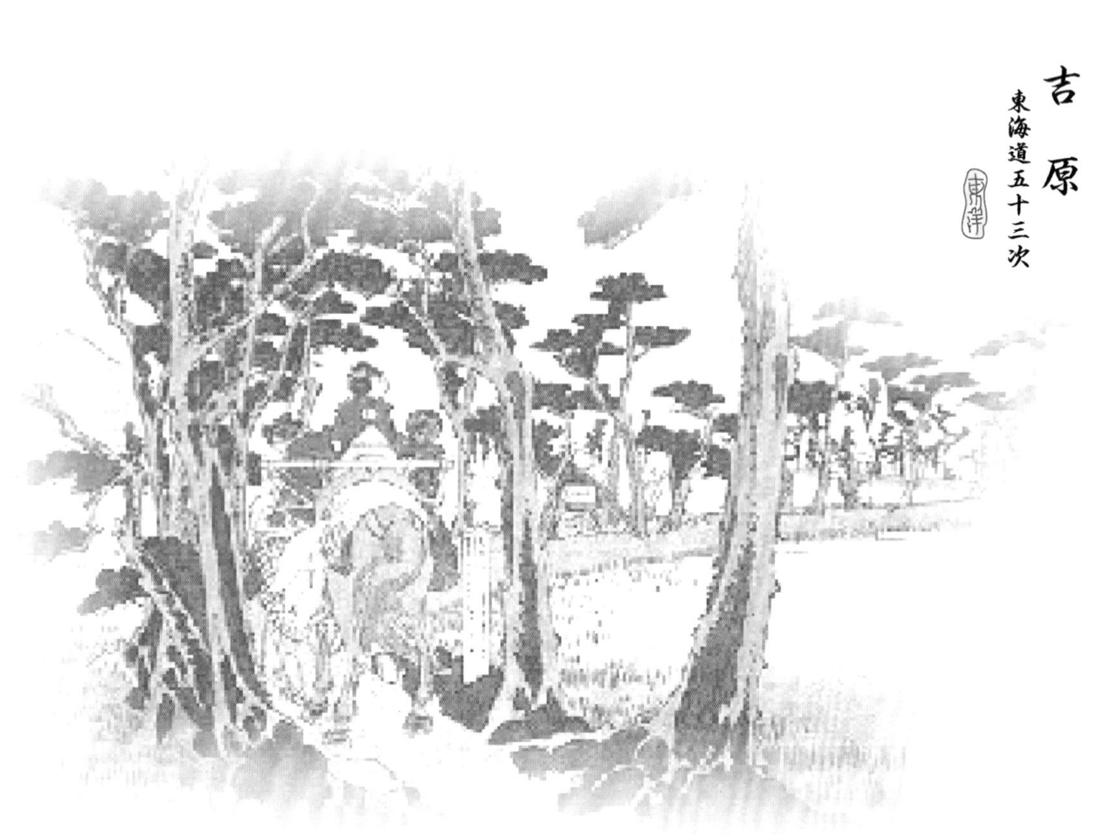

経穴の旅
吉原
東海道五十三次

2. 其他要穴

1—募穴與俞穴

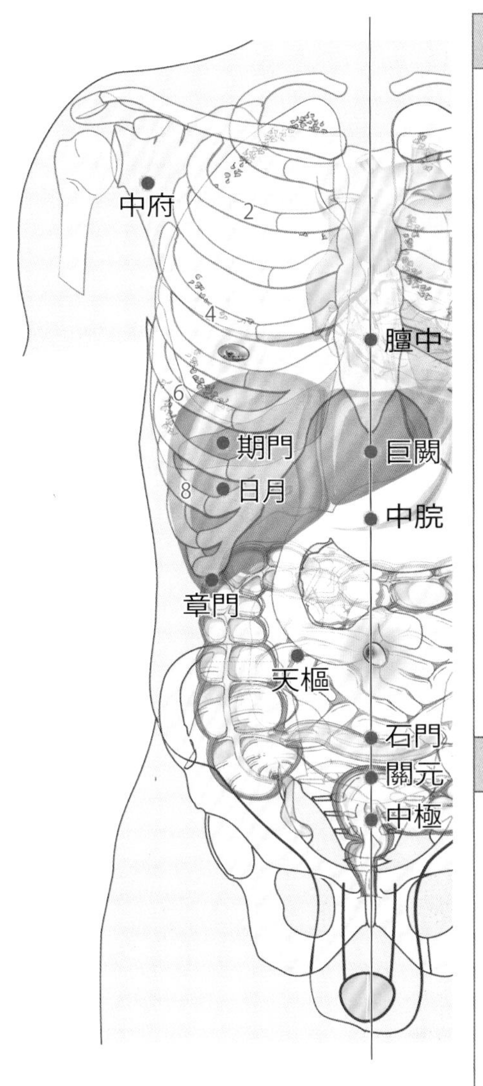

前面

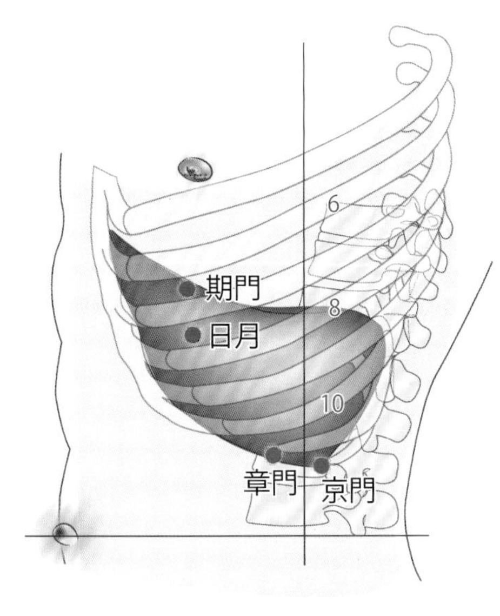

外側面

募穴

募穴

募穴係指臟腑之氣集結於胸腹部的經穴。

對於五臟六腑之氣有敏感反應的胸腹部經穴稱為募穴，不一定位於自經穴。位於**任脈**的為**單穴**，位於十二經脈的則皆成「**對**」。

【由來】

《素問—奇病論篇》中有最早的相關記載，但沒有具體的經穴名稱，直到《脈經》與《針灸甲乙經》才追加經穴名稱。

【臨床應用】

1 **診察點**　若病邪已侵入腑，募穴就會出現異常反應。

2 **配穴法**　經常用來治療**陽病**（腑之證）。**俞募配穴法**乃傳統針灸處方之一。

俞穴

對於五臟六腑之氣有敏感反應的背部經穴稱為俞穴。俞穴分布在膀胱經的第1分支。

【由來】

《靈樞—背俞篇》中針對五臟只提到相關俞穴的名稱與部位，直到《脈經》與《針灸甲乙經》才追加了六腑的俞穴。

【臨床應用】

1 **診察點**　若病邪已侵入臟，俞穴就會出現異常反應。

2 **配穴法**　經常用來治療**陰病**（臟之證）。**俞募配穴法**乃傳統針灸處方之一。

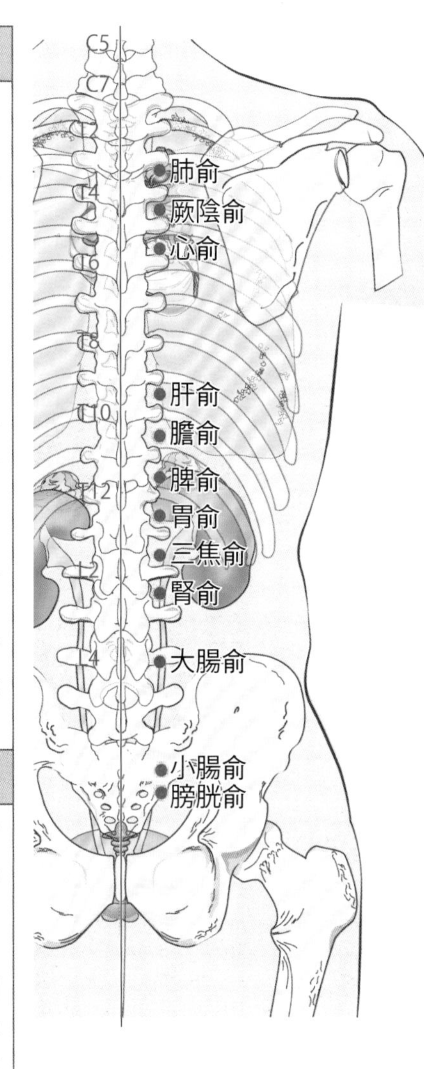

後面

俞穴

【募穴的內容】

★★★
肺經：1經穴
胃經：1經穴
肝經：2經穴
膽經：2經穴
任脈：6經穴

肺	中府（肺經）	心包	膻中（任脈）	心	巨闕（任脈）
大腸	天樞（胃經）	三焦	石門（任脈）	小腸	關元（任脈）
脾	章門（肝經）	肝	期門（肝經）	腎	京門（膽經）
胃	中脘（任經）	膽	日月（膽經）	膀胱	中極（任脈）

【俞穴的內容】

★★★
就臟器體表投影而言，位於膀胱經背部第1分支

肺	肺俞	心包	厥陰俞	心	心俞
大腸	大腸俞	三焦	三焦俞	小腸	小腸俞
脾	脾俞	肝	肝俞	腎	腎俞
胃	胃俞	膽	膽俞	膀胱	膀胱俞

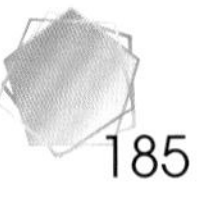

2—八會穴

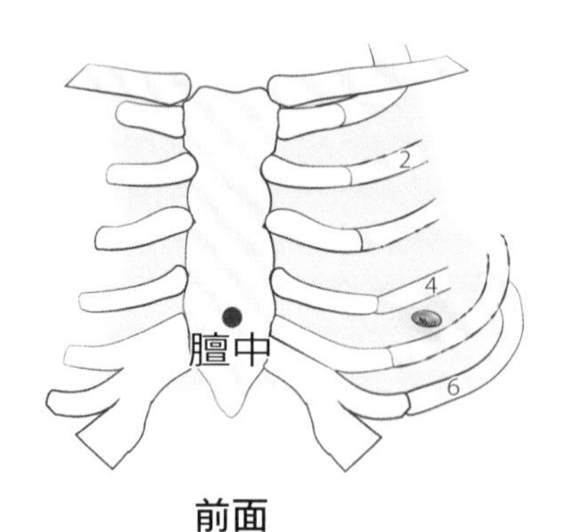

前面

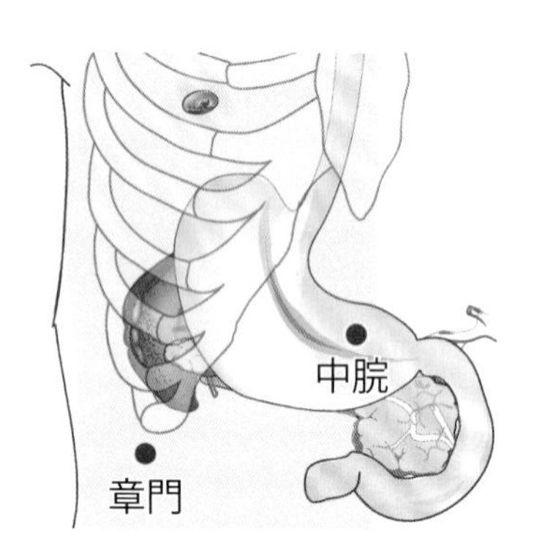

前面

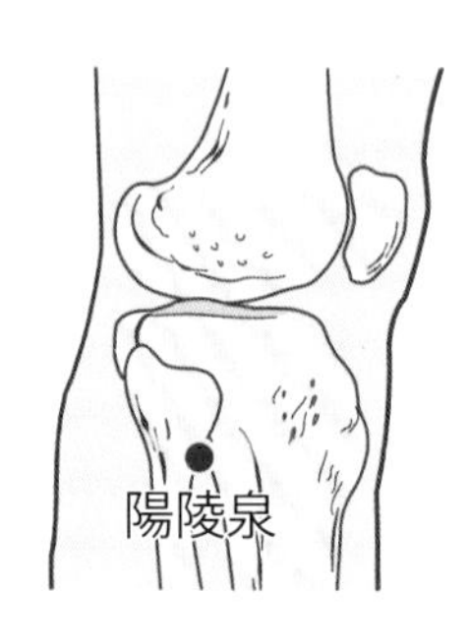

外側面

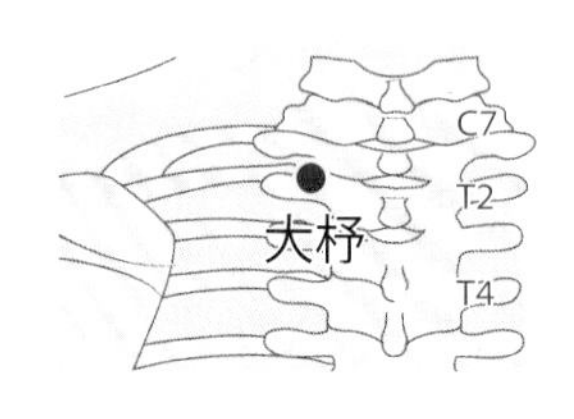

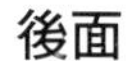
後面

八會穴

所謂**八會穴**，指臟、腑、氣、血、筋、脈、骨、髓等精氣聚集的特定經穴。這八種經穴對於臟腑、氣血、筋脈、骨髓都具有特別的治療效果。

【由來】

《難經—第45難》中有最早的相關記載。

【內容】

陰		陽	
臟	章門	中脘	腑
血	膈俞	膻中	氣
脈	太淵	陽陵泉	筋
髓	絕骨	大杼	骨

【臨床應用】

根據東洋醫學中臟腑、氣血、筋脈、骨髓的理論，八會穴對於各自病證具有特別的治療效果。

八會穴也可單獨使用，但進行組合和配穴，更能提高治療效果。

例如，中脘加章門可治療臟腑病證。陽陵泉加上大杼與絕骨可治療筋、骨、髓之病證。

※教科書中的髓會為懸鐘穴，但傳統上是使用絕骨穴。

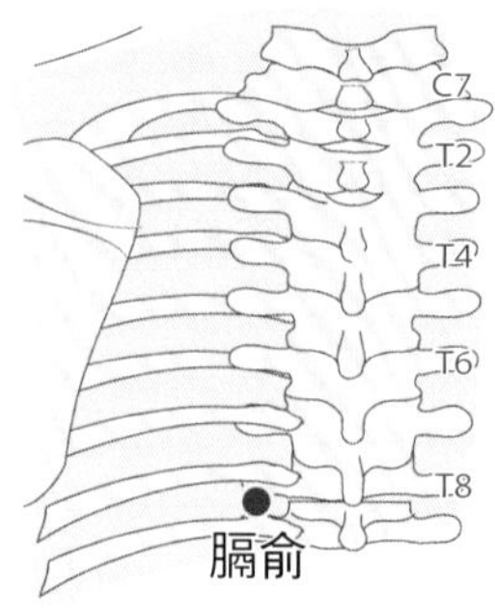

後面

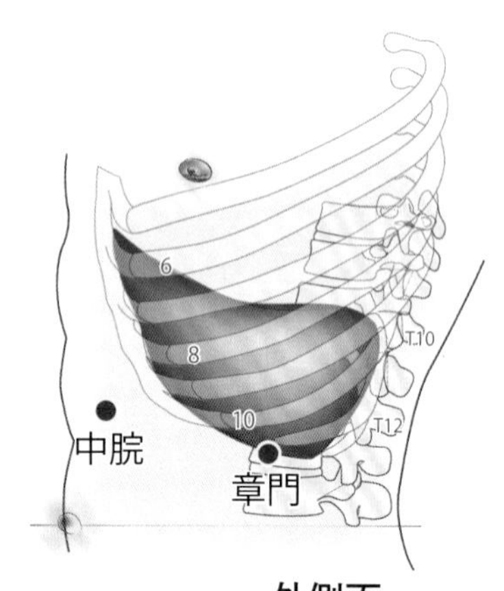

外側面

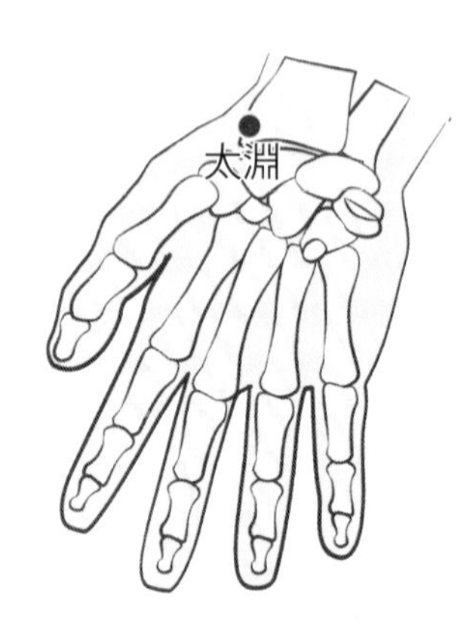

手掌面

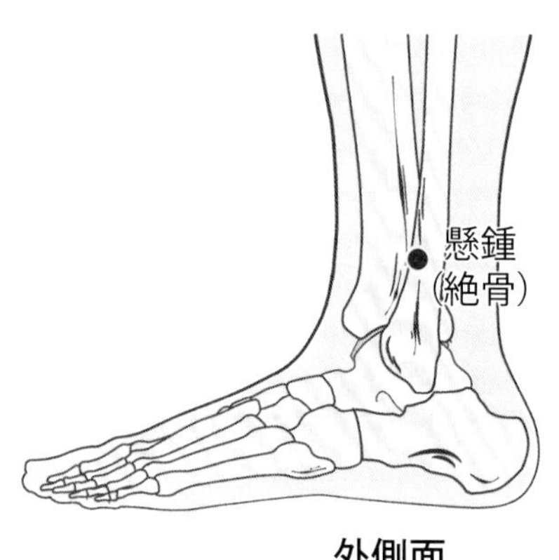

外側面

3—八脈交會穴（八總穴）

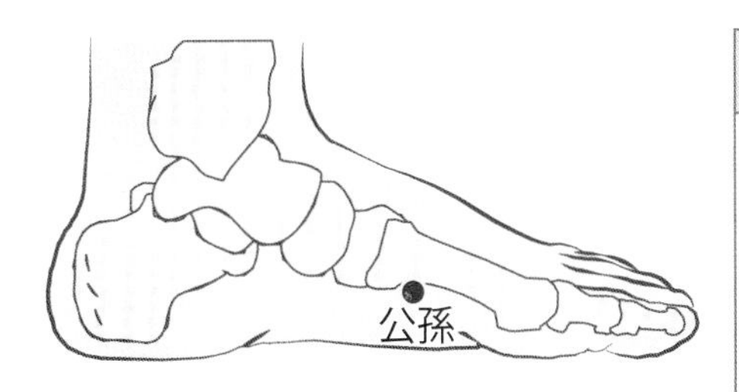

內側面

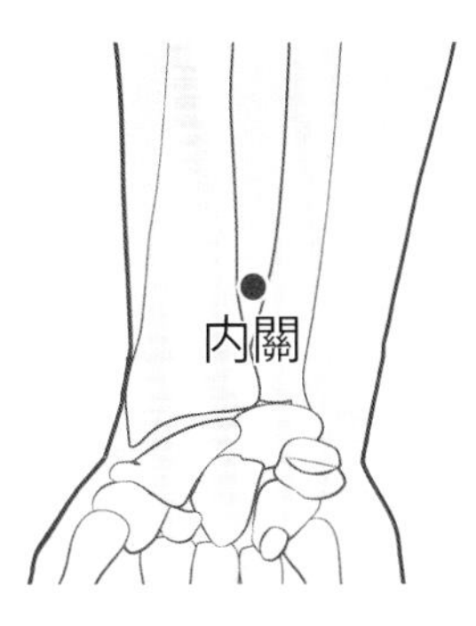

前面

八脈交會穴

八脈交會穴又稱八總穴，流注八穴或八脈八穴。其名稱含義是，位於四肢的十二經脈的八個經穴與奇經八脈相通。
在此「互通」係指可藉由該經穴的治療作用來醫治奇經八脈之病證。

【由來】
竇漢卿氏的《針經指南》首度提到這種經穴。

【內容】

奇經	足經脈	主治	手經脈	奇經
衝脈	公孫	胃、心胸	內關	陰維脈
帶脈	足臨泣	外眼角、耳後、頰、頸、肩	外關	陽維脈
陽蹻脈	申脈	內眼角、耳、項、肩胛骨	後溪	督脈
陰蹻脈	照海	胸、肺、橫膈膜	列缺	任脈

【臨床應用】
古代中醫書籍記載，這種經穴可治療200種病證。現代臨床方面，通常使用公孫與內關、足臨泣與外關、申脈與後溪、照海與列缺的**上下配穴法**來治療複雜病證。

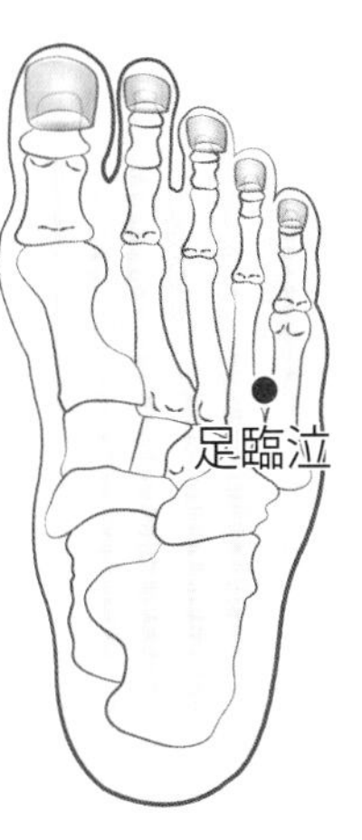
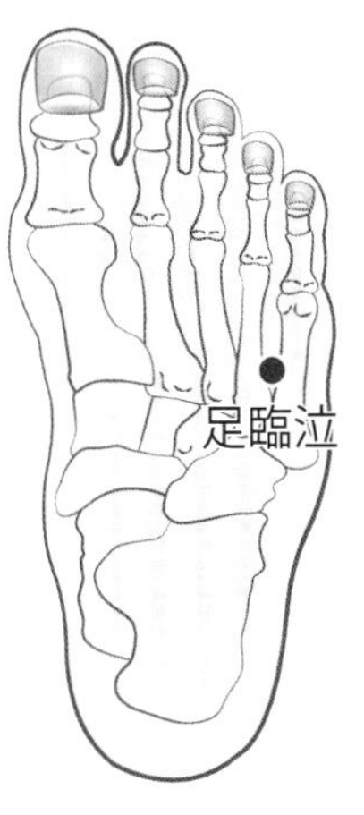

足背面

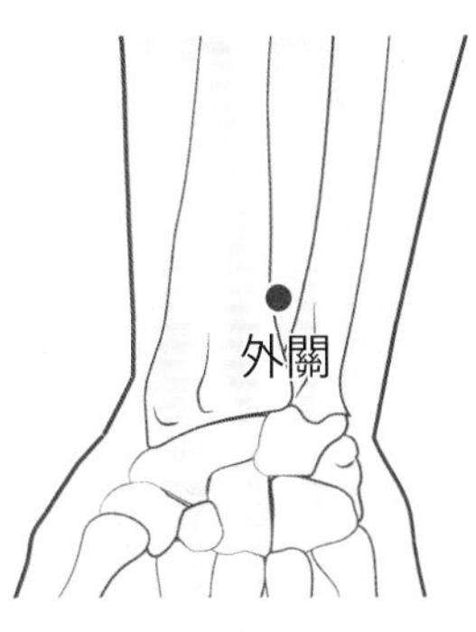

後面

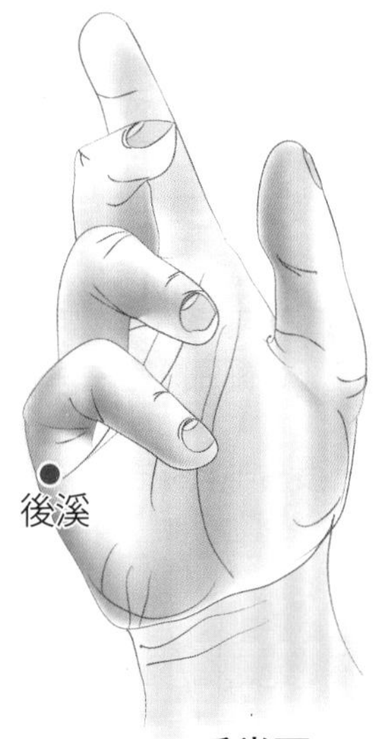

手掌面

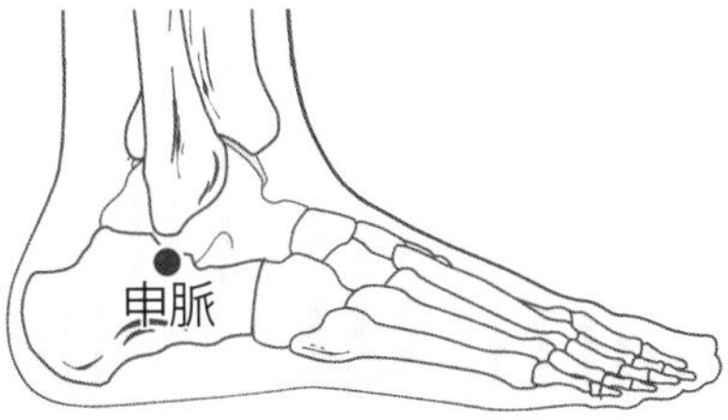

外側面

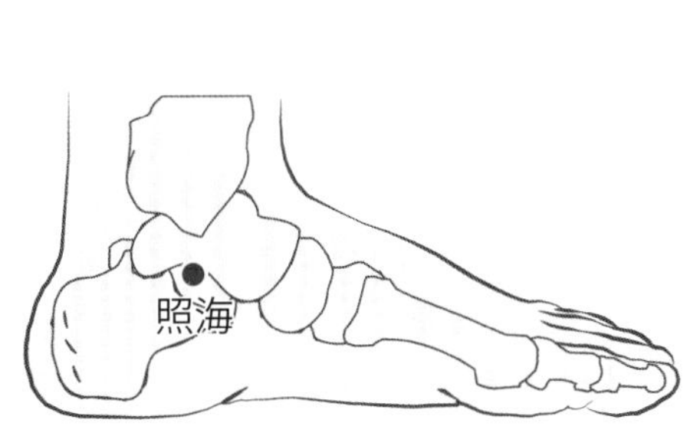

內側面

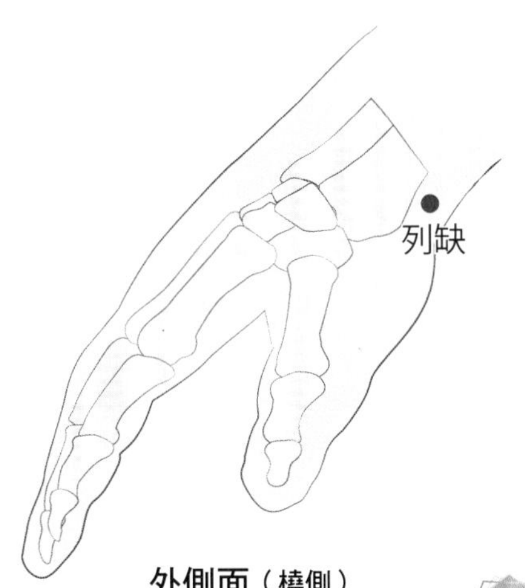

外側面（橈側）

3—四總穴與下合穴

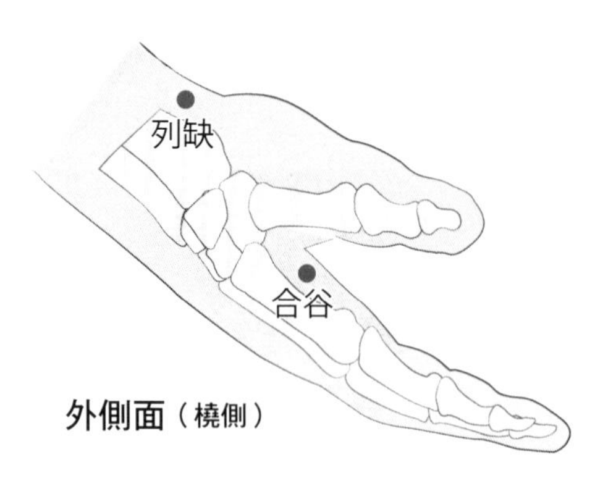

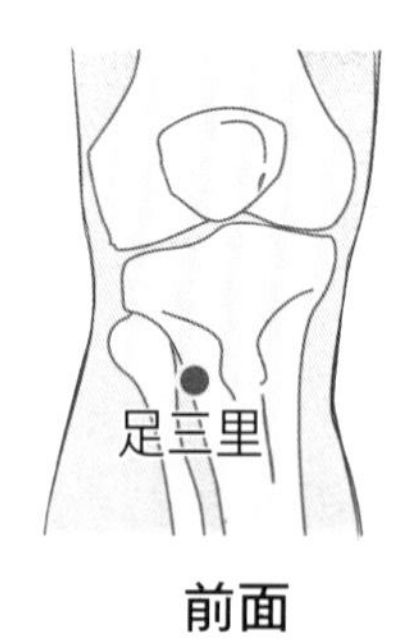

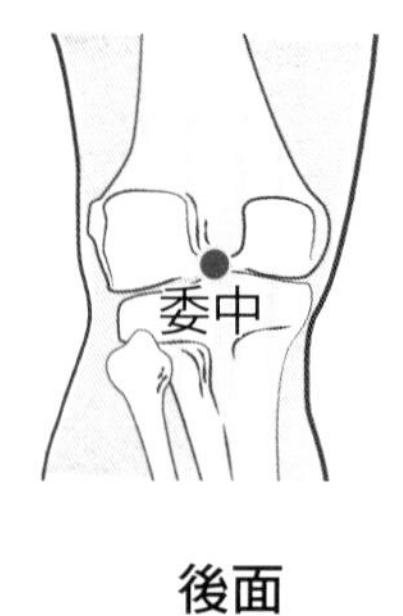

四總穴

四總穴

所謂**四總穴**，指**足三里、委中、列缺、合谷**四個經穴。這四個穴道對於身體某些部位具有特別的治療效果。

【由來】
《針灸聚英》中有最早的相關記載。

【內容】

經穴	治療部位
合谷	顏面部的病證
列缺	頭部、項部的病證
足三里	腹部的病證
委中	腰背部的病證

【臨床應用】
常使用遠隔取穴法。

下合穴

所謂**下合穴**，指胃、大腸、小腸、膀胱、膽、三焦等六腑配合下肢足三陽經的經穴。這類穴道對於六腑病證具有特別的治療效果。

【由來】
《靈樞—邪氣臟腑病形篇》中有最早的相關記載。

【內容】

	經脈	六腑	下合穴
手	陽明經	大腸	**上巨虛**
	少陽經	三焦	**委陽**
	太陽經	小腸	**下巨虛**
足	陽明經	胃	**足三里**
	少陽經	膽	**陽陵泉**
	太陽經	膀胱	**委中**

【臨床應用】
常作為六腑病症的**診察點**與**治療要穴**。

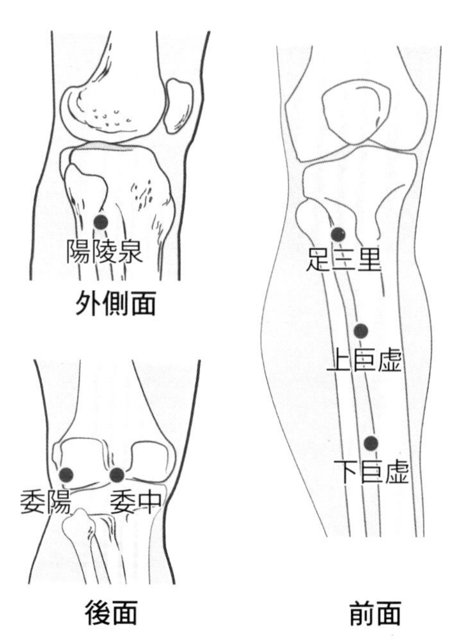

下合穴

第5章

奇穴

経穴の旅

蒲原

東海道五十三次

東洋

1—頭頸部的奇穴（1）

●：奇穴　●：經穴（正穴）

1　四神聰（Ex-HN1）

部位：以百會為中心，在其前後左右外側 1 寸處取四穴。
主治：頭痛、暈眩、癲癇、中風。

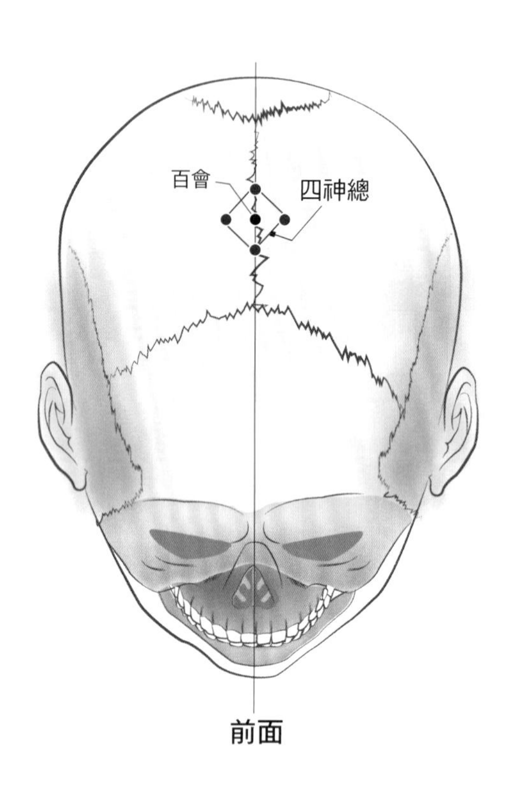

前面

2　印堂（Ex-HN3）

部位：眉間中央凹陷處取之。
主治：頭痛、頭重、鼻部疾病、失眠、失眠症。

3　魚腰（Ex-HN4）

部位：顏面部、瞳孔正上方、眉毛中央處取之。
主治：三叉神經痛、顏面神經麻痺、眼部疾病。

4　球後（Ex-HN7）

部位：顏面部、於外眼角與內眼角的連線外側 1/4 處垂線上、眼窩下緣處取之。
主治：視神經炎、視神經萎縮、近視。

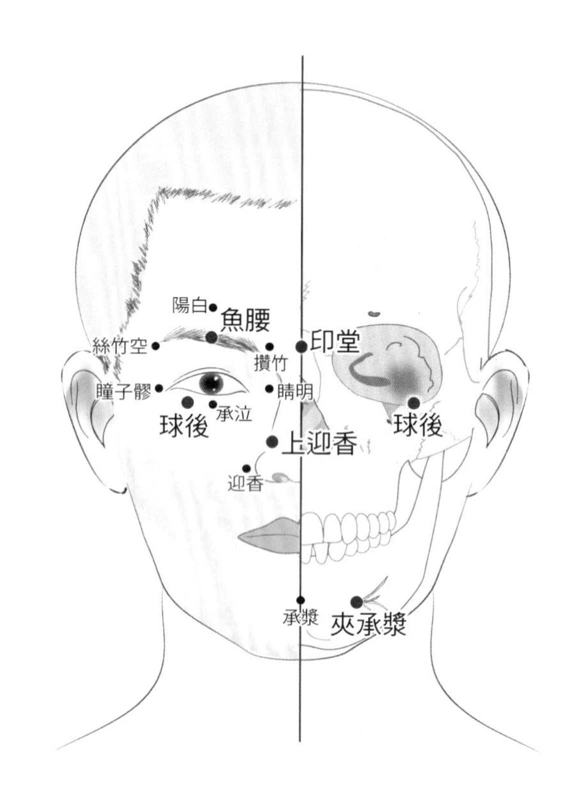

5　太陽（Ex-HN5）

部位：顏面部、眉毛外側端與外眼角中央後方 1 寸的凹陷處取之。
主治：頭痛、高血壓、眼部疾病、顏面神經麻痺。

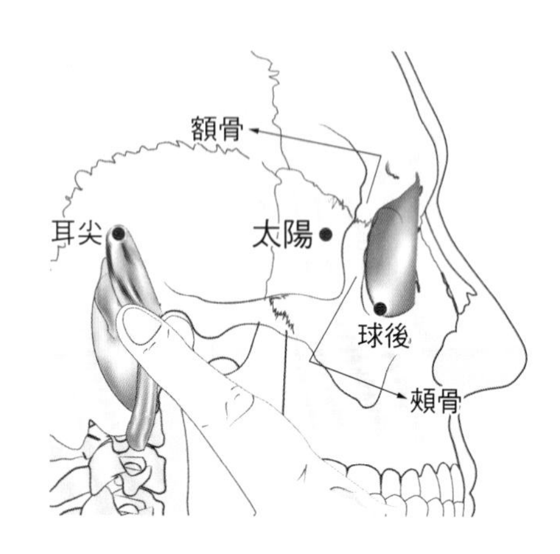

外側面

6　上迎香（Ex-HN8）

部位：鼻翼軟骨與鼻甲邊界處取之。
主治：鼻部疾病。

7　夾承漿（UEx-HN27）

部位：顏面部、承漿穴外側 1 寸處取之。頦孔、頜下神經（三叉神經第 3 分支）分支而出之處。
主治：牙根發炎、下齒痛、顏面神經麻痺、三叉神經（第 3 分支）痛。

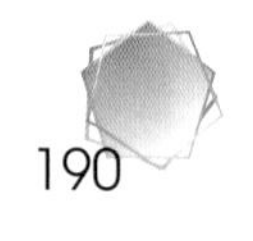

1—頭頸部的奇穴（2）

●：奇穴　●：經穴（正穴）

8　耳尖（Ex-HN6）

部位：頭顳部、耳廓上方、將耳朵往前折起時，可於耳尖處取之。
主治：頭痛、眼部疾病。

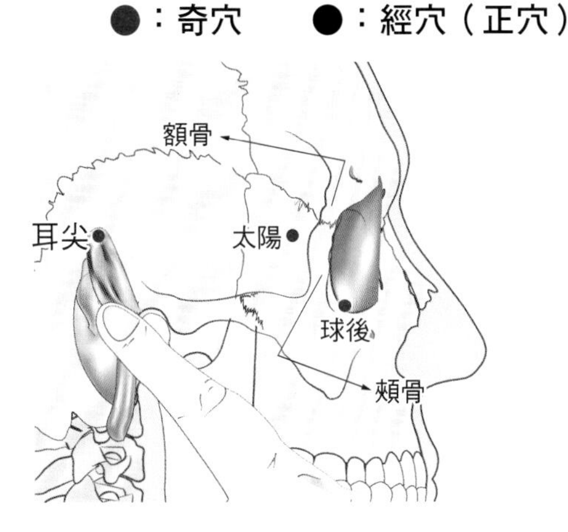

外側面

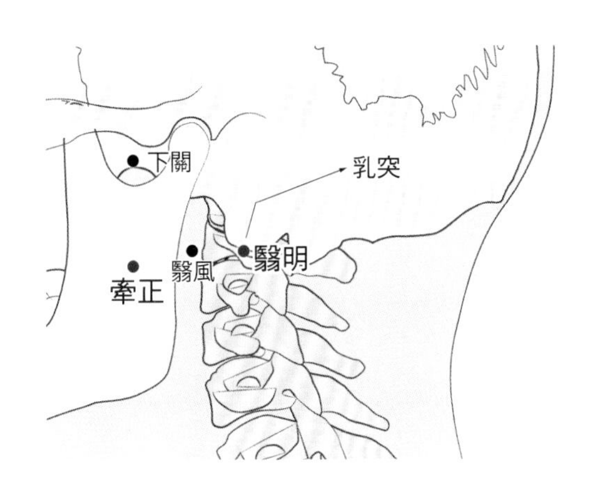

外側面

9　翳明（Ex-HN14）

部位：翳風後1寸、乳突下緣取之。
主治：眼部疾病、耳下腺炎、暈眩、耳鳴、失眠。

10　牽正

部位：顏面部、下關穴下方的延長垂線與通過耳垂下緣的水平線交點處取之。
主治：顏面神經麻痺、耳下腺炎、口腔潰瘍。

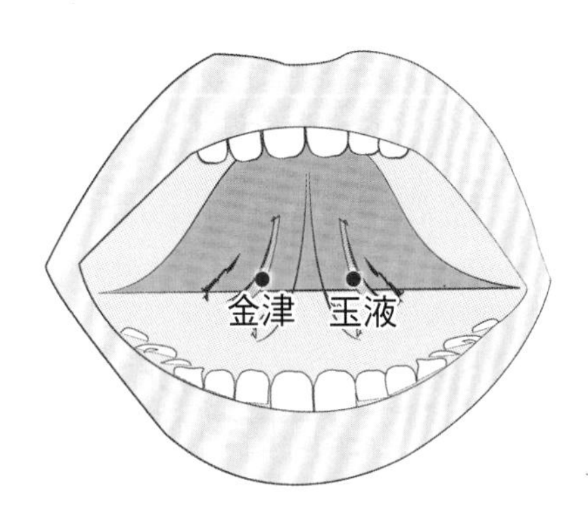

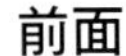

前面

11　金津（Ex-HN12）、玉液（Ex-HN13）

部位：於舌頭下面的舌小帶兩側靜脈上取之，左側稱為金津，右側稱為玉液。
主治：失語症、口腔糜爛。

12　頸百勞（Ex-HN15）

部位：大椎上2寸、背正中線外1寸處取之。
主治：頸部疾病。

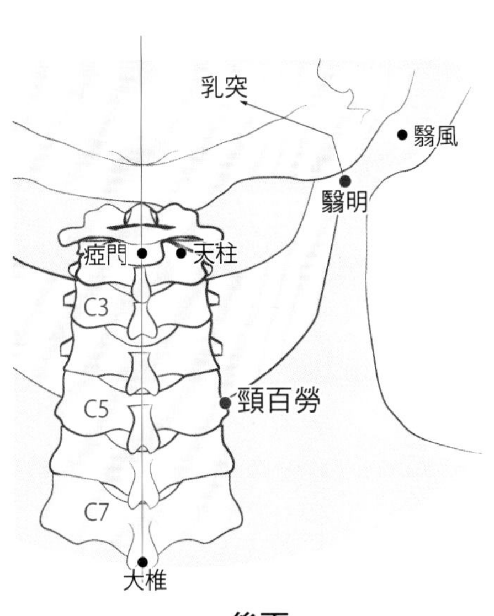

後面

2—軀幹部的奇穴（1）

●：奇穴　●：經穴（正穴）

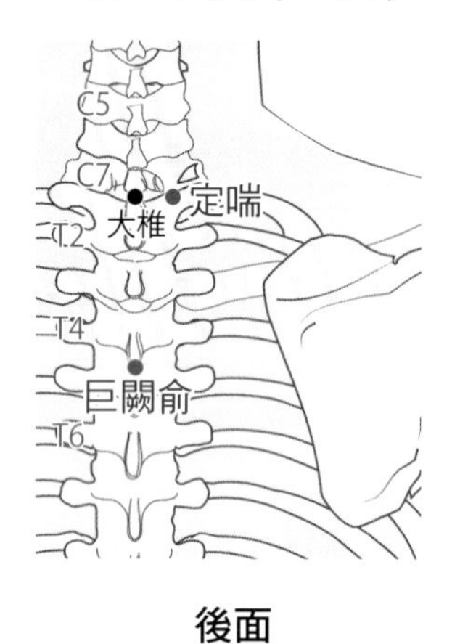

後面

13　定喘（Ex-B1）別名：治喘

部位：上背部、大椎外5分處取之。
主治：咳嗽、氣喘、蕁麻疹、上肢痲痹。

14　巨闕俞

部位：上背部、後正中線上、第4胸椎棘突正下方取之。
主治：心臟疾病、呼吸器官疾病。

15　接脊（UEx-B4）別名：接骨

部位：腰部、後正中線上、第12胸椎棘突正下方取之。
主治：脊椎及脊髓疾病、小兒腹部疾病。

16　胃脘下俞（Ex-B3）

部位：上背部、第8胸椎棘突外側1.5寸處取之。
主治：胃痛、腹痛、肋間神經痛。

17　痞根（Ex-B4）

部位：腰部、第1腰椎棘突外側3.5寸處取之。
主治：胃痛、腰痛、下痢。

18　腰眼（Ex-B7）

部位：腰部、第4腰椎棘突外3.5寸處取之。
主治：腰痛、泌尿、生殖系統疾病。

19　下極俞

部位：腰部、第3腰椎棘突正下方取之。
主治：腰痛、下痢、腹部疾病、下腹部發冷、生殖系統疾病。

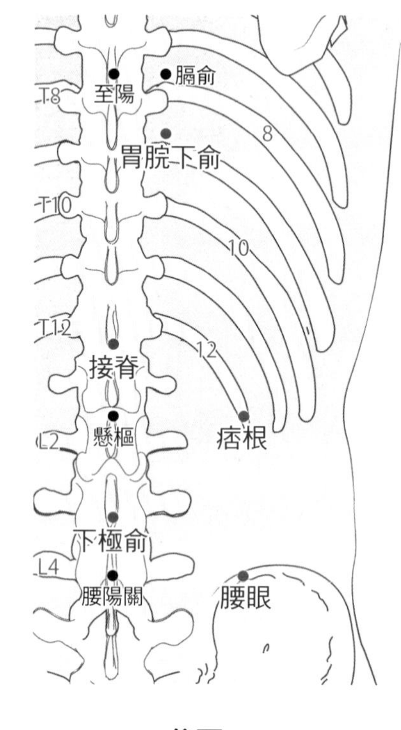

後面

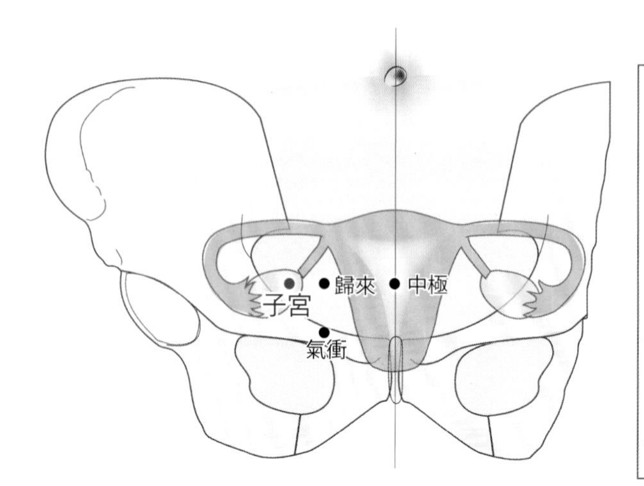

前面

20　十七椎（Ex-B8）

別名：上仙

部位：腰部、第5腰椎棘突正下方取之。
主治：腰痛、下肢痲痺、經痛。

21　子宮（Ex-CA1）

部位：下腹部、神闕穴下方4寸、中極外側3寸處取之。
主治：婦科疾病、不孕症。

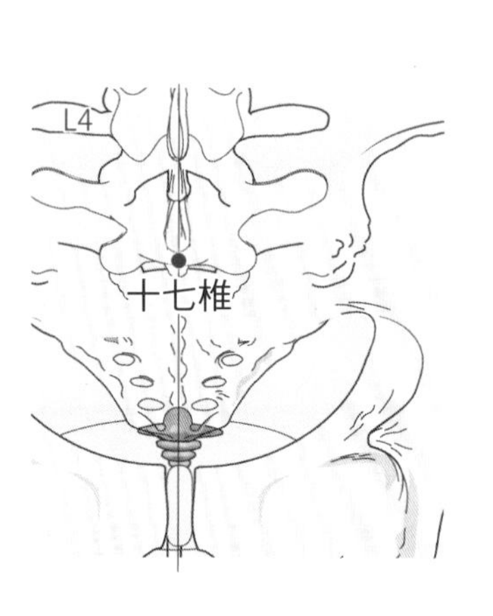

前面

2—軀幹部的奇穴（2）

●：奇穴　●：經穴（正穴）

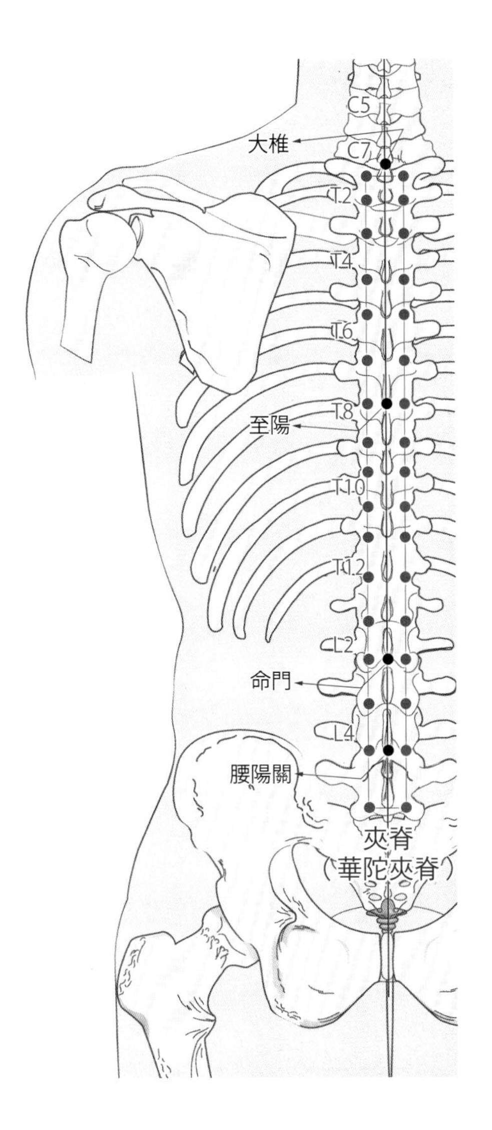

後面

22　夾脊（Ex-B2）別名：華陀夾脊

部位：背部、第1胸椎棘突到第5腰椎棘突的各棘突下緣同高處，其左右外側5分處取之。左右各17穴，共34穴。

主治：胸腹部的慢性疾病。

23　小兒筋差灸穴

部位：男孩取左肝俞與右脾俞、女孩取右肝俞與左脾俞。

主治：小兒疾病（尤其是消化不良）。

24　胃的六個灸穴

部位：上背部、膈俞、肝俞、脾俞的左右6穴。

主治：胃部疾病。

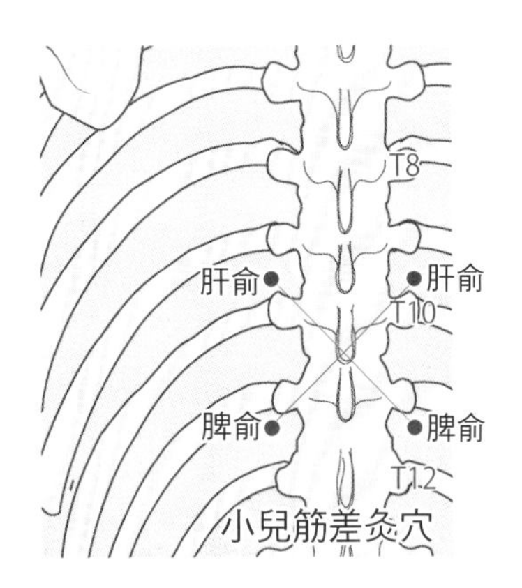

後面

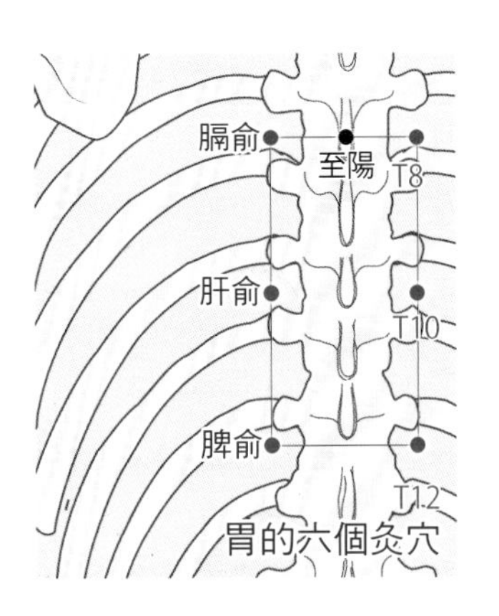

後面

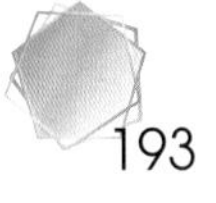

3—上肢的奇穴

●：奇穴　●：經穴（正穴）

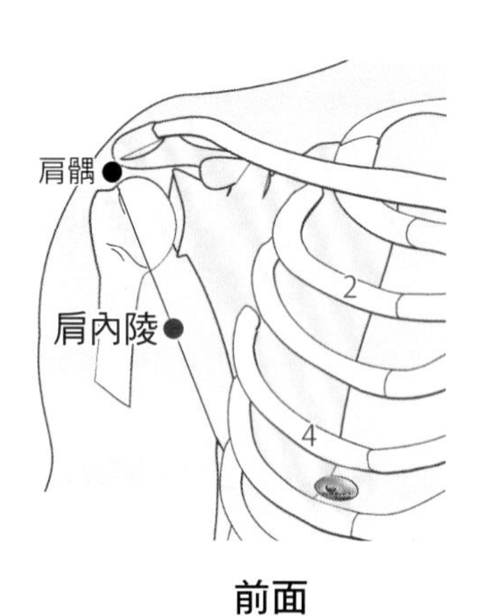

前面

25　肩內陵　別名：肩前

部位：上肢自然下垂，肩髃穴與腋窩橫紋前端的中點取之。

主治：肩關節疾病、上肢運動障礙。

26　二白（Ex-UE2）

部位：前臂前側、腕關節橫紋上方4寸、橈側屈腕肌腱兩側取之。

主治：前臂痛、痔瘡。

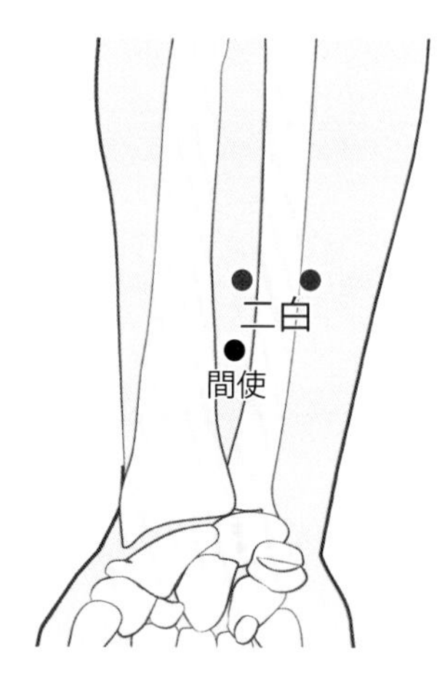

前面

27　腰痛點（Ex-UE7）

部位：手背第2、3掌骨底間凹陷處與第4、5掌骨底間凹陷處兩點取之。

主治：閃到腰。

28　落枕（Ex-UE8）別名：外勞宮

部位：手背第2、3掌指關節間的近端凹陷處取之。

主治：落枕。

29　四縫（Ex-UE10）

部位：手掌面、食指、中指、無明指、小指的掌側、近端指骨間關節橫紋的中央取之。

主治：小兒消化不良、下痢。

30　八邪（Ex-UE9）

部位：手背、輕輕握拳，於各掌指關節之間的背側取之。

主治：手部運動麻痺、牙痛、頭痛。

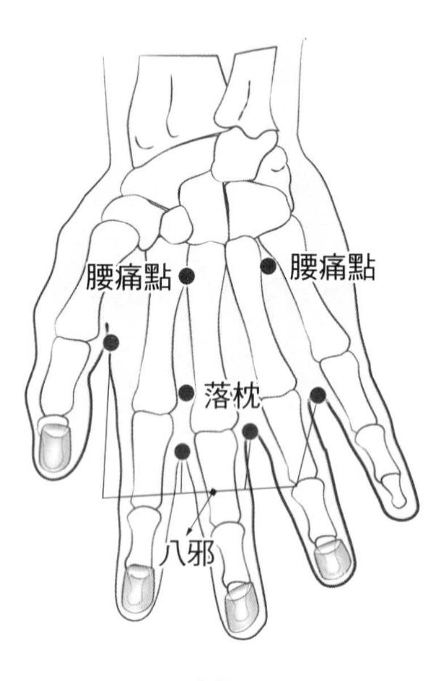

手背面

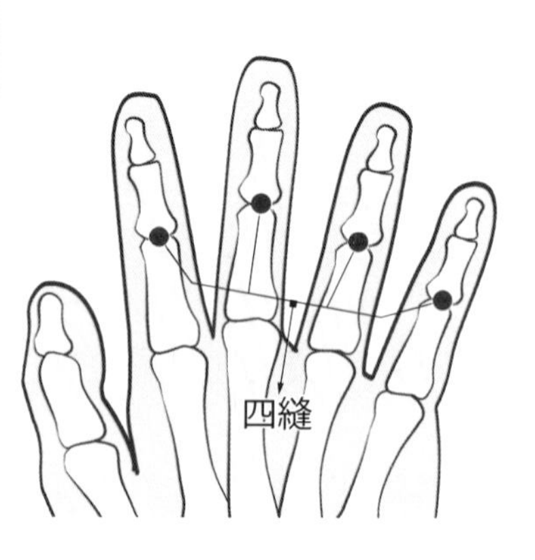

手掌面

31　十宣（Ex-UE11）

部位：雙手十指尖端的中央處取之。

主治：急救穴。

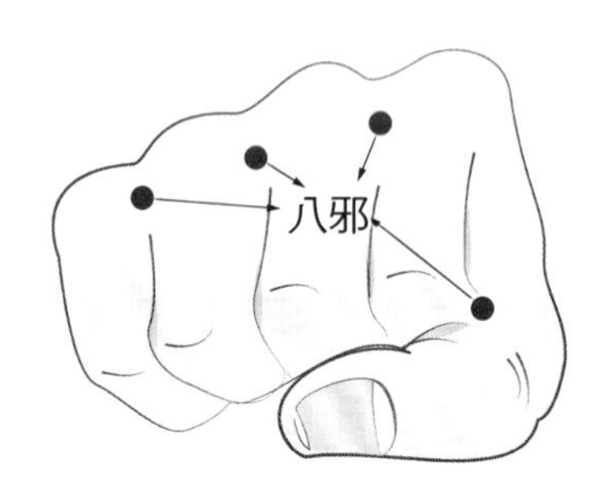

手背面

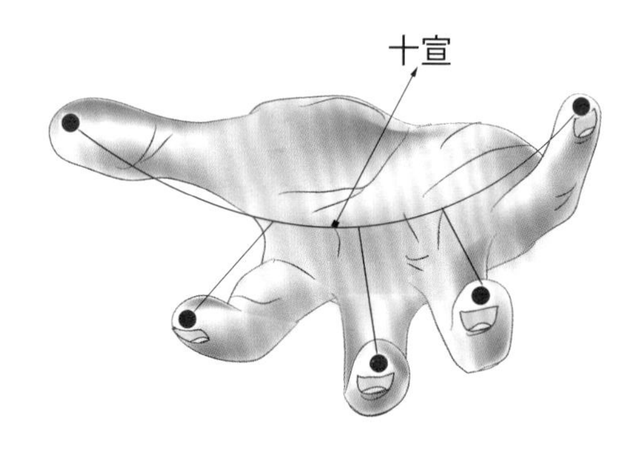

手掌面

4 — 下肢的奇穴

●：奇穴　●：經穴（正穴）

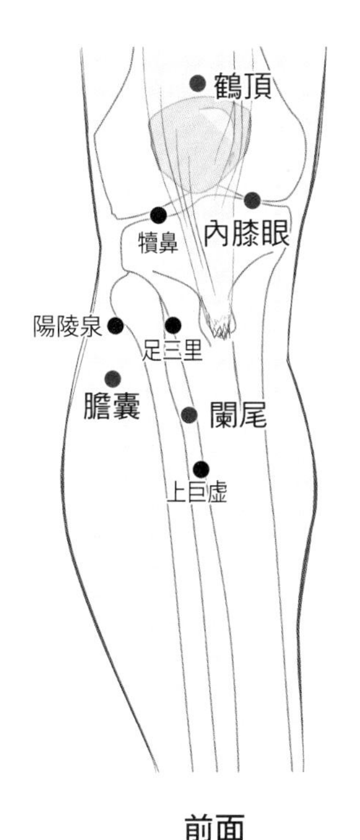

前面

32　鶴頂（Ex-LE2）

部位：髕骨上緣中央的凹陷處取之。
主治：膝關節疾病、下肢麻痺。

33　內膝眼（Ex-LE4）別名：膝頂

部位：膝蓋前側、髕骨韌帶內側凹陷處取之。
主治：膝關節疾病。

34　膽囊（Ex-LE6 別名：膽囊點）

部位：陽陵泉穴下方1寸處取之。
主治：膽囊疾病。

35　闌尾（Ex-LE7）

部位：足三里穴下方2寸處取之。
主治：盲腸炎、胃痛。

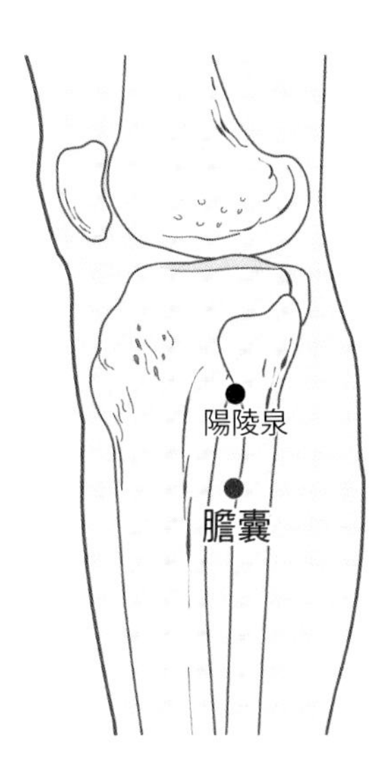

外側面

36　八風（Ex-LE10）

部位：腳背的各蹠趾節關節間取之。
主治：腳痛、足部感覺異常、頭痛。

37　裏內庭

部位：腳底、第2蹠趾關節稍後方取之。
主治：食物中毒、食積、腹痛、嘔吐、下痢。

38　失眠

部位：腳底、腳跟中央取之。
主治：失眠症、下肢發冷、水腫。

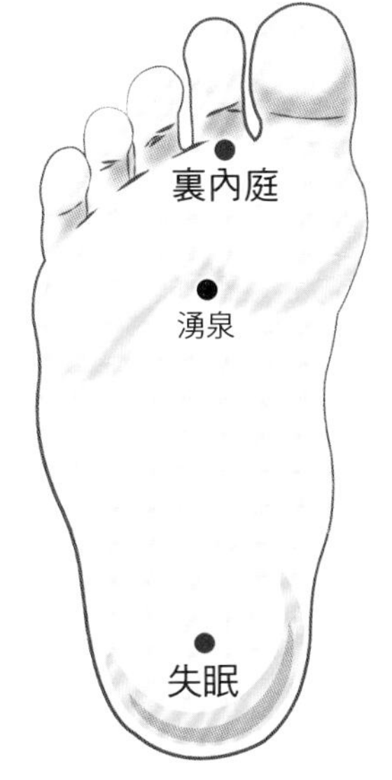

腳底

八風

腳背面

古典配穴法

39　中風七穴

部位：說法1　百會、曲鬢、肩井、風市、足三里、懸鐘、曲池。
　　　說法2　百會、風池、大椎、肩井、足三里、間使、曲池。
主治：半側麻痺、語言障礙。

40　腳氣的八處穴位

部位：風市、伏兔、外膝眼、犢鼻、足三里、上巨虛、下巨虛、懸鍾等8穴。
主治：腳氣病。

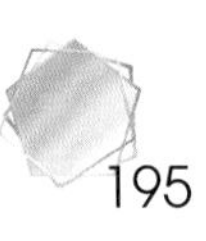

第6章

耳穴、頭針

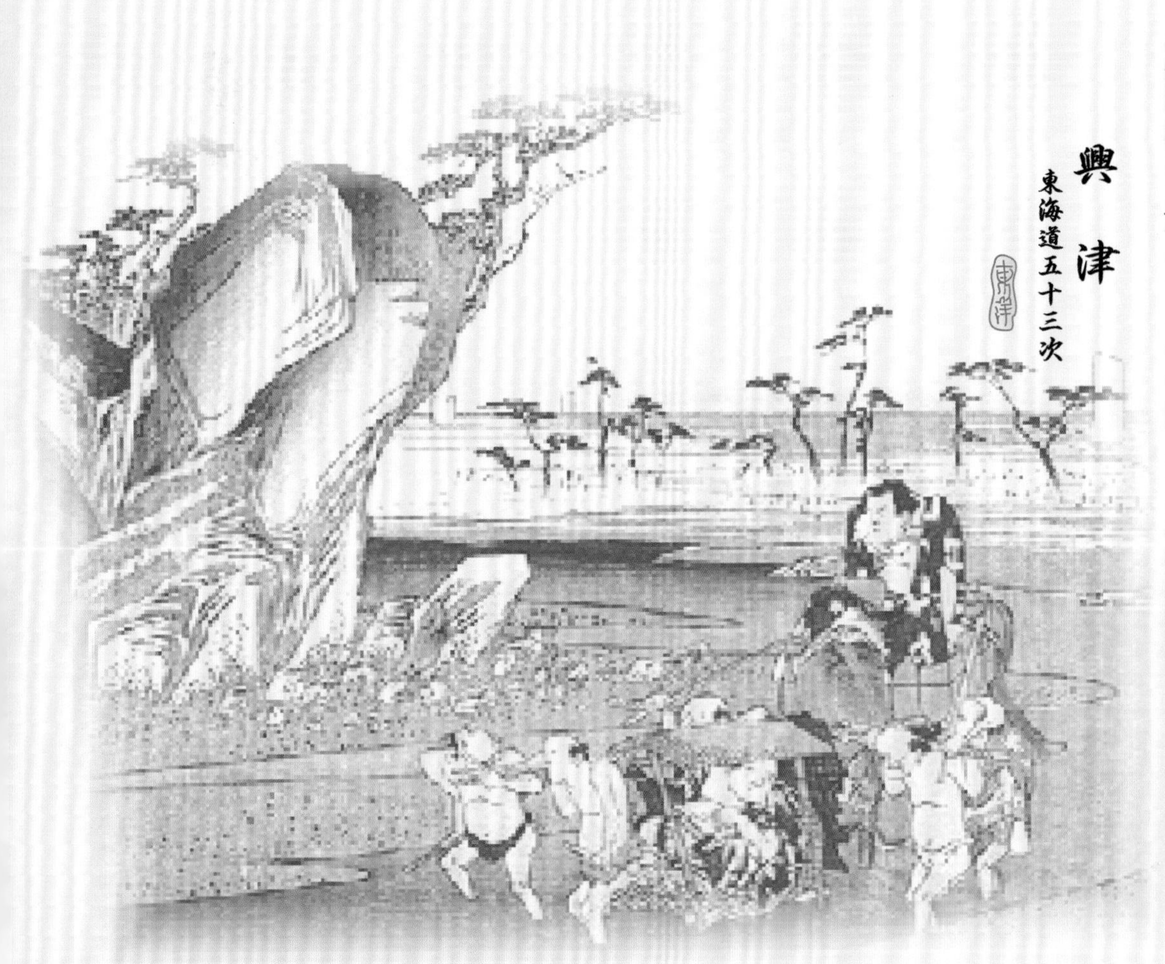

6-1

耳針

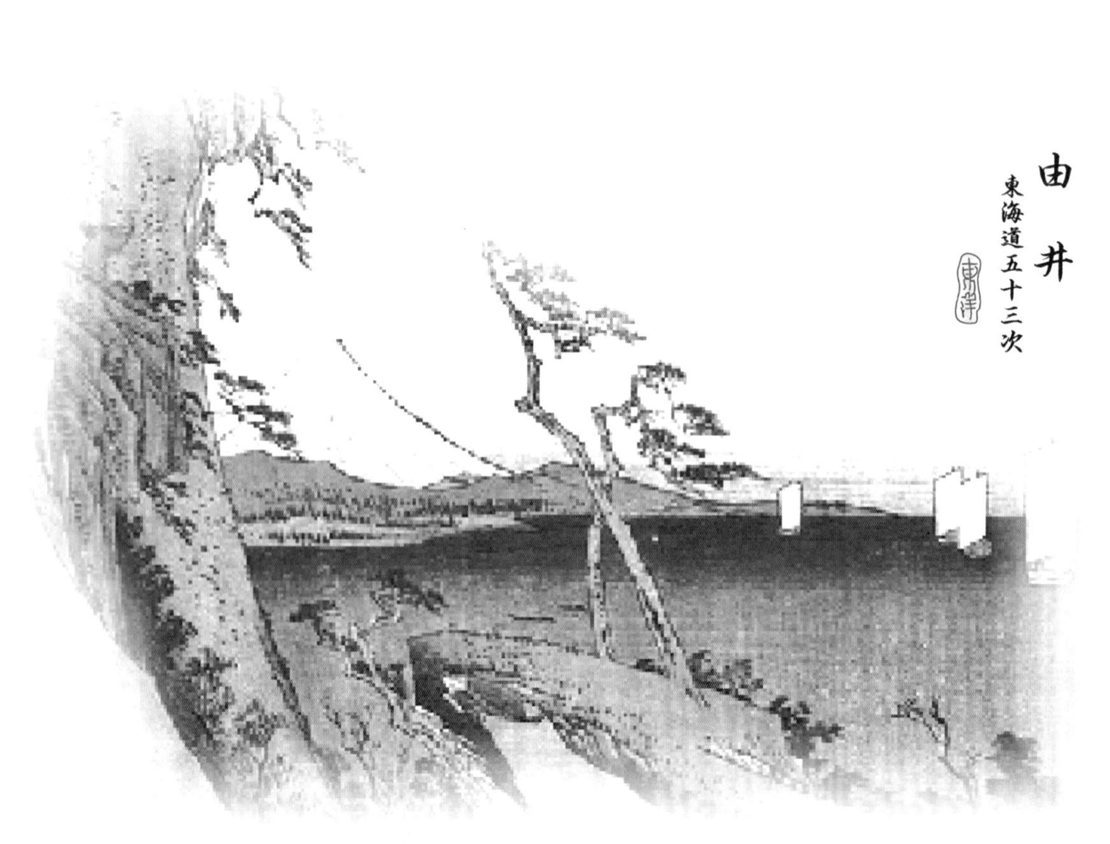

経穴の旅

由井

東海道五十三次

1. 耳 針

1—耳廓的體表解剖（1）

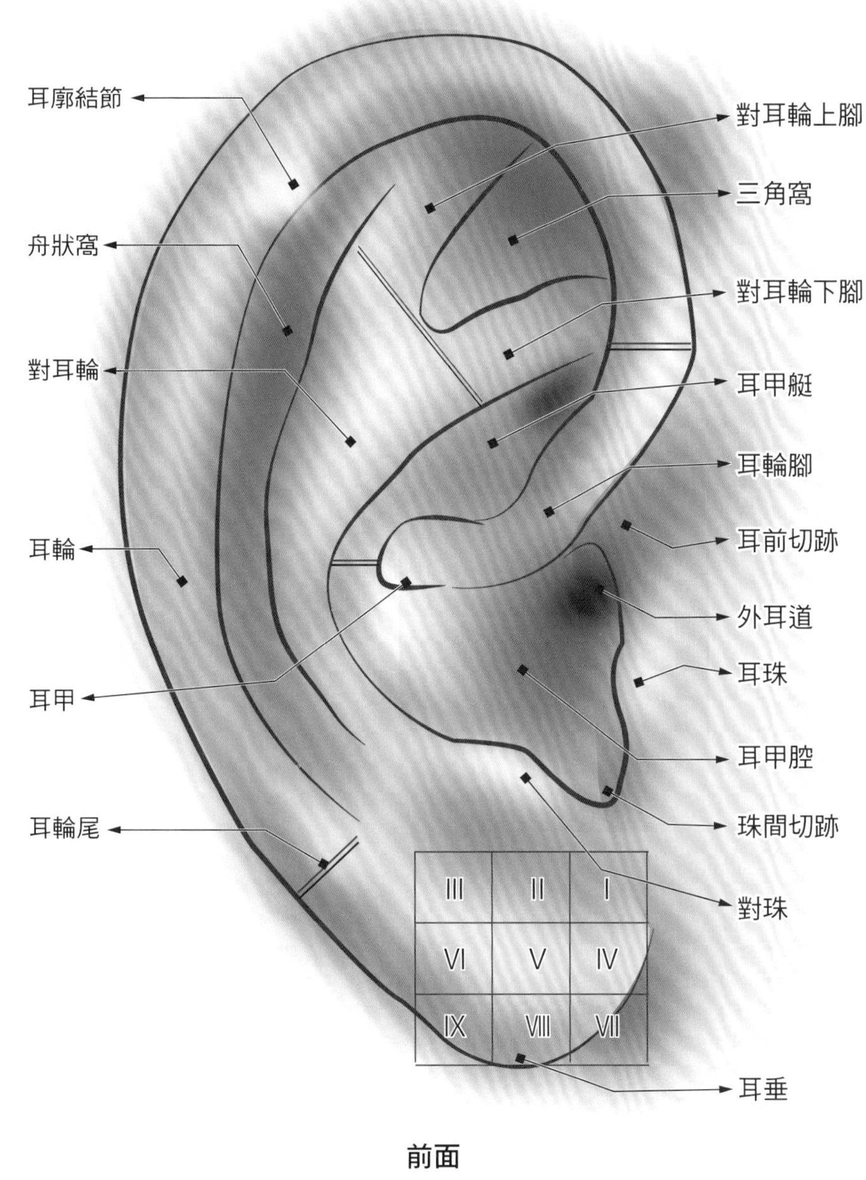

前面

1 耳輪

耳朵形成C狀輪廓的部分。

①耳輪腳：耳輪前端在外耳道凹陷處往橫向突起的部分。

②耳廓結節：耳輪後上方突起的部分。

③耳輪尾：耳輪與耳垂的交界處。

2 對耳輪

耳輪內側與耳輪平行而隆起處。

①舟狀窩：耳輪與對耳輪之間的凹陷處。

②對耳輪上腳與下腳：產生分叉的對耳輪上端之上與下的部分。

3 三角窩

對耳輪上腳與下腳之間的凹陷處。

4 耳甲艇與耳甲腔

對耳輪內側的深凹陷處稱為耳甲，耳甲被耳輪腳分為兩個凹陷處，上面的稱為耳甲艇，下面的稱為耳甲腔。

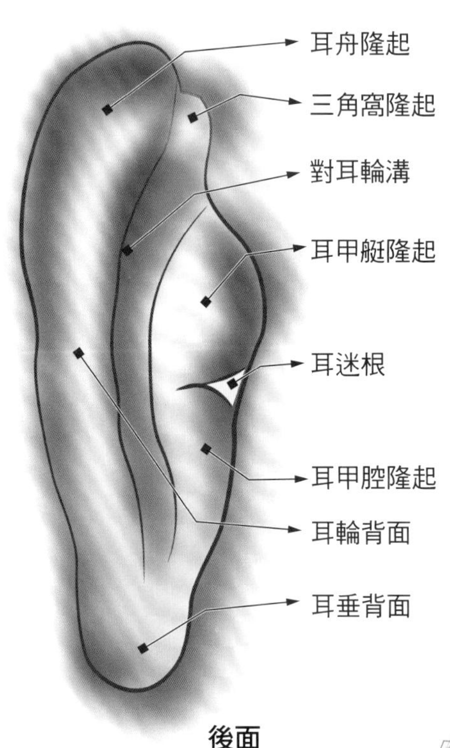

後面

5 耳珠

外耳道前方隆起而看起來像屏風的部分稱為耳珠。

①對珠：對耳輪下端突出的部分稱為對珠。

②耳前切跡與珠間切跡：耳珠上緣與耳輪腳之間為耳前切跡。耳珠下緣與對珠之間可看到珠間切跡。

6 耳垂

耳朵下端，沒有軟骨而富含脂肪組織的部分稱為耳垂。

耳垂的9區分法
①畫出一條經過珠間切跡的水平線。②與③：此乃與①的平行線，將耳垂橫向分為三等分。④與⑤：此乃與①的垂直線，將耳垂垂直分為三等分。根據這些水平線與垂直線，可以將耳垂分為九個區域。

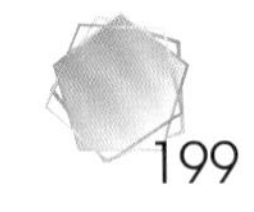

1—耳廓的體表解剖（2）

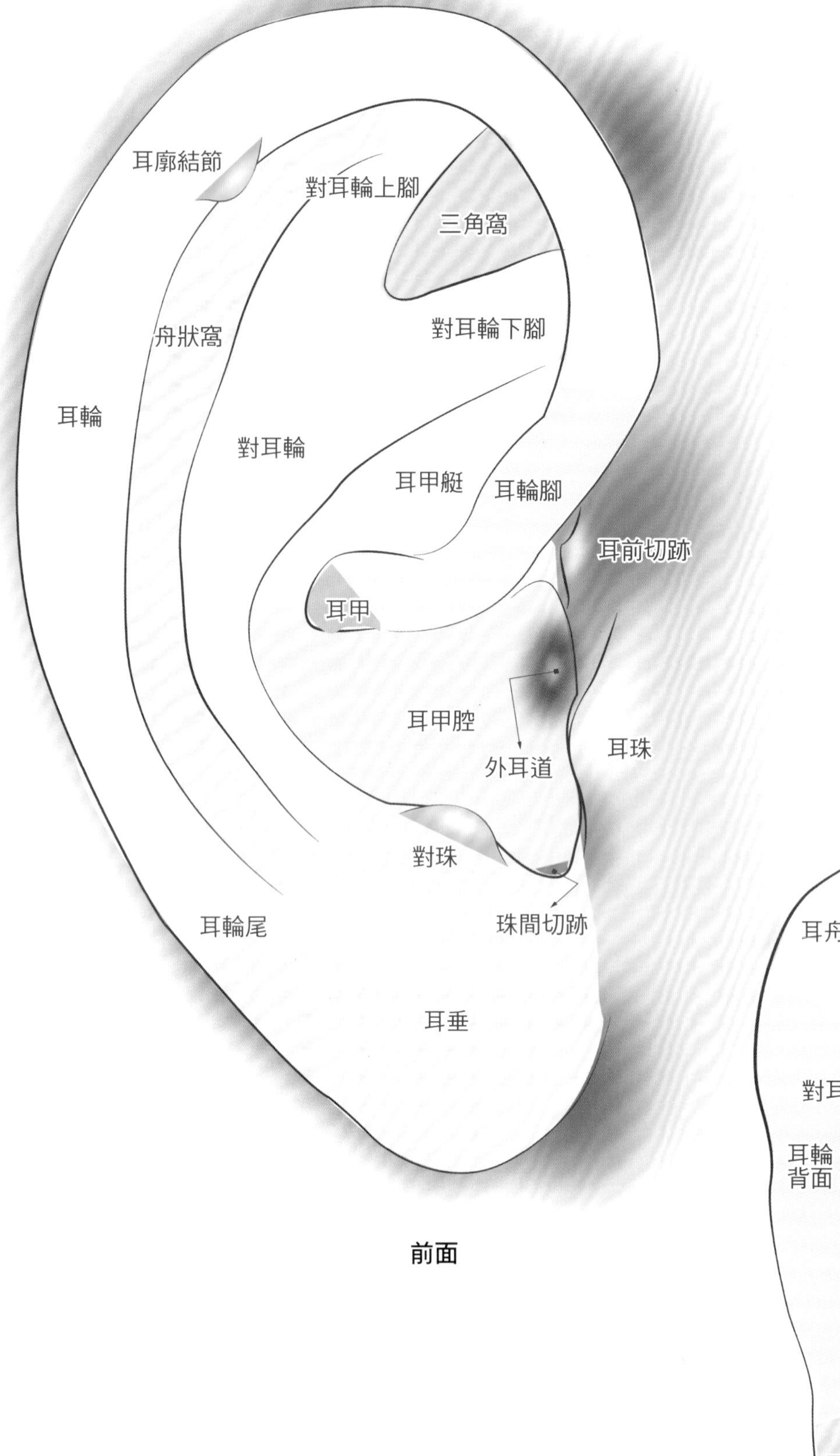

前面

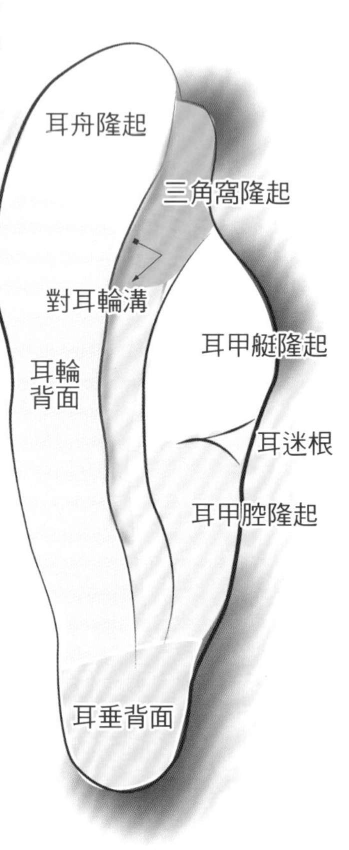

後面

2—耳穴（1）

枕：枕外隆起的部分。
顳：鬢角處。耳朵上方、眼尾、咀嚼時感覺到移動的部分。
緣中：別名腦點，可調節腦下垂體功能。

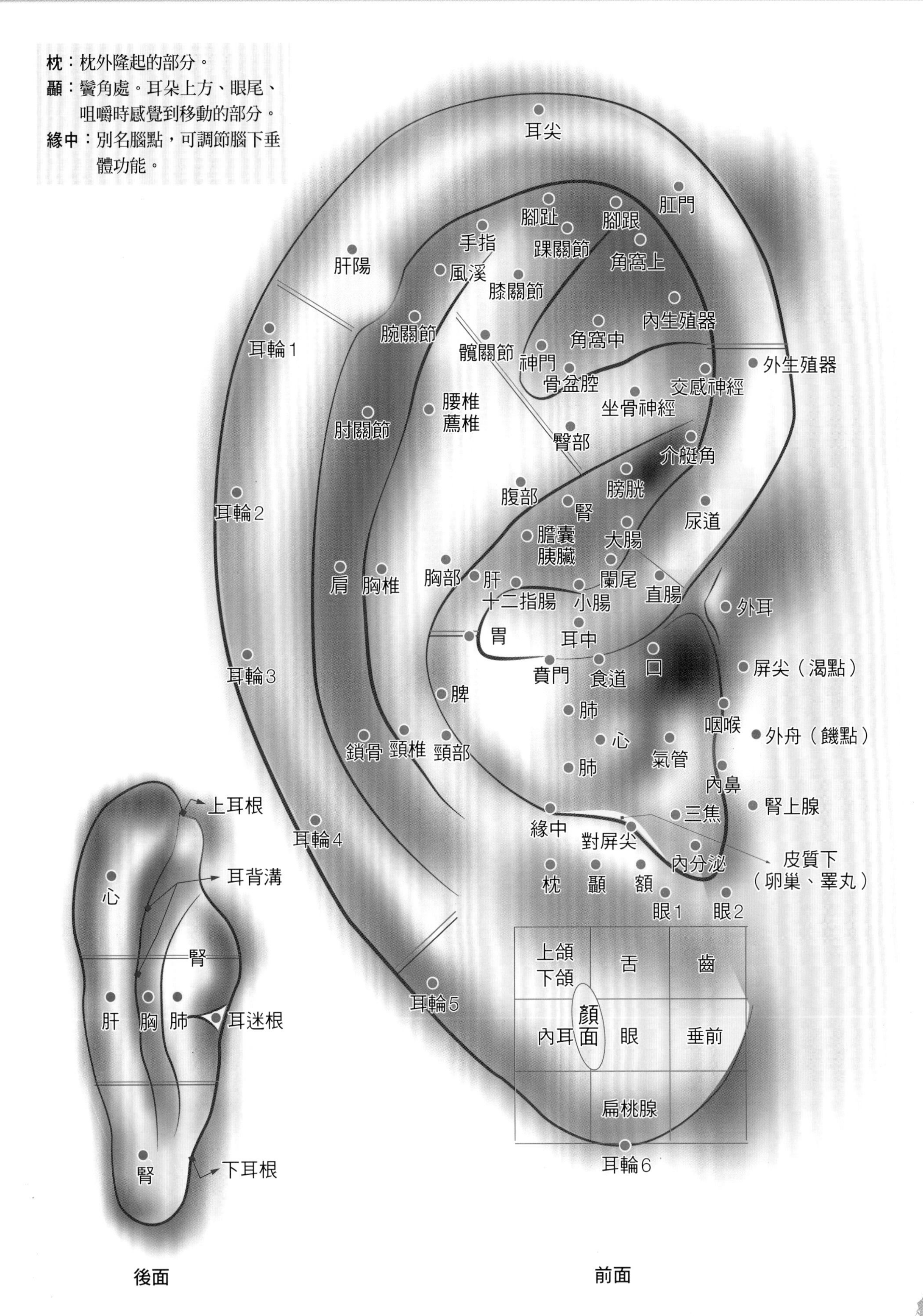

2—耳穴（2）

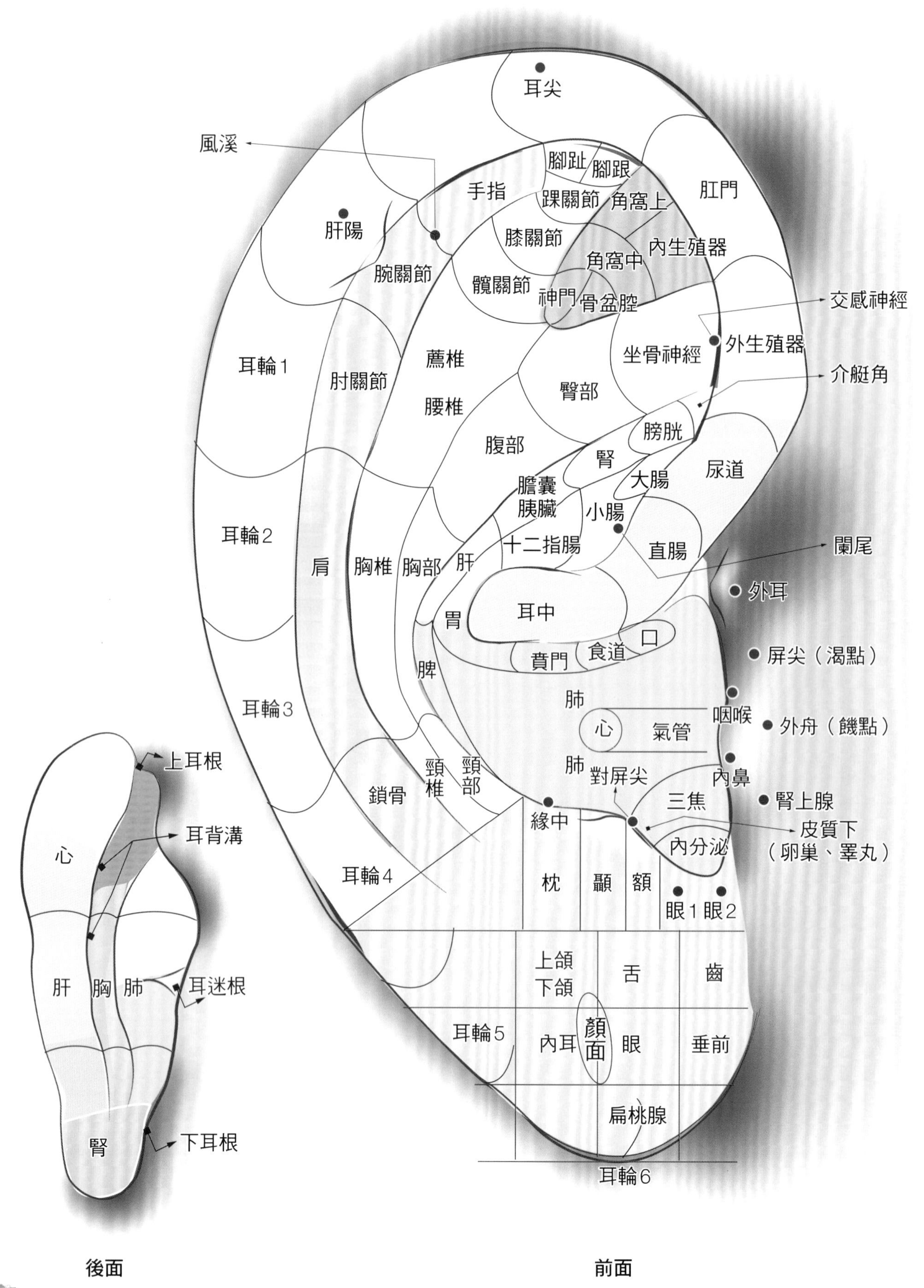

耳尖
風溪
腳趾
腳跟
手指
踝關節
角窩上
肛門
肝陽
膝關節
內生殖器
腕關節
角窩中
髖關節
神門
骨盆腔
交感神經
外生殖器
坐骨神經
介艇角
耳輪1
肘關節
薦椎
臀部
腰椎
腹部
膀胱
腎
尿道
大腸
膽囊
胰臟
小腸
耳輪2
十二指腸
直腸
闌尾
肩
胸椎
胸部
肝
外耳
耳中
胃
口
屏尖（渴點）
食道
賁門
脾
肺
咽喉
外舟（饑點）
耳輪3
心
氣管
上耳根
肺
內鼻
頸椎
頸部
對屏尖
腎上腺
鎖骨
三焦
緣中
皮質下
（卵巢、睪丸）
耳背溝
心
內分泌
耳輪4
枕
顳
額
眼1
眼2
上頜
下頜
舌
齒
肝
胸
肺
耳迷根
耳輪5
內耳
顏面
眼
垂前
扁桃腺
腎
下耳根
耳輪6
後面
前面

6-2

頭針

経穴の旅

江尻

東海道五十三次

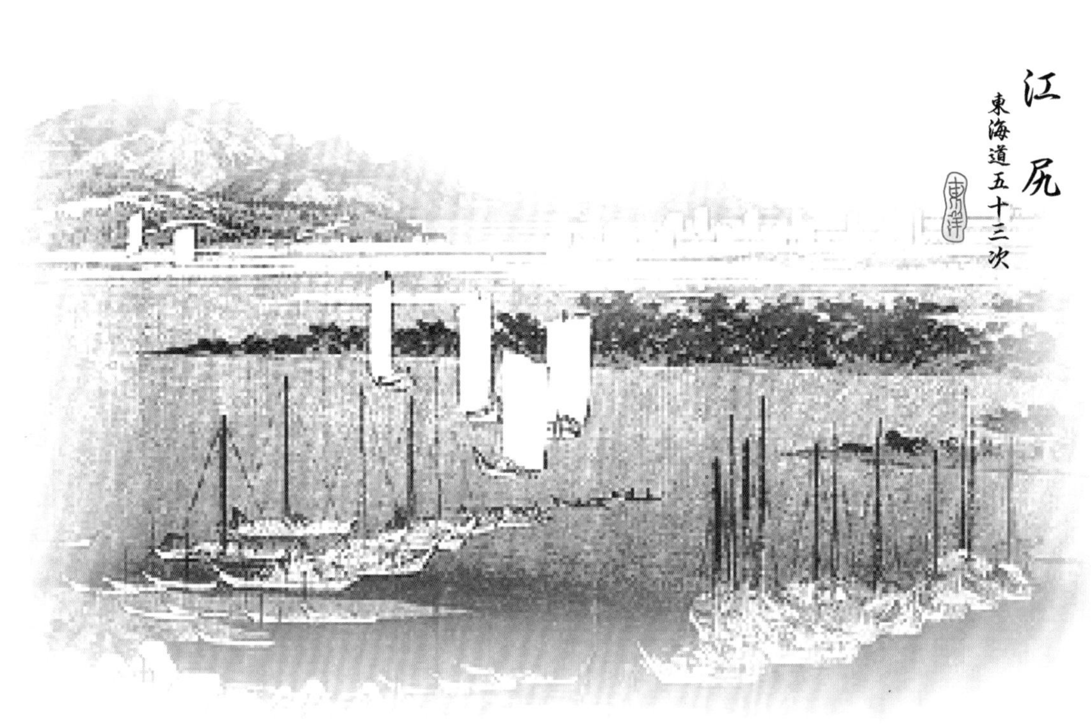

1—額區

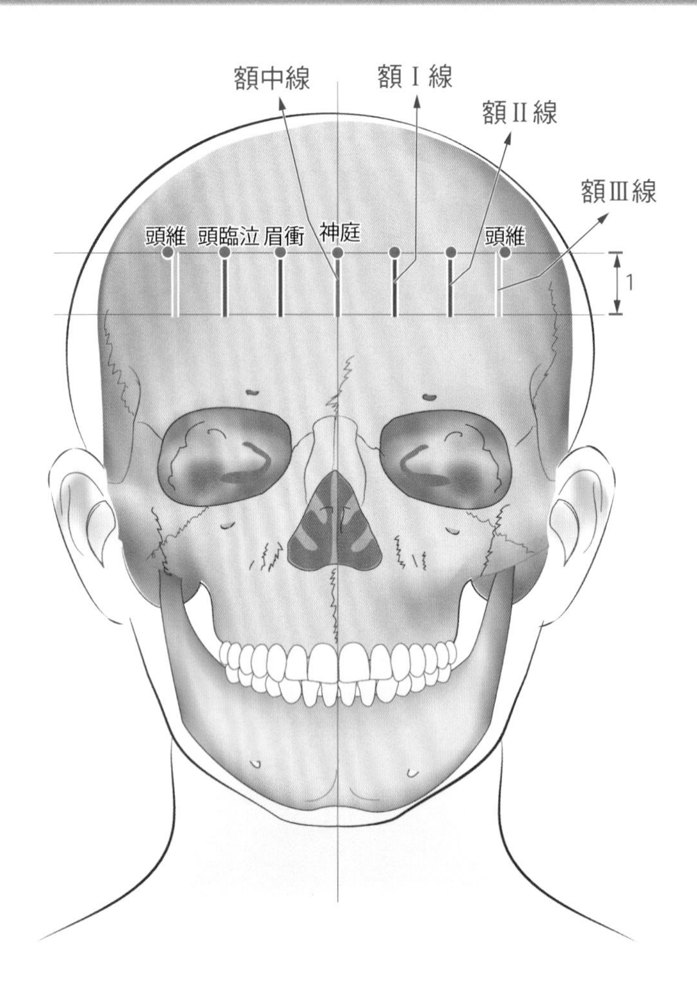

前面

部位	頭針名稱	取穴方法	主治
額區	額中線（MS1額中線）	前正中線上、以神庭（督脈）為基點，往下方延伸1寸的垂直線上取之。	癲癇、精神疾病、鼻病。

部位	頭針名稱	取穴方法	主治
額區	額Ⅰ線（MS2額旁Ⅰ線）	內眼角正上方、以眉衝（膀胱經）為基點，往下方延伸1寸的垂直線上取之。	胸痛、心悸、氣喘、打嗝。
	額Ⅱ線（MS3額旁Ⅱ線）	瞳孔正上方、以頭臨泣（膽經）為基點，往下方延伸1寸的垂直線上取之。	急慢性胃炎、胃十二指腸潰瘍、肝膽疾病。
	額Ⅲ線（MS4額旁Ⅲ線）	以頭維（胃經）為基點，往下方延伸0.75寸的垂直線上取之。	生殖器相關疾病、性功能障礙、頻尿。

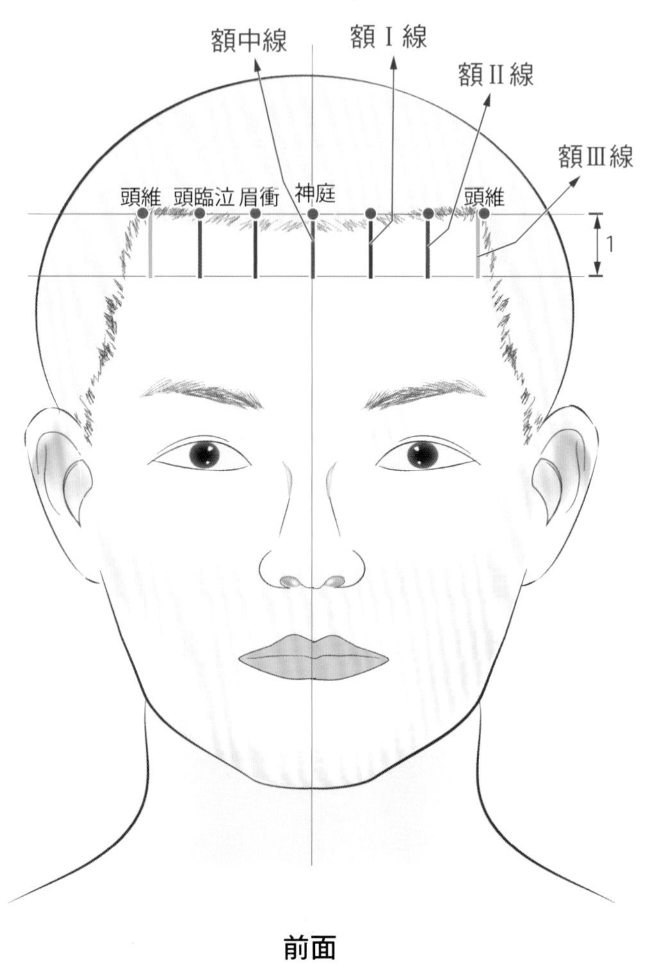

前面

2. 頭　　針

2—頂區

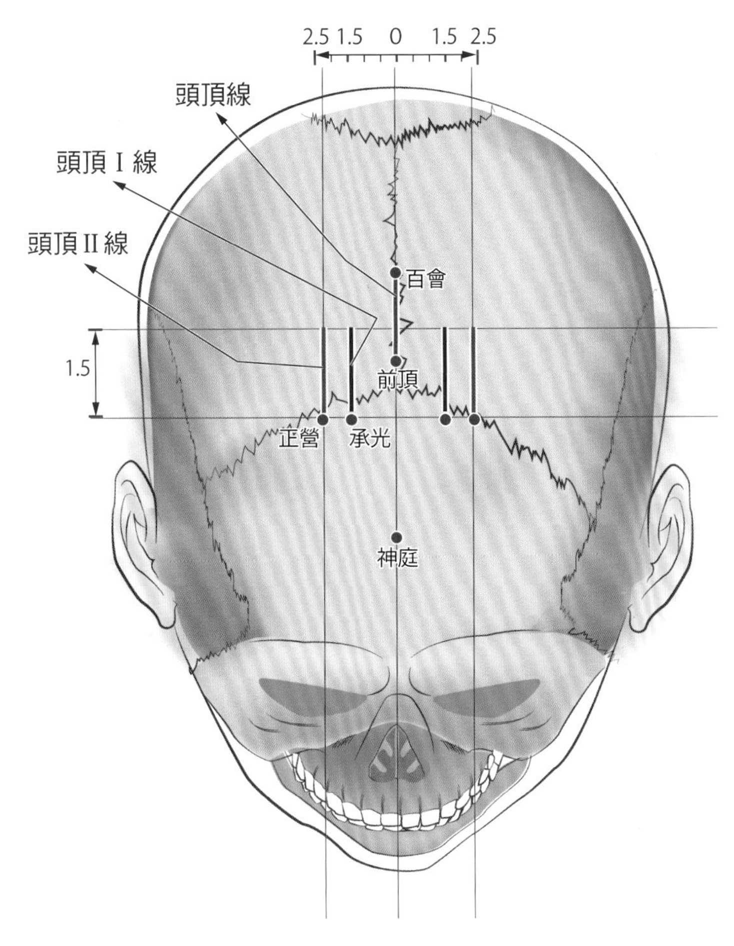

部位	頭針名稱	取穴方法	主治
頂區	頭頂線（MS5額中線）	正中線上、百會（督脈）到前頂（督脈）的直線上取之。	下肢疾病（痙攣性麻痺、遲緩性麻痺、疼痛）、多尿症、小兒夜尿症、高血壓、頭痛。

部位	頭針名稱	取穴方法	主治
頂區	頭頂 I 線（MS8額旁 I 線）	正中線外側1.5寸、從通天（膀胱經）往後方延伸1.5寸的直線上取之。	腰與下肢疾病（痙攣性麻痺、遲緩性麻痺、疼痛及肌肉萎縮等）。
	頭頂 II 線（MS9額旁 II 線）	正中線外側2.25寸、正營（膽經）到承靈（膽經）長1.5寸的直線上取之。	肩膀與上肢疾病（痙攣性麻痺、遲緩性麻痺、疼痛及肌肉萎縮等）。

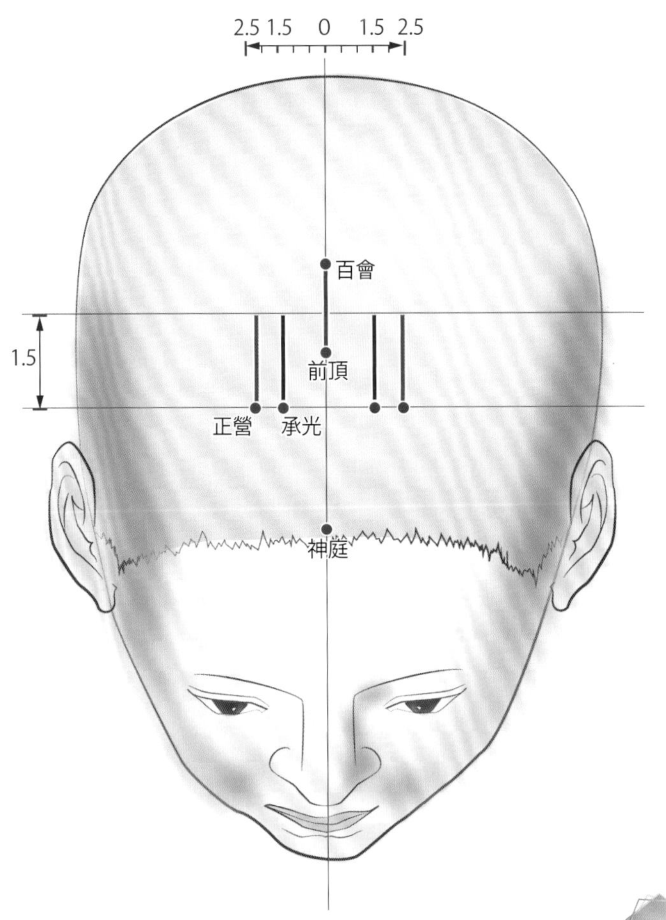

3—顳區

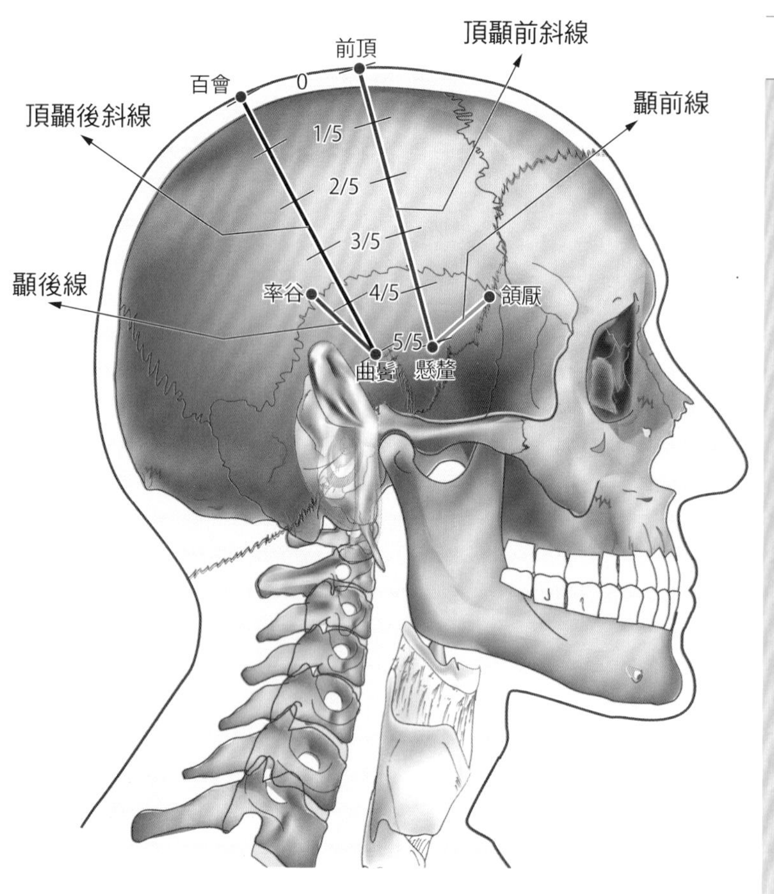

外側面

※顳：鬢角

部位	頭針名稱	取穴方法	主治
顳區	頂顳前斜線（MS 6 顳前斜線）	頭頂部與顳部、將前頂（督脈）到懸釐（膽經）的斜線分為五等分。	中樞性運動區異常疾病。①上 ⅕ 區域：對側下肢與軀幹部麻痺。②中 ⅖ 區域為反對側之上肢麻痺。③下 ⅖ 區域：核上性顏面麻痺、運動性失語症與腦動脈硬化。
	頂顳後斜線（MS 7 顳後斜線）	頭頂部與顳部、將百會（督脈）到曲鬢（膽經）的斜線分為五等分。	中樞性感覺區異常疾病。①上 ⅕ 區域：對側下肢與軀幹部感覺異常。②中 ⅖ 區域：對側上肢感覺異常。③下 ⅖ 區域：頭部顏面感覺異常。

部位	頭針名稱	取穴方法	主治
顳區	顳前線（MS 10 顳前線）	頭顳部、頷厭（膽經）與懸釐（膽經）間的斜線。	偏頭痛、核下性顏面神經麻痺、運動性失語症。
	顳後線（MS 11 顳後線）	頭顳部、率谷（膽經）與曲鬢（膽經）間的斜線。	偏頭痛、耳鳴、聽力減退、暈眩。

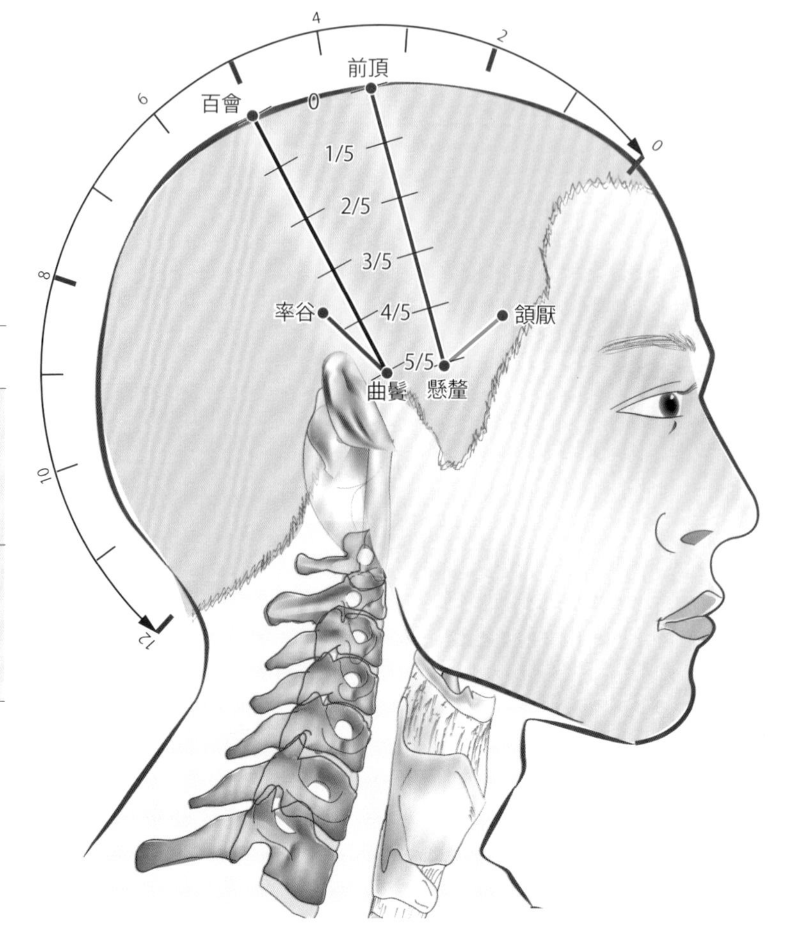

外側面

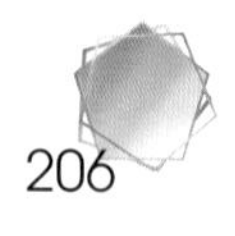

2. 頭　針

4—枕區

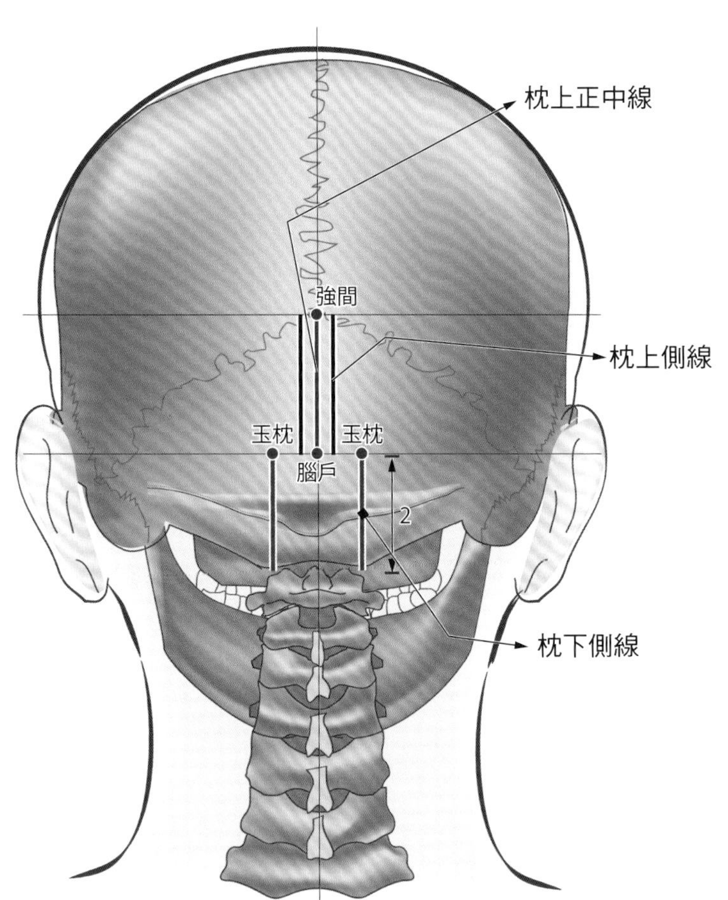

後面

※ 枕：枕外粗隆處。

部位	頭針名稱	取穴方法	主治
枕區	枕上正中線（MS 12 枕上正中線）	頭枕部後正中線上、強間（督脈）到腦戶（督脈）的直線上取之。	眼部疾病。
	枕上側線（MS 13 枕上側線）	頭枕部、位於枕外粗隆的腦戶（督脈）外側 0.5 寸處，後正中線的平行線上取之。	中樞性視力障礙、白內障、假性近視。
	枕下側線（MS 14 枕下側線）	頭枕部、從玉枕（膀胱經）下方延伸 2 寸的垂直線上取之。	小腦障礙所導致的運動協調異常與頭枕痛。

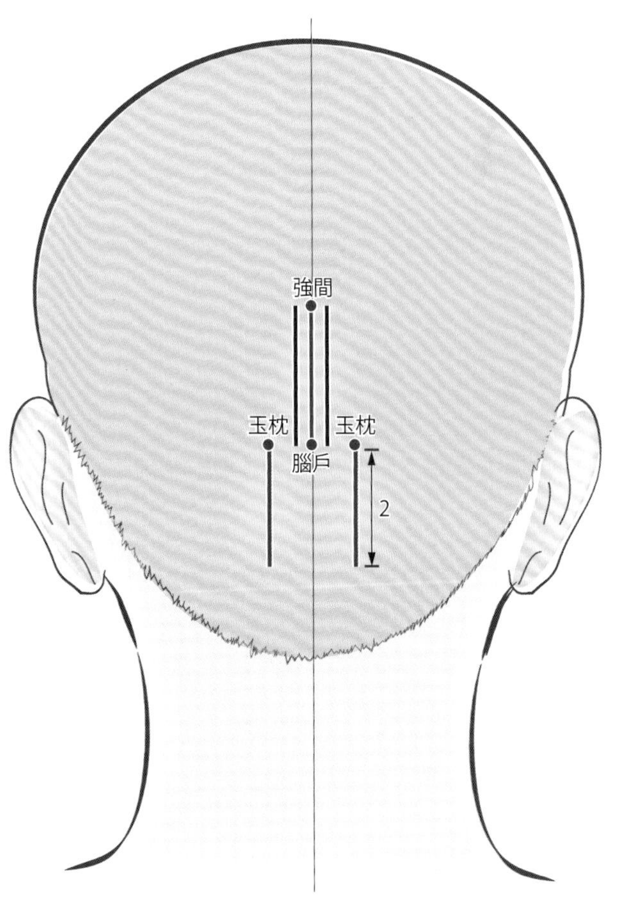

後面

臨床治療的建議：
各種腦性疾病與頑固的疼痛病症

1 各種腦性疾病
例：腦中風後遺症的半側麻痺、腦萎縮、失語症、尿崩症、假性貝爾氏麻痺、舞蹈症、暈眩、耳鳴、癲癇、小兒發育障礙、錐體外障礙等。

2 疼痛的病症
例：頑固的頭痛、脫毛症、高血壓、精神疾病、憂鬱症、失眠、四肢關節與脊椎疼痛之疾病。

附表・索引

附表 1・肌肉與相關的經穴
附表 2・神經與相關的經穴
附表 3・體表的動脈搏動部與相關的經穴
附表 4・要穴表

・・・・・・・・・・・・・・・・・・・・・・・・・・・・・・・・・・・

索引・WHO／WPRO 標準經穴、奇穴

附表 1　肌肉與相關的經穴

一　頭(顏面)部的肌群與相關經穴

肌　名			支配神經	作　用	相關的經穴	參考頁數
淺頭肌「表情肌」	眼的周圍	眼輪匝肌	顏面神經	封閉眼裂。幫助展開淚囊·讓眼淚流入。	攢竹、魚腰、瞳子髎、絲竹空、承泣、四白	☞ p96
		降眉間肌		將眉間的皮膚往下拉·然後在鼻根處形成橫皺紋。	印堂	☞ p96,102
	口的周圍	口輪肌		閉口裂·將口唇往前突出。	巨髎、地倉、禾髎、承漿、水溝	☞ p96,102
		提上唇肌		將上唇與口角往外上方拉、攤開。	巨髎、下關	☞ p96,102
		大、小顴骨肌			巨髎、顴髎、下關	☞ p96,102
		口角提肌			巨髎	
		笑肌		將口角往外拉。	頰車	☞ p96
		降嘴角肌		將下唇往內下方拉。	地倉、大迎	☞ p96,102
		降下唇肌		將下唇往外下方拉。	承漿	☞ p96,102
		頦肌		將下頦皮膚往下拉·下唇往前方突出。		☞ p96
		頰肌		咀嚼作用。吹喇叭或吸乳時發揮作用。	地倉	☞ p102
	額肌			眉毛往上揚·在額頭形成皺紋。	攢竹、眉衝、曲差、本神、陽白、頭臨泣	☞ p96,102
深頭肌「咀嚼肌」	嚼肌		下顎神經	以強大肌肉將下頷骨往上拉·咬合牙齒。	大迎、頰車、下關、顴髎	☞ p102
	顳肌			將下頷骨往上提。將下頷骨往後拉。	頭維、顴髎、瞳子髎、上關、角孫、和髎、頷厭-曲鬢、率谷、天衝	☞ p96,102
	外側翼突肌			將下頷骨往前拉。	下關	

二　頸部的肌群與相關經穴

肌　名			支配神經	作　用	相關的經穴	參考頁數
側頸肌	胸鎖乳突肌		運動性：副神經 知覺性：頸神經	將頭側屈(一側)、前屈·後屈(兩側)	完骨、天窗、天容、天鼎、扶突、水突、氣舍	☞ p99,102,111,112,113,114,118
前頸肌	舌骨上肌	頷二腹肌	前腹：下顎神經 後腹：顏面神經	將下顎往後下方拉，舌骨往上推。	天容	☞ p111
		莖突舌骨肌	顏面神經		天窗、天容	☞ p111
		顎舌骨肌	下顎神經	將舌骨往前上方拉。	廉泉、外金津、外玉液	
		下頦舌骨肌	舌下神經	將舌骨往前上方拉。	廉泉、外金津、外玉液	
	舌骨下肌	胸骨舌骨肌	頸神經襻（C1−C3）	將舌骨往下方拉。	天鼎、扶突、人迎、水突	☞ p115
		肩胛舌骨肌				☞ p111,113
		胸骨甲狀肌				
		甲狀舌骨肌				
後頸肌	斜角肌	前斜角肌	頸神經叢（C1−C7）	將第1·2肋骨往上方推·此乃吸氣的輔助肌。前斜肌與中斜肌之間形成斜角肌間隙。鎖骨下 脈與臂神經叢由此通過。	天鼎、扶突、水突、氣舍、缺盆、氣戶	☞ p102,113,143
		中斜角肌				
		後斜角肌				

三 固有背肌與相關經穴

肌 名		支配神經	作 用	相關的經穴	參考頁數
枕頭肌	大直肌	枕下神經 （C1 的後枝）	將頭往後彎或者讓頭保持直立。單側收縮就會讓頭側彎．或者進行迴旋。	天柱、風池、完骨、瘂門	☞ p99,112
	頭後小直肌				
	上頭斜肌				
	下頭斜肌				
夾狀肌	頭板狀肌	枕大神經（C2）與脊椎神經的後枝 （C3－C5）	讓頭不會往前彎。	完骨、風池	☞ p99,112
	頸板狀肌			天柱、風池、瘂門	
豎脊肌	腸肋肌	脊椎神經的後枝	這三條肌肉會一起發揮作用．讓脊柱伸展．避免往前彎。	膀胱經背部的第 1 枝與第 2 枝的各經穴	☞ p123
	最長肌				
	棘肌				

四 固有胸肌與相關經穴

肌 名		支配神經	作 用	相關的經穴	參考頁數
吸氣肌	外肋間肌	肋間神經	將肋骨往上提、擴大胸腔而進行吸氣的動作。	位於胸部的腎經、胃經、經各經穴	☞ p120
	肋骨提肌	脊椎神經的後枝			
	橫隔膜	隔神經	腹式呼吸的主力肌肉	膈俞、膈關、巨闕、鳩尾	☞ p131
呼氣肌	內肋骨間肌	肋間神經	將肋骨往下拉、縮小胸腔而進行呼氣動作。	位於胸部的腎經、胃經、脾經各經穴	☞ p120
	最內肋間肌				
	肋下肌				
	胸橫肌				

五 腹部肌群與相關經穴

肌 名		支配神經	作 用	相關的經穴	參考頁數
前腹肌	腹直肌	肋間神經 （T7－12）	使體幹往前彎曲	位於腹部任脈、腎經、胃經、脾經各經穴	☞ p120
	錐體肌	肋間神經（T12）與髂下腹神經			
側腹肌	腹外斜肌	肋間神經 （T5－12） 髂腹下神經	使脊柱往前彎曲	橫骨、大赫、歸來、氣衝、衝門、府舍、腹結、帶脈、五樞、維道	☞ p121
	腹內斜肌	肋間神經 （T10－12）	使體幹旋轉、側彎		
	腹橫肌	肋間神經 （T5－12）	提高腹壓		☞ p120,121
後腹肌	腰方肌	腰神經叢	讓腰椎往後彎。單側發揮作用時可以讓腰椎側彎。	腎俞、志室、三焦俞、肓門、胃俞、胃倉、痞根	☞ p121

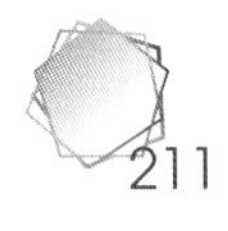

六 上肢帶(背部)肌群與相關經穴

肌　名	支配神經	作　　用	相關的經穴	參考頁數
三角肌	腋窩神經	全體：上臂的強力外展肌 前部：上臂的彎曲(往前方上舉) 後部：上臂的伸展(往後方上舉)	臂臑、肩骨禺、臑俞、臑會、肩髎	☞ p123,148,151
僧帽肌	肌枝：副神經 知覺枝：頸神經叢 (C2、C3、C4)	移動肩胛骨或加以固定 上部：肩胛骨與鎖骨往上抬 中部：肩胛骨往內縮 下部：肩胛骨往下方迴轉	天柱、巨骨、肩井、天髎、肩外俞、肩中俞、秉風、曲垣、天宗、膀胱經第 1 枝的大杼到肝俞為止・第 2 枝附分到神堂為止	☞ p102,112,113,115,118,123
闊背肌	胸背神經	上臂的主要內轉肌肉之一將上臂往後方拉(伸展)內轉或者進行內旋。將上肢往背部方向拉。	肩貞、膀胱經的第 1 枝肝俞到三焦俞為止・第 2 枝膈關到志室為止	☞ p123
提肩甲肌	肩胛背神經 頸神經(C3、C4)	將肩胛骨的上角往上提(肩胛骨往上提)。固定肩胛骨之際・頸椎的側屈。	天髎、肩外俞、肩中俞、附分	
小菱形肌 大菱形肌	肩胛背神經	與肩胛提肌共同將肩胛骨往上內方拉。	大椎、陶道、身柱 大杼、風門、肺俞 厥陰俞、心俞、附分 魄戶、膏肓、譩譆	☞ p144,151
棘上肌	肩胛上神經	上臂往外翻	巨骨、秉風、曲垣	
棘下肌	肩胛上神經	上臂外旋	天宗、臑俞	☞ p123,144,151
小　肌	腋窩神經	上臂外旋	肩貞	☞ p144,151
大　肌	肩甲下神經	上臂內旋、內轉	肩貞	☞ p123,144,151

七 上肢帶(胸部)肌群與相關經穴

肌　名	支配神經	作　　用	相關的經穴	參考頁數
前鋸肌	長胸神經	將肩胛骨往前拉 將肩胛骨下角往前拉、旋轉肩胛骨	淵液、輒筋、大包	☞ p120,144
鎖骨下肌	鎖骨下肌神經	將鎖骨往內下方拉、防範胸鎖關節脫臼 保護經過鎖骨下方的血管	氣戶、俞府	
胸大肌	內側胸肌神經 外側胸肌神經	上臂的彎曲、內轉、內旋	中府、雲門、氣戶、庫房、屋翳、膺窗、乳中、乳根、步廊、神　、靈墟、神藏、彧中、俞府、食竇、天溪、胸鄉、周榮、天池	☞ p143,144
胸小肌	內側胸肌神經	將肩胛骨往前下方拉。上肢的血管與神經經過小胸肌的深側而往腋窩方向走。	中府、庫房、屋翳、膺窗、乳中	
烏口腕肌	肌皮神經	上臂的彎曲與內轉	雲門、天泉	☞ p146,153

八 肱屈肌群與相關經穴

肌　名	支配神經	作　　用	相關的經穴	參考頁數
肱二頭肌	肌皮神經	前臂的彎曲與外旋	天府、俠白、尺澤、臂臑、天泉、曲澤	☞ p146,148,153
肱肌		前臂的彎曲	尺澤、曲澤	

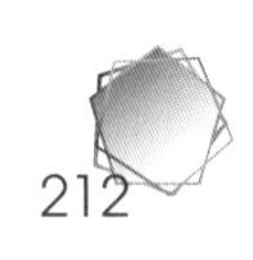

九 肱伸肌群與相關經穴

肌　名	支配神經	作　　用	相關的經穴	參考頁數
肱三頭肌	橈骨神經	前臂的伸展	肘髎、手五里、天井、清冷淵、臑會	☞ p147,148,151,152
肘肌		前臂的伸展	曲池、肘髎	

十 前臂屈肌群與相關經穴

	肌　名	支配神經	作　　用	相關的經穴	參考頁數
淺層	旋內圓肌	正中神經	前臂的迴內、彎曲	少海、郄門、孔最	☞ p146,154
	橈側屈腕肌		手關節的彎曲、外轉（橈側）	少海、郄門、間使 內關、大陵	☞ p146,154
	掌長肌		手關節的彎曲	少海、 間、間使 內關、大陵、勞宮	☞ p146,154
	尺側屈腕肌	尺神經	手關節的彎曲、內轉（尺屈）	小海、支正、靈道 通里、陰郄、神門	☞ p146,155
中層	指屈淺肌	正中神經	第 2 指－第 5 指的中節彎曲	少海、郄門、間使 內關、大陵、二間 三間、前谷、後溪	☞ p146,154
深層	指屈深肌	橈側半部：正中神經 尺側半部：尺神經	第 2 指－第 5 指的末節彎曲	間使、郄門、內關 大陵、二間、三間 前谷、後溪	☞ p146,154,155
	屈拇長肌	正中神經	拇指末節的彎曲	郄門、間使、內關 孔最、經渠、魚際	☞ p146,154
	旋內方肌		前臂的強力迴內肌	靈道、通里、陰郄 間使、內關、經渠	☞ p146,154
	肱橈骨肌	橈骨神經	屬於伸肌群，但也是可以強力彎曲肘關節的屈肌	肘髎、曲池、孔最、列欠、經渠	☞ p146,148,152

十一 前臂伸肌群與相關經穴

	肌　名	支配神經	作　　用	相關的經穴	參考頁數
淺層	橈側伸腕長肌	橈神經	手關節的伸展、背屈、外轉（橈屈）	肘髎、曲池、手三里、上廉、下廉、溫溜、偏歷	☞ p147,148151,152
	橈側伸腕短肌				
	伸指總肌		對第 2~ 第 5 中手節關節發揮作用、使該手指背屈	陽池、外關、支溝、三陽絡、四瀆、肘髎、曲池、手三里、上廉	☞ p147,148152
	小指伸肌		小指的伸展（背屈）	陽池、外關、支溝、會宗、三陽絡、四瀆、曲池	☞ p147,152
	尺側伸腕肌		手關節的伸展、背屈、內轉（尺屈）	陽谷、養老、支正、會宗、曲池	☞ p147,148152
深層	旋外肌	橈神經	前臂往外翻	肘髎、曲池、手三里	☞ p147,152
	外展拇長肌		拇指往外翻	溫溜、偏歷、列欠	☞ p147,148152
	伸拇短肌		拇指基節的伸展	陽溪、偏歷、列欠	
	伸拇長肌		拇指末節的伸展	陽溪、偏歷、三陽絡、少商	
	食指伸肌		第 2 指的伸展	三陽絡、會宗、支溝、外關、商陽	☞ p147,152

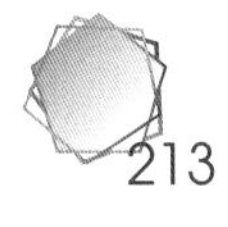

十二 拇指球肌與相關經穴

肌　名	支配神經	作　　用	相關的經穴	參考頁數
外展拇短肌	正中神經	拇指的外轉	魚際	☞ p154
拇指對立肌		拇指的對立運動		
屈拇短肌		拇指的基節彎曲		
內轉拇指肌	尺神經	拇指的內轉	魚際、勞宮	

十三 小指球肌與相關經穴

肌　名	支配神經	作　　用	相關的經穴	參考頁數
短掌肌	尺神經	讓小指尺側的皮膚緊張、加強把握的能力	腕骨、陽谷	☞ p155
外展小指肌		小指的外轉	前谷、後溪、腕骨、陽谷	
屈小指短肌		小指基節的彎曲		
對立小指肌		小指與拇指相對(手掌凹陷)	腕骨、陽谷	

十四 中手肌與相關經穴

肌　名	支配神經	作　　用	相關的經穴	參考頁數
蚓狀肌	第 2-第 3 指：正中神經	第 2~5 指基節的彎曲、中節與末節的伸展	勞宮、二間、三間	☞ p155
	第 4-第 5 指：尺神經		少府、中渚	
掌側骨間肌	尺神經	手指內展：讓各手指往第 3 指(手的中軸)靠近	少府、勞宮	
背部骨間肌		手指外展：讓各手指遠離第 3 指(手的中軸)	合谷、中渚、腰痛点、落枕	

十五 下肢帶肌群與相關經穴

肌　名			支配神經	作　　用	相關的經穴	參考頁數
內髖骨肌	髂腰肌	髂腰肌	股神經	股關節的彎曲(往大腿前方上舉) 固定下肢之後、上半身往前彎	衝門、維道、腰眼、痞根	☞ p161,168
		腰大肌				
外髖骨肌	臀大肌		下臀神經	大腿的伸展、直立姿勢之保持	膀胱俞、中膂俞、白環俞、胞肓、秩邊、環跳、承扶	☞ p163,165
	臀中肌		上臀神經	大腿的外轉	居髎、環跳	
	臀小肌					
	股肌膜張肌			大腿彎曲、小腿伸展	居髎、環跳、風市、中瀆、膝陽關、髀關	☞ p163
迴旋肌群	梨狀肌		薦骨神經叢	大腿的外旋、股關節的保護		
	內閉鎖肌				環跳	
	双子肌					
	大腿方形肌				環跳	

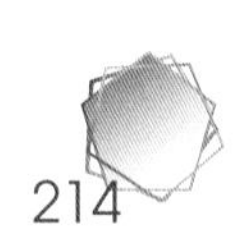

十六 大腿伸肌群與相關經穴

肌　名		支配神經	作　　用	相關的經穴	參考頁數
縫工肌		股神經	大腿的彎曲・外轉・外旋、小腿的彎曲・內轉	髀關、箕門、陰包曲泉	☞ p161,165
股四頭肌	股直肌		小腿的伸展	髀關、伏兔、陰市梁丘、血海、箕門風市、中瀆、鶴頂	☞ p161,165, 169
	股外側肌				☞ p161,165
	股中間肌				☞ p161,169
	股內側肌				☞ p161
膝關節肌			將膝關節包往上拉	鶴頂	☞ p161

十七 大腿屈肌群與相關經穴

肌　名		支配神經	作　　用	相關的經穴	參考頁數
股二頭肌	長頭	脛神經	股關節的伸展、小腿的彎曲	承扶、殷門、浮郄、委陽、中瀆、風市、膝陽關	☞ p165
	短頭	腓總神經	小腿的彎曲、外旋		
半腱肌		脛神經	股關節的伸展、小腿的彎曲與內旋	承扶、殷門、浮郄、陰谷、陰陵泉、曲泉	☞ p171
半膜肌					

十八 大腿內轉肌群與相關經穴

肌　名	支配神經	作　　用	相關的經穴	參考頁數
恥骨肌	閉孔神經	大腿的彎曲、內轉	衝門、急脈、足五里	☞ p161,169
內收長肌		大腿的內轉	陰廉、足五里、陰包、箕門	☞ p169
內收短肌				
內收大肌				
股薄肌		股關節的彎曲、小腿的彎曲與內旋	陰包、曲泉、膝關	☞ p163,169
閉孔外肌		大腿的外旋、內轉	急脈	☞ p169

十九 小腿伸肌群與相關經穴

肌　名	支配神經	作　　用	相關的經穴	參考頁數
脛前肌	深腓神經	腳的背屈與內翻	從足三里到解溪為止	☞ p161
伸拇趾長肌		拇指的伸展、腳的背屈	豐隆、下巨虛、商丘	
伸趾長肌		第 2~5 趾的伸展、腳的背屈	豐隆、外丘、丘墟	
第 3 腓骨肌		腳的外翻、背屈	光明、陽輔、懸鍾	☞ p161,165

二十 小腿屈肌群與相關經穴

肌名			支配神經	作用	相關的經穴	參考頁數
腓三頭肌	腓腸肌	內側頭	脛骨神經	足底彎曲、膝關節的彎曲	合陽、承肌、承山、飛揚、跗陽、陰陵泉、地機、崑崙	☞ p161,163,171,172
		外側頭				
	比目魚肌					☞ p163,171,172
足底肌				輔助腓三頭肌	委陽、合陽、承肌	☞ p161,172
膕肌				膝關節彎曲、脛骨的內旋	委陽、合陽、承肌	
脛後肌				足底彎曲、內翻	復溜、交信、築賓、三陰交、漏谷、太溪、然谷	
屈趾長肌				足底彎曲與腳趾彎曲	合陽、承肌、承山	☞ p163,172
屈拇長肌				拇趾彎曲與足底彎曲	漏谷、地機、陰陵泉	☞ p163,172

二十一 小腿腓骨肌群與相關經穴

肌名	支配神經	作用	相關的經穴	參考頁數
腓骨長肌	淺淺腓神經	足的外反、底屈	陽陵泉、陽交、外丘、光明、陽輔、懸鍾、崑崙	☞ p161,165
腓骨短肌				

二十二 腳的肌肉與相關經穴

肌名	支配神經	作用	相關的經穴	參考頁數
外展拇趾肌	內側足底神經	拇趾的外展、足底彎曲	太白、公孫、然谷	
屈趾短肌		第 2~5 趾的中節彎曲	湧泉	
外展小趾肌	外側足底神經	小趾外轉	金門、京骨、束骨	
蚓狀肌	第 2 指：內側足底神經	第 2~5 趾中節彎曲、中節與末節伸展	陷谷、太衝	
	第 3-第 5 指：外側足底神經		足臨泣、地五會	
足底方形肌	內側足底神經	幫助屈趾長肌讓腳趾彎曲		
短拇指屈肌		拇趾基節的彎曲	太白、公孫	
拇指內轉肌	外側足底神經	拇趾內轉		
短小指屈肌		小趾內轉		
短拇指伸肌	深腓骨神經	伸長拇趾	太衝	
短指伸肌		伸長腳趾	解溪、衝陽、陷谷	
背側骨間肌	外側足底神經	腳趾的外轉、基節底彎曲	太衝、衝陽、足臨泣、地五會	
底側骨間肌		腳趾的內轉、基節底彎曲		

附表 2　神經與相關的經穴

一　腦神經與相關經穴

<table>
<tr><th colspan="2">神經的名稱</th><th colspan="2">支配區域</th><th>相關的經穴</th><th>參考頁數</th></tr>
<tr><td colspan="2">動眼神經（混）</td><td colspan="2">筋枝：上眼瞼提肌、上直肌、內直肌、下直肌、下斜肌
副交感神經纖維：瞳孔括約肌、毛様體肌等平滑肌。</td><td>睛明、瞳子髎、承泣、攢竹、球後</td><td>☞ p126</td></tr>
<tr><td colspan="2">滑車神經（運）</td><td colspan="2">上斜肌</td><td>睛明、攢竹、球後</td><td>☞ p105,190</td></tr>
<tr><td rowspan="3">三叉神經（混）</td><td>眼神經（Ⅰ）</td><td rowspan="3">咀嚼肌的運動
顏面的感覺</td><td>眼球的強膜、角膜與結膜・淚腺・前頭部皮膚・鼻腔黏膜。</td><td>素髎、睛明-曲差、頭維、本神、陽白、頭臨泣</td><td rowspan="3">☞ p105</td></tr>
<tr><td>上頜神經（Ⅱ）</td><td>上顎部・側頭部・頬部的皮膚・鼻腔、口腔後部的黏膜・上齒。</td><td>水溝、迎香、禾髎、承泣、四白、巨髎、上關</td></tr>
<tr><td>下頜神經（Ⅲ）</td><td>感覺枝：下顎部・側頭部的皮膚・口腔與舌的黏膜・下齒。
運 枝：咀嚼肌與二腹肌的前腹。</td><td>地倉、下關、承漿、大迎、頬車</td></tr>
<tr><td colspan="2">外展神經（運）</td><td colspan="2">外直肌</td><td>瞳子髎</td><td></td></tr>
<tr><td colspan="2">顏面神經（混）</td><td colspan="2">運動性：支配顏面(表情肌)。
感覺性：掌控舌頭前 2/3 味覺。
副交感：淚腺、顎下腺、舌下腺。</td><td>翳風、和髎、聽宮、下關、頬車、大迎、地倉、迎香、率谷、天牖、完骨、天容</td><td>☞ p108,126</td></tr>
<tr><td colspan="2">內耳神經（知）</td><td colspan="2">由前庭神經與蝸牛神經構成
掌控平衡感覺與聽覺</td><td>翳風、聽宮、聽會、耳門</td><td></td></tr>
<tr><td colspan="2">舌咽神經（混）</td><td colspan="2">感覺性：掌控舌頭後 1/3 的味覺、頸動脈洞、頸動脈小體的知覺。
副交感：耳下腺。
運動性：咽頭的肌肉。</td><td>翳風、天容、人迎</td><td>☞ p126</td></tr>
<tr><td colspan="2">迷走神經（混）</td><td colspan="2">副交感：掌腔頸部及胸部、腹部等內臟的知覺。
感覺性：咽頭、喉頭的黏膜與耳後下腺。
運動性：反迴神經為其代表．支配咽頭、喉頭肌肉，針對吞嚥、發聲與構音發揮作用。</td><td>翳風、天牖、天鼎、水突、氣舍</td><td>☞ p113,126</td></tr>
<tr><td colspan="2">副神經（運）</td><td colspan="2">胸鎖乳突肌、斜方肌</td><td>翳風、天容、天窗、天鼎</td><td>☞ p113,118</td></tr>
<tr><td colspan="2">舌下神經（運）</td><td colspan="2">舌肌</td><td>廉泉、金津、玉液</td><td>☞ p113,191</td></tr>
</table>

二　頸神經、頸神經叢與相關經穴

<table>
<tr><th colspan="3">神經的名稱</th><th>起　始</th><th>支配區域</th><th>相關的經穴</th><th>參考頁數</th></tr>
<tr><td rowspan="3">頸神經</td><td colspan="2">枕下神經</td><td>C1 的後枝</td><td>肌枝：深頸肌</td><td>天柱、風府、風池</td><td></td></tr>
<tr><td colspan="2">枕大神經</td><td>C2 的後枝</td><td>肌枝：深頸肌
皮枝：枕部與頭頂部皮膚</td><td>風府-百會、承靈、腦空、絡却、玉枕、天柱</td><td rowspan="2">☞ p109</td></tr>
<tr><td colspan="2">第 3 枕神經</td><td>C3 的後枝</td><td>肌枝：深頸肌
皮枝：枕部皮膚</td><td>腦戶、玉枕、天柱</td></tr>
<tr><td rowspan="6">頸神經叢</td><td rowspan="4">皮枝</td><td>枕小神經</td><td>C2、C3</td><td>耳後部與枕部的皮膚</td><td>天牖、天衝、浮白、頭竅陰、完骨、風池</td><td>☞ p109,115</td></tr>
<tr><td>枕大神經</td><td>C3、C4</td><td>耳的後部、外側部與前部皮膚</td><td>翳風、瘈脈、顱息、天窗、天容</td><td>☞ p109,115</td></tr>
<tr><td>頸橫神經</td><td>C2、C3</td><td>前頸部、側頸部的皮膚</td><td>天鼎、水突、扶突、天窗</td><td rowspan="3">☞ p115</td></tr>
<tr><td>鎖骨上神經</td><td>C3、C4</td><td>頸下部、胸上部皮膚</td><td>天鼎、水突、扶突、天窗</td></tr>
<tr><td rowspan="2">肌枝</td><td>頸神經襻</td><td>C1-C3</td><td>舌骨下肌</td><td>天容、天窗、扶突、天鼎</td></tr>
<tr><td>隔神經</td><td>C3-C5</td><td>肌枝：橫膈膜
皮枝：橫膈膜上下的胸膜、腹膜及縱橫膈膜</td><td>天鼎、水突、氣舍</td><td>☞ p115,132</td></tr>
</table>

三 臂神經叢與相關經穴

神經的名稱		起始	支配區域	相關的經穴	參考頁數
根、幹的分枝	肩胛背神經	C4、C5	肌枝：菱形肌。	大椎、陶道、身柱、風門、肺俞-心俞、魄戶-神堂	☞ p142,151
	胸長神經	C5-C7	肌枝：前鋸肌。	淵腋、輒肌	☞ p142
	肩胛上神經	C5、C6	肌枝：棘上肌、棘下肌、斜角肌、鎖骨下肌、頸長肌。 皮枝：三角肌與上臂上半部外側皮膚。	秉風、曲垣、巨骨、天宗、肩髎、肩髃、臂臑	☞ p142,151
束約枝	胸外神經、胸內神經	C5-C8、T1	肌枝：大胸肌、小胸肌 皮枝：前臂前面、腋窩前壁、肩關節的周圍。	中府、雲門、步廊-俞府、氣戶-乳根、食竇-周榮	☞ p142
	上臂內側皮神經	C8、T1	皮枝：上臂內側到背面的皮膚。	天府、俠白、青靈、天泉、手五里、臂臑	☞ p142
	前臂內側皮神經	C8、T1	皮枝：前臂內側到背面的皮膚。	少海、靈道、通里、陰郄	
	肩胛下神經	C5、C6	肌枝：肩胛下肌、大圓肌。	肩貞	☞ P142,151
	胸背神經	C5-C8	肌枝：背肌。	肩貞、督俞-關元俞	☞ P123,142
束絡枝	腋窩神經	C5-C7	肌枝：三角肌、小圓肌。 皮枝：三角肌後緣與上臂上部外側皮膚	臂臑、臑會、臑俞、肩貞	☞ P142,151
	肌皮神經	C5-C7	肌枝：上臂所有屈肌。 皮枝：前臂前面的橈側皮膚。	天府、俠白、尺澤、青靈、天泉、曲澤	☞ P153
	橈神經	C5-C8、T1	肌肢：上臂與前臂。 皮枝：上臂的後側・下部的外側與前臂後前面・手背與指背的橈側皮膚	孔最-經渠、溫溜-手三里、曲池-手五里、天井-臑會、陽池-四瀆、陽谷、養老	☞ P152
	正中神經	C5-C8、T1	肌枝：前臂的屈肌大部份・拇指球肌・拇指側的第1、2蚓狀肌。 皮枝：掌側的拇指、食指、中指與無名指的一半與(上記的)手指背側中節、末節皮膚。	天泉-曲澤-大陵	☞ P154
	尺神經	C7、C8、T1	肌枝：前臂屈肌的一部份(尺側屈腕肌、屈指深肌的尺側)與小指球肌群、尺側蚓狀肌、骨間肌、內展拇指肌。 皮枝：前臂下部的尺側與手掌、手背的尺側皮膚。	小海、靈道、通里、陰郄、神門、支正、少府	☞ P155

四 腰神經叢與相關經穴

神經的名稱	起始	支配區域	相關的經穴	參考頁數
髂腹下神經	T12、L1	肌枝：前腹肌。 皮枝：下腹部與臀部皮膚。	胃經、腎經、脾經的下腹部的各經穴、環跳	☞ p167
髂腹股溝神經	T12、L1、L2	肌枝：側腹肌。 皮枝：大腿上內側部、恥骨部、陰囊。	足五里、陰廉、急脈、箕門、衝門、歸來、氣衝	
陰部股神經	T12、L1、L2	肌枝：儲精囊提肌。 皮枝：大腿上內側部與陰囊。	足五里、陰廉、急脈、箕門、衝門、歸來、氣衝	☞ p167
股外側皮神經	L1-L3	皮枝：大腿外側部皮膚。	風市	☞ p168
股神經	L1-L4	肌枝：大腿伸肌群。 皮枝：隱神經與小腿與足背內側面皮膚知覺 。	髀關、伏兔、陰市、梁丘、箕門、血海、鶴頂、三陰交、漏谷、地機、築賓	
閉孔神經	L2-L4	肌枝：內展股肌群。 皮枝：大腿內側皮膚 。	陰包、足五里、陰廉、急脈、箕門、血海	☞ P169

五 薦骨神經叢與相關經穴

神經的名稱	起　始	支配區域	相關的經穴	參考頁數
臀上神經	L4-L5、S5	肌枝：中臀肌、小臀肌、股肌膜張肌。 皮枝：臀部皮膚。	環跳、承扶、風市	☞ p167
臀下神經	L5、S1-S3	臀大肌及其皮膚。	小腸俞-承扶、胞肓、秩邊	☞ p167,170
坐骨神經	L1-L2、S1-S4	肌枝：股屈肌群。 皮枝：小腿的皮膚。	環跳、承扶、殷門、浮郄、委陽	☞ p167,171
脛神經	坐骨神經枝	肌枝：小腿屈肌群。 皮枝：小腿後面、足底與足背外側。	合陽、承肌、承山、飛揚、湧泉、金門、京骨、束骨	☞ p167,170,171
深腓神經	坐骨神經枝	肌枝：小腿伸肌群。 皮枝：足背的拇趾側。	足三里、上巨虛、条口、下巨虛、解溪	
淺腓神經	坐骨神經枝	肌枝：腓骨肌群。 皮枝：小腿下部與足背。	陽陵泉、陽交、外丘、光明、懸鍾、丘墟	

附表 3　體表的動脈搏動部與相關的經穴

名　稱	觸　診　部　位	相關的經穴	參考頁數
顳淺動脈	外耳道之前、頰骨弓之上	聽宮、聽會、角孫、頭維、和髎	☞ p103
顏面動脈	下頜骨下緣	大迎、地倉	
枕動脈	枕外隆起之上、斜方肌與胸鎖乳突肌之間	天柱	
總頸動脈	頸動脈三角	人迎	☞ p103
肱動脈	肘窩的肱二頭肌腱尺側	曲澤	☞ p149
橈動脈	手腕關節前面橈側	太淵、經渠	
股動脈	上前髂棘與恥骨連接線的中點．其 2 − 3cm 下方	衝門、氣衝	☞ p166
膝窩動脈	膝窩中央	委中	
脛後動脈	內踝與跟腱之間	太溪	
足背動脈	位於足背、伸拇長肌腱與伸趾長肌腱之間	衝陽、太衝	

附表4 要穴表

一 陰經的原穴、絡穴、五俞穴、募穴、俞穴

名稱		手的三陰經脈			足的三陰經脈			參考頁數
		肺經	心包經	心經	脾經	肝經	腎經	
原穴		太淵	大陵	神門	太白	太衝	太溪	☞ p179
絡穴		列缺	內關	通里	公孫	蠡溝	大鍾	☞ p180
郄穴		孔最	郄門	陰郄	地機	中都	水泉	☞ p181
五俞穴	井木穴	少商	中衝	少衝	隱白	大敦	湧泉	☞ p182,183
	滎火穴	魚際	勞宮	少府	大都	行間	然谷	
	俞土穴	太淵	大陵	神門	太白	太衝	太溪	
	經金穴	經渠	間使	靈道	商丘	中封	復溜	
	合水穴	尺澤	曲澤	少海	陰陵泉	曲泉	陰谷	
腹面	募穴	中府(自)	膻中(任)	巨闕(任)	章門(他)	期門(自)	京門(他)	☞ p185
背面	俞穴	肺俞	厥陰俞	心俞	脾俞	肝俞	腎俞	

二 陽經的原穴、絡穴、五俞穴、募穴、俞穴

名稱		手的三陽經脈			足的三陽經脈			參考頁數
		大腸經	三焦經	小腸經	胃經	胆經	膀胱經	
原穴		合谷	陽池	腕骨	衝陽	丘墟	京骨	☞ p179
絡穴		偏歷	外關	支正	豊隆	光明	飛揚	☞ p180
郄穴		溫溜	會宗	養老	梁丘	外丘	金門	☞ p181
五俞穴	井金穴	商陽	關衝	少澤	厲兌	足竅陰	至陰	☞ p182,183
	滎水穴	二間	液門	前谷	內庭	俠溪	足通谷	
	俞木穴	三間	中渚	後溪	陷谷	足臨泣	束骨	
	經火穴	陽溪	支溝	陽谷	解溪	陽輔	崑崙	
	合土穴	曲池	天井	小海	足三里	陽陵泉	委中	
腹面	募穴	天樞(他)	石門(任)	關元(任)	中脘(任)	日月(自)	中極(任)	☞ p185
背面	俞穴	大腸俞	三焦俞	小腸俞	胃俞	胆俞	膀胱俞	

【補遺】

1. 十五絡穴說與十六絡穴說：上記十二絡穴加上長強(督脈)、鳩尾(任脈)二絡穴與脾經之大包(稱為 之大絡)，成為十五絡穴；再加上胃之大絡也就是虛里(心尖搏動處)，成為十六絡穴。
2. 十六郗穴說：上記十二郗穴加上奇經之郗穴交信(陰蹻)、跗陽(陽蹻)、築賓(陰維)、陽交(陽維)等四經穴，成為十六郗穴。
3. (他)指位於其他經脈的經穴。(自)指位於自身經脈的經穴。(任)指位於任脈的經穴。募穴之中(他)的經穴有三個，(自)有三個，(任)有六個。

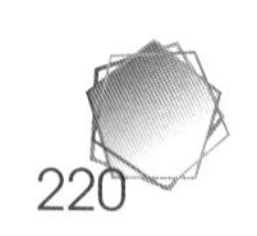

三 八會穴、四總穴、八總穴、下合穴

<table>
<tr><th colspan="2">名稱</th><th>經　穴</th><th>主　治</th><th>名稱</th><th>經脈與經穴</th><th>主　治</th><th>參考頁數</th></tr>
<tr><td rowspan="8">八會穴</td><td>會</td><td>章　門</td><td>五臟之症</td><td rowspan="8">八總穴</td><td rowspan="2">衝　脈・公孫
⇕
陰維脈・內關</td><td rowspan="2">胃腸疾病與神經症與心臟疾病（古典：稱為胃、心胸之症）</td><td rowspan="8">☞ p186,187</td></tr>
<tr><td>腑會</td><td>中　脘</td><td>六腑之症</td></tr>
<tr><td>氣會</td><td>膻　中</td><td>氣之症</td><td rowspan="2">帶　脈・足臨泣
⇕
陽維脈・外關</td><td rowspan="2">顏面部、側頭部與頸部疾病（古典：稱為外眼角、耳後、頸部、肩之症）</td></tr>
<tr><td>血會</td><td>膈　俞</td><td>血之症</td></tr>
<tr><td>脈會</td><td>太　淵</td><td>脈之症</td><td rowspan="2">督　脈・後溪
⇕
陽蹻脈・申脈</td><td rowspan="2">顏面部、側頭部與肩胛骨周圍疾病（古典：稱為內眼角、耳後、頸部、肩胛骨之症）</td></tr>
<tr><td>肌會</td><td>陽陵泉</td><td>肌之症</td></tr>
<tr><td>骨會</td><td>大　杼</td><td>骨之症</td><td rowspan="2">任　脈・列缺
⇕
陰蹻脈・照海</td><td rowspan="2">胸部、呼吸器系的疾病（古典：稱為胸、肺之症）</td></tr>
<tr><td>髓會</td><td>絕　骨</td><td>髓之症</td></tr>
</table>

<table>
<tr><td rowspan="5">四總穴</td><th>經　穴</th><th>主治部位</th><td rowspan="7">下合穴</td><th>經　穴</th><th colspan="2">關連之腑與主治</th><td rowspan="7">☞ p188</td></tr>
<tr><td rowspan="2">列　缺</td><td rowspan="2">頭頸部之症（古典：稱為頭項）</td><td>上巨虛</td><td>大腸</td><td>便秘與下痢</td></tr>
<tr><td>委　陽</td><td>三焦</td><td>頻尿與排尿痛</td></tr>
<tr><td rowspan="1">合　谷</td><td>顏面部之症（古典：稱為面目或面口）</td><td>下巨虛</td><td>小腸</td><td>消化不良</td></tr>
<tr><td>委　中</td><td>腰背部之症（古典：稱為腰背）</td><td>足三里</td><td>胃</td><td>消化不良</td></tr>
<tr><td></td><td rowspan="2">足三里</td><td rowspan="2">腹部之症（古典：稱為肚腹）</td><td>陽陵泉</td><td>胆</td><td>肝膽疾病疼痛</td></tr>
<tr><td></td><td>委　中</td><td>膀胱</td><td>頻尿與排尿痛</td></tr>
</table>

【補遺】

1. 絕骨乃懸鍾之別名。

索　　引

WHO／WPRO標準經穴、奇穴

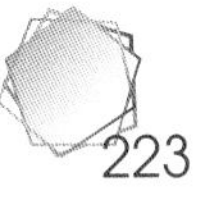

七劃

八劃

九劃

十劃

十一劃

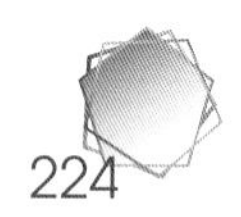

十二劃

十三劃

十四劃

十五劃

十六劃

十八劃

十九劃

二十劃

二十一劃

二十二劃

二十四劃

二十六劃

二十七劃

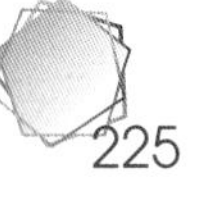

【作者簡介】
王曉明 醫學博士

1982年 中國遼寧中醫藥大學中醫學部畢業
1983年 中國遼寧中醫藥大學針灸學部助理、講師
1991年 於同一所大學修完針灸學士課程及中醫基礎理論博士課程，取得醫學博士學位
2004年 鈴鹿醫療科學大學准教授
2008年 鈴鹿醫療科學大學教授
2011年 帝京平成大學健康照護學部針灸學科教授
現 任 帝京平成大學健康照護學部針灸學科教授
中國遼寧中醫藥大學客座教授

カラー版 経穴マップ 第2版 イラストで学ぶ十四経穴・奇穴・耳穴・頭鍼
王 曉明 著
医歯薬出版株式会社（東京）, 2013.
Title of the original Japanese language edition:
Illustrated Atlas of Acupuncture's Meridian Points - Points on the 14 Meridians/Peculiar Points/Ear Acupuncture/Scalp Acupuncture. 2nd ed.
Author: WANG, Xiaoming

出 版／楓書坊文化出版社
地 址／新北市板橋區信義路163巷3號10樓
郵政劃撥／19907596 楓書坊文化出版社
網 址／www.maplebook.com.tw
電 話／02-2957-6096
傳 真／02-2957-6435
作 者／王曉明
翻 譯／陳韻如
總 經 銷／商流文化事業有限公司
地 址／新北市中和區中正路752號8樓
網 址／www.vdm.com.tw
電 話／02-2228-8841
傳 真／02-2228-6939
港澳經銷／泛華發行代理有限公司
定 價／800元
四版日期／2024年9月

國家圖書館出版品預行編目資料

人體經穴地圖 / 王曉明作 ; 陳韻如翻譯. -- 初版. -- 新北市 : 楓書坊文化, 2014.06
228面 ; 29.7公分

ISBN 978-986-5775-70-4（平裝）

1. 經穴

413.915 103006477

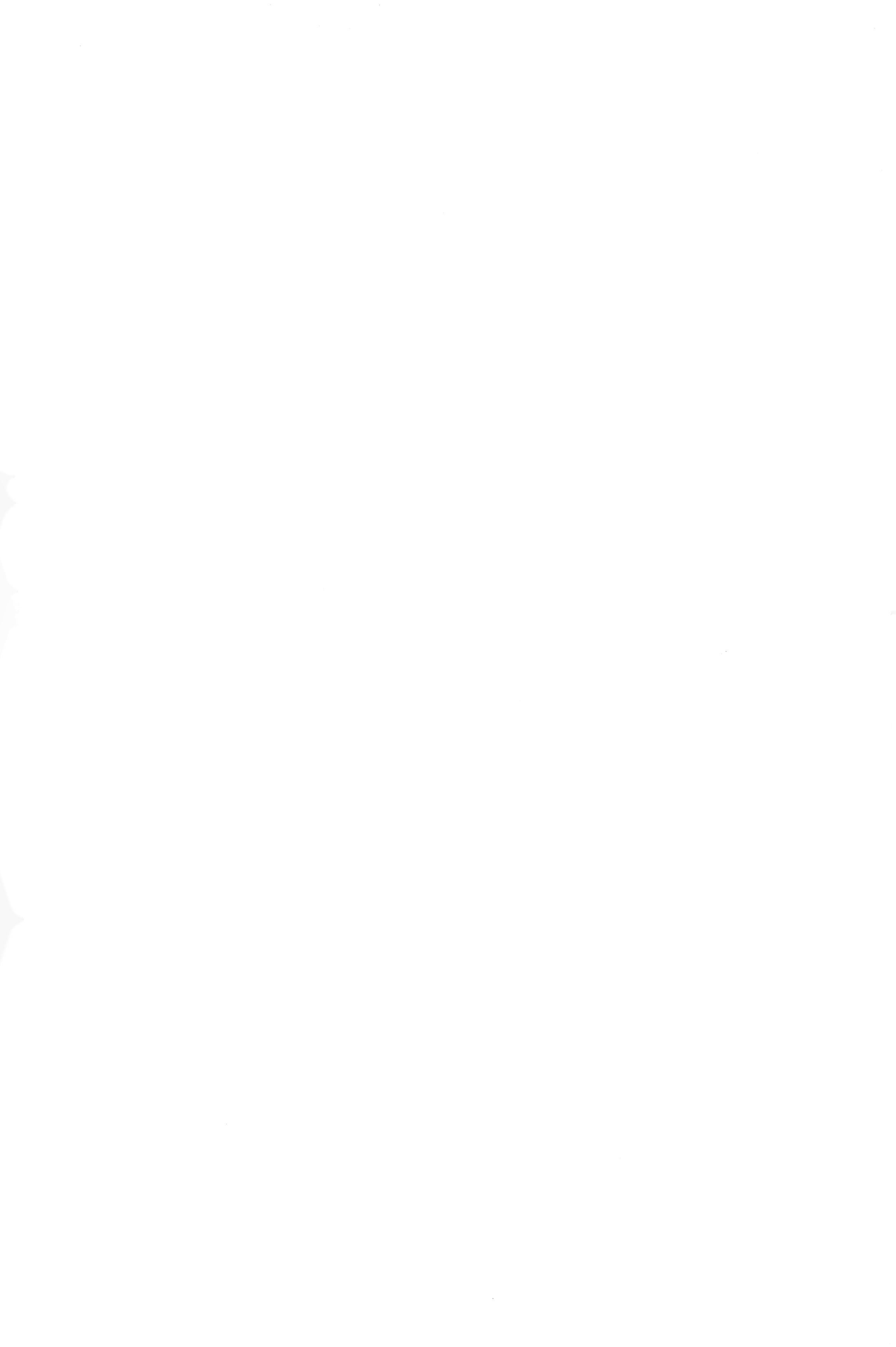